疝和腹壁外科手术学

名誉主编　马颂章

主　　编　唐健雄　陈　双

科学出版社

北京

内 容 简 介

　　本书由中华医学会外科学分会疝与腹壁外科学组（CHS）委员及活跃在疝和腹壁外科领域的中青年骨干共同编写，将疝和腹壁疾病手术进行了全面地阐述。全书共包括17个章节，内容涵盖了腹股沟疝、腹壁切口疝、原发性腹壁疝、造口旁疝、食管裂孔疝、腹壁肿瘤及其他罕见疝等各种疝与腹壁外科疾病的诊疗技术和方法。尤其对近十年来快速发展的各类微创手术技术、组织结构分离技术、腹壁缝合关闭技术，以及一些创新术式进行了叙述，供读者参考。

　　本书将成为广大疝和腹壁外科医护人员在临床工作中最重要和权威的参考资料。

图书在版编目（CIP）数据

疝和腹壁外科手术学／唐健雄，陈双主编 . — 北京：科学出版社，2022.10
ISBN 978-7-03-072999-6

Ⅰ. ①疝⋯　Ⅱ. ①唐⋯ ②陈⋯　Ⅲ. ①疝－腹腔疾病－外科手术 ②腹壁－腹腔疾病－外科手术　Ⅳ. ① R656

中国版本图书馆 CIP 数据核字（2022）第 158334 号

责任编辑：王海燕　肖　芳／责任校对：张　娟
责任印制：赵　博／封面设计：吴朝洪

科 学 出 版 社 出版

北京东黄城根北街 16 号
邮政编码：100717
http://www.sciencep.com

北京中科印刷有限公司印刷

科学出版社发行　各地新华书店经销
*

2022 年 10 月第 一 版　开本：889×1194　1/16
2023 年 4 月第二次印刷　印张：18 1/4
字数：524 000

定价：208.00 元
（如有印装质量问题，我社负责调换）

主编简介

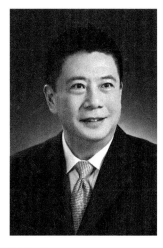

唐健雄，复旦大学上海医学院外科学系副主任，二级教授，硕士研究生导师；复旦大学附属华东医院普外科，主任医师。中华医学会外科学分会常务委员、疝与腹壁外科学组组长，中国医师协会外科医师分会疝和腹壁外科医师委员会副主任委员，上海市医学会普外科专科分会委员，中国研究型医院学会普通外科学专业委员会委员，中国医师协会外科医师分会机器人外科医师委员会委员，中国医学装备协会外科医学装备分会常务委员、外科缝合与修复材料装备专业委员会主任委员，中国医疗保健国际交流促进会胃食管反流多学科分会常务委员、外科分会委员，亚太疝学会（Asia Pacificic Hernia Society，APHS）终身会员，美国疝学会（American Hernia Society，AHS）会员，欧洲疝学会（European Hernia Society，EHS）会员，美国腹腔镜内镜外科医师协会（The Society of Laparoedoscopic Surgeons，SLS）会员。

《中华疝和腹壁外科杂志（电子版）》总编辑，《腹腔镜外科杂志》副总编辑，《中国实用外科杂志》《中华普通外科手术学杂志（电子版）》常务编委，《中华外科杂志》《中华普通外科杂志》《中华消化外科杂志》《上海医学》《外科理论与实践》《Annual of Surgery（中文版）》等期刊编委，《腹部外科手术学（黄志强外科手术学）》"疝和腹壁"章节主编，《腹壁疝外科治疗学（第 4 版）》（Management of Abdominal Hernias）主译，《钱礼腹部外科学》"疝外科"章节主编，《SAGES 疝外科手册》（The SAGES Manual of Hernia Pepai）主译。

上海市静安区第 4 批领军人才，享受国务院特殊津贴。以第一作者和通讯作者在国内核心期刊和国外医学杂志发表文章 50 余篇。承担国家级和省市级研究课题 10 余项。《一种用于腹股沟疝无张力修补术的医用拉钩》获国家知识产权局发明专利 / 外观设计专利。

致力于我国疝与腹壁外科事业的发展近 30 年，为我国疝与腹壁外科专业的奠基人和领路人。将无张力疝修补技术推广到全国各地，培养了数以千计的疝外科专业医生，为疝病手术的规范化培训和普及做出了巨大贡献。使得我国腹股沟疝的治愈率在近 20 年不断提高，在 2017 年及 2018 年《柳叶刀》杂志的医疗可及性评价中名列世界前茅。

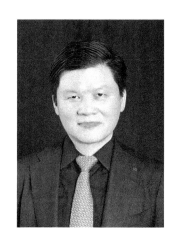

　　陈双，教授，主任医师，中山大学疝病研究中心主任，中山大学附属第六医院胃肠、疝和腹壁外科主任，博士生导师、留美博士后。1999年参与筹建和实施中华医学会外科学分会疝和腹壁外科学组的成立，是学组创始人之一，是中国医师协会外科医师分会疝和腹壁外科专业委员会首任主任委员。

　　社会任职：中华医学会外科学分会疝与腹壁外科学组副组长、广东省医师协会疝与腹壁外科分会主任委员，《中华疝与腹壁外科杂志（电子版）》《岭南现代临床外科》杂志副主编，《中华胃肠外科杂志》《中国实用外科杂志》《中华全科医学杂志》《中山大学学报（医学版）》《中华解剖与临床杂志》《中华普通外科文献杂志（电子版）》等杂志编委。

　　从医从教40年，临床经验丰富，特别是在复杂的腹腔感染、切口疝等方面造诣深厚。制定和更新我国《成人腹股沟疝诊疗指南》及《腹壁切口疝诊疗指南》，是通讯作者之一。长期致力于我国疝和腹壁外科疾病的规范化治疗，为我国疝外科诊疗达到世界先进水平做出了贡献。

　　拥有国家疝和腔镜外科专业有关的发明专利、实用新型专利10余项，荣获广东省第二届"广东医师奖"，荣获省部级科学进步奖（一、二、三等）各1项。撰写和发表专业论文200余篇。主编、副主编和参编专业书籍、教材20余部。

　　开展全国性公益活动"善医行·疝医行"，行程数十万公里，免费为患者做手术，受益患者达200多名。2015年成立"中国疝学院（CHA）"，举办20余期腔镜技术培训班，学员来自全国30个省、市、自治区，培训各级医院的专业骨干近千人。推出和创建一系列"七步法"（开放与腔镜疝修补手术技术），如"画眉毛""走山脊""直针缝合覆膜"，深入人心，创立立体缝合技术，引领腔镜技术潮流。

编著者名单

名誉主编　马颂章

主　　编　唐健雄　陈　双

副 主 编　李基业　田　文　李健文　顾　岩　刘子文

秘　　书　闵　凯　李绍杰　江志鹏

编 著 者　（按姓氏笔画排序）

马颂章　首都医科大学附属北京朝阳医院

王　平　浙江大学医学院附属杭州市第一人民医院

王明刚　首都医科大学附属北京朝阳医院

王学虎　重庆医科大学附属第一医院

王荫龙　天津市人民医院

申英末　首都医科大学附属北京朝阳医院

田　文　中国人民解放军总医院

乐　飞　上海交通大学医学院附属瑞金医院

朱熠林　首都医科大学附属北京朝阳医院

任　峰　中南大学湘雅第二医院

任　骏　武汉市第一医院

刘子文　北京协和医院

江志鹏　中山大学附属第六医院

孙　立　首都医科大学附属北京朝阳医院

克力木·阿不都热依木　新疆维吾尔自治区人民医院

李绍杰　复旦大学附属华东医院

李俊生　东南大学附属中大医院

李炳根　南方医科大学附属何贤纪念医院

李健文　上海交通大学医学院附属瑞金医院

李航宇　中国医科大学附属第四医院

李基业　中国人民解放军总医院第一附属医院

杨　硕　首都医科大学附属北京朝阳医院

杨子昂　复旦大学附属中山医院

杨董超　复旦大学附属华东医院

杨媛媛　福建医科大学附属协和医院

杨福全　中国医科大学附属盛京医院

杨慧琪　首都医科大学附属北京朝阳医院

吴立胜　中国科技大学附属第一医院

邱轶伟　天津医科大学总医院

何　凯　复旦大学附属华山医院

闵　凯　武汉市第一医院

宋应寒　四川大学华西医院

张　剑　海军军医大学第一附属医院

张成鹏　哈尔滨医科大学附属第一医院

张光永　山东医科大学附属第一医院

陆朝阳　哈尔滨医科大学附属第一医院

陈　双　中山大学附属第六医院

陈思梦　江苏省人民医院

周　昕　湘潭市中心医院

周建平　中南大学湘雅二医院

赵　渝　重庆医科大学附属第一医院

姚琪远　复旦大学附属华山医院

顾　岩　复旦大学附属华东医院

唐健雄　复旦大学附属华东医院

黄　磊　复旦大学附属华东医院

黄永刚　浙江大学医学院附属杭州市第一人民医院

黄迪宇　浙江大学医学院附属邵逸夫医院

黄耿文　中南大学湘雅医院

阎立昆　陕西省人民医院

雷文章　四川大学华西医院

魏士博　中国医科大学附属第四医院

前　言

外科手术是现代外科学发展的核心内容，自 19 世纪后期解剖学突破、无菌学理论和麻醉学的创立使得外科手术真正成为可能。而疝和腹壁外科手术与现代外科手术同步发展，也可以毫不夸张地说，是现代外科手术发展的一个典型缩影。现代外科的大师们 Bassini、Marcy、Furgerson、McVay、Halsted、Shouldice 等都在疝修补手术领域有着里程碑式的建树，极大地推动了疝外科，乃至整个外科的发展。第二次世界大战以后，随着医用材料的迭代出新，疝与腹壁手术的疗效也得到了长足进步。Usher 医师将 Malex 网片应用于腹壁外科是一个里程碑式的创举，是引领材料学发展的壮举。Lichtenstein 等医师率先提出了腹股沟疝无张力修补术技术（tension-free hernioplasty），为疝修补手术开启了一个新的纪元。20 世纪 90 年代初期，腹腔镜疝修补技术 TEP、TAPP、IPOM 等技术的涌现更是将材料与微创手术的创新融合，将疝修补手术推向新的高度。而手术治疗也已成为医学界公认的治愈腹壁疝疾病的唯一途径。

我国疝外科起步于世纪之交，在马颂章、唐健雄等专家的引领下，1999 年中华医学会外科学分会疝与腹壁外科学组（CHS）成立，并在 2000 年举行了首次全国疝外科学术大会。学组致力于疝与腹壁外科手术的推广和规范化诊疗，在近经过 20 多年的卓越努力取得了很巨大的发展，年手术量已经超过 150 万例。*The Lancet* 在 2017、2018 年对于我国腹股沟疝医疗可及性的评分分别达到 99 分和 100 分，也代表了国际同行对我国疝病诊疗的肯定。

自 21 世纪以来，我国疝与腹壁外科的规范化培训和新技术的传播速度很快，各类疝外科手术培训、学术活动、指南及共识的撰写都为疝外科的技术推动起到了积极作用。2008 年由疝学组组织编写的《疝和腹壁外科手术图谱》对各类疝外科手术及相关材料的选择进行了详细介绍，对外科医师临床实践起到了很好的指导作用。近 10 年来，疝外科技术不断更迭发展，如各类微创手术技术、组织结构分离技术、腹壁缝合关闭技术，以及一些创新术式；同时，材料学的进展更引人注目，各种生物材料、组织诱导性可吸收材料、加上涂层的部分可吸收材料、可吸收补片固定装置等，使得临床医师有更多选择。

2020 年，中华医学会外科学分会疝与腹壁外科学组集结了全国疝学组委员，并邀请活跃在疝和腹壁外科领域的中青年骨干共 40 余位专家，共同参与编写了《疝和腹壁外科手术学》一书。本书不仅包含疝外科的基本理念，如解剖学基础及进展、材料学概述等，腹股沟疝、腹壁切口疝等常见疝病的诊疗技术，同时在一些相对罕见的疝病领域（如造口旁疝、腰疝、腹壁肿瘤及食管裂孔疝等疾病）对其诊疗方法进行了梳理和汇总。尤其是对疝外科专业领域的一些新技术进行了图文并茂的详尽描述，很多技术都是第一次见诸于专业书籍中。所有作者在撰写过程中，更加注意搜集整理国内外最新的循证医学证据；同时结合各种新版指南和我国的专家共识，纳入了更多的国内的文献资料和数据，以期能反映出中国特色。但目前我国高质量的临床多中心研究仍较缺乏，新技术无法得到更广泛的评价和推广，需要全国疝外科同道们团结一致，精诚合作，利用好我们国家人口众多、病例资源丰富的优势，相信在不远的将来，一定会有更多的来自中国的高水平临床研究，制定出更能体现中国特色的疝外科指南。

　　在新书即将付梓之际，我们再次感谢所有撰写专家为本书的编写与修订工作付出的辛勤劳动，你们的睿智、严谨和求道的精神体现在本书字里行间之中。相信新书必将成为广大疝外科同道们在临床工作中最重要和权威的参考书籍之一，同时我们也希望大家在临床实践过程中不断提出宝贵意见和建议，以便再版时不断完善。

唐建雄

中华医学会外科学分会常务委员

中华医学会外科学分会疝与腹壁外科学组组长

复旦大学附属华东医院

2022 年 4 月 7 日

目 录

第一部分 疝和腹壁外科基本概念与技术进展

第二部分 腹股沟疝手术

第1章
前腹壁应用解剖

腹部位于胸部和骨盆之间，由腹壁及腹腔内的器官共同构成。腹壁有保护腹腔脏器、支持腹内器官、参与呼吸及躯干运动、维持腹压等作用。广义腹壁是指所有覆盖并保护腹腔内器官的腹壁组织，包括膈肌、盆底、前外侧与后方的全部腹壁组织。狭义腹壁则是指以腋中线为界的前方的腹前外侧腹壁和后方的后腹壁。目前，临床所指腹壁多为狭义腹壁。前外侧腹壁呈六边形分布，其体表标志上界为剑突、肋弓；下界为耻骨联合上缘、耻骨结节、髂前上棘和髂嵴及位于髂前上棘和耻骨结节间的腹股沟韧带；外侧界为两侧的腋后线。该区域主要由包括正中线两侧的腹直肌、锥状肌和其外侧三层扁平肌所覆盖。后腹壁则是由包括髂肌、腰大肌、腰小肌和腰方肌及其筋膜以及腰椎共同构成的肌肉与骨骼组织所构成，更多与包括腹膜后的主动脉、腔静脉及十二指肠、胰腺、肾等腹膜后器官

相关。前外侧腹壁是腹部手术的主要入路部位，也是各种腹壁疝的好发部位，了解它的层次和结构特点在医学实践中具有重要的意义。

为便于腹壁病变的定位及对腹腔内脏器所在位置进行准确描述，有多种方法用于腹壁的分区，常用的有四分法、九分法与基于腹壁缺损部位描述的临床分区。四分法即通过脐的纵、横两条线将腹部分为左、右上腹部及左、右下腹部4个区域，见图1-1。

九分法通常是指用两条水平线和两条垂直线将腹部划分为9个区。上水平线为两侧肋骨最低点连线，下水平线为两侧髂前上棘的连线，两条垂直线为通过左、右髂前上棘至腹中线连线的中点所作的垂直线。由此将腹部分为腹上区、左右季肋区、脐区（腹中区）、左右腰区、腹下区和左右髂腹区，见图1-2。

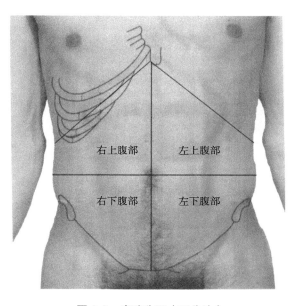

图 1-1　腹壁分区（四分法）

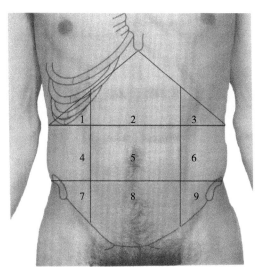

图 1-2　腹壁分区（九分法）
1. 右季肋区；2. 腹上区；3. 左季肋区；4. 右腰区；5. 脐区（腹中区）；6. 左腰区；7. 右髂腹区；8. 腹下区；9. 左髂腹区

这两种方法简单易学,可用于描述疼痛、肿胀、损伤或切口区域所在的腹壁部位。但作为腹壁疾病中重要的腹壁缺损,其原因及种类繁多、复杂,治疗方法的选择及应用与其所在部位密切相关,因此基于腹壁缺损所在部位对腹壁进行准确的分区就显得尤为重要。为方便腹壁修复与重建术式的选择,可根据缺损部位将其分为以下3个区域(临床分区法)。①正中区(midline area,M 区):指前腹壁中央区域的腹壁缺损,上界为剑突,下界为耻骨联合,外侧界为两侧腹直肌外缘,分别以 M1、M2、M3 区代表上 1/3、中 1/3、下 1/3 的 M 区缺损。②外上象限区(upper quadrant area,U 区):M 区以外侧腹壁外上象限范围的腹壁缺损。③外下象限区(lower quadrant area,L 区):M 区以外侧腹壁外下象限范围的腹壁缺损。U 区与 L 区的分界为经脐水平线。通过这种分区就能够简单、准确地对腹壁缺损进行描述,见图 1-3。

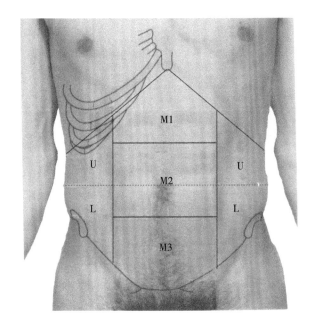

图 1-3 腹壁分区(临床分区)

M1、M2、M3 区.上 1/3、中 1/3、下 1/3 的中央区腹壁;U 区.外上象限区腹壁;L 区.外下象限区腹壁

第一节 前外侧腹壁解剖层次

1. 皮肤 腹前外侧壁皮肤薄而富有弹性,易与深部的组织分离。腹壁中点稍下方为脐,是胎儿时期脐动静脉、卵黄囊管和脐尿管等结构所通过的部位。胎儿娩出脐带脱落后,脐的局部封闭形成致密的结缔组织板。该部位是腹壁最薄弱的部位之一,也是腹壁疝的好发部位。

2. 浅筋膜 由脂肪组织和疏松结缔组织构成。脐平面以上浅筋膜只有一层,主要含脂肪组织。脐平面以下浅筋膜可分为两层。浅层称为 Camper 筋膜,主要由脂肪组织构成,厚度因人的胖瘦而异,向下与股部浅筋膜相延续;深层称为 Scarpa 筋膜,由富有弹性纤维的膜样组织构成。在中线处与腹白线相遇,向下在腹股沟韧带下方约一横指处附着于股部的阔筋膜,但在耻骨联合至耻骨结节之间不附着,向内下与会阴浅筋膜(Colles 筋膜)相延续。这层结构使腹壁浅筋膜深面与会阴浅间隙相通,当尿道球部损伤时,尿液可以通过此间隙向上扩散。

3. 深筋膜 腹前外侧壁的深筋膜与此部位分层的扁肌相适应,也分为若干层覆盖于相应肌肉的表面或填充于相邻的两层肌肉之间,并衬于最内层肌肉的内面。

4. 肌层 腹前外侧壁肌层由 5 组肌肉组织构成。其前部为纵行的腹直肌、锥状肌,外侧部为 3 层斜行和横行的扁肌,即腹外斜肌、腹内斜肌和腹横肌(图 1-4)。3 层肌肉交织排列,增加了腹壁的强度。

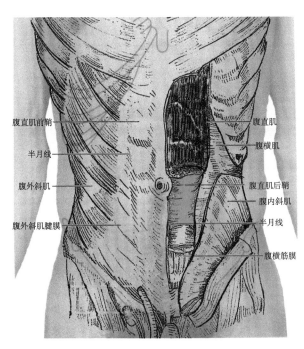

图 1-4 腹前外侧壁肌层解剖

（1）腹直肌（rectus abdominis）：位于腹壁前正中线两侧，腹直肌鞘内，为上宽下窄的长带状肌。起自耻骨嵴和耻骨联合，止于剑突和第5～7肋软骨前面。两侧直肌由白线相隔，被3～4个腱划分为4～5个肌腹，是机体发育过程中肌节愈合的遗痕。腱划结构与腹直肌前鞘愈合紧密，剥离困难，但不与腹直肌后鞘粘连。

腹直肌鞘（sheath of rectus abdominis）：由腹部3层扁肌的腱膜包被腹直肌而形成，其中腹内斜肌腱膜分为前、后两部分，分别包被于腹直肌的前后面，即前部与腹外斜肌腱膜构成腹直肌前鞘，后部与腹横肌腱膜构成腹直肌后鞘，在后部，还有腹横肌的部分肌纤维参与。但后层并不完整，在脐下4～5cm处缺如，3层腹部扁肌的腱膜均从腹直肌前面跨过参与腹直肌前鞘的构成，在腹直肌后形成一个弧状游离缘，称为弓状线（arcuate line，或称半环线）。弓状线以下部分腹直肌后面直接与腹横筋膜相贴，见图1-5。

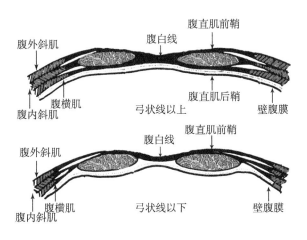

图1-5　腹直肌鞘解剖

白线（linea alba）：是两侧腹直肌鞘纤维在腹部正中线处互相交织形成，通常组织坚实。白线中部为脐环。脐以上的白线宽约1cm，脐以下白线因两侧腹直肌相互靠拢而变窄。白线疝大多数发生在脐水平以上。

半月线（linea semilunaris，或称为Spiegelian线）：是腹直肌前后鞘在腹直肌外缘的融合处形成的半月形凸向外侧的弧形线。该部位是腹壁的又一薄弱区域，可发生半月线疝（又称为Spiegelian疝），是一种少见的腹壁疝。

（2）锥状肌：锥状肌呈三角形。起自耻骨联合前方韧带的基底，在耻骨联合上方2～3cm处

附着于腹白线。约10%的人群锥状肌缺失，但并不会带来任何功能性的问题。

（3）腹外斜肌（obliquus externus abdominis）：为3块扁肌中最大和最表浅的肌组织。通常以8个肌齿起自下8肋骨外面，纤维方向由外上斜向内下，在髂前上棘与脐连线附近移行为腱膜，其在腹直肌外侧参与腹直肌前鞘的构成。腱膜向下走行参与构成腹股沟管的前壁，并在耻骨结节的外上方形成一个三角形裂隙，即腹股沟管浅环。

（4）腹内斜肌（obliquus internus abdominis）：为位于3层扁肌中间的一层。肌纤维起自腹股沟韧带的外侧1/3、髂嵴前2/3及胸腰筋膜，肌纤维斜向内上，行至腹直肌外侧缘移行为腱膜，参与腹直肌鞘的构成。腹内斜肌下部肌纤维接近水平，行向前下，越过精索（女性为子宫圆韧带）的前面，延续为腱膜，与腹横肌腱膜汇合形成腹股沟镰（inguinal falx，或称为联合腱）。

（5）腹横肌（transversus abdominis）：为3层扁肌最深一层。肌纤维起自下6肋软骨的内面、胸腰筋膜、髂嵴和腹股沟韧带的外侧1/3。纤维横行向前，在腹直肌外侧缘处移行为腱膜，参与腹直肌后鞘的构成。

5. 腹横筋膜（transverse fascia）　为腹壁深筋膜的最内层，是腹内筋膜衬于腹横肌深面的部分，向上与膈下筋膜相续，后方连接于髂腰筋膜，向下附着于髂嵴内缘及腹股沟韧带，腹横筋膜在上腹部较薄弱，向下逐渐增厚，在腹股沟韧带中点上方随精索突出形成内环（深环），内环口是腹股沟疝形成的重要解剖因素。

6. 腹膜前筋膜（preperitoneal fascia）　腹膜前间隙是指腹横筋膜与腹膜之间的间隙，随着腔镜技术在疝与腹壁外科的应用，目前对腹膜前间隙及其中的腹膜前筋膜的认识已越来越清晰。腹膜前筋膜为位于壁腹膜与腹横筋膜之间的一种膜样结构，可分为膜层（前叶）与网状层（后叶）两层，两层之间存在一定量的腹膜外脂肪。在腹横筋膜与腹膜前筋膜膜层之间存在疏松平面，延伸至腹股沟区的疏松平面有腹壁下血管通过。

7. 壁腹膜　腹膜是一层覆盖于腹、盆壁的内面和脏器表面的浆膜，薄而透明，光滑且有光泽。依其覆盖的部位不同，分为壁腹膜和脏腹膜。前者被覆于腹壁、盆壁与膈肌下方，后者包被脏器，形成脏器的浆膜，二者间互相延续。腹膜脏层与

脏层之间、脏层与壁层之间的不规则腔隙，称为腹膜腔（peritoneal cavity）。男性的腹膜腔是完全封闭的，女性由于输卵管开口于腹膜腔，因而可通过输卵管、子宫、阴道与外界相通。壁腹膜的移动性相对较大，腹腔内脏器、组织可经腹壁的缺损或薄弱处向外突出，突出的壁腹膜可形成袋状结构，称为疝囊。

腹前外侧壁下部从腹腔内面观可见 5 条向脐部集中的纵行皱襞，它们是位于正中的脐正中襞（median umbilical fold），位于脐正中襞两侧成对的脐内侧襞（medial umbilical fold），以及最外侧的一对脐外侧襞（lateral umbilical fold）。脐正中襞是胚胎时期脐管闭锁形成的脐正中韧带，其表面覆以腹膜而形成。脐内侧襞内包含有闭锁的脐动脉的远侧段。脐外侧襞内包含腹壁下动脉，故又名腹壁下动脉襞。5 条皱襞在膀胱上方和腹股沟韧带上方形成 3 对浅凹，由内侧向外侧依次是膀胱上窝、腹股沟内侧窝和腹股沟外侧窝。腹股沟内侧窝和腹股沟三角（海氏三角）位置相当，与腹股沟管浅环相对，腹股沟外侧窝与腹股沟管深环相对。此外，在腹股沟内侧窝相对应的腹股沟韧带下方还有一个浅凹，称为股窝，由腹膜覆盖股环而成。

第二节　腹前外侧壁血管、淋巴管和神经

一、腹前外侧壁血管及淋巴管

腹前外侧壁的血管、神经、淋巴管可分为浅组和深组。浅组主要在 Camper 筋膜和 Scarpa 筋膜层间通行，深组在肌筋膜间隙及腹膜前间隙中通行，见图 1-6。

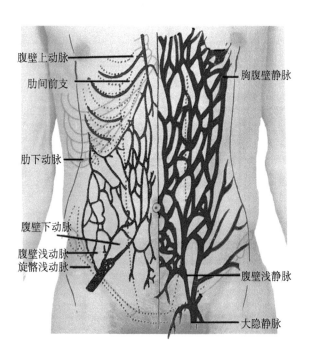

图 1-6　腹前外侧壁的浅组血管

1. 浅动脉　腹外侧壁有来自两侧 5 对肋间后动脉、肋下动脉和 4 对腰动脉的细小分支分布；腹前壁正中线附近有来自腹壁上动脉和腹壁下动脉的分支分布；腹前壁下半部有壁浅动脉（superficial epigastric artery）和旋髂浅动脉（superficial iliac circumflex artery）分支分布。两条浅动脉均起自股动脉，前者上行越过腹股沟韧带走向脐部，后者分布于髂前上棘附近。由于这些浅动脉行走于浅筋膜的浅、深层之间，故在此处切取带血管蒂皮瓣时，应保留足够的浅筋膜组织。

2. 浅静脉　腹前外侧壁的浅静脉十分丰富，互相吻合成网，脐区最发达。脐以上的浅静脉经腹外侧部的胸壁静脉汇入胸外侧静脉，再汇入腋静脉。脐以下的浅静脉经腹壁浅静脉和旋髂浅静脉汇入大隐静脉，回流至股静脉，从而沟通了上、下腔静脉系的血液。脐区的浅静脉与深部的腹壁上、下静脉之间同样存在沟通。所以当门静脉高压时，门静脉的血液可经过脐周的静脉网回流，致使脐周静脉曲张。

3. 浅淋巴管　脐以上的浅淋巴管主要回流至腋窝淋巴结，脐以下的浅淋巴管主要回流至腹股沟浅淋巴结，另外，肝的淋巴管可沿肝圆韧带至脐。

4. 深动脉　腹前外侧壁的深动脉主要由包括腹壁上动脉、腹壁下动脉、旋髂深动脉、穿行于腹内斜肌和腹横肌之间的下 5 对肋间后动脉与肋下动脉及 4 对腰动脉分布。其中，腹壁上动脉（superior epigastric artery）为胸廓内动脉的终支之一，走行于腹直肌及腹直肌后鞘之间，分支供给腹直肌，并向前穿过腹直肌及前鞘至腹前壁皮下；腹壁下动脉（inferior epigastric artery）起自髂外动脉，走行于腹膜前间隙，经深环的内侧斜向上穿过腹横筋膜，向上走行于腹直肌与腹直肌后

鞘之间，在脐附近与腹壁上动脉吻合，并与肋间动脉的终末支在腹直肌的外侧缘相吻合；旋髂深动脉（deep iliac circumflex artery）同样起自髂外动脉，行向外上方，经髂前上棘，分布于侧腹壁3块扁肌、腰大肌和髂肌等。

5. 深静脉　深静脉与同名动脉伴行。腹壁上静脉回流入胸廓内静脉，腹壁下静脉和旋髂深静脉回流入髂外静脉。肋间静脉和肋下静脉回流入奇静脉或半奇静脉。腰静脉回流入下腔静脉和腰升静脉。

6. 深淋巴管　深淋巴管伴随静脉回流，腹壁上部淋巴管主要注入肋间淋巴结，腹壁中部淋巴管注入腰淋巴结，腹壁下部淋巴管注入髂外淋巴结。

二、腹前外侧壁神经

1. 胸 7 ～ 12 神经前支　第 7 ～ 11 胸神经前支称为肋间神经（intercostal nerve），第 12 胸神经前支称为肋下神经（subcostal nerve）。肋间神经和肋下神经在腹横肌和腹内斜肌之间斜向下方走行至腹直肌的外侧缘处进入腹直肌鞘，它们都发出外侧皮支和前皮支。外侧皮支在腋中线穿腹外斜肌分布于腹前外侧壁，前皮支在腹正中线旁2 ～ 3cm 处穿腹直肌前鞘分布于腹壁。除发出皮神经支配相应区域皮肤感觉外，还支配途经相应的腹前外侧壁肌组织。

腹前外侧壁皮肤的感觉神经分布呈现明显节段性。第7肋间神经主要分布于剑突水平，第10肋间神经分布于脐水平，第1腰神经前支分布于腹股沟韧带的上方。但每一神经分布区域的皮肤同时还受其上、下邻近神经的支配。因此，只有当损伤相邻3个节段以上的神经时，才产生1个节段皮肤的感觉消失。

2. 髂腹下神经（iliohypogastric nerve）　起自腰丛第12胸神经及第1腰神经的前支，在腹内斜肌与腹横肌之间斜向前下行。在髂前上棘内侧约2.5cm处穿过腹内斜肌，达腹外斜肌腱膜的深面，在浅环上方约2.5cm处穿出腹外斜肌腱膜。其前皮支经浅环主要分布到耻骨上方皮肤，同时该神经也支配途经的腹前外侧壁肌组织，见图1-7。

3. 髂腹股沟神经（ilioinguinal nerve）　主要起自腰丛第12胸神经及第1腰神经前支，走行于髂腹下神经下方并与其平行。穿出腹内斜肌后，进入腹股沟管，出浅环后主要分布于男性阴囊（女性大阴唇）前部的皮肤。

4. 生殖股神经（genitofemoral nerve）　起自腰丛第1～2腰神经，沿腰大肌前下降，分为生殖支和股支。生殖支（genital branch）经深环入腹股沟管，在精索的内侧出浅环，分布于提睾肌和阴囊肉膜。股支（femoral branch）随髂外动脉下降，穿股血管鞘前壁或卵圆窝分布于股三角的皮肤。

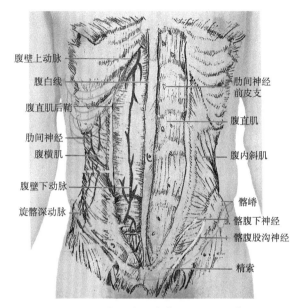

图 1-7　腹前外侧壁神经及深组血管

（顾　岩）

主要参考文献

[1] 赵玉沛，陈孝平 . 外科学 . 3 版 . 北京：人民卫生出版社，2015.

[2] 马颂章 . 疝和腹壁外科手术图谱 . 北京：人民军医出版社，2008.

[3] 顾岩，李建文 . 实用腹壁外科学 . 北京：科学出版社，2014.

[4] 林谋斌，张忠涛 . 基于现代精细解剖学腹盆腔外科指导：膜解剖的求源与思辨 . 北京：人民卫生出版社，2019.

[5] Rosen MJ. Atlas of abdominal wall reconstruction. 2nd ed. Philadelphia: Elsevier, 2016.

[6] Kingsnorth AN, LeBlanc KA. Management of abdominal hernias. 4th ed. London: Springer, 2013.

[7] Hope WW, Cobb WS, Addrales GL. Text book of hernia. Switzerland: Springer, 2017.

第 2 章
腹股沟区的立体解剖

腹股沟区是腹前外侧壁的特殊区域，连接人体躯干与下肢。从解剖角度，腹股沟区位于前外下腹部左、右各一的三角形区域，其上界为髂前上棘与腹直肌外缘的水平连线，下界为腹股沟韧带，内侧界为腹直肌的外缘。腹股沟区局部组织呈水平走行，使得人体在直立时该区承受负重增加，且有男性精索或女性子宫圆韧带贯穿在腹壁时出现裂隙，故在各种腹压增加因素存在下，该解剖薄弱区成为疝的好发部位。在临床实践中，对腹股沟区立体解剖的熟悉及掌握，有助于加强外科医师对疝发生发展的了解，更重要的是为手术方案的制订提供指导和建议。腹股沟区的腹壁由浅入深可分为九层。

第一节　腹股沟区前壁解剖层次

一、皮肤（第 1 层）

腹股沟区皮肤与其他部位皮肤相比，较为柔嫩且血供丰富，但因皮肤与深层组织连接紧密，故移动性小，临床上常在该处切取皮瓣或皮片做移植。通常腹股沟区的皮纹由外上向内下走行，手术切口若选择沿皮纹方向切开，术后形成手术瘢痕较小。部分阴毛发达患者可在腹股沟区内侧有阴毛分布。

二、皮下组织（第 2 层）及浅筋膜（第 3 层）

浅筋膜主要由脂肪组织和疏松结缔组织组成，在腹股沟区分为浅、深两层，靠近体表的浅层为 Camper 筋膜，深层为 Scarpa 筋膜，肥胖患者尤为明显，两层间有腹壁浅血管、浅淋巴管及皮神经通过。浅筋膜浅层为脂肪层，即 Camper 筋膜层，其特点是含较多脂肪组织，是人体仅次于臀区和躯干侧区第三大脂肪存储库，其上与腹壁脂肪层相连，下与股部、会阴部的浅筋膜层及坐骨直肠窝脂肪相延续。浅筋膜深层为膜性层，即 Scarpa 筋膜，其特点是富含弹性纤维结构的膜样组织，有支撑腹腔脏器的作用，其于正中平面紧贴附于腹白线，两侧附着于髂嵴，向下于腹股沟韧带下方约一横指处止于大腿阔筋膜，附着线与腹股沟韧带平行，向内下越过耻骨联合达阴囊与会阴浅筋膜（Colles 筋膜）相延续。故当尿道外伤致尿外渗时，尿液可上达 Scarpa 筋膜深面，但却不能越中线，亦不能下达股部。

在浅筋膜浅、深层间，有起自股动脉并向上越过腹股沟韧带中、内 1/3 处走向脐区的腹壁浅动脉及同名静脉，以及起自股动脉走向髂嵴的旋髂浅血管和阴部外浅血管，在术中切开该层面时应注意止血。肋下神经外侧皮神经的前支和髂腹下神经的前皮神经都走行在浅筋膜浅、深层间，这两种神经分支共同支配腹股沟区皮肤。两层筋膜在髂腹股沟区下部融合后延续为会阴区的浅阴茎筋膜、阴囊肉膜和会阴浅筋膜（Colles 筋膜），其在阴囊根部移行处呈环状，称之为第三腹股沟环。

三、腹外斜肌筋膜和腱膜（第 4 层）

腹外斜肌在髂前上棘与脐连线水平线以下无肌肉组织，进入腹股沟区移行为银白色腱膜结构，在腹直肌外缘 2cm 处形成半月线。腹外斜肌腱膜纤维自外上向内下走行，在耻骨结节外上方分为上、下两脚，两脚间形成三角形裂隙，即腹股沟管外环（浅环）。正常人的外环口可容纳一示指尖。腹外斜肌筋膜覆于腹外斜肌腱膜表面，两者愈合较为紧密，不易分离，但在腹股沟外环处，可见其从两脚间跨过，并包裹于精索表面形成精索外筋膜。在腹外斜肌腱膜深面，有两条平行的髂腹下神经和髂腹股沟神经于腹内斜肌表面行走，两者纤维可相互交叉相连，有时可变异成一条神经，

行腹股沟疝修补术时谨防误伤。

腹外斜肌腱膜在髂前上棘到耻骨结节之间，向后上反折，增厚成为腹股沟韧带。该韧带内侧有一小部分纤维，继续向后、向下、向外反折成腔隙韧带，附着于耻骨梳。腔隙韧带继续向外延续，附于耻骨梳韧带（Cooper 韧带）。上述各韧带在腹股沟疝修补术中具有重要意义（图 2-1）。

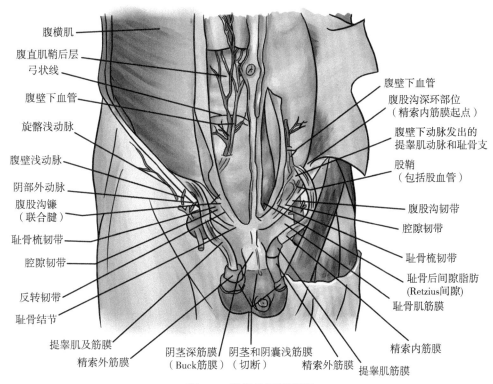

腹横肌
腹直肌鞘后层
弓状线
腹壁下血管
旋髂浅动脉
腹壁浅动脉
阴部外动脉
腹股沟镰
（联合腱）
耻骨梳韧带
腔隙韧带
反转韧带
耻骨结节
提睾肌及筋膜
精索外筋膜
阴茎深筋膜（Buck筋膜）（切断）
阴茎和阴囊浅筋膜
精索外筋膜
提睾肌筋膜
精索内筋膜
耻骨肌筋膜
耻骨后间隙脂肪（Retzius间隙）
耻骨梳韧带
腔隙韧带
腹股沟韧带
股鞘（包括股血管）
腹壁下动脉发出的提睾肌动脉和耻骨支
腹股沟深环部位（精索内筋膜起点）
腹壁下血管

图 2-1　腹股沟区正面观

1. 腹股沟韧带（Poupart 韧带）　腹股沟韧带是腹股沟区最长、最大的韧带，成人长 12～14cm，由腹外斜肌腱膜宽约 1cm 的下缘向后上方增厚卷曲形成，跨在髂前上棘与耻骨结节之间，中间 1/3 为游离缘，外侧 2/3 附着在髂腰肌筋膜上，全程均可触及。腹股沟韧带成为下腹部与股部分界线。传统的 Ferguson 法、Bassini 法和 McVay 法等均提及该结构。

2. 腔隙韧带（Gimbernat 韧带）　腔隙韧带由髂前上棘的腹外斜肌腱膜纤维形成，是腹股沟韧带在近耻骨结节部分的延伸，其纤维自腹股沟韧带内侧由后内侧转向后外侧，与耻骨梳的内侧端相连。在腹股沟韧带下方，腔隙韧带可构成股环内侧缘。当临床上处理股疝嵌顿时，可切开此韧带以便还纳。

3. 反转韧带（Colles 韧带）　腹外斜肌腱膜在

耻骨嵴上外方形成三角形裂隙，分为内侧脚和外侧脚。外侧脚有部分纤维经精索深面向内上方反折至腹白线，并与对侧纤维相连，称为反转韧带。部分人的反转韧带有时会缺如。发育良好的反转韧带对腹股沟管浅环的下内侧部分有某种程度的防护作用。

4. 耻骨梳韧带（Cooper 韧带）　耻骨梳韧带是由腔隙韧带向外侧延续，附于耻骨梳表面。

四、腹内斜肌和腹横肌及其腱膜（第 5、第 6 层）

1. 腹内斜肌及其腱膜　腹内斜肌位于腹外斜肌深面，起于胸腰筋膜，起自髂前上棘及腹股沟韧带的外侧 2/3 或外侧 1/3 段后方的髂筋膜，肌纤维由外下向内上方走行，在腹股沟区的内侧 1/3 移行为腱膜，参与构成腹直肌鞘前、后层。下部肌

束越过精索前上方，止于耻骨结节。

2. 腹横肌及其腱膜　腹横肌位于腹内斜肌深面，起于胸腰筋膜，起自髂前上棘和腹股沟韧带的外侧 1/3，构成腹直肌鞘后层。筋膜上方肌纤维呈水平走行，止于腹直肌鞘和半月线，而其下方肌纤维向内下走行并可与其上方覆盖的腹内斜肌纤维相融合止于耻骨嵴和髂耻线。

3. 联合肌腱　腹内斜肌和腹横肌下部纤维多互相紧密相连，尤其在下缘处难以分离，从髂前上棘和腹股沟韧带外侧部起始后呈拱形向内下移行，经精索的前上方跨过，移行为腱膜，又称腹股沟镰，经精索后方止于耻骨梳。解剖发现和临床证实，联合肌腱仅存在于 5% 的正常人群中，绝大多数人只有联合肌而没有标准的联合腱。腹内斜肌和腹横肌游离的下缘构成腹股沟管的部分前壁、上壁及部分后壁，两肌下缘的部分纤维及其筋膜沿精索向下延伸，形成提睾肌及其筋膜。联合肌腱构成腹股沟区的"百叶窗"结构，具有维持该区域的防护功能。

4. 提睾肌　在腹股沟管内环处由于睾丸下降，带出部分腹内斜肌和腹横肌形成提睾肌，提睾肌并不全包绕精索，而是呈半包绕状附于精索内筋膜的表面，肌束较为疏松。提睾肌在腹股沟管外环以下水平，肌束较为致密。我国学者发现自提睾肌发出一肌束，以腱膜形式止于耻骨结节，将其命名为"提睾肌耻骨束"，由生殖股神经生殖支支配。

五、解剖结构要点

1. 腹股沟管　腹股沟管是一个位于腹壁肌筋膜层间、走行于腹股沟韧带上并与之平行的结构，长 4～5cm，内含男性精索或女性子宫圆韧带及髂腹股沟神经。腹股沟管是胚胎时期睾丸或子宫圆韧带下降时遗留的通道，其由外向内、由上向下、由深向浅斜行走行，由经典的 2 个开口及 4 个壁组成（图 2-2）。

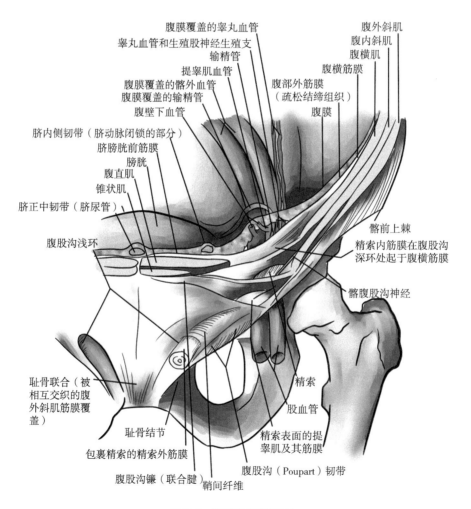

图 2-2　腹股沟管前面观

（1）腹股沟浅环（外环）：腹股沟浅环是腹外斜肌腱膜在耻骨嵴上方形成一个天然的三角形裂孔，基底部长约2.5cm，宽约1.2cm，体表投影位于耻骨结节外上方约1.25cm处。男性精索穿过此裂孔从腹部进入阴囊，女性则有子宫圆韧带通过，男性外环大于女性外环。腹股沟管浅环是维持腹股沟管斜度的一重要结构，也是精索的一个固定支点，外环与精索的提睾肌之间有致密的粘连或融合。腹股沟管浅环的两个脚（角）分别为内侧脚和外侧脚。内侧脚较扁薄，由腹外斜肌腱膜构成，并与腹直肌鞘外侧缘相连。外侧脚较粗壮，其部分纤维是由腹股沟韧带的内侧端构成，此脚的下弯越过精索及其中层、内层被膜下方，止于耻骨结节，距内侧脚约1cm。脚间纤维是一些呈弧形的腱性纤维，构成腹股沟管浅环的外上缘，起到约束内、外侧脚作用以防浅环扩大。

（2）腹股沟深环（内环）：腹股沟深环由腹内斜肌、腹横肌及腹横筋膜构成，是精索结构从腹壁的出口，体表投影位于腹股沟韧带中点上方1.25cm处。深环也有天然的固定精索的解剖结构，对维持精索稳定和腹股沟管斜度意义重大。以往很多医师将该解剖结构误认为是疝囊长期反复突出形成的粘连增厚。术中重建深环是减少术后复发的重要步骤。腹股沟管深环的两个脚（角）分别为内上脚和外下脚。内上脚由腹横弓构成，内上脚较长即为长脚。外下脚由髂耻束、腹壁下血管和凹间韧带构成，外下脚较短即为短脚。

（3）腹股沟管的4个壁：①前壁，由皮肤、皮下组织和腹外斜肌腱膜构成，但外侧1/3为腹内斜肌，内侧2/3为腹外斜肌腱膜。②后壁（底部），由外侧3/4腹横筋膜和腹横肌腱膜构成，内侧1/4为腹横筋膜，后壁中间部分由腹内斜肌腱膜或联合腱构成。③上壁，腹内斜肌和腹横肌的弓状下缘。④下壁，腹股沟韧带和内侧的腔隙韧带。

（4）男性腹股沟管内容物：①精索。包括输精管、3层筋膜（来自腹横筋膜的精索内筋膜、来自腹内斜肌筋膜的提睾肌筋膜、来自腹外斜肌腱膜的精索外筋膜）、3根神经（生殖股神经生殖支、髂腹股沟神经、交感神经纤维）、3根动脉（睾丸动脉、输精管动脉、提睾肌动脉）和蔓状静脉丛（图2-3）。②髂腹股沟神经。从髂前上棘的内上方穿过腹横肌深面进入腹壁，在腹内斜肌和腹外斜肌之间延伸至腹股沟管，在腹股沟管内沿着精

索结构的表面走行。在前入路疝修补术中，应注意保护此神经。

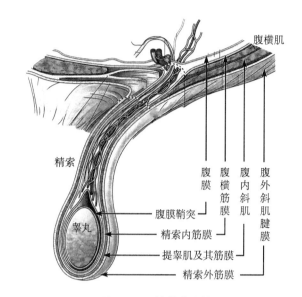

图2-3　男性精索结构

（5）女性腹股沟管内容物：①子宫圆韧带，起自子宫角，经腹股沟管，作为一束状带在耻骨结节和耻骨前方分散开，止于大阴唇内皮下结缔组织。②生殖股神经生殖支。③提睾肌血管。④髂腹股沟神经。⑤筋膜。

（6）腹股沟疝的成因：腹股沟管是斜行的肌肉和腱膜裂隙，故当腹压增高时管的前后壁互相靠近。当腹肌收缩时，腹内斜肌和腹横肌的弓状下缘变得平直，从而使上壁向下壁（腹股沟韧带）靠近，管口径变小。同时，腹横肌收缩带动深面的腹横筋膜，使得深环向外上方移动，深环口径缩窄，腹腔内容物不至于从腹股沟管疝出。对于直立行走的人类而言，在腹内压作用下，腹壁肌肉、筋膜和韧带共同配合形成腹股沟管的关闭机制。但由于先天性鞘膜和后天腹壁肌肉发育薄弱等内因，加之各种长期腹压增高（如便秘、慢性咳嗽）等外因下，腹腔内容物可经此薄弱区疝出。经腹股沟深环、腹股沟管、腹股沟浅环疝出者称为腹股沟斜疝。其中疝入未闭锁的鞘膜囊者称先天性斜疝；鞘状突已闭锁，腹腔内容物经腹股沟管全程疝出者称后天性斜疝。

2.Hesselbach三角　又称腹股沟三角，其外界为腹壁下动脉，内界为腹直肌外缘，下界为腹股沟韧带，后方为腹膜内侧陷窝。由于该区缺乏完整的腹壁肌肉组织的覆盖，且腹横筋膜较薄弱，

成为腹股沟直疝好发部位，因此又称直疝三角。直疝三角与腹股沟管内环之间有腹壁下动脉和凹间韧带相隔。完全分离腹股沟三角对腹腔镜腹股沟疝修补术中直疝或股疝的评估尤为重要。

第二节　腹股沟区后壁解剖层次

一、腹横筋膜（第 7 层）

Astley Cooper 学者第一次提出腹横筋膜的概念已 200 多年。腹横筋膜紧贴腹横肌深面，上方薄弱，与膈下筋膜相连；下方致密，与髂腰筋膜延续，外侧 1/2 附着于髂嵴内缘和腹股沟韧带，内侧 1/2 附着于耻骨梳韧带，并在腹股沟韧带中点上方随精索结构或子宫圆韧带突出形成腹股沟内环。

1. 凹间韧带（Hesselbach 韧带）　凹间韧带位置较深，是腹横筋膜在腹股沟深环内侧增厚形成近似 U 形悬吊带。精索被此吊带的凹面所支撑，U 形悬吊带的两臂向上向外延伸，使其呈 U 形悬于腹横肌后。该 U 形悬吊带的弯曲下缘位于腹横肌腱弓下缘。这种结构也就是腹横筋膜所形成的悬吊带，是腹股沟区"百叶窗"功能机制的基础。在咳嗽或用力时，腹横肌收缩，深环受到整体牵拉，整个悬吊带被向上向外拉伸。这种运动增加精索在通过腹壁的倾斜度，进而保护内环以避免腹股沟斜疝的出现。重建内侧的 U 形悬吊带结构及保护内环功能是前入路腹股沟疝修补术的基本原理。

2. 髂耻束　又称 Thomson 髂耻韧带，是腹横筋膜的增厚部分，位于腹股沟韧带深面并与其平行走行。髂耻束内侧直接源于耻骨体上的内侧部，位于腔隙韧带与耻骨联合处后方，其外侧呈扇状延伸，与腹横筋膜和髂筋膜相交织，髂耻束全程与髂骨棘并无直接相连。髂耻束的宽度在与股动脉交界处平均为 4.6mm，在与髂前上棘邻近处平均为 5.3mm。在显微镜下测量，髂耻束的平均厚度为 0.24mm，与腹横筋膜厚度之比约为 1 : 1.9，说明髂耻束的厚度约为腹横筋膜的 2 倍。许多腹股沟疝修补术式均涉及髂耻束。Shouldice 和 Nyhus 修补术都特别利用髂耻束对腹股沟管后壁行修补术。后入路（腹膜前入路）腹股沟疝修补术和股疝修补术通过缝合腹横肌腱膜弓状下缘和髂耻束以修补腹壁缺损。Lichtenstein 虽意识到髂耻束的存在，但他认为其存在较多变异而未将髂耻束的具体应用写于无张力疝修补术中。

3. 精索内筋膜　男性在腹股沟韧带中点附近，精索通过腹横筋膜处深环时，精索表面形成一层纤薄的筋膜样结构，这层筋膜称为精索内筋膜。

4. 腹横肌腱膜弓　腹横筋膜与包裹腹横肌和腹内斜肌的腱膜在弓状下缘融合，形成弓状腱膜结构，称为腹横肌腱膜弓。

二、腹膜外组织（第 8 层）

腹膜外组织为充填于腹横筋膜与壁腹膜之间的脂肪层，又称腹膜外间隙。该间隙含腹壁下动脉、旋髂深动脉、输精管和精索血管等结构。腹膜外脂肪可形成蒂进入腹股沟深环，成为脂肪疝。在股疝患者中，腹膜外组织的脂肪总是在腹膜性疝囊前先行疝出。

三、壁腹膜（第 9 层）

腹壁的最内层结构为壁腹膜，是形成疝囊的组织部分。此层向侧方与后腹膜壁层相连，向后下方越耻骨上面续接盆腹膜，向后上方移行为髂窝区腹膜。腹股沟区的壁腹膜形成 5 条向脐部集中的纵行皱襞，包括位于正中线的脐正中襞，由胚胎期脐尿管闭锁形成；位于脐正中襞两侧对称的脐内侧襞，内含胚胎期闭锁的脐动脉的远侧段；最外侧是成对的脐外侧襞，内含腹壁下血管。5 条纵行皱襞将盆底区域划为 5 个陷窝（图 2-4）。

1. 膀胱上窝　位于两条脐内侧襞之间，膀胱位于其中，是膀胱上疝的发生部位。

2. 腹膜内侧窝　成对地位于脐内侧襞与脐外侧襞之间，与腹股沟三角位置相当，即腹股沟直疝的突出部位。由于脐内侧襞位置变异较大，临床上也可见到直疝经脐内侧襞内侧疝出者。此外，在腹膜内侧窝相对应的腹股沟韧带下方还有一个浅凹，称为股窝，由股环覆以腹膜形成。

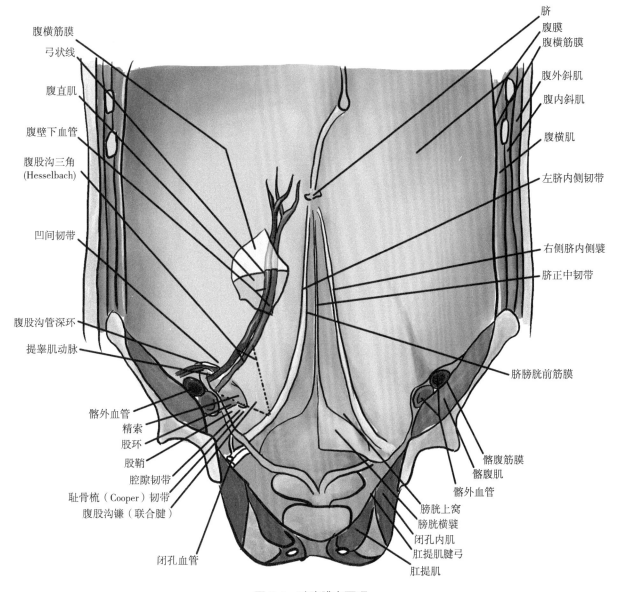

图 2-4　壁腹膜内面观

3. 腹膜外侧窝　成对地位于脐外侧襞的外侧，与腹股沟深环位置相对，即腹股沟斜疝的疝出部位。

四、现代疝外科解剖要点

1.Bogros 间隙　又称腹股沟区后间隙，是1823 年法国医师 Bogros 首次提出的。从现代疝外科解剖而言，Bogros 间隙定义为腹膜外筋膜深层和壁腹膜之间内脏器官所在间隙。人体的 Bogros 间隙位于腹股沟区，左、右各一，其前方是腹横筋膜，后方是壁腹膜，外侧界为髂筋膜，可分成内侧、外侧，内侧有股动脉和股静脉，外侧有髂腰肌和股神经通过。在腹腔镜外科时代到来前，进入这一间隙的途径是从脐下在腹直肌的后方向

外下分离，在腹壁下血管的后方分离，找到疏松组织后，可将腹壁与腹膜分离。在现代疝外科时代下，Bogros 间隙成为后入路修补术（Stoppa修补术、Nyhus 修补术）和腹腔镜腹股沟疝修补（TEP 和 TAPP 手术）操作所需游离、建立的空间，亦是放置补片的区域。

2.Retzius 间隙　又称耻骨后间隙、膀胱前间隙，是以瑞典解剖学家 Anders Retzius 的名字命名的。人体只有一个 Retzius 间隙，以凹间韧带为界，位于两侧 Bogros 间隙之间、膀胱上窝的深面，其前界为耻骨联合、耻骨上支、闭孔内肌筋膜；后界为膀胱（男性有前列腺），两侧界为腹壁下血管；上界为壁腹膜于膀胱上方反折处；下界为男性盆膈和耻骨前列腺韧带或女性盆膈和耻骨膀胱

韧带。由于膀胱的充盈及收缩的变化，使 Retzius 间隙在膀胱前方组织较为疏松、层次分明，易于分离，但在男性膀胱与前列腺部连接部或女性膀胱与尿道连接部有较多网状小静脉穿入，在 TAPP 及 TEP 手术中极易损伤，故解剖该层面时需格外小心。需要指出的是，Retzius 间隙除对疝外科有临床意义外，沿该间隙向上与腹前壁腹膜下筋膜延续，还可作为泌尿外科和妇产科的腹膜外手术入路，若手术中不慎也会伤及后方的膀胱、子宫、前列腺、尿道等脏器。此外，临床上由于外伤所引起的膀胱破裂，尿液可外漏于此间隙。

3.肌耻骨孔　肌耻骨孔是位于下腹壁与骨盆相连的潜在的卵圆形裂孔区，1956 年法国医师 Rene Fruchaud 清楚地界定了肌耻骨孔区域，外界由髂腰肌及腱膜和髂筋膜构成；内界为腹直肌；上界浅层由腹外斜肌组成，深层为弓状下缘或腹股沟镰；下界为耻骨支的骨膜，由耻骨梳韧带和耻骨肌覆盖；该区域为腹股沟疝和股疝的好发部位。经解剖学研究发现国人的肌耻骨孔平均面积为（19.5±3.7）cm²，左右两侧无明显差异，肌耻骨孔的大小与个人骨盆大小无关（图 2-5）。

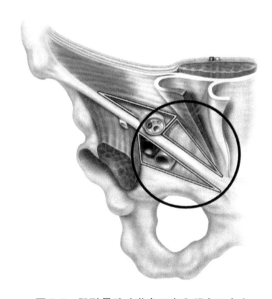

图 2-5　肌耻骨孔（蓝色三角和绿色三角）

腹股沟韧带及后方平行的髂耻束将肌耻骨孔分成上、下两区，上区包括腹股沟斜疝和直疝区，下区包括股疝。在男性、女性中，腹股沟韧带对肌耻骨孔的划分是不一样的，男性为上区多下区少，女性为上区少下区多，因此在针对男性和女性患者治疗上应个体化治疗。所有的腹股沟疝均

由于肌耻骨孔区域的薄弱所致，故无论是开腹前入路手术或腹腔镜后入路手术均涉及此区域的修补。对肌耻骨孔概念的充分认识有助于施行可靠的、有效的疝修补术。

五、腹腔镜下解剖结构

近 15 年来，腹腔镜技术的蓬勃发展和不断普及改变了外科医师对腹股沟的观察方式。腹腔镜技术大大地提高了疝外科医师对腹股沟区后壁解剖结构的认知，使得术者在术中解剖更精准、出血量更少而疗效更确切。

1.腹壁下血管　腹壁下动脉起自髂外动脉，少部分情况下起自股动脉，该血管在 12 点钟位置斜向内上方走行，经腹股沟内环的内侧在腹直肌内与腹壁上动脉吻合。一般情况下，腹壁下动脉伴行两条静脉，即腹壁下静脉，有时透过壁腹膜可进行辨认，略呈蓝色。

2.精索结构或子宫圆韧带

（1）精索结构：①输精管。输精管为灰白色的条索管道状结构，从膀胱底部后方，由中间向外上走行，跨过 Cooper 韧带并经过腹股沟内环进入精索。腹腔镜下进入内环口的位置右侧多在 8 点钟方向，左侧多在 4 点钟方向。疝囊较大时，输精管与疝囊结合紧密，在剥离疝囊时应格外注意，以防损伤。②精索血管。精索血管从侧方进入内环口，精索血管和输精管汇合后形成精索。

（2）子宫圆韧带：子宫圆韧带是由平滑肌纤维及结缔组织构成的束状肌纤维结构。起自子宫角，沿着盆腔侧壁向前上方越过髂外血管，经腹壁下血管的后外侧进入腹股沟管。

3.髂耻束　由髂前上棘至耻骨结节之间的腹横筋膜增厚形成，与腹股沟韧带平行走行，但在其深面，即靠近腹腔内，腔镜手术有时不易看清，或以为腹股沟韧带。髂耻束跨过股血管的前方形成腹股沟内环的下界，最后呈扇状散开止于 Cooper 韧带内侧部和耻骨结节。

4.耻骨梳韧带（Cooper 韧带）　耻骨梳韧带呈白色，较坚韧，由两侧向正中走行，止于耻骨结节。腹腔镜下需打开腹膜进入 Retzius 间隙才可见到一条白色组织，正是这束坚固的韧带，所放置的置入性修补材料才可被金属钉合器固定在此处。

5.髂外血管　髂外血管包括髂外动脉和髂外

静脉，走行于腰大肌内侧筋膜上方，经髂耻束和腹股沟韧带后方，移行于股鞘内形成股血管。

6. 内环 内环位于腹壁下动脉、输精管、精索血管的交汇点外上方。腹腔镜下内环形状差异较大，在正常时是一平面，可见到腹膜在此有白色增厚样结构；如有小斜疝，内环呈浅陷窝状，如果斜疝较大，则内环形状可是宽而浅的半月状、近圆状。解剖学研究发现，疝囊由壁腹膜形成，并非由未闭合的鞘状突形成，故鞘膜并非一定是内环扩张所致的腹股沟隐匿疝。

7. 死亡冠 又称死冠，是指腹壁下动脉的耻骨支与闭孔动脉在耻骨梳处形成的异常血管弓，分为动脉、静脉、动静脉3型，在术中不慎损伤可能造成闭孔端血管缩回闭孔，不易止血，造成严重并发症。死亡冠的解剖变异较大，部分患者的腹壁下动脉的耻骨支与闭孔动脉未形成吻合支。对于前入路疝修补术而言，术中应格外留意此血管，因其在Cooper韧带后方不易被发现（图2-6）。

8. 危险三角 危险三角顶点为腹股沟内环，内侧是输精管，外侧是生殖血管，后界为腹膜反折处。精索血管位于外侧，输精管位于内侧，底边由腹膜反折形成，其内有髂外血管走行，又称Doom三角，术中若不慎损伤会出现致命性出血，因此禁止用钉合器或缝线在此处固定补片或行不必要的分离（图2-7）。

9. 疼痛三角 疼痛三角的顶点为腹股沟内环，上内侧界为生殖血管，下外侧界为髂耻束，外侧界为腹膜反折处，其内走行有股外侧皮神经、生殖股神经股支和生殖支、股神经。一般情况时，股外侧皮神经分支发出的位置于髂前上棘中点偏内侧约2cm处，故补片固定装置在固定时应尽量避开此区域，以避免术后出现明显疼痛（图2-7）。

10. Hesselbach三角 Hesselbach三角位于脐内侧韧带和脐外侧韧带之间。由腹直肌外侧缘、腹壁下血管、髂耻束中段构成。

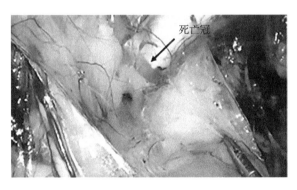

图2-6 死亡冠

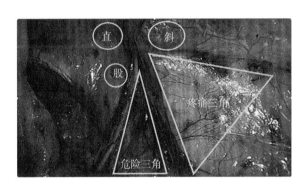

图2-7 腹腔镜下解剖标志

第三节 股环的解剖

一、股鞘

股鞘是腹横筋膜与髂腰筋膜向下延续包绕在股动脉、静脉上段周围所形成的筋膜鞘。股鞘呈漏斗形，高3～4cm，后方是耻骨肌筋膜和耻骨肌，前方是阔筋膜、隐静脉裂孔上缘和筛筋膜。股鞘的内腔由两个纵行纤维隔分成3个格。外侧格容纳股动脉及生殖股神经股支，中间格容纳股静脉，内侧格即为股管。股三角是位于股前内侧部上1/3，呈底朝上、尖朝下的三角形凹陷，其上为腹股沟韧带，外侧界为缝匠肌，内侧界为长收肌内侧缘。股三角的结构由外向内依次是股神经、股鞘及其包含的股动脉、股静脉、股管和腹股沟深淋巴结、脂肪组织等结构（图2-8）。

二、股管

股管是腹股沟韧带后侧内下方与髂骨之间的一个狭长的漏斗形间隙，位于耻骨结节下外侧方2～3cm处，内含脂肪、疏松结缔组织和淋巴结。股管是人体经后腹壁下行至下肢的血管在穿过腹股沟韧带时附带遗留下的一个潜在腔隙。

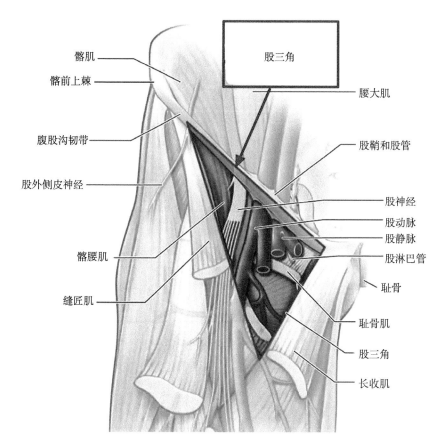

图 2-8　股鞘结构

股管出口为股阔筋膜的卵圆孔，表面覆盖有多孔的疏松结缔组织形成的筛筋膜。股管的入口为股环，有股环隔膜覆盖，口径较大，前后径为 9～19mm，横径为 8～27mm。股环的前界为腹股沟韧带和阔筋膜，后界为耻骨肌线和耻骨梳韧带，外界为股鞘中间格与内侧格的纤维组织和股静脉，内界一般为腔隙韧带，当股疝嵌顿严重时可切开此韧带以松解疝环。学者 McVay 曾强调，只有股环在被股疝所扩大时，内侧界才是腔隙韧带。腹腔内容物经股环疝出，即形成股疝，而股管周围的组织结构限制了股疝的发展方向，只能向前向下疝出。通常认为，女性因骨盆较宽，肌肉、韧带和血管等结构较男性而言纤细，故女性的股环较男性大，因此被认为是女性股疝多发的原因。

在正常结构下，股管内有脂肪组织填充，含有数条淋巴管及 1～2 个淋巴结，股环处有最高位的腹股沟深淋巴结，称为 Cloquet 淋巴结。股环的上外侧缘存在腹壁下动脉经过，少数情况下股管的内后侧壁内可出现异常的闭孔血管的分支。异常的闭孔动脉同股环的关系多变，因此，其同股疝疝囊的紧密关系难以预料，股疝修补术中应格外注意。

（以上解剖图部分出自第 7 版奈特人体解剖彩色图谱）

（刘子文）

主要参考文献

[1] 陈双, 李英儒. 简化腹腔镜腹股沟区手术解剖的临床意义. 中华消化外科杂志, 2020,19(7):729-732.

[2] 唐健雄. 现代疝外科解剖和治疗原则的新认识. 中华消化外科杂志, 2015,14(10):806-810.

[3] 肖新波, 闵凯, 吴彪. 疝外科手术学. 武汉：华中科技大学出版社, 2014.

[4] 马颂章. 疝和腹壁外科手术图谱. 北京：人民军医出版社, 2008.

[5] Virgínia AA, Santos C, ContenteH , et al. What is inside the hernia sac. BMJ Case Rep, 2016, 2016: bcr2016215920.

第 3 章
腹壁膜解剖的概念与理念

年轻的 Bassini 在一次战斗中腹股沟区被刺刀刺伤并引发肠瘘。作为帕维亚大学的医学老师，他有条件为了治愈自己的疾病，对腹股沟区做了充分的解剖研究，这使他有机会发展出著名的 Bassini 手术，并被认为是第一个将手术建立在正确的解剖学基础上的疝外科奠基人。在他之后又逐渐发展出应用人工材料的无张力疝修补手术及腹腔镜疝修补手术，可以说腹股沟疝的修补历史就是普通外科学发展的一个缩影和代表。但是，即使到了今天，腹股沟区的解剖仍然有许多地方令人迷惑，特别是腹腔镜技术的应用，使得外科医师有机会对腹股沟区的腹膜前间隙进行深入的观察。术中所见似乎和传统的解剖描述有一些不同，这引起了一定程度上的争论和关注。这和腹腔镜技术应用在胃肠道手术中以后引发的膜解剖热点一样，究其原因可能是传统的解剖以器官、血管、神经、淋巴等为对象，对于人体内广泛存在的膜样结构缺乏深入系统的观察，造成滞后的解剖学和临床实际工作有一些冲突和矛盾，引发了临床医师对膜解剖的自觉研究。

这种以临床实际工作为出发点的膜解剖是指以手术中可以辨识的膜样组织结构，包括系膜、腹膜、筋膜、腱膜等作为引导进行的层面解剖，以期达到更准确的手术入路，更清晰的手术视野，更优良的手术效果，并且最大限度地减少和避免术中、术后并发症的发生。现在的膜解剖研究有把膜解剖发展细化到一种肉眼不可见或人力不可为之的趋势，这就丧失了其临床意义。

本章有关腹壁膜解剖的一些概念和内容也是以临床实际为出发点，围绕术中可以辨识的膜结构加以阐述，以帮助读者更好地理解手术和开展手术。腹壁的膜解剖范畴和胃肠道手术中的膜解剖范畴具有高度的一致性，相信也可以为其提供一定的参考。

一、腹壁的筋膜和膜结构

腹壁作为躯干重要的组成部分，具有容纳和保护腹腔脏器、维持躯干形态、完成躯干运动，包括呼吸和排便等重要功能。狭义上的腹壁是指有腹直肌和腹横肌包被的前侧腹壁。广义上的腹壁包括腹后壁、膈和盆腔。目前腰疝、食管裂孔疝、盆底疝等都已纳入了疝和腹壁外科学的范畴。但是对腹壁的膜解剖研究目前还是针对前侧腹壁和腹后壁，很多概念和描述也是针对这一区域的。

从前外侧腹壁的最外层到腹腔内可以简单地分为以下几个层面：皮肤、浅筋膜、深筋膜、腹膜外脂肪、腹横筋膜、壁腹膜。浅筋膜是解剖学专有名词，它并不是薄膜样的结构，而是指皮肤和深筋膜之间的脂肪、结缔组织，包括其中的血管和神经，也可以简单地理解为皮下脂肪。在下腹部还可以分成颗粒状脂肪的 Camper 筋膜和凝脂状脂肪的 Scarpa 筋膜。而深筋膜包括带状分布的肌肉及其腱膜，如腹外斜肌、腹内斜肌、腹横肌、腹直肌，也包括这些肌肉腱膜的封套筋膜（investing fascia）。肌肉之间的封套筋膜有时被称为肌膜（epimysium），在乳腺癌改良根治术时，在胸大肌和背阔肌表面可以明显地看到封套筋膜的存在。但是，也有学者质疑在前侧腹壁深筋膜和浅筋膜之间以及深筋膜和腹膜外脂肪之间并不存在所谓的封套筋膜。

腹膜外脂肪位于腹横筋膜和深筋膜之间，神经和血管在脂肪内潜行并穿入腹壁的肌肉。值得注意的是腹膜外脂肪并不是均匀地环绕着整个腹壁。在尸体解剖时，可以看到腹膜外脂肪像压扁的橡皮泥一样，呈片状分布。肥胖的人腹膜外脂肪会分布得更广泛，消瘦的人在腹直肌外侧和腹横肌前侧可以没有腹膜外脂肪。但是在耻骨上部、髂窝、腹后壁有恒定的脂肪分布，只是厚薄不同。

腹横筋膜位于腹膜和腹膜外脂肪之间，在没有脂肪的地方，直接和深筋膜接触。腹横筋膜实际上是腹内筋膜的一部分，根据解剖命名规则，位于腹横肌表面的称之为腹横筋膜，位于腰大肌表面的称之为腰大肌筋膜，在盆壁称之为盆壁筋膜，在梨状肌表面称之为梨状肌筋膜，等等。由于腹横肌在腹部分布最广，腹横筋膜成了腹内筋膜的代称。这也带来一些问题，就是把腹横筋膜和腹内筋膜割裂开来，忽略了腹横筋膜是腹内筋膜一部分的事实，衍生出把其他结构归于腹横筋膜从而造成腹横筋膜到底有几层的困惑。腹横筋膜在腹股沟区及在盆底和腹后壁的延续部分是最让人困惑的。不论是解剖还是手术都注意到在腹膜和腹横筋膜（腹内筋膜）之间还有其他的膜样结构，并给予了复杂的名称。对于初学者来说，要想厘清其中的头绪非常困难，因为这些名称本身是混乱的，有的同一个名称指向不同的结构，有的同一个结构被赋予不同的名称。妇科和泌尿学科的参与，加剧了这种混乱。如妇科手术中所关注的骶韧带其实和盆筋膜的一部分是一致的。本章有必要对此作出单独的阐述。

腹膜为全身最大的浆膜，由间皮及其外面的结缔组织构成，薄而表面光滑，呈半透明状。它覆盖于腹壁和盆壁的内面以及腹腔和盆腔器官的表面，前者称为壁腹膜或腹膜壁层，后者称为脏腹膜或腹膜脏层。壁腹膜与脏腹膜互相移行而构成一极不规则的潜在性腔隙，称为腹膜腔。脏腹膜较薄，与脏器紧密相连，不易剥离，故常被视为脏器的组成部分，如胃、肠的浆膜即为脏腹膜。腹膜的脏层和脏层、壁层和脏层、壁层和壁层都可因脏器的发育而贴合，进而发生融合，间皮细胞消失（或许根本来不及产生成熟的间皮细胞）。如果以有无间皮细胞作为狭义的腹膜定义，那么升结肠、降结肠可以认为是腹膜间位器官，甚至十二指肠是腹膜外器官。但是从胚胎角度来看腹腔和腹膜的形成，那升结肠、降结肠、十二指肠都是腹膜内器官。只是融合部分的原始腹膜失去了间皮细胞，被赋予了其他的名称，最有名的就是Toldt筋膜：它是升（降）结肠系膜的脏腹膜后叶和后腹膜融合形成的，在解剖时有时还可以被分开。而直肠和前列腺精囊腺之间的邓氏筋膜很有可能是盆底壁腹膜挤压融合形成的。以胚胎学的腹腔和腹膜来描述和理解有助于厘清腹膜和腹膜外其他膜结构的关系。

二、腹横筋膜和腹股沟管的后壁

之所以把腹横筋膜单独列出加以讨论，是因为在腹股沟区域有关腹横筋膜的争论很大。而且传统解剖学观点对于腹股沟管后壁是腹横筋膜的论断越来越受到质疑。随着腹腔镜疝修补术的广泛应用，我们可以从腹腔清晰地看到覆盖在腹壁下血管表面的腹横筋膜及腹横筋膜外的脂肪。但是多年来开放腹股沟疝的手术经验也可以从外向内的角度看到覆盖在腹壁下血管表面的筋膜，它被称之为腹股沟管的后壁。现在普遍仍然以腹横筋膜作为腹股沟管后壁的组织来源。这就使得腹横筋膜在腹股沟区必须是两层，这两层包绕着腹壁下血管和腹膜外脂肪。在腹腔镜手术时，在腹横筋膜的腹内面有时会有清晰的一层膜样结构出现，它被命名为腹横筋膜的深层。深层、浅层，再加上腹股沟管的后壁，腹横筋膜就有了3层。而作为腹横筋膜同源的腹内筋膜在其他地方只有一层，腹股沟区不应该是一个例外。

最早将腹横筋膜和腹股沟管后壁联系起来的是Cooper。他在1804年出版的《腹股沟和先天性疝的解剖和外科治疗》一书中，描述了腹横筋膜从Poupart韧带向腹横肌的肌肉和腱膜延伸。而对内环起关闭作用的是腹内斜肌和腹横肌的腱膜和筋膜。言下之意，腹股沟管的后壁是由腹内斜肌和腹横肌的腱膜及腹横筋膜构成的。不知什么原因在他之后很长时间里，学者们把腹内斜肌腱膜和腹横肌腱膜从腹股沟管后壁的组成部分里拿掉了。关于这一问题，Robert Bendavid在他的文献回顾中有充分的论述。也许是1960年Anson和McVay等一项对500具半侧尸体研究中的描述"腹内斜肌延伸到腹股沟管的只有2%"引起了误解。但文中提及的是腹内斜肌而不是腹内斜肌腱膜。而McVay在他1954年出版的《疝：常见疝的病理解剖及其解剖修复》一书中则提及腹横筋膜和腹横肌腱膜融合向下终止于耻骨支，这一点似乎被戏剧性遗忘了。

笔者近期的尸体解剖研究也观察到腹股沟管后壁具有和腱膜一样的强韧度，腹内斜肌腱膜从肌肉的前、后两面向下延伸并融合成一层止于腹股沟韧带，有些标本腹横肌腱膜也会融合到腹内斜肌腱膜内并延续至腹股沟韧带，有些标本的腹横肌在腹股沟区有一个游离缘。而腹横筋膜从腹横肌后一直向下越过耻骨支延伸至盆底。这支持了腹横筋膜是腹内筋膜一部分的论点，腹股沟管后壁是腹内斜肌腱膜或腹内斜肌腱膜和腹横肌腱膜融合形成的，精索的下外侧也有腱膜样组织汇入腹股沟韧带，这应该是提睾肌的腱膜部分，精索在腹股沟管并不是完全游离的。Robert Bendavid从手术中取下腹股沟管后壁进行组织学观察，也得出了如下结论："腹横筋膜是腹股沟管后壁构成的一层。对于疝的预防来说，它是最深、最薄、最不重要的一层。它是宽泛的腹内筋膜的一段。腹股沟管的真正后壁在不同程度上是由腹内斜肌和腹横肌的肌肉或腱膜形成的。"见图3-1。

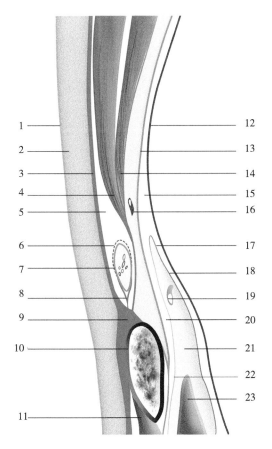

图 3-1　腹股沟矢状面解剖

1. 皮肤；2. 浅筋膜（Camper 筋膜、Scarpa 筋膜）；3. 腹外斜肌腱膜；4. 腹内斜肌；5. 腹股沟管；6. 提睾肌；7. 精索内筋膜；8. 提睾肌腱膜；9. 腹股沟韧带；10. 耻骨；11. 耻骨直肠肌；12. 腹膜；13. 腹横筋膜；14. 腹横肌；15.Bogros 间隙；16. 腹壁下动脉；17. 泌尿生殖筋膜在腹股沟区的上界；18. 泌尿生殖筋膜脏层；19. 输精管；20.Retzius 间隙；21. 膀胱周围脂肪；22. 泌尿生殖筋膜壁层；23. 膀胱

三、泌尿生殖筋膜

如果把腹壁看作一个洋葱圈，或者把腹腔看作一个蛋壳，腹横筋膜应该是腹膜外唯一的一个薄层筋膜，但是在腹腔镜腹股沟疝手术中，以及结直肠手术中，可以明显地看到腹膜外有其他的筋膜样结构。研究者们根据筋膜所处的位置给予了不同的命名，比如：腹膜外（前）筋膜、肾前筋膜、肾后筋膜、骶前筋膜、盆壁筋膜、膀胱腹下筋膜、膀胱前筋膜、脐膀胱筋膜等，这些命名以手术局部解剖为出发点，很少对超出手术区域以外的延续性进行观察。这样就把腹膜外的一个完整的筋膜体系割裂开来，造成了一定的混乱和矛盾。这一点在盆底的表现最为明显。比如骶前筋膜，有的描述其为一层，有的描述其为两层，有的描述其延续至盆筋膜脏层，有的描述其延续至盆筋膜壁层。被覆在精囊表面的筋膜被称为神经被膜，它明显是膀胱后壁（腹侧）筋膜的延续。这种命名混乱，会导致理解和交流的困难，有时会把有关手术技巧的交流变成自说自话。

另一个想法就是认为在腹膜和腹横筋膜之间本身是存在腹膜外结构的。佐藤和桥本在1984年提出在腹膜和腹横筋膜之间有腹膜外筋膜的浅层和深层。在腹横筋膜和腹膜之间应该再画两个圆圈，这样就可以统一腹膜外筋膜结构了。篠原尚在他主编的《图解外科手术——从膜的解剖解读术式要点》中也提到腹横筋膜和腹膜间存在腹膜前腔，思路和佐藤是一样的。但是这和在前腹壁看到的情形不同，这里似乎没有腹膜外筋膜的存在。而且根据这一想法，肾前筋膜和肾后筋膜也都应该在腹横筋膜和腹膜之间延续至腹前壁并连接在一起，但关于肾前筋膜的描述要么是消失于腹横筋膜，要么是和肾后筋膜汇合形成侧锥筋膜。这种推论还有一个问题就是从胚胎学角度没办法解释。

早在1997年，Diarra 等就提出了腹膜后存在泌尿生殖筋膜（urogenital fascia，UGF）。泌尿生殖筋膜就是肾筋膜及其延续，输尿管、生殖血管走行在泌尿生殖筋膜之间。但是，他们没有提出泌尿生殖筋膜包含腹下神经。Diarra 和 Stoppa 等通过经腹膜前修补男性腹股沟疝时证实了泌尿生殖筋膜在外侧方向延伸并包裹输精管和生殖血管，称为精索鞘，精索鞘向外侧到达内环。在外侧继续延续至腹前壁（类似佐藤的观点）。在女性，他们观察到泌尿生殖筋膜在外侧包裹子宫圆韧带和卵巢血管向下外侧延伸，将泌尿生殖筋膜在外侧的延伸称为生殖鞘。他们没有描述泌尿生殖筋膜在盆底的延续是骶前筋膜。

Muntean 等也提出泌尿生殖筋膜包绕生殖血管、输尿管，并且骶前神经（上腹下丛）走行在泌尿生殖筋膜间。泌尿生殖筋膜伴随输尿管、腹下神经向盆腔延续。在盆壁，泌尿生殖筋膜包裹腹下神经并延续至盆神经丛，继而与骶前筋膜融合。

Yang 等观察肾筋膜向盆腔的延续，并且包裹输尿管、生殖血管和腹下神经，称为泌尿生殖腹下鞘。他们也观察泌尿生殖腹下鞘伴随输尿管到达膀胱，延续为膀胱前筋膜。在第 2～4 骶椎，

泌尿生殖腹下鞘与直肠固有筋膜融合。在直肠侧方，泌尿生殖腹下鞘伴随腹下神经到盆神经丛，延续为直肠侧韧带。

笔者的团队在解剖过程中观察到肾前筋膜和肾后筋膜及其延续筋膜是一个包绕肾、输尿管、输精管、生殖血管、上腹下神经、精囊、前列腺及膀胱的筋膜系统，提出将肾筋膜及其延续统称为泌尿生殖筋膜。在外侧，泌尿生殖筋膜浅、深层包绕输精管和生殖血管形成愈着缘，所以此愈着缘就是泌尿生殖筋膜的外侧边界，这个边界和肾旁的侧锥筋膜是延续的。肾后筋膜中止于腰大肌内侧，这里是腹内筋膜的起始部。部分泌尿生殖筋膜随着输精管和精索血管穿出内环，形成"精索鞘"，它也许是精索内筋膜的一部分，见图 3-2A、B。

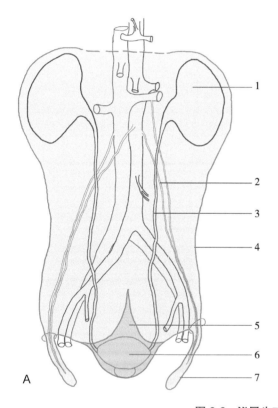
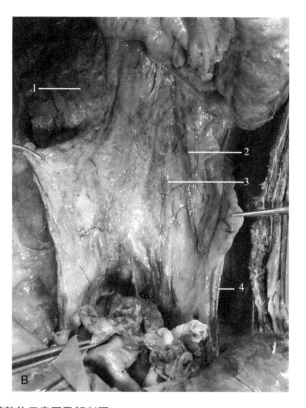

图 3-2　泌尿生殖筋膜整体示意图及解剖图
A. 泌尿生殖筋膜整体示意图；B. 泌尿生殖筋膜整体解剖图
1. 肾；2. 生殖血管；3. 输尿管；4. 泌尿生殖筋膜外侧边界；5. 脐膀胱筋膜；6. 膀胱；7. 精索鞘

泌尿生殖筋膜从内环向膀胱延续，越过脐内侧襞，泌尿生殖筋膜的浅层包绕膀胱的后壁，深层包绕膀胱的前壁，它们共同向前上延续至肚脐。见图 3-3～图 3-5。

为了更好地理解泌尿生殖筋膜的延续性，泌

尿生殖筋膜浅层（朝向腹腔、盆腔脏器）也可称为泌尿生殖筋膜脏层。同样地，泌尿生殖筋膜深层（朝向体壁、盆壁）也可称为泌尿生殖筋膜壁层。泌尿生殖筋膜向下延续至直肠后方，形成"骶前筋膜"。骶前筋膜的浅、深层分别是泌尿生殖

筋膜的脏、壁层，见图3-6A。泌尿生殖筋膜脏层在第4骶椎与直肠固有筋膜融合形成直肠骶骨筋膜。因此，直肠后间隙被泌尿生殖筋膜脏层分为上、下两段。直肠后间隙上段位于直肠固有筋膜与泌尿生殖筋膜脏层之间。在第4骶椎以下，直肠后间隙下段位于泌尿生殖筋膜壁层与直肠固有筋膜之间，泌尿生殖筋膜壁层与骶骨前筋膜（盆筋膜壁层、腹横筋膜的延续，腹内筋膜的一部分）之间的间隙是骶前间隙，见图3-6B。

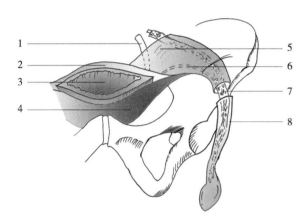

图 3-3　泌尿生殖筋膜前面观示意图

1.输尿管；2.泌尿生殖筋膜脏层；3.膀胱；4.泌尿生殖筋膜壁层；5.泌尿生殖筋膜脏层；6.输精管；7.精索；8.精索鞘（本图仅是为便于解剖理解而将腹股沟区的解剖部位融合在一起，与实际解剖层面不符）

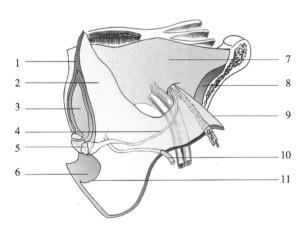

图 3-4　泌尿生殖筋膜后面观示意图

1.泌尿生殖筋膜壁层；2.泌尿生殖筋膜脏层；3.膀胱；4.输精管；5.精囊腺；6.泌尿生殖筋膜壁层；7.腹横筋膜；8.髂腰肌；9.泌尿生殖筋膜侧方向边界；10.输尿管；11.泌尿生殖筋膜壁层在直肠的止点（本图仅是为便于解剖理解而将腹股沟区的重点解剖部位融合在一起，与实际解剖层面不符）

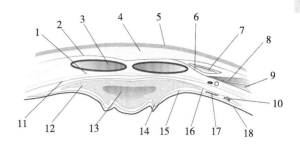

图 3-5　腹股沟区横断面示意图

1.腹膜外脂肪；2.腹外斜肌腱膜；3.腹直肌；4.浅筋膜（Camper筋膜、Scarpa筋膜）；5.皮肤；6.腹股沟管后壁；7.精索；8.腹内斜肌；9.腹横肌；10.生殖血管；11.腹横筋膜；12.膀胱周围脂肪；13.膀胱；14.脐内侧壁；15.泌尿生殖筋膜脏层；16.泌尿生殖筋膜壁层；17.输尿管；18.腹膜（本图仅是为便于解剖理解而将腹股沟区的重点解剖部位融合在一起，与实际解剖层面不符）

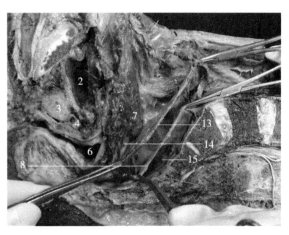

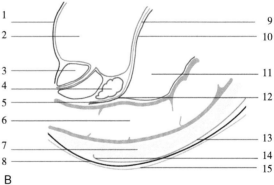

B

图 3-6　盆腔矢状断面解剖图

1.泌尿生殖筋膜壁层；2.膀胱；3.前列腺；4.精囊腺；5.Denonvilliers筋膜；6.直肠；7.直肠系膜；8.泌尿生殖筋膜壁层；9.泌尿生殖筋膜脏层；10.腹膜；11.腹腔；12.腹膜反折；13.泌尿生殖筋膜脏层；14.泌尿生殖筋膜脏层在直肠的止点；15.腹内筋膜（骶骨前筋膜、腹横筋膜）

泌尿生殖筋膜的脏壁层在盆腔形成大小两个漏斗结构，膀胱前列腺在两个漏斗之间。而直肠穿过了它。盆腔器官，包括直肠下段的血管、神经、淋巴都在泌尿生殖筋膜的脏、壁两层之间。但在第 4 骶椎平面以下，直肠固有筋膜和骶骨前筋膜（盆壁筋膜）之间没有泌尿生殖筋膜的脏层，见图 3-7。

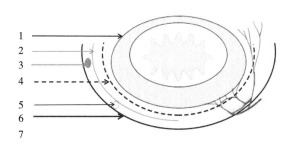

图 3-7　盆腔横断面示意图
1. 直肠固有筋膜；2. 泌尿生殖筋膜脏层；3. 输尿管；4. 虚线指外科操作平面；5. 腹下神经干；6. 泌尿生殖筋膜壁层；7. 腹内筋膜（骶骨前筋膜、腹横筋膜）

在腹后壁的腹膜和腹横筋膜之间确实存在着一个筋膜系统，它包裹着泌尿生殖器官及血管、神经、淋巴。有脏层和壁层。从肾旁侧锥筋膜到内环的延续构成了不规则的外侧边界。从内环向膀胱延续形成的半环结构是其外下界。它还包绕膀胱并包括脐内侧襞本身延续至脐部。它的壁层在盆底围绕盆底一周，紧贴着腹内筋膜。它的脏层在直肠周围和精囊腺的表面。了解泌尿生殖筋膜的分布特点有助于我们厘清混乱的解剖命名和描述。比如骶前筋膜是一层的描述就值得商榷，因为泌尿生殖筋膜的脏壁层都延续至骶前，骶前筋膜应该是两层。骶前筋膜命名骶骨前的腹内筋膜应该更恰当一些。盆壁筋膜的壁层是腹内筋膜，盆壁筋膜的脏层其实是泌尿生殖筋膜的壁层，那泌尿生殖筋膜的脏层该叫什么呢？

泌尿生殖筋膜的出现并没有干扰最基本的腹壁膜解剖规律。在腹膜和深筋膜之间是腹内筋膜和腹膜外脂肪。如果从胚胎学的角度来看，泌尿生殖筋膜和腹横筋膜其实是同源的。它只是胚胎发育中的扩展、挤压、变形形成的。

四、腹壁膜解剖的胚胎学视角

胚胎学对于临床医师来说，既晦涩难懂又距离临床实践很远，想要搞清楚从受精卵到器官形成的每一个过程要比感慨一下生命的奇妙困难得多。但有几个基本的要点要阐述一下。

1. 人体是三胚层即外胚层、中胚层和内胚层发育而来。

2. 胚胎的发育是一个不断生发、延伸、融合的变化过程。

3. 内胚层发育的组织结构：呼吸道上皮和消化道上皮及由消化道上皮特化而来的各种消化腺，如肝、胰腺、胃腺、肠腺等。

4. 外胚层发育的组织结构：皮肤的表皮及其附属结构、神经系统和感觉器官。

5. 中胚层发育的组织结构：骨骼和肌肉构成的运动系统、皮肤的真皮、整个循环系统、泌尿生殖系统及内脏器官的系膜、外膜等。

除了皮肤和消化道的上皮以及肝、胰，腹壁和腹腔内所有的结构都由中胚层发育而来。发育成腹壁的是体壁中胚层，发育成肠系膜的是脏壁中胚层。发育成泌尿生殖系统的是间介中胚层。

要想搞清楚这 3 个中胚层的关系，必须了解腹腔和系膜的形成。

人胚第 3 周末，第 1 对体节两侧的侧中胚层内出现一些分散的小裂隙，逐渐增多并扩大、融合，形成一对管状体腔，称体腔管（coelomic duct）。

与此同时，胚盘头端生心区的中胚层内也出现许多小裂隙，以后发育成心包腔；两侧纵行部分的体腔管，以后发育成胸膜腔。体腔管的尾端向胚体尾端延伸，形成左、右初级腹膜腔。至此，胚体内的原始体腔由相互连通的 3 个部分组成，即 1 个围心腔、1 对体腔管和 1 个较大的初级腹膜腔。膈肌的发育隔绝了胸、腹腔，只留下食管裂孔。

胚胎发育第 3 周末，当胚体由盘状卷折成圆柱状时，内胚层被卷入胚体内，形成原肠。紧贴内胚层的脏壁中胚层包围原肠，并在其背侧和腹侧逐渐向中线靠拢，最后相贴形成双层膜状结构，称原始系膜（primitive mesentery）。原始系膜将原肠悬系在背侧和腹侧体壁之间，位于原肠与背侧体壁之间者称背系膜，位于原肠与腹侧体壁之间者称腹系膜，见图 3-8。

十二指肠中部以下的腹系膜，在胚胎发育过程中演变消失了，故腹系膜只存在于食管中、下段，胃及十二指肠上段。胃和十二指肠上段的腹系膜分别称为胃腹系膜和十二指肠腹系膜。位于肝和胃、十二指肠之间的腹系膜称小网膜，位于肝和腹侧体壁之间的部分，由膈的原始横膈部延伸到脐，形似镰刀状，称镰状韧带。位于肝和胃之间的部分称肝胃韧带，位于肝和十二指肠之间的部分称肝十二指肠韧带。而背系膜就是我们临床手术中可见的肠系膜，见图3-9。

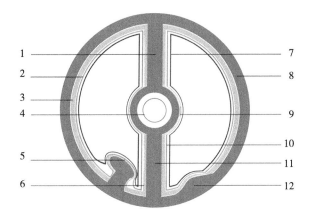

图3-8　胚胎横断面筋膜延续性示意图

1.腹系膜；2.腹内筋膜；3.腹膜外脂肪；4.内胚层；5.肾周脂肪；6.肠系膜脂肪；7.腹膜；8.体壁中胚层（腹壁、躯干）；9.肠系膜垂（或者为大网膜）；10.肠系膜固有筋膜；11.背系膜；12.间介中胚层

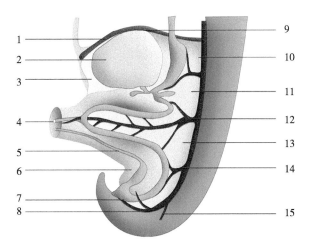

图3-9　胚胎矢状位示意图

1.膈肌；2.肝；3.腹系膜（胃十二指肠腹系膜）；4.卵黄囊；5.尿囊；6.腹腔；7.泄殖腔；8.脐动脉；9.肝裸区；10.胃背系膜；11.十二指肠背系膜；12.肠系膜上动脉；13.小肠背系膜；14.肠系膜下动脉；15.髂动脉

我们如果除去腹膜不算，以腹内筋膜及外层的脂肪层作为中胚层内卷时最里面的一层结构，我们可以看到事实上腹内筋膜和腹膜外脂肪是延续进入肠系膜的。肠系膜的脂肪和腹膜外脂肪是同源的。同理，我们看到的直肠固有筋膜也是腹

内筋膜的延续。

泌尿生殖器官是怎么来的，它是内卷的中胚层在背系膜和体壁之间的部分突起生发而来。被覆在其表面的腹内筋膜随着器官的发育延展，包绕，形成Ω形态，这就形成了肾筋膜的前、后两层结构。没有器官的部分被挤压看上去成了一层，如骶前筋膜；侧锥筋膜由于发育的不同也被挤压成了不同的形态。两侧的肾前筋膜常被描述为在腹主动脉前相互延续，也许仔细解剖就会发现它延伸进入了肠系膜，见图3-10。

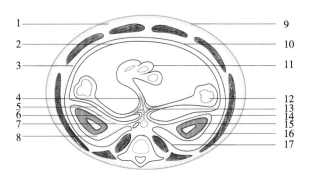

图3-10　腹部横断面筋膜延续性示意图

1.浅筋膜（Camper筋膜、Scarpa筋膜）；2.腹膜；3.腹膜外脂肪；4.肠系膜固有筋膜；5.Toldt间隙；6.肾前间隙；7.泌尿生殖筋膜脏层；8.肾周脂肪；9.皮肤；10.腹横筋膜（腹内筋膜）；11.小肠；12.结肠；13.肠系膜脂肪；14.侧锥筋膜；15.肾；16.泌尿生殖筋膜壁层；17.腰大肌筋膜（腹内筋膜）

复杂的腹内筋膜、泌尿生殖筋膜、肠系膜固有筋膜其实都是中胚层的被膜随着腹腔的形成，器官和系膜的形成，不断延展、膨出、挤压、旋转、融合而来，被膜外的脂肪层发育成为不均匀分布的腹膜外脂肪，总是存在的肾周脂肪、膀胱周围脂肪和肠系膜内脂肪。肾下极到内环的泌尿生殖筋膜内有时可见到脂肪，腹股沟疝手术时会把它称之为精索脂肪瘤，如果它疝出了，称为脂肪滑疝。

随着四肢的发育，主动脉分裂，泌尿生殖筋膜连接着尿囊的两层像悬挂在髂动脉上的窗帘一样向盆腔延伸下去。围绕尿囊的泌尿生殖筋膜形成膀胱的固有筋膜和脐内侧皱襞一直延续至肚脐。直肠在盆底穿越泌尿生殖筋膜和腹内筋膜后，穿越肛提肌和肛管连通。泄殖腔的发育使得泌尿生殖筋膜的脏、壁两层像肾周围一样再次分离，壁层紧压在盆壁上，而脏层止于第4骶椎平面，和直肠固有筋膜融为一体，见图3-11。当我们再次看到高桥孝在《大肠癌根治术》中提出的直肠

固有筋膜是骶前筋膜在第4骶椎平面翻转形成时，应该不那么惊讶了，它们本就是一个来源，但不是相互反转形成的，而是直肠穿越时融合在一起。

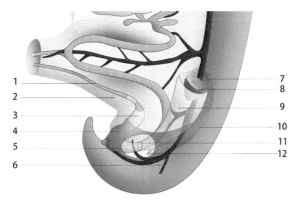

图3-11　胚胎矢状位筋膜关系示意图

1. 尿囊；2. 腹腔；3. 泌尿生殖筋膜（脐膀胱筋膜）；4. 腹横筋膜；5. 腹横筋膜的观察窗；6. 髂血管；7. 泌尿生殖筋膜壁层；8. 肾；9. 泌尿生殖筋膜脏层；10. 腹内筋膜；11. 泌尿生殖筋膜脏层在直肠的止点（直肠在胚胎期穿越泌尿生殖筋膜脏层的位置）；12. 精索鞘

五、腹壁膜解剖的外科意义

对于疝和腹壁外科来说，准确的层面是最重要的。了解腹壁的层次、腹横筋膜和泌尿生殖筋膜的分布特点，有助于我们更准确地创建手术平面和间隙。

1. 在腹股沟区，在开放手术时，要注意　腹股沟管的后壁是腱膜组织，尽管它有些菲薄，但加强缝合有助于使后壁更加坚实、强韧，在使用生物补片对青少年疝进行修补时，TARB技术对后壁组织的加强应更稳妥一些。

精索在腹股沟管里并不是完全游离的，提睾肌的腱膜汇入腹股沟韧带。游离精索最好从腹股沟韧带这一侧锐性切开，这样便于游离。提睾肌的腱膜成分也汇入耻骨结节，初学者往往不敢在耻骨结节表面进行锐性游离，而钝性游离又分不开，这就造成耻骨结节前方分离不充分，补片在这里没有放置到位，容易引起复发。精索和耻骨结节之间只是一些腱膜成分，应大胆离断。

2. 行腹腔镜腹股沟疝修补时，需要注意以下几点

（1）Reitzus间隙是腹横筋膜和泌尿生殖筋膜壁层之间的间隙。如果分离时进入泌尿生殖筋膜脏、壁层之间，会看不清耻骨支，见图3-12。这一层以往被称为腹横筋膜的深层，这其实是个误解。如果继续在错误的层面向深面游离，则会裸化膀胱壁上的血管丛，容易引起大出血，见图3-13。这时应及时向腹壁侧横行切断泌尿生殖筋膜的壁层，在看清耻骨支后再向其下方游离。在TAPP手术中切开腹壁下动脉内侧的腹膜前，先将脐内侧襞拉几下，可以看到脐内侧襞和腹壁间的滑动层，切开后再拉几下，让CO_2充入，这样可以更容易地进入正确的层面。不要切开黄色的脐内侧襞脂肪，那样做必然走错层面。有时斜疝比较大，随着腹膜的疝出，脐内侧襞也向内环处移位，但膜解剖关系不会变。

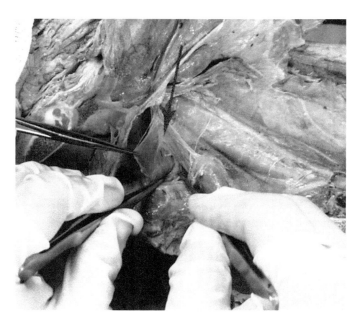

图3-12　泌尿生殖筋膜在腹股沟区内环向膀胱的移行部有脏、壁两层

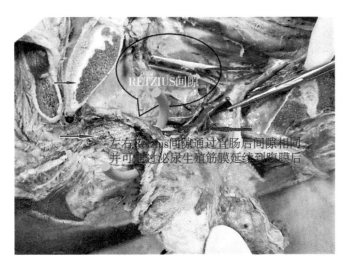

图 3-13　泌尿生殖筋膜深部的血管丛

（2）腹横筋膜只有一层，在腹横筋膜和腹直肌之间脂肪厚薄不均。在腹膜外脂肪和膀胱周围脂肪之间找到准确的间隙并不容易。通过对比毛细血管的不同分布方向来确定腹横筋膜和泌尿生殖筋膜是一种切实可行的办法。尽量不要把腹横筋膜游离下来，否则耻骨支上的小血管网会裸化，这也容易引起出血。

（3）补片放置时，存在从精索的表面，也就是泌尿生殖筋膜的脏面转入膀胱前，即泌尿生殖筋膜壁面的问题。从内环至膀胱的移行部需要切断，否则无法完成脏壁面的转换。补片无法被平整地插入膀胱和盆壁之间。卷曲的补片有可能带来严重的并发症，见图 3-14。

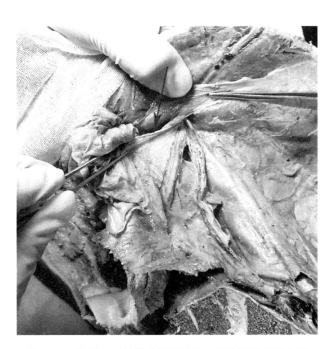

图 3-14　泌尿生殖筋膜在腹股沟区内环向膀胱的移行部

（4）Bogros 间隙是腹膜和腹横筋膜之间的间隙，但在内环平面背侧以下，也就是精索盆壁化的位置，有泌尿生殖筋膜的两层贴附在腹后壁，精索结构被包绕在泌尿生殖筋膜内。因此在行腹腔镜腹股沟疝修补术时，在精索盆壁化过程中，要注意将腹膜和包绕精索的泌尿生殖筋膜分离，这样最大限度减少出血，保持术野的清爽。在髂前上棘方向，注意泌尿生殖筋膜的外侧边界。尽管比较菲薄，但它是存在的，见图 3-15。如果和腹膜分离困难，可以横断。

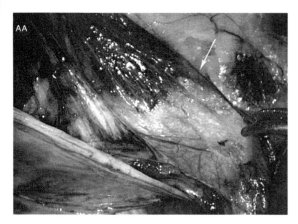

图 3-15 TAPP 术中显露泌尿生殖筋膜的外侧边界

扫码观看视频

（阎立昆）

（5）包绕着膀胱的泌尿生殖筋膜及脂肪像一个三角形锥体，它可以作为一个整体和前腹壁分离。TEP 建立间隙时，贴着腹直肌后的腹横筋膜潜行就好。不要进入泌尿生殖筋膜内。

3. 腹壁疝修补　前侧腹壁疝的修补以肌肉和腱膜作为主要解剖标志，有专门的章节加以讨论，本节不再赘述。但对于腰疝修补和三神经切断术（切断髂腹下神经、髂腹股沟神经、生殖神经）而言，要注意正确的间隙是在腰方肌筋膜、腰大肌筋膜和泌尿生殖筋膜的壁层之间。从侧方向开始的游离始于腹膜和腹横筋膜之间，随着游离向腹后壁中线侧推进，泌尿生殖筋膜的外侧边界会出现，这时将可见的膜样结构推向腹侧。如果间隙正确，输尿管会在游离间隙的腹侧，髂腹下神经、髂腹股沟神经及生殖股神经会在腹壁侧。

六、小结

腹壁的膜解剖是对以血管、神经、输精管、输尿管等以器官和结构为对象的解剖方法的进一步深入，其目的是进行准确的层面解剖。腹横筋膜是腹内筋膜的一部分，它是一层菲薄的筋膜。腹股沟管坚实的后壁是腱膜的延续。泌尿生殖筋膜在腹膜后，呈脏、壁两层包绕泌尿生殖器官，它是一个延续的整体，也有着明确的边界。腹内筋膜、泌尿生殖筋膜、肠系膜固有筋膜是中胚层连续结构的不同部位延伸、膨出、折叠、旋转、融合形成的。不应忽视它们内在的连续性。泌尿生殖筋膜概念的引入有助于对局部膜解剖有一个全局的把握，对腹部其他的外科领域也有着重要的参考意义。本章附有简短的解剖过程视频资料，有助于加强读者对本章的理解。

主要参考文献

[1] 阎立昆, 李毅, 邱健, 等. 泌尿生殖筋膜与腹盆壁内脏间隙的应用解剖研究. 中华疝和腹壁外科杂志（电子版）,2017,11(6):417-422.

[2] Li Y, Qin C, Yan L, et al. Urogenital fascia anatomy study in the inguinal region of 10 formalin-fixed cadavers: new understanding for laparoscopic inguinal hernia repair. BMC Surg, 2021, 21(1): 295.

[3] 李航宇, 魏士博. 腹股沟区膜解剖再认识. 中国实用外科杂志,2017,37(11):1206-1209.

[4] 张剑. 膜解剖视角再认识腹股沟区解剖. 中华疝和腹壁外科杂志（电子版）,2017,11(5):324-328.

[5] 邱健, 苏军龙, 阎立昆, 等. 间介中胚层、泌尿-生殖层与直肠周围筋膜. 中华结直肠疾病电子杂志,2018,7(4):320-325.

[6] 龚建平. 膜解剖的兴起与混淆. 中华胃肠外科杂志,2019,22(5):401-405.

[7] 龚建平. 再论膜解剖的兴起与混淆. 中华胃肠外科杂志,2020,23(7):629-633.

[8] 篠原尚, 水野惠文, 牧野尚彦. 图解外科手术从膜的解剖解读术式要点. 3 版. 刘金钢, 译. 沈阳: 辽宁科学技术出版社, 2013.

[9] 高桥孝, 韩方海. 大肠癌根治术. 北京: 人民卫生出版社, 2003.

[10] Sato T, Hashimoto M. Morphological analysis of the fascial lamination of the trunk.Bull Tokyo Med Dent Univ, 1984, 31(1):21-32.

[11] Bendavid R, Howarth D.Transversalis fascia rediscovered.Surg Clin North Am, 2000,80(1):25-33. doi: 10.1016/s0039-6109(05)70395-9.

[12] Panagiotis NS, Odyseas Z, John ES, et al. Transversalis, endoabdominal, endothoracic fascia: who's who?.Am Surg, 2006,72(1):16-18.

[13] Petros M, John ES. Surgical anatomy of the retroperitoneal spaces part II: the architecture of the retroperitoneal space. Am Surg, 2010,76(1):33-42.

[14] Stecco C, Sfriso MM, Porzionato A, et al. Microscopic anatomy of the visceral fasciae. J Anat, 2017, 231(1): 121-128. doi: 10.1111/joa.12617. Epub 2017 May 3.

[15] Gatt A, Agarwal S, Zito PM. Anatomy, Fascia Layers. In: StatPearls [Internet]. Treasure Island (FL): Stat-Pearls Publishing, 2022, Jan. 2021 Jul 26.

第 4 章
疝修补补片材料

一、生物补片与合成补片的综述评价

通过对比使用缝合线的术式结果，学术界已充分肯定了合成补片用于疝气修复的作用，然而生物补片的有效性仍存争议。F. Köckerling 等总结了涉及 33 832 例患者的 114 个报道，使用 Meta 分析系统地对比了现有研究中生物补片与合成补片用于修复腹股沟疝、腹壁疝、造口旁疝和切口疝等的临床结果，认为与合成的补片相比，生物补片在常规的疝气临床修复术后，血清肿的发生率更高，患者的疝气复发率、慢性疼痛比率及长期舒适度，均与不可降解补片修复的患者无差异，因此不推荐将生物补片应用于常规的疝气修复。

一般普遍认为生物补片相对合成补片的一大优势是，可用于污染区域，无须担心感染的风险。这是因为早期合成补片均为致密的无孔结构，而生物补片的结构相对疏松，并且随着材料降解，能够实现血管化，这使得机体的免疫系统能够发挥作用，极大地缓解或减少感染的发生。因此，现在市面上的一部分合成补片也改进为轻量、大网状结构，促进修复区域的体液循环，促使免疫系统充分发挥防御作用，减少感染发生率；但是，这些网状合成补片容易导致脏器粘连。世界腹间隔综合征学会（World Society of Abdominal Compartment Syndrome）和世界紧急外科学会（World Society of Emergency Surgery）的指南中都指出，生物补片可能能够用于创面等级 Ⅲ 和 Ⅳ级的潜在污染或污染部位疝气修复。部分现有的回顾性综述研究认为，生物补片与可吸收合成补片对潜在污染与污染的耐受能力有限，Lee 等进行一项基于 32 个报道的综述性研究，结果表明清洁 - 污染创面使用生物补片的合并感染率为 31.6%（95%CI：14.5 ～ 48.7），而不可吸收合成补片

的合并感染率仅为 6.4 %（95%CI：3.4 ～ 9.4）。Bondre 等回顾性研究了 761 例使用缝合线（291例，38%）、合成补片（303 例，40%）与生物补片（167 例，22%）对污染侧腹壁疝气的修复，在术后 15 个月的随访中，发现三者的感染率分别为 15.1%、17.8% 和 21.0%（P=0.280），复发率分别为 17.8%、13.5%、21.5%（P = 0.074），生物补片与合成补片相比并无明显优势。

总体来说，目前的诸多临床研究和报道对生物补片或支持或反对，不可否认的是，关于生物补片有效性的现有研究存在较多的不足，主要原因有两点：①临床医师对于生物补片的认识不足，导致补片的分类规则模糊，因此临床标准、对照标准等不统一；②缺少可降解生物补片有效性的明确科学依据。

首先，应当依据补片是否可降解的特点进行归类，而非简单地划分为合成补片与生物补片。可降解生物补片的最大特点是具有较好的柔韧性和机械强度，降解后无异物残留和慢性炎症；而交联的生物补片在机体内引起的反应则与不可降解合成补片类似，例如，交联的牛心包和猪皮材料基本不降解，会引发慢性炎症，更容易形成纤维囊；同时，补片缺乏大网孔，限制体液流动，内部无细胞长入，若有细菌存在则更易发展成感染。

其次，通过生物材料实现组织再生的三要素为：支架材料、信号和血供（细胞）。现有的研究均通过 Lichtenstein 术式使用可吸收生物补片，故缝合线与生物补片的修复作用的界限划分不明确。若能通过腔镜术式修复疝气，则能为可降解生物补片的有效性提供直接的科学依据。考虑到疝环两侧分别为空腔和腹膜，为血供差的瘢痕组织，若补片无明确的再生效果，通过腔镜术式使用生物补片修复疝气，则有较大的生物补片降

解导致疝气复发的风险，因此相关报道较少。其中，Franklin 等通过腔镜术式、不关闭疝环，使用 Surgisis 补片进行 191 次疝气修复，并且取得了良好的修复效果。但是，由于目前补片类型的划分不能反映实际情况，尚缺乏通过腔镜对比可降解生物补片与合成补片的随机对照临床试验的数据，因此生物补片的有效性有待进一步验证。

二、补片的分类

既往通常依据补片制备材料的类型进行分类，实际这样的分类方法对临床产生了很大的干扰，因为这一分类方法并不能真正反映出影响补片置入后修复疗效和并发症的主要因素，包括是否有永久置入物残留、是否存在慢性炎症等。笔者建议依据补片的降解特性和体内组织重塑将疝修补补片分成三大类：第一类为不可降解补片，包括合成不可降解补片和交联生物补片；第二类为可降解（重塑）补片，包括非交联生物补片和合成可降解补片；第三类为复合补片，指同时拥有可降解和不可降解成分的复合材料。

按照这一标准，疝修补补片分类见表 4-1。

表 4-1　疝修补补片分类（按补片的降解特性和体内组织重塑分类）

补片类型		材料
不可降解补片	合成不可降解补片	PP、ePTFE、PVDF、PE、硅胶、金属丝、PP-ePTFE 复合、PP-PVDF 复合、PP- 硅胶复合等
	交联生物补片	交联牛心包、交联猪 / 胎牛真皮
可降解（重塑）补片	合成可降解补片	PGA、PLGA、聚羟基乙酸 / 聚三亚甲基碳酸酯、P4HB、乙交酯 / 丙交酯 / 聚三亚甲基碳酸酯、丝蛋白
	非交联生物补片	细胞外基质来源：猪 SIS、猪 UBM、人羊膜 惰性组织来源：真皮、心包、腹膜
复合补片	可降解涂层补片	PP-ORC+PDO、PP- 胶原组合物
	复合编织补片	PP- 聚卡普隆（超普）
	合成不可降解 + 非交联生物补片	PP-SIS

PP. 聚乙烯；ePTFE. 膨体聚四氟乙烯；PVDF. 聚偏二氟乙烯；PE. 聚酯；PGA. 聚羟基乙酸；PLGA. 聚乳酸羟基乙酸共聚物；P4HB. 聚 -4- 羟基丁酸酯；ORC. 再生氧化纤维素；PDO. 聚对二氧环己酮；SIS. 猪小肠黏膜下层；UBM. 猪膀胱基底膜

（一）不可降解补片

不可降解合成补片通过引起机体的异物反应、慢性炎症来刺激纤维生成，最终形成非降解纤维机械性密封成分，其间充满胶原的"钢筋 - 混凝土"结构瘢痕组织来修复缺损。优点在于价格低廉，但由于其为不可降解成分，可能导致术后疼痛、修复区顺应性差、慢性炎症刺激等并发症，且不可降解成分均为细菌的良好定植载体，一旦发生感染，必须二次手术取出。

值得一提的是，部分交联生物补片，如心包、真皮等置入体内后同样具备不可降解合成材料相同的反应。交联是通过添加生物化学试剂成分使胶原蛋白的三维螺旋支架间发生黏结，以拮抗降解的过程，却导致补片网孔缩小，限制宿主细胞对补片的浸润，最终在软组织修复过程中纤维性包膜的产生远胜于生物补片的"重塑"过程。交联生物补片修复区出现慢性异物反应，补片周围形成纤维囊"包裹"，材料 - 宿主反应类型与合成材料聚四氟乙烯相近。此外，笔者通过体外高浓度胶原酶降解实验、体内置入实验证实交联心包内无细胞浸润，体内外降解实验中均未见材料降解。因此本文将交联心包、交联真皮等致密结构的交联生物补片归入不可降解补片中分类研究。

1. 合成不可降解补片　不可降解补片的适应性更强，在临床上也比可降解补片更常见。在临床上最常用的不可降解补片是聚丙烯补片、膨化聚四氟乙烯补片和聚酯补片。

（1）聚丙烯补片：聚丙烯补片是目前临床上最常用的不可降解补片。聚丙烯是目前国内外应用最为广泛、产量增长最快的合成树脂之一。与其他热塑性树脂相比，聚丙烯具有来源广、质轻价廉、无毒无味、强度高，以及热稳定性和化学稳定性好等优点而广泛应用于医疗器械领域。临床上的聚丙烯补片是用聚丙烯单丝编制而成的网状物，具有较高的孔隙率。

采用聚丙烯补片进行无张力疝修补手术，术后炎症反应小，复发率低。袁家勇对 18 例腹股沟疝用巴德生产的聚丙烯补片做无张力疝修补手术的患者进行研究，中位手术时间为 1h，术后 6h 能下床活动，其中 1 例疼痛较重，持续 7d，服镇痛药后缓解，1 例切口轻度感染，经抗感染治疗治愈，随访 1～3 个月无不适和复发，表明聚丙烯补片具有术后恢复快、并发症少的优点。邹世镇对 73 例腹股沟疝患者用聚丙烯材料进行无张力修补手术，手术时间为 56～118 min。术后并发症包括阴囊肿胀 2 例，尿潴留 4 例，切口红肿 4 例，切口脂肪液化 2 例。术后住院时间为 5～9d。术后随访 9～30 个月，平均随访 19 个月，无一例复发。术后慢性疼痛发生率为 2.7%（2/73），且疼痛程度轻；局部异物感的发生率为 9.6 %（7/73）。结果表明，聚丙烯的腹股沟疝无张力修补术不仅术后复发率低，且术后慢性疼痛和局部异物不适感的程度轻。

聚丙烯补片的孔径较大，允许巨噬细胞和白细胞通过，允许纤维原细胞、胶质细胞、新生血管细胞的生长，这些细胞能降低感染率，提高宿主相容性。然而聚丙烯补片也有缺陷，聚丙烯与组织的相容性差，容易产生过量的瘢痕组织，并发有长期的慢性炎症。聚丙烯与腹腔脏器直接接触时可能引起腹腔粘连、纤维化等，引起患者的不适。

（2）膨化聚四氟乙烯补片：另一种常用的不可降解人工合成补片是膨化聚四氟乙烯。聚四氟乙烯属于完全的氟化物，经特殊处理的膨化聚四氟乙烯纤维可以呈现出多孔结构，可制成柔软的、可弯曲的、不磨损的材料。它属于惰性高分子材料，质地柔软，比较光滑，与腹腔脏器接触不易形成粘连，所引起的炎症反应也最轻。因此，也成为临床医师中意的补片材料。

例如在一些兔子模型中，聚四氟乙烯材料在组织修复方面的功能明显优于其他一些材料，并且在带菌的情况下也可以进行修复。临床医师对 142 例腹股沟疝患者分别用聚丙烯和聚四氟乙烯材料进行修补并进行比较，结果表明聚四氟乙烯可减少腹股沟疝修补术后慢性疼痛的发生率。疝修补材料的采用应更符合生理、柔软舒适、并发症少。

美国 Gore 公司运用膨化聚四氟乙烯研制出多种疝气补片，通过质量监督总局的认证并在市场上发售。例如用于腹股沟疝的 MycroMesh 补片，其为双层膨化聚四氟乙烯结构，一层为微孔，另一面为大孔径的膨化聚四氟乙烯。

膨化聚四氟乙烯是微孔性生物材料，可以与腹腔脏器直接接触而不引起粘连或肠瘘。但是膨化聚四氟乙烯的生物力学强度差，无支撑力，不能使用在拉力较大的受损部位。而且补片的孔径小，细菌能够通过而巨噬细胞不能通过，组织不能长入，故其不能耐受感染和污染，不能用于污染的伤口，一旦感染，补片必须去除。

（3）聚酯（PE）补片：聚酯补片具有价格便宜、柔韧性好、与组织结合紧密、术后补片皱缩比例小的优点，虽然抵御感染方面不及单丝的聚丙烯补片，但与膨化聚四氟乙烯相比，聚酯补片及聚丙烯在污染的条件下有优势，即使暴露于感染区，也可以被肉芽组织从孔洞中穿过并最终覆盖。

聚酯补片在不与内脏接触时是较为理想的疝修补材料。Rosen 等对 109 例行聚酯补片修补的腹壁疝患者进行 1 年左右的随访。结果表明，将补片置于腹膜外或置于腹膜内并加以胶原蛋白水胶抗粘连层的患者并未出现感染、肠梗阻、肠瘘等并发症发生率增加的情况，因此，他们认为聚酯补片对腹外疝的修补在不直接与肠道接触的前提下是安全的。Shankaran 等也认为在行开腹腹膜前疝修补时，聚酯补片与聚丙烯补片一样有效。

Mehrab 等对用 Mersilene 补片行 Rives-Stoppa 手术的 176 例复杂切口疝修补术进行分析，平均随访 96 个月（62～121 个月），复发率仅为 1.1%。因此，对于复杂切口疝的修补，聚酯补片不失为一种安全有效的选择。但由于聚酯补片为纤维结构，在抵御感染方面不及单丝的聚丙烯补片，近年来有被后者取代的趋势。

2. 交联生物补片 主要包括交联真皮、交联心包及交联 SIS，目前应用及报道最多的是交联真皮材料，但其复发率报道差异较大。Cobb 等报道应用 Permacol（交联真皮材料）与 PP 和 ePTFE 复合材料腔镜治疗清洁腹壁疝的效果，复发率分别为 6.6% 与 1.2%（Permacol 和 PP-ePTFE），无显著性差异。但 Permacol 的 4 例复发中有 3 例发生于术后早期（3～9 个月）。Connolly 等报道

12 例 Permacol 治疗肠瘘，复发率高达 41.7%，但 Sailes 等报道 13 例交联真皮应用于组织分离术腹壁疝修补，仅 1 例复发（7.7%）。

交联生物补片致密的结构决定了其不能应用于感染创面，甚至可以说交联生物补片的耐受感染能力远逊于轻量、大网孔的不可降解合成补片。美国食品药品监督管理局 MAUDE 在 1997—2008 年共有 150 例生物补片不良反应的报道，其中 112 例（75%）都是交联脱细胞真皮材料，其中 79% 是应用于污染或潜在感染创面。

（二）可降解（重塑）补片

1. 非交联生物补片　动物源性的非交联生物补片制备技术是将来源于人尸或动物的组织，经严格脱细胞处理去除组织中含有的各种异种异体蛋白、DNA、抗原而保留下具有完整外观形态、组织学超微结构的不溶性支架（acellular tissue matrix, ACTM）作为修复材料。根据组织来源的不同 ACTM 可大体分为两类：①惰性组织（inert tissue，IT）源产品，以人尸／猪的真皮（acellular dermis matrix, ADM）、牛／猪／马的心包、牛／猪的腹膜等为代表。来源组织属机体内生物惰性组织，成分几乎仅为结构蛋白（胶原纤维和弹性纤维），无粘连蛋白、生长因子和蛋白聚糖类等生物活性成分。②细胞外基质（extracellular matrix，ECM）源产品，其拥有完整的活体组织 ECM 的三维超微结构和粘连蛋白类、生长因子类、糖胺聚糖类等生物活性成分。这类产品以猪小肠黏膜下层（small intestinal submucosa, SIS）、猪膀胱黏膜层基底膜（urinary bladder matrix, UBM）、人羊膜（anmiotic membrane）等为代表。以 UBM 为例，其生物活性成分除了上述可定量测定的以外，其置入体内后的降解产物经配有离子阱的高效液相色谱分离可得 5000 余种多肽和蛋白质，其中确认与组织黏附、促结合、抗凋亡、诱导分化、促增殖相关的成分有 42 种。

ECM 源产品的制备技术（包括脱细胞处理和成型工艺）较 IT 源产品更复杂，但前者拥有更多修复组织缺损的优势：① IT 源产品仅能诱导血管化的结缔组织再生填充组织缺损、实现解剖层面的修复，而 ECM 源产品置入后可与宿区有效整合，主动吸引自体干细胞迁入损伤处并促进增殖和分化而实现部分程度的特异性、功能性修复，如实现肌肉筋膜等组织再生和神经支配部分恢复而改善残疾肢体功能。② IT 源产品结构致密，含有大量降解缓慢且人体 25 岁后不能再生的弹性纤维，导致修复区远期不稳定，易失弹性。

ACTM 修复组织缺损的原理是"内源性诱导再生"，即吸引并调控宿主细胞在支架内生长和分化形成新的自身组织替换置入的 ACTM、宿主组织的长入与置入 ACTM 的降解基本同步，最终完成对缺损的修复；这与非降解高分子材料通过异物刺激、慢性炎症反应来刺激纤维生成，最终形成非降解纤维作为机械性密封成分、其间充满胶原的"钢筋 - 混凝土"结构瘢痕组织来修复缺损的原理完全不同。同时由于基于这样的原理，ACTM 修复区无永久异物和慢性炎症，能应用于全身几乎所有的软组织创面修复，如疝和腹壁缺损修补、代替脑膜、胸膜等，脏器填塞止血、吻合口加强、盆底重建等。已有大量动物实验和临床应用证实动物源性的非交联生物补片具有良好的腹壁缺损修复疗效。截至 2008 年 3 月 31 日，累计已有超过 2000 名患者的临床应用及随访资料证实生物补片用于清洁创面有超过 90% 的成功率，用于轻度污染或潜在感染创面缺损有超过 75% 的成功率，并且术后长期疼痛发生率低。ADM 修复切口疝的平均随访期已达 38 个月，而 SIS 修复腹股沟疝的随访时间甚至已有至 72 个月的报道。如 Franklin 等腹腔镜下应用 SIS 修复伴有轻度污染或潜在感染的疝 116 名患者，共计 133 例疝修补包括 29 例腹股沟疝、57 例切口疝、38 例脐疝，平均随访时间为（52±20.9）个月，确认有 7 例疝复发，11 例血清肿，10 名患者主诉有轻度痛，修复疗效令人满意。我国学者回顾性分析 2011 年 5 月至 2013 年 12 月 362 例使用 SIS 补片行腹股沟疝无张力修补术的患者，术后随访（24±12）个月，2 例（0.55%）复发；SIS 补片固定时间为（5±2）min；46.4% 的患者术后 3d 内有低热（＜38.5℃），3d 后体温均降至正常，未使用抗生素。2 例出现感染，均为嵌顿疝肠破裂污染切口，感染后未将补片取出，予以换药 3～4 周后愈合，未复发。结论为临床应用 SIS 补片行 Lichtenstein 无张力疝修补术疗效确切、手术简便，对年轻患者或高危感染患者可能更具有优势。

ACTM 还具有天然耐受感染的特性，这得益于其置入后再血管化速度快、巨噬细胞能早期进入材料内部，细菌生物被膜难以形成。此外，

ACTM 置入部位若有继发补片感染，置入物将被细菌分泌的胶原酶降解，只需及时彻底引流即可，不会出现不可降解材料切口迁延不愈、需二次手术去除补片的弊端。

2. 合成可降解补片 合成可降解补片是 2010 年以后出现的模拟动物源性非交联生物补片体内"降解 - 再生"重塑曲线的人工合成高分子聚合物。相比于传统不可降解高分子材料，合成生物材料在置入体内后充当临时组织支架，伴随着补片材料的降解，宿主细胞浸润其中并产生自体胶原纤维。这样的修复机制与非交联生物材料的内源性组织重塑过程相似，而与不可降解材料基于异物刺激和瘢痕形成的组织修复迥然不同。目前美国食品药品监督管理局批准并已在临床应用的合成可降解补片为 TIGR® Matrix、BIO-A® Tissue Reinforcement、Phasix™ Mesh、SERI® Surgical Scaffold。

（1）TIGR：TIGR 是在疝外科中应用最早的完全合成可降解材料补片，由两种不同降解速率的合成生物材料编织而成。快降解纤维由乙交酯（glycolide）、丙交酯（lactide）及三亚甲基碳酸酯（trimethylene carbonate）构成，慢降解纤维则为丙交酯和三亚甲基碳酸酯，快、慢降解纤维质量比为 2∶3。Hjort 等在腹壁缺损羊模型中置入 TIGR 补片和 PP 补片，观察发现，与 PP 补片相比，TIGR 修复区胶原纤维排列更接近于自体组织。随着补片的降解，Ⅰ型胶原与Ⅲ型胶原的比值逐渐上升，提示修复区高强度的胶原重塑。36 个月后 TIGR 补片几乎完全降解。Peeters 等发现 TIGR 用于扩张腹壁缺损兔模型时具有较高的抗张强度，但组织长入较慢，且发生与 PP 补片相似的异物反应和粘连。

但研究表明，TIGR 并不能为修复区提供长时间的抗张强度，实际应用时仍无法很好地解决疝复发的问题。Ruiz-Jasbon 等用 TIGR 补片对 40 名腹股沟疝患者行 Lichtenstein 术修复，35 名患者完成 3 年术后随访。术后 1 年均未发现严重并发症。单侧斜疝患者 3 年随访中未复发且无术后疼痛及不适，4 名直疝（4/9，44%）及 4 名复合疝（4/12，33%）患者复发。复杂腹股沟疝复发率高的可能原因为直疝和斜疝复合的情况对力学要求较高，而 TIGR 在缺损组织再生出能够承受腹腔张力之前已经完全降解，新生组织并未完成有力的重塑，导

致力学失衡。因此，如果合成生物材料置入体内后可延长力学保持的时间，延缓降解的速率，可能减少疝复发。

（2）BIO-A：BIO-A 由聚乙交酯（polyglycolide）和聚三亚甲基碳酸酯（polytrimethylene carbonate）的共聚物构成，置入体内约 7 个月可完全降解。但降解产物为酸性，易加重炎性反应和纤维化。其三维基质中的开放网孔便于宿主细胞浸润并启动组织再生及再血管化，最终达到 1∶1 自体组织替换。目前 BIO-A 已应用于修复 Amyand 疝、食管裂孔疝、腹股沟疝等。Priego 等应用 BIO-A 修复大型食管裂孔疝老年患者 10 例，平均 20.3 个月的随访期内，仅一名患者复发。Negro 等报道 15 例 BIO-A 修复的斜疝患者，18 个月后所有患者未出现疼痛、复发等症状，且均对修复结果表示满意。

（3）Phasix：Phasix 由聚 -4- 羟基丁酸酯（P4HB）构成，属于聚羟基脂肪酸酯的一种。P4HB 是由微生物在非平衡生长条件下胞内积累并参与调节能量代谢的高分子聚酯构成，其生产过程中不使用任何含有金属的催化剂成分。P4HB 具有高柔韧性、高生物相容性、生物可降解性和热塑性，不易自然水解，通常置入人体后需要 18～24 个月完全降解，能够维持较强的机械性能。因此，Phasix 补片的降解 - 重塑曲线更趋于平衡，新生组织能够及时填补已经降解的补片；腹内压得以逐渐缓慢地施加到新生组织之上，完成二者间的力学承接，降低疝复发率。此外，其降解产物不含酸性物质，不改变置入区 pH，可以避免由此引起的局部炎症反应。Deeken 等在猪腹壁缺损模型中置入 Phasix 补片及 P4HB 网塞，证实二者修复区的爆破力和硬度均强于天然腹壁。另外，有报道称 P4HB 网片较聚丙烯能降低细菌定植率，然而，笔者对这点临床意义存疑虑，补片感染大多发生术后 1 个月内，因为 P4HB 是细菌代谢产物、不受细菌分泌的胶原酶等降解，在术区至少存在 18 个月，这段时间内是否会出现创面迁延不愈而不得不再次手术取出补片不得而知。

（4）SERI：SERI 是由高度纯化的蚕丝蛋白纤维编织成的慢降解补片，具有较好的力学性能及生物相容性。Fine 等于 2015 年报道 71 例患者接受 SERI 补片修复乳房，术者对 SERI 补片操作性的满意度都较高。在术后 6 个月及 1 年，术后

主要并发症发生率均较低,包括组织坏死(6.7%)、血清肿(5.7%)、皮下血肿(4.8%)、囊性收缩(1.9%)及感染(1.0%)。

(三)复合补片

复合补片由不可降解补片和可降解材料复合而成,可同时具有不可降解材料的张力特性和可降解材料的重塑自然组织的特性,以期与可降解补片相比降低疝复发率,与不可降解合成补片相比提高患者术后舒适度、降低并发症发生率。

1. 具备可降解涂层的不可降解补片　2003 年 Yelimlies 等首次报道用 β - 葡聚糖包被的聚丙烯网治疗腹股沟疝的临床指标。113 例开放手术和腔镜手术的初步结论为 β - 葡聚糖包被的聚丙烯网治疗腹股沟疝比传统聚丙烯网的治疗能明显减少手术后疼痛和不适的发生率,提高生活质量。

但 Schreinemacher MH 等发现 Coviden 公司生产的 Patrietene 防粘连补片(聚丙烯补片表面包裹可降解含胶原成分的防粘连涂层)在置入 7～30d 后逐渐形成粘连,可能是由于表面防粘连涂层降解,聚丙烯补片逐渐暴露导致炎症反应加重。Pierce RA 等也报道了类似的结果。根据美国食品药品监督管理局医疗器械产品不良反应数据库 2013 年 8 月至今的数据,关于"带可降解涂层复合补片"(PROCEED、C-QUR 产品)腹腔内置入导致脏器侵蚀已多达 70 例,大多数患者需要再次手术取出补片。

2. 不可降解合成材料与可降解合成材料复合补片　由 Ultrapro 补片聚丙烯纤维与可降解的聚卡普隆 25 纤维编织而成,为大网孔、轻量型补片。Tollens 等发现开放式疝修补术中使用含较低量聚丙烯材料的 Ultrapro 补片与标准的聚丙烯材料相比,使用前者的异物感更低、患者舒适度更高,术后并发症如血清肿的发生率更低,1 年后的复发率＜1%。但 Burgmans 等对 950 例患者进行腹腔镜下 TEP 应用 Ultrapro 和重量型聚丙烯网片 Prolene 进行随机对照研究,结果表明 TEP 下轻量型的 Ultrapro 补片无明显应用优势。术后 2 年,使用 Ultrapro 补片的患者术后疼痛的发生率显著高于使用 Prolene 补片的患者,且 Prolene 补片的复发率为 0.8%,Ultrapro 补片的复发率为 2.7%,在异物感和生活质量上两种补片无显著性差异。相同的是,Magnusson 等报道了关于 Lichtenstein 术与 Prolene、Ultrapro 疝修补系统的应用对比,

结论均为三者的复发率、并发症发生率、慢性疼痛、生活质量结果无显著性差异。

3. 不可降解合成补片与生物补片复合补片　有报道称生物补片修复高张力疝远期复发率可能高于合成补片,特别是应用在桥接法修复大面积缺损时,周围组织无法提供毛细血管以再血管化补片并供应宿主细胞,可能是导致非交联生物补片复发的重要原因。2011 年,Nasajpour 等报道 18 例腹腔内使用脱细胞猪真皮生物补片治疗的复杂疝病例,联合应用腹壁结构分离技术及浅层合成材料修补。该研究认为,使用新的合成补片和生物补片成功处理复杂疝具有革命性意义。Wolf 等指出,脱细胞的细胞外基质补片缺乏合成补片材料的机械张力;并主张研发聚丙烯 - 细胞外基质的杂交材料(hybrid polypropylene-ECM material),具体是超轻量聚丙烯补片被细胞外基质包裹而成的补片,其中的轻量、大网孔补片的力学强度高于人体天然腹壁筋膜,即使非交联生物补片被完全降解无任何组织再生,单独合成补片也足以应付腹腔压力。而细胞外基质成分能改善复合材料的宿主 - 材料交界区炎症反应,减少细菌定植于永久性置入物。美国食品药品监督管理局已经允许相关新材料 ZenaPro 上市,临床适应证主要是桥接技术修补腹壁疝时使用。

三、补片的研究进展

(一)XenMatrix®

XenMatrix® 是 Bard 公司推出的非交联的猪皮脱细胞基质材料。在此基础上,该公司进一步推出了全球第一款抗感染补片 XenMatrix AB®,使用利福平和二甲胺四环素对 XenMatrix 进行涂层处理。Leslie E. Cohen 等的临床前研究结果表明,在耐甲氧金黄色葡萄球菌和大肠埃希菌的新西兰大白兔自体平行对照模型(共 40 只)中,XenMatrix AB® 能够有效抗感染,降低炎症反应($P < 0.05$),但是该产品尚缺少临床数据。

(二)DynaMesh®

德国的 FEG Textiltechnik mbH 公司开发了名为 DynaMesh® 的化纤补片。该补片由聚偏二氟乙烯(PVDF)纺丝编制,纺丝直径为 0.085～0.165mm,丝与丝距离＞1.0 mm,补片的孔隙率为 65%。PVDF 纤丝具有优异的生物相容性,有

研究表明，PVDF 在体内能减轻不良异物反应，如瘢痕皱缩或疼痛，可更大幅度地降低肉芽肿形成（瘢痕组织）。其成型工艺采用经编织针织成，而不是机织或传统的针织方法。该技术能在同一补片结构内的不同位置改变编织的形状和结构，从而调整该补片在不同位置的性能，使其精准地适应特定的指征要求，更少侵蚀裂口的防创伤镶边进而减少精索侵蚀。临床研究表明，该产品比缝合线能减少术后疼痛，也能让患者更快速地恢复正常活动。该公司进一步开发了 DynaMesh® visible，将 PVDF 与微铁磁体共混成型，能够通过 MRI 进行显影，用于评价术后补片的位移、卷曲、皱缩和包裹等情况，但是尚缺乏临床前研究和临床研究的数据。

（三）OviTex®

TelaBio 公司开发了名为 OviTex® 的复合补片。该补片由 4～8 层羊胃黏膜下层的脱细胞基质、PP 缝合线及 PGA 缝合线复合而成，其中羊胃黏膜下层的脱细胞基质能够调节炎症反应，降解后产品仅留有 5% 的残余。该公司进行了一项样本量为 100 例的前瞻性、单目标值、多中心临床试验，在 2 年的随访中，仅有 1 例复发。Mitchell 等将其与合成补片对比，进行了 50 例（各 25 例）侧腹壁疝气修复，OviTex 与合成补片的复发率分别为 6%、12%（$P=0.74$），而且 OviTex 能够更好地耐受污染。

（四）卓阮生物疝修补片

值得注意的是，近期国内卓阮医疗科技（苏州）有限公司开发了一种由基底膜和小肠黏膜下层细胞外基质组成的生物疝修补片，具有足够的机械强度和柔韧性。该公司开展了一项 188 例随机对照临床试验，其中 138 例为 Lichtenstein 术式，以 Surgisis 为对照，50 例为腔镜术式，以强生公司的 Ultrapro 作为对照，随访结果表明，卓阮生物疝修补片在 4 个月内已完全降解，未引起强炎症反应，能够实现材料的高血管化程度，进而完成局部结缔组织的再生，无疝气复发。更重要的是，其腔镜术式的随机对照临床试验结果直接给出了科学的临床证据，即生物补片是通过募集自体细胞迁移、增殖和分化实现局部组织的再生，证明了生物补片的再生修复作用。

（张　剑）

主要参考文献

[1] 马颂章. 疝和腹壁外科生物学类修补材料再认识. 中国实用外科杂志，2015,35(11):1153-1156.

[2] 李敏，肖立光，赵洪凯，等. 医用耐辐照聚丙烯的研究进展. 辐射研究与辐射工艺学报，2012，30（3）：129-134.

[3] Qadri SJ, Khan M, Wani SN, et al. Laparoscopic and open incisional hernia repair using polypropylene mesh - A comparative single centre study. Int J Surg, 2010, 8(6): 479-483.

[4] 袁家勇. 巴德补片治疗腹股沟疝临床分析. 基层医学论坛，2012，16（4）：539-540.

[5] 邹世镇. 强生超普材料在腹股沟疝无张力修补术中的应用体会. 南宁：广西医科大学，2012.

[6] Wolf MT, Carruthers CA, Deahr CL, et al. Polypropylene surgical mesh coated with extracellular matrix mitigates the host foreign body response. J Biomed Mater Res A, 2014,102(1):234-246.

[7] Loganathan A, Ainslie WG, Wedgwood KR. Initial evaluation of permacol bioprosthesis for the repair of complex incisional and parastomal hernias. Surgeon, 2010, 8(4): 202-205.

[8] 秦珊，孙娜，吴俊涛，等. 聚苯硫醚／聚四氟乙烯复合涂层研究进展. 高分子通报，2012(6):18-25.

[9] Ventral Hernia Working Group, Breuing K, Ebutler CE, et al. Incisional ventral hernias: Review of the literature and recommendations regarding the grading and technique of repair. Surgery, 2010, 148(3): 554-558.

[10] 廖一鸣，关磐石. 无张力疝修补术后慢性疼痛的临床研究. 河南外科学杂志，2012，18（3）：9-11.

[11] 嵇振岭，李俊生. 疝修补材料的类型、研究工作进展与应用选择. 东南大学学报，2009，28(5)：451-454.

[12] Rosen MJ. Polyester-based mesh for ventral hernia repair: is it safe? Am J Surg, 2009, 97: 353-359.

[13] Shankaran V, Weber DJ, Reed RL 2nd, et al. A review of available prosthetics for ventral hernia repair. Ann Surg, 2011, 253(1): 16-26.

[14] Mehrabi M, Jangjoo A, Tavoosi H, et al. Long-term outcome of Rives-Stoppa technique in complex ventral incision hernia repair. World J Surg, 2010, 34(7): 1696-1701.

[15] Cobb GA, Shaffer J. Cross-linked acellular porcine dermal collagen implant in laparoscopic ventral hernia repair: case-controlled study of operative variables and early complications. Int Surg, 2005,90 (3 Suppl.): S24-S29.

[16] Connolly PT, Teubner A, Lees NP, et al. Outcome of

reconstructive surgery for intestinal fistula in the open abdomen. Ann Surg, 2008, 247 (3): 440-444.

[17] Sailes FC, Walls J, Guelig D, et al. Synthetic and biological mesh in component separation: a 10-year single institution review. Ann Plast Surg, 2010, 64 (5): 696-698.

[18] Delgado LM, Bayon Y, Pandit A, et al. To cross-link or not to cross-link? Cross-linking associated foreign body response of collagen-based devices. Tissue Eng Part B Rev, 2015,21(3):298-313.

[19] Londono R, Badylak SF. Biologic scaffolds for regenerative medicine: mechanisms of in vivo remodeling. Ann Biomed Eng, 2015,43(3):577-592.

[20] Marçal H, Ahmed T, Badylak SF, et al. A comprehensive protein expression profile of extracellular matrix biomaterial derived from porcine urinary bladder. Regen Med, 2012,7(2):159-166.

[21] Badylak SF. Xenogeneic extracellular matrix as a scaffold for tissue reconstruction. Transpl Immunol, 2004,12(3/4):367-377.

[22] Turner NJ, Yates AJ Jr, Weber DJ, et al. Xenogeneic extracellular matrix as an inductive scaffold for regeneration of a functioning musculotendinous junction. Tissue Eng Part A, 2010, 16(11):3309-3317.

[23] Deprest J, Klosterhalfen B, Schreurs A, et al. Clinicopathological study of patients requiring reintervention after sacrocolpopexy with xenogenic acellular collagen grafts. J Urol, 2010,183(6):2249-2255.

[24] Gaertner WB, Bonsack ME, Delaney JP. Experimental evaluation of four biologic prostheses for ventral hernia repair. J Gastrointest Surg, 2007,11(10):1275-1285.

[25] Zhang J, Wang GY, Xiao YP, et al. The biomechanical behavior and host response to porcine-derived small intestine submucosa, pericardium and dermal matrix acellular grafts in a rat abdominal defect model. Biomaterials, 2011,32(29):7086-7095.

[26] 张剑. 生物补片和相关研究进展. 外科理论与实践, 2010,15(6):324-326.

[27] Patton JH Jr, Berry S, Kralovich KA. Use of human acellular dermal matrix in complex and contaminated abdominal wall reconstructions. Am J Surg, 2007,193: 360-363.

[28] Hiles M, Ritchie RDR, Altizer AM. Are biologic grafts effective for hernia repair? A systematic review of the literature. Surg Innov, 2009,16(1):26-37.

[29] Franklin M, Russek K. Use of porcine small intestine submucosa as a prosthetic material for laparoscopic hernia repair in infected and potentially contaminated

fields: long-term follow-up assessment. Surg Endosc, 2011, 25(5):1693-1694.

[30] 虞伟星, 范晓松, 何非平, 等. 猪小肠黏膜下脱细胞基质补片治疗腹股沟疝 362 例临床随访. 中华疝和腹壁外科杂志（电子版）, 2015(3):7-10.

[31] Harrell AG, Novitsky YW, Kercher KW, et al. In vitro infectability of prosthetic mesh by methiciliin-resistant Staphylococcus aureus. Hernia, 2006,10(2): 120-124.

[32] Høyrup S, Brunn J. Use of biological mesh in facilitation of early closure in potentially infected abdominal wall defects. Dan Med J, 2012, 59(3):A4389.

[33] Hjort H, Mathisen T, Alves A, et al. Three-year results from a preclinical implantation study of a long-term resorbable surgical mesh with time-dependent mechanical characteristics. Hernia, 2012,16(2):191-197.

[34] Peeters E, van Barneveld KW, Schreinemacher MH, et al. One-year outcome of biological and synthetic bioabsorbable meshes for augmentation of large abdominal wall defects in a rabbit model. J Surg Res, 2013,180(2):274-283.

[35] Ruiz-Jasbon F, Norrby J, IvarssonML, et al. Inguinal hernia repair using a synthetic long-term resorbable mesh: results from a 3-year prospective safety and performance study. Hernia, 2014, 18(5):723-730.

[36] Burgess PL, Brockmeyer JR, Johnson EK. Amyand hernia repaired with Bio-A: a case report and review. J Surg Educ, 2011,68(1):62-66.

[37] Priego Jiménez P, Salvador Sanchís JL, Angel V, et al. Short-term results for laparoscopic repair of large paraesophageal hiatal hernias with Gore Bio A® mesh. Int J Surg, 2014,12(8):749-794.

[38] Negro P, Gossetti F, Dassatti MR, et al. Bioabsorbable Gore BIO-A plug and patch hernia repair in young adults. Hernia, 2012,16(1):121-122.

[39] Deeken CR, Matthews BD. Characterization of the mechanical strength, resorption properties, and histologic characteristics of a fully absorbable material (poly-4-hydro-xybutyrate-PHASIX Mesh) in a porcine model of hernia repair. ISRN Surg, 2013,2013: 238067.

[40] Chen GQ, Wu Q. The application of polyhydroxya-lkanoates as tissue engineering materials. Biomaterials, 2005,26(33):6565-6578.

[41] Fine NA, Lehfeldt M, Gross JE, et al. SERI surgical scaffold, prospective clinical trial of a silk-derived biological scaffold in two-stage breast reconstruction 1-year data. Plast Reconstr Surg, 2015,135(2):339-351.

[42] Yelimlieş B, Alponat A, Cubukçu A, et al. Carboxymethylcellulose coated on visceral face

of polypropylene mesh prevents adhesion without impairing wound healing in incisional hernia model in rats. Hernia, 2003,7(3):130-133.

[43] Schreinemacher MH, Emans PJ, Gijbels MJ, et al. Degradation of mesh coatings and intraperitoneal adhesion formation in an experimental model. Br J Surg, 2009, 96(3): 305-313.

[44] Pierce RA, Perrone JM, Nimeri A, et al. 120-day comparative analysis of adhesion grade and quantity, mesh contraction, and tissue response to a novel omega-3 fatty acid bioabsorbable barrier macroporous mesh after intraperitoneal placement. Surg Innov, 2009,16(1):46-54.

[45] Tollens T, Bringman S, Romanowski C, et al. Laparoscopic Macroporous Partially Absorbable Flat Mesh-12 month Outcomes. Poster, IHMR, 2013.

[46] Burgmans JP, Voorbrood CE, Simmermacher RK, et al. Long-term Results of a Randomized Double-blinded Prospective Trial of a Lightweight (Ultrapro) Versus a Heavyweight Mesh (Prolene) in Laparoscopic Total Extraperitoneal Inguinal Hernia Repair (TULP-trial). Ann Surg, 2016, 263(5):862-866.

[47] Magnusson J, Nygren J, Thorell A. Lichtenstein, prolene hernia system, and UltraPro Hernia System for primary inguinal hernia repair: one-year outcome of a prospective randomized controlled trial. Hernia, 2012,16(3):277-285.

[48] Harth KC, Rosen MJ. Major complications associated with xenograft biologic mesh implantation in abdominal wall reconstruction. Surg Innov, 2009,16(4):324-329.

[49] Nasajpour H, LeBlanc KA, Steele MH. Complex hernia repair using component separation technique paired with intraperitoneal acellular porcine dermis and synthetic mesh overlay. Ann Plast Surg, 2011, 66(3):280-284.

[50] Wolf MT, Carruthers CA, Dearth CL, et al. Polypropylene surgical mesh coated with extracellular matrix mitigates the host foreign body response. J Biomed Mater Res A, 2014, 102(1):234-446.

[51] Faulk DM, Londono R, Wolf MT, et al. ECM hydrogel coating mitigates the chronic inflammatory response to polypropylene mesh. Biomaterials, 2014,35(30):8585-8595.

第5章
机器人手术在疝外科手术中的应用

随着微创外科的发展和广泛应用，机器人外科手术以全新的微创理念和技术优势成为继传统开放手术、腹腔镜手术之后的第三代手术技术。机器人外科手术系统具有以下特点：① 3D 成像系统及可以使术野图像放大 10～15 倍，可为术者提供更加真实感的术野；②具有滤除颤抖的功能，从而提高了手术操作的稳定性和精确度；③模拟人手臂、手腕设计的机械臂系统可以进行 7 个自由度的操作（包括前、后、左、右、旋前、旋后和换转 360°）。机器人外科手术系统凭借其独有的优势将手术精度提升到新的高度，大大提高了手术的安全性及有效性，将微创外科推向了新的时代。

目前，机器人外科手术已经在普通外科、肝胆外科、泌尿外科、妇产科、心血管外科、胸外科及小儿外科等多个学科领域开展并广泛应用，国外机器人疝（食管裂孔疝、腹股沟疝、切口疝）修补手术早有开展，并有大量的文献报道其安全性和有效性，而我国在机器人疝修补手术开展方面起步较晚，但近年来随着我国一些大型医院开始陆续引进达芬奇机器人外科系统，机器人疝修补手术数量也在稳步增加，在保证疗效的前提下更加微创，也为患者带来了新的治疗选择。

第一节　食管裂孔疝

一、定义及分型

食管裂孔疝是指腹腔内脏器或组织（主要是胃、网膜、结肠等）通过膈肌上食管裂孔持续或暂时性进入胸腔所致的疾病，可导致胃食管反流，常表现为胃灼热、反酸、胸骨后及剑突下疼痛、恶心呕吐与吞咽困难，重者还有出血、疝嵌顿及相关的心肺症状。国外文献报道其发病率高达 4.5%～15%，在我国发病率约为 6%，并呈逐年上升趋势。

食管裂孔疝分为 4 个类型：Ⅰ 型为滑动食管裂孔疝，贲门位置上移；Ⅱ 型为食管旁裂孔疝，贲门保持正常位置，胃底部经食管裂孔疝入胸内食管旁；Ⅲ 型为混合型食管裂孔疝，胃底部经食管裂孔疝入胸内食管旁且贲门上移进入胸腔；Ⅳ 型为巨大型食管裂孔疝，其特点是除疝入胃外，疝入腹内其他脏器。Ⅲ 型和 Ⅳ 型食管裂孔疝患者可因大量腹腔脏器进入胸腔导致绞窄，直接影响生命。

二、术前诊断

食管裂孔疝术前诊断方法包括上消化道钡剂检查、内镜检查、高分辨率食管侧压、24h 消化道 pH 测定、胸部及腹部 CT 等。上消化道钡剂检查可表现为部分胃经食管裂孔疝至膈上，贲门增宽，胃底和贲门随体位改变而上下移动，His 角变钝，食管扩张，裂孔开大，胃食管反流。内镜检查可见贲门松弛、宽大，齿状线不对称或上移，齿状线与食管裂孔之间距离增大，反流性食管炎可引起贲门处出现糜烂、充血、淤血。高分辨率食管测压可采集从咽到胃部连续高保真的压力数据，实现对整段食管的收缩功能实时同步监测，可评估低位食管括约肌的功能、压力、动力情况。24h 消化道 pH 测定是诊断胃食管反流病的金标准，可明确是否存在反流性食管炎、反流的时间和时间长度。胸部及腹部 CT 可明确疝囊大小、与周围组织关系，进一步评估病情。术前通过全面的术前检查对病情进行准确的评估是手术安全进行的前提。

三、手术适应证及原理

鉴于目前国际国内关于机器人食管裂孔疝的高级别研究尚少，对于手术适应证尚无指南或专家共识。我们根据本中心的临床实践经验将适应证总结如下：①伴有严重反流的Ⅰ型食管裂孔疝，内科治疗无效者；②所有的Ⅱ型和Ⅲ型食管裂孔疝。对于Ⅳ型食管裂孔疝存在争议，有经验的团队可以在保障手术安全的基础上对Ⅳ型食管裂孔疝开展临床探索性研究。机器人食管裂孔疝手术原理是恢复食管下端高压区或括约肌的作用，重建胃内和腹内压力抵抗或屏障功能，通过折叠恢复食管胃结合部位的结构、食管下端括约肌正常的解剖位置及长度，保持食管下端括约肌的抗反流功能，使手术达到结构与功能的统一。

四、手术方法

1. 麻醉及体位　患者在气管插管全身麻醉后，取头高足低仰卧位，常规消毒、铺无菌巾。

2. Trocar 孔选择　于脐上 2cm 处切开皮肤，提起腹壁，穿刺置入气腹针建立气腹，二氧化碳气腹压力为 12mmHg，拔除气腹针后置入 12mm Trocar 放置镜头（A孔），于剑突下置入 5mm Trocar 放置举肝器（B孔）。于左、右锁骨中线上肋缘下 2cm 处分别置入 8mm Trocar（C1 和 C2 孔）。平脐右侧 4cm 置入 10mm Trocar 作为辅助孔（D孔）（图 5-1）。

3. 分离膈肌角，缝合裂孔　于左侧 Trocar 孔送入机械臂超声刀，右侧 Trocar 孔送入机械臂抓钳，自胃小弯侧上方沿肝缘离断肝胃韧带至贲门右侧，并游离食管右侧下段、后方，充分显露右侧膈肌角，向右侧翻起近端胃体及食管下段，充分显露左侧膈肌角及胃底近端、食管下端，用纱条悬吊食管，充分游离腹段食管，将食管裂孔疝缺损部位充分显露（图 5-2）。以 2-0 Prolene 线缝合左、右膈肌脚（图 5-3）。

4. 固定补片　用剪裁好的心形防粘连补片（图 5-4）由辅助孔放入腹腔，固定于膈肌（图 5-5）。

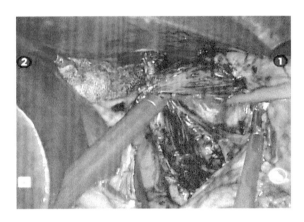

图 5-2　分离膈肌角

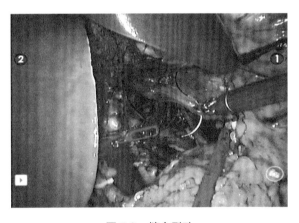

图 5-3　缝合裂孔

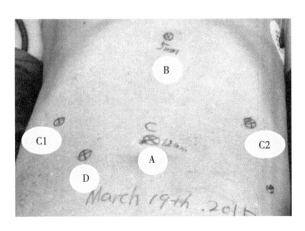

图 5-1　Trocar 孔示意图

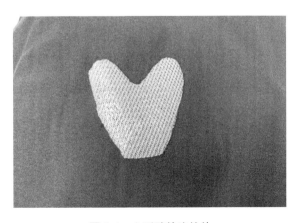

图 5-4　心形防粘连补片

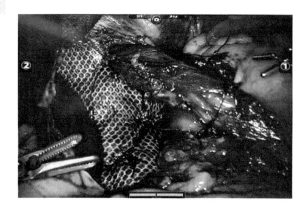

图 5-5　固定补片

5. 胃底折叠术　胃底折叠术包括 Nissen 手术、Dor 手术、Toupet 手术 3 种术式（图 5-6）。Nissen 手术（图 5-7）亦称全胃底折叠术，是目前应用最广泛的术式。传统 Nissen 术式是将胃底游离，同时离断部分胃短血管，从食管的后方向前方包绕食管一周，在食管前将胃底的浆肌层缝合在一起。此法抗反流的效果好，但术后吞咽困难、胃胀气等并发症的发生率较高。改良 Nissen 术式是将已松解的胃底包绕在食管的两侧，覆盖食管 3cm 以上即可，目的是降低术后胃胀气及吞咽困难的发生率。Dor 手术（图 5-8）是指食管前壁的 180° 部分胃部折叠，其方法是解剖左、右膈肌脚，分离左、右侧膈肌至两膈肌脚起点下方，游离食管两侧及后壁，于食管后方缝合左、右膈肌脚，将胃底翻转至食管前方 180°，将胃底、食管侧壁缝合固定于右膈肌脚。Toupet 手术（图 5-9）是指食管左、右、后壁的 270° 胃底折叠。将胃底向后、向左包绕食管左、后、右三壁，食管右侧胃底前缘与食管前壁缝合，右侧胃底外缘与右膈脚缝合，食管左侧胃底与食管左侧前壁缝合，完成胃底的 270° 包绕。此方法适用于食管运动受损的患者，也可用于贲门痉挛、弥漫性食管痉挛等患者食管肌切开后的抗反流手术。

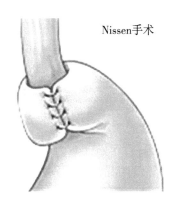

Nissen手术

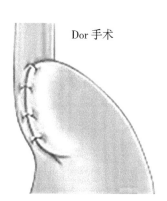

Dor 手术

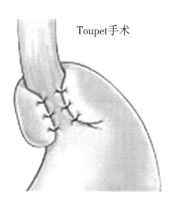

Toupet手术

图 5-6　胃底折叠术 Nissen、Dor、Toupet 3 种术式示意图

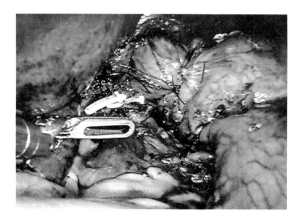

图 5-7　Nissen 手术

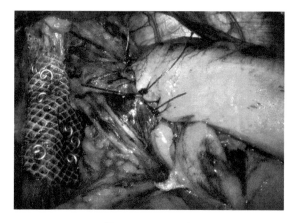

图 5-8　Dor 手术

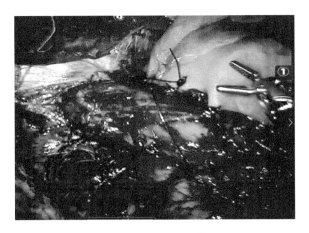

图 5-9 Toupet 手术

6. 关闭戳卡孔 见图 5-10。

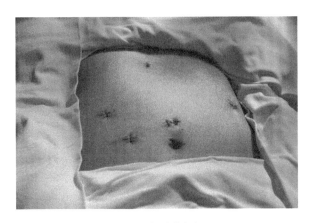

图 5-10 术后腹部切口

五、优势及展望

在机器人辅助食管裂孔疝修补及胃底折叠术中，利用机器人三维立体术野，可更加清晰地显示细微的解剖结构，使手术更加精细化，避免腹主动脉和迷走神经的损伤及胃与食管的穿孔。无论是关闭食管裂孔、固定补片还是行胃底折叠，"缝合技巧"很关键。尤其是行胃底折叠缝合胃壁浆肌层时，既不能缝合过深，否则会穿透胃壁，引起消化液外漏；亦不能缝合过浅，否则会因缝线过度切割组织导致线结脱落，胃壁折叠固定失败。但是，机器人灵活的机械臂系统可以使得缝合技术优势在此可以发挥得淋漓尽致。尤其是在进行

补片固定时，传统腹腔镜手术，由于操作空间狭窄，器械的活动度差，多采用腹腔镜钉合器固定补片。但是这种操作也存在风险，若操作不恰当，钉子会损伤大血管，造成大出血。然而，机器人系统可以在狭小的空间里进行灵巧操作，能够很顺利地完成手工缝合操作，使得手术更加安全，有些裂孔疝补片固定可以完全行缝合固定，避免了在腹腔遗留下金属钉子等异物。

机器人外科手术也存在一些不足：机器人辅助下完成食管裂孔疝修补及胃底折叠术的手术时间较腹腔镜费时。这主要是由于系统的调试，机器的摆放及机械臂对接等耗费时间，但是这部分时间会随着手术团队（包括手术医师、助手、巡回护士、器械护士和麻醉师）经验不断积累及配合更加默契而显著缩短。此外，需要特别注意的是，机器人外科系统进行手术时没有触觉感知或缺乏力量反馈。它的触觉记忆功能可使外科医师在没有张力感觉的情况下用机械臂成功完成打结。另外，机器人手术费用昂贵，这也是其在临床普及困难的主要原因，但是随着器械设备的国产化，在费用方面会有所节省。

（田　文）

主要参考文献

[1] 田文，郜洪庆.机器人疝手术在我国的地位和展望.中华普通外科杂志，2016, 31(009): 719-720.

[2] Schluender S, Conrad J, Divino CM, et al. Robot-assisted laparoscopic repair of ventral hernia with intracorporeal suturing.Surg Endosc, 2003,17(9):1391-1395.

[3] Galvani CA, Loebl H, Osuchukwu O, et al. Robotic-Assisted Paraesophageal Hernia Repair: Initial Experience at a Single Institution. J Laparoendosc Adv Surg Tech A, 2016,26(4):290-295.

[4] Rothenberg SS, Chin A. Laparoscopic Collis-Nissen for recurrent severe reflux peditric patients with esophageal atresia and recurrent hiatal hernia. J Laparoendosc Adv Surg TechA, 2010, 20(9):787-790.

第二节　腹壁疝

一、定义及病因

腹壁疝是指发生在腹壁的腹外疝，是腹外疝中除去腹股沟疝、股疝以外的其他腹外疝的统称，主要包括腹壁切口疝、脐疝、白线疝、造口旁疝等，是由腹壁强度降低和腹内压增高所致。腹壁强度降低包括先天性因素和获得性因素，前者是指腹壁先天存在相对薄弱区域，如脐环较大者易发生脐疝，腰疝患者常有腰三角的先天性薄弱等，羟脯氨酸和（或）皮肤Ⅰ、Ⅲ型胶原缺乏者易出现腹壁薄弱；后者包括外伤、腹壁神经损伤、肥胖、腹肌缺乏锻炼、肌萎缩、发育不全等因素。造成腹内压力增高的因素包括慢性咳嗽、慢性便秘、排尿困难、妊娠晚期、重体力劳动、举重、婴儿经常啼哭、腹水、腹内巨大肿瘤等，此类患者易形成腹壁疝。此外，腹壁疝也是腹部外科手术后常见的并发症，其发生率为2%～11%。

二、临床表现

腹壁疝特征性临床表现是腹壁可复性包块，患者早期多无显著不适，久站、咳嗽等腹压增高时腹壁薄弱处有坠胀感或疼痛。随病程延长肿块逐渐增大，根据疝门大小、部位及疝内容物不同而出现不同伴随症状，如腹胀、肠粘连、肠梗阻等，腹压急剧增高者可出现嵌顿、绞窄、肠坏死等严重情况，甚至可导致死亡。

三、术前诊断

根据临床表现、体格检查、超声、CT、MRI等不难诊断腹壁疝。推荐常规应用CT或MRI等影像学检查作为术前评估，除可清楚地显示腹壁缺损的位置、大小和疝内容物及疝被盖与腹腔内器官之间的关系外，还可用于计算疝囊容积与腹腔容积比、评价腹壁的强度与弹性，有助于临床治疗决策。影像学检查时使用多个体位（如侧卧位）和（或）辅助以屏气等动作，有助于显示及比较切口疝的实际状态。

四、手术适应证及禁忌证

腹壁疝不能自愈，而且由于腹腔内压力的存在，腹壁疝有随着病程延长和年龄增长而增大的趋势。因此，所有腹壁疝患者均须采取积极的治疗措施。绝大多数腹壁疝患者需手术治疗，对于老年体弱或罹患其他疾病不能耐受手术者行腹带加压非手术治疗。腹壁疝行手术治疗适应证为：①对于诊断明确，经过手术风险评估适合手术治疗的患者，推荐择期手术；②对于诊断明确，存在手术风险者，推荐经适当的术前准备，如肺功能锻炼、腹腔容量扩充（人造气腹）等，再择期手术；③对术前诊断有巨大腹壁疝伴有腹腔容量丧失致腹壁功能不全的患者，推荐采用多学科综合治疗协作组（multidisciplinary team，MDT）模式。有如下情况不可行手术治疗：①腹壁或腹腔内存在感染或感染灶；②腹腔内恶性疾病，或有肿瘤治疗后复发、转移，而且无法获得控制；③伴有全身性基础疾病尚未获控制，或不稳定的状态，或存在重要器官功能障碍者。腹壁疝手术术前需把握好手术指征，做好病情评估，对于疑难复杂腹壁疝患者必要时组织多学科联合会诊，确保手术安全。

五、手术方法

1. 粘连松解，游离疝内容物　游离松解时动作需仔细轻柔，降低医源性肠损伤的发生率，特别是既往有腹部手术史的患者手术次数越多损伤风险越高。游离时避免使用单极电刀，使用单极电刀可增加肠损伤风险，超声刀游离疝内容物及腹腔粘连安全可靠，减少渗出，游离范围应仅限于缺损及补片覆盖区，切忌大范围游离造成不必要的损伤。

2. 测量疝缺损大小　精确测量疝缺损的大小对选择适合大小的补片非常重要，建议腹腔内准确测量缺损大小。

3. 关闭缺损　生理张力下关闭肌筋膜缺损即可，有利于改善腹壁功能，降低伤口并发症如术后疼痛、浆液肿等发生率，并扩大补片的叠盖，减少术后复发，大缺损可采用组织结构分离技术关闭缺损。关闭时建议采用不可吸收缝线缝合（图 5-11）。

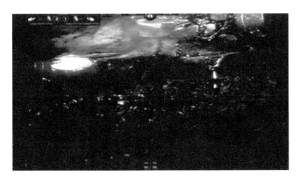

图 5-11　缝线关闭缺损

4. 补片覆盖范围　补片覆盖范围与术后复发率密切相关，各方向补片覆盖缺损边缘至少 3～4cm，若不用缝线固定补片，补片边缘覆盖须更充分（至少 5cm），缺损越大需覆盖越多。充分的补片覆盖比肌筋膜缝线固定更重要。

5. 补片固定（图 5-12）　可采用缝线和钉枪两种方式固定补片，对术后疼痛发生率无影响。与用缝线固定相比，仅用钉枪固定时在水平方向补片皱缩明显多于纵向，故固定时首先固定补片长轴和横轴的两端进行固定，间距 1.5cm，也可仅用钉枪固定，但应增加钉枪数目和加大补片覆盖范围（至少 5cm）以防补片皱缩引起疝复发。

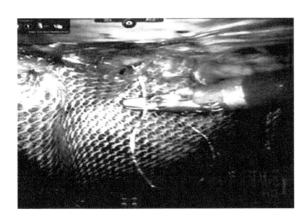

图 5-12　固定补片

六、优势及展望

利用高分辨率的三维立体成像技术，使术野更真实、有层次感，手术操作更精细化。机器人机械臂活动范围广、器械移动度大、定位准确、运行稳定及操作精度高，大大降低了缝合打结的难度，避免"筷子效应"和使用钉合器的风险。

机器人缝合更安全，机器人的触觉记忆功能帮助外科医师在没有张力感觉的情况下用机械臂成功完成打结，避免裂伤。机器人缝合技术在关闭疝环和缝合腹膜有明显的优势，补片摆放更加准确，缝合固定更加牢靠，腕式活动器械可减少对腹壁造成的压迫，减轻腹部创伤和疼痛，通过临床应用和研究统计，证实了机器人行腹壁疝修补术的安全性，但是其有效性还需要进行长期随访来证实。腹壁疝在行机器人疝修补时，需做好术前评估并严格把握手术指征，可通过小切口直视下插入 Trocar 进镜头探查，如果腹腔粘连严重则不建议行机器人手术，建议中转开放手术。若腹腔内无粘连或粘连部位离预置放 Trocar 位置有足够机械臂活动的安全距离，可以实施机器人手术。在机器人腹壁疝修补时，单纯使用钉枪固定与腹壁疝高复发率相关，因此通过缝合进行补片固定，效果会更好。推荐术中应用 0 号可吸收缝线连续缝合一期闭合筋膜缺损，然后置入补片，应用不可吸收缝线连续环周缝合固定。有腹腔镜技术经验的医师可开展机器人手术，学习曲线短，助手的配合也很关键，助手在术中除了协助手术医师显露术野、传递针线、剪线、吸除烟雾等之外，更关键的是协助处理术中出血等并发症。

机器人手术是外科领域的巨大进步，其在腹壁疝修补术中的成功开展应用，展示了其技术优势，在并发症发生率、手术时间、平均住院日等方面与传统腹腔镜手术相当。在手术操作方面更加精细化，拓宽了机器人外科技术应用范围，为腹壁疝患者提供新的选择，但仍需要通过大样本临床随机对照研究提供更严格的循证依据。

（田　文）

主要参考文献

[1] Henriksen NA, Jensen KK, Muysoms F. Robot-assisted abdominal wall surgery: a systematic review of the literature and meta-analysis. Hernia, 2018,23(2): 17-27.

[2] 李基业 .2014 年《国际腔镜疝学会腹腔镜腹壁疝和切口疝治疗指南》解读 . 中国实用外科杂

志 ,2015,35(11):1206-1208.

[3] Sugiyama G, Chivukula S, Chung PJ, et al. Robot-Assisted Transabdominal Preperitoneal Ventral Hernia Repair. JSLS, 2015, 19(4): e2015.00092.

[4] 田文 , 郗洪庆 . 机器人疝手术在我国的地位和展望 . 中华普通外科杂志 ,2016,31(09):719-720.

第三节　腹股沟疝

机器人腹股沟疝修补术开展得较晚，2008 年才开始有相关文献报道。机器人腹股沟疝修补优势在于术后恢复快，术后疼痛感较传统腹腔镜更轻，腹股沟区的解剖结构层次较复杂、血管及神经多，机器人外科系统可以通过其 3D 高清成像系统，将术野放大，使得解剖更加清晰，很大程度上减少甚至避免术中对神经和血管损伤，修补更加精确。目前国内尚无机器人腹股沟疝修补术方面的文献发表。仅有个别单位以新闻形式进行了报道。相信未来我国具备机器人的单位也会相继开展该项业务。腹股沟疝在地方医保里属于单病种，其整体医疗费用是有限额度的。机器人手术费用高，使得医保类患者使用受到限制。另外，在使用机器人疝修补时，应综合考虑患者的经济条件、个人需求及病情的复杂程度。

（田　文）

主要参考文献

Ito F, Jarrard D, Gould JC.Transabdominal preperitoneal robotic inguinal hernia repair. J Laparoendosc Adv Surg Tech A, 2008, 18(3):397-399.

第 6 章
组织缝合式修补

第一节　Bassini 手术

一、历史背景

Eduardo Bassini（1844—1924 年）是意大利著名的外科学家，在诸多外科领域均取得了不凡的成绩，其最具有建设性的成果即是对腹股沟疝修补术做出的重大贡献。1983 年，Bassini 提出腹股沟疝修补手术方法中存在许多不足，例如复发及术后无法脱离疝气带，基于此缺点，他将 Wood 手术方法进行改良。通过对大量尸体标本进行腹股沟区解剖研究及试验，Bassini 发现仅靠腹外斜肌腱膜下产生的一层瘢痕组织难以阻止疝的复发。因此，他试图将腹横肌腱膜、腹内斜肌和腹横筋膜缝合在腹股沟韧带上，人为重建一个接近生理状态的腹股沟管后壁，恢复腹股沟管的倾斜度和长度，从而预防复发。1884 年 12 月，Bassini 首次使用此方法对腹股沟斜疝患者行缺损修补术并取得成功。随后其又通过该方法对诸多患者进行腹壁重建。直到 1887 年，在意大利外科大会上，Bassini 首次报道了使用此方法完成的 42 例腹股沟疝手术。1890 年，Bassini 在德国 *Arch Klin Chir* 杂志上发表 262 例手术结果引发热议，除 4 例患者随访信息缺失外，其余 90% 以上的患者随访时间超过 4 年半，有 7 例复发，复发率仅为 2.7%。

在当时的历史背景下，腹股沟疝一度被认为是无法治愈的疾病，复发率极高，需要多次手术才能延缓疾病进展。而上述临床研究结果的公布证明了 Bassini 改良的手术方式具备极佳的效果。迄今为止，其在世界范围内仍具有重大的战略地位。

二、手术适应证

Bassini 术式适用于所有成年腹股沟疝患者。但 Bassini 手术的术后复发率及患者舒适度不如无张力修补术，所以目前临床选择无张力修补术的方案更多。然而，无张力修补术需要置入补片，而外源性的材料可能会影响生殖功能。相对于 Bassini 手术，Shouldice 手术重建的腹股沟管更狭窄，不利于静脉回流。所以对于有生殖需求的患者，特别是青年期（18 ～ 24 岁）患者，临床上优先选择 Bassini 手术。而在基层医院及医疗资源匮乏的地区，因其操作简单和便于推广，且不需要使用补片等耗材，Bassini 手术则更有优势，因此在基层医院其仍被广泛应用。

三、手术操作

1. 切开皮肤　皮肤切口选择的重要体表标志：髂前上棘、耻骨结节。髂前上棘和耻骨联合连线深面为腹股沟韧带，在此连线中点上方 2 横指为内环体表投影；耻骨结节外上方 1 横指为外环的体表投影；可沿内环及外环的体表投影连线切开皮肤 5 ～ 7cm，即腹股沟区斜行切口，在此连线中点沿皮肤纹理横向切开皮肤 5 ～ 7cm，即腹股沟区皮纹切口。以上两种切口方式皆可完成腹股沟疝修补手术，但后者术后瘢痕更小。

2. 切开腹外斜肌腱膜 / 解剖腹股沟管　沿皮肤切口遵循腹外斜肌腱膜纤维走行方向，向深面切开两层筋膜（Scarpa 筋膜和 Camper 筋膜），到达腹外斜肌腱膜（此层结构构成腹股沟管的外环口）。切开外口的上缘即打开皮下环，建议在腹股沟韧带上方 2～3cm 处切开，可保留较多重建的腹股沟管的组织结构，同时沿着纤维方向切开，可有效预防髂腹股沟下神经损伤。

3. 分离精索　自外环口向内环口切开腹外斜肌腱膜，分离腱膜上下方组织，使腹外斜肌腱膜同腹内斜肌分离，同时向下显露至腹股沟韧带深部边缘，此步应当钝性分离，避免损伤髂腹下神经。可用手自外环口位置将精索托起，并向内环口滑动，此步可将精索游离，轻提并在下方穿入牵引带，以方便提拉。

4. 分离疝囊及疝囊的处理　将精索结构轻提拉，并将提睾肌、精索、血管及疝囊轻轻分离，注意保护输精管及血管。分离疝囊和精索时从内环口附近开始，必须将精索周围的精索内筋膜从内环上分离。仔细探查精索内上侧，寻找疝囊，避免遗漏。将疝囊从精索结构中分离，确保

疝囊中无内容物；明确输精管的位置，可将疝囊高位根部结扎、切断。如有必要可将疝囊打开，还纳内容物。远端疝囊可旷置，也可打开，将内面翻出并包绕精索后缝合，以治疗精囊积液。

5. 寻找并切开腹横筋膜　向下牵拉精索，向上牵拉疝囊，可显露出内环附近的腹横筋膜，从内环向耻骨方向切开腹横筋膜，形成一由腹横筋膜、腹横肌和腹内斜肌构成的游离缘（3 层结构）。

6. 缝合　采用间断缝合，第 1 针在"3 层结构"近腹直肌外侧缘侧距切缘 2cm 处进针，穿过 3 层组织（图 6-1），后穿过耻骨结节骨膜和靠近耻骨结节内侧面的腹直肌腱鞘。第 2 针进针在"3 层结构"近腹直肌外侧缘侧距切缘 1cm 处进针（图 6-2）。第 3 针将"3 层结构"同反折的腹股沟韧带相缝合（图 6-3），之后使用 6～8 针（缝合的数量取决于腹股沟管的长度）固定腹股沟韧带与 3 层组织。距精索穿出位置（内环口）1cm 处缝合最后 1 针完成内环重建，缝合后检查内环松紧度，可容纳 1 指尖通过即可。

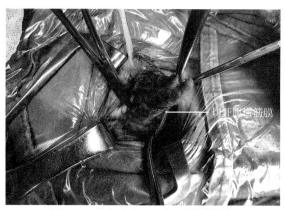

图 6-1　游离疝囊后，切开腹横筋膜

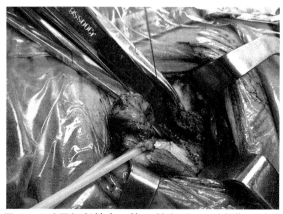

图 6-2　采用间断缝合，第 1 针在"3 层结构"近腹直肌外侧缘侧距切缘 2cm 处进针，穿过 3 层组织

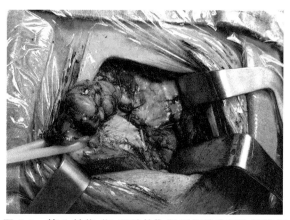

图 6-3　第 3 针将"3 层结构"同反折的腹股沟韧带相缝合

四、术中注意要点

在腹股沟管纵行全长切开提睾肌或切除中间部分提睾肌至内环处，应注意勿损伤生殖股神经。切开精索内筋膜，将疝囊完全游离，为了保护好精索的血管和输精管，尽量使用电刀锐性分离。用手指经内环进入腹腔探查，确认腹壁下血管与缺损的位置关系，并检查有无合并其他类型疝（直疝或股疝）。

当怀疑有滑动性疝时不应打开疝囊，处理滑动性疝最安全的方法是充分分离疝囊与精索，然后将疝囊送回至腹腔内。

缝合内环口处的腹横筋膜重建内环，缝合时注意保护腹壁下动静脉。重建后应用血管钳探查内环口的松紧程度，内环太松则疝复发概率增高，太紧则可能影响精索的血供，导致睾丸萎缩。

腹股沟疝修补术中最严重的并发症是精索血管和输精管损伤，尤其对于青少年这一特殊群体，其对未来的生育和性生活都有极高的要求，所以对精索的保护显得尤为重要。

五、术后注意事项

1. 常规处理　患者术后取平卧位，必要时用镇痛药物减轻切口的疼痛，术后应监测患者疼痛控制和排尿情况。

2. 预防血肿　有以下几种方法：①在手术区域应用沙袋压迫 24h；②穿戴紧身内裤，阴囊下方填塞毛巾卷以托起阴囊；③冷敷。

3. 防治腹内压增高　防治上呼吸道感染，避免咳嗽；便秘者可口服缓泻药，多食纤维素含量高的食物，使大便通畅；有前列腺增生症者可给予药物治疗，保持排尿通畅。

4. 预防感染　严格无菌操作，术后密切观察伤口情况，有感染迹象时应及时干预。

5. 血肿和血清肿　少量的血肿多数可自行吸收，血肿体积较大时可考虑行血肿清除术，注意预防创面感染。血肿少量可自行吸收，较大量时需穿刺抽液，反复穿刺无效者可行引流术。

6. 疼痛控制　抗炎药物较麻醉药对疝修补术后疼痛控制有更大影响，因为大部分疼痛本质上是炎症性的。大多数患者应用镇痛药物一般不超过 3～7d。

7. 休息和劳动力恢复　如果手术效果理想，患者术后 2～3 d 可下床活动。术后 3 周不可剧烈活动，2 个月后可以恢复轻体力劳动，3 个月后可以恢复正常体力劳动。

8. 静脉血栓栓塞症（venous thromboembolism, VTE）　防治 VTE 的关键是在围术期进行充分的风险评估，国内外均推荐使用 Caprini 评分表进行评估。存在血栓高风险因素患者进行预防，其中包括机械预防：①弹性袜，用于下肢 DVT 初级预防；②间歇充气加压泵（IPC），建议每天使用时间至少保证 18h。药物预防：①普通肝素；②低分子肝素。针对服用抗血栓药物患者围术期可进行桥接治疗。

（李航宇　魏士博）

主要参考文献

[1] Bassini E. Nuovo metodo per la cura radicale dell'ernia inguinale. Atti Congr Assoc Med Ital, 1887, 2:179.

[2] Wantz GE. The operation of Bassini as described by Attilio Catterina. Surg Gynecol Obstet, 1989, 168(1):67-80.

[3] 邹湘才，洪楚原，孙磊，等. Bassini 手术. 中国实用外科杂志，2018, 38(08):949-951.

[4] Towfigh S. Inguinal Hernia: Four Open Approaches. Surg Clin North Am, 2018, 98(3):623-636.

[5] Argo M, Timmerman C, Ochoa-Hernandez A, et al. Current status of local anesthesia for inguinal hernia repair in developing countries and in the United States. Hernia, 2019, 23(3):621-622.

[6] 李亮，洪楚原，隋梁. 基础解剖学与胚胎学角度的腹股沟区腹横筋膜解剖辨析. 中华疝和腹壁外科杂志（电子版），2017, 11(01):36-38.

[7] 中华医学会外科学分会疝与腹壁外科学组. 成人腹股沟疝诊断和治疗指南 (2018 年版). 中国实用外科杂志，2018, 38(07):704-706.

[8] van Veenendaal N, Simons M, Hope W, et al. Consensus on international guidelines for management of groin hernias. Surg Endosc, 2020, 34(6):2359-2377.

[9] 中华医学会外科学分会疝与腹壁外科学组. 青年腹股沟疝诊断和治疗中国专家共识（2020 版）. 中国实用外科杂志，2020, 40(07):754-757.

[10] 唐健雄，胡星辰. 我国青少年腹股沟疝发病特点及诊治值得注意的问题. 中国实用外科杂志，2019, 39(08):788-791.

[11] 李航宇，魏士博. 青年腹股沟疝治疗中补片修补存在的问题及组织修补的价值. 中国实用外科杂志，2019, 39(08):800-803.

第二节　Shouldice 手术

一、历史背景

20 世纪 40 年代，加拿大医师 Edward Earle Shouldice 在为应征入伍士兵的体检过程中发现，大量青年因腹股沟疝无法满足入伍条件。他决定免费为 70 多名青年人行疝修补手术，并因此声名远扬。到第二次世界大战结束时，慕名而来的腹股沟疝患者剧增，为了更好地治疗和服务患者，他建立了闻名于世的 Shouldice 疝专科医院。医院开始的手术量仅个位数，但经过半个世纪的发展，现在已累计完成了 30 多万台手术。后世将其使用的手术方式称作 Shouldice 术式。Shouldice 术式包含其他组织缝合式修补术式的一些特征，但在修补理念及腹股沟管后壁修补的方式有其特殊性。所以说 Shouldice 修补术不仅是一种新的修补技术，还推动了腹股沟疝修补理念的进步。

二、手术适应证

Shouldice 术式是一种减张修补方式，适用于所有类型的成人腹股沟疝。由于其复发率比 Bassini 术式低，在不使用补片时，Shouldice 术式目前被认为是成人腹股沟疝的首选组织缝合式修补术。但由于其操作更为复杂，临床中还需要根据术者的个人经验决定是否选择该术式。

三、手术步骤

1. 切口　与腹股沟平行做一长 10～15cm 的切口。注意勿损伤阴部外血管，沿纤维方向切开腹外斜肌腱膜，应特别注意避免损伤其下的髂腹股沟神经。切开腹外斜肌腱膜，自内环水平向下直切至外环，游离上、下瓣，游离下瓣时应切断部分大腿浅筋膜以检查有无股疝。

2. 切断提睾肌　Shouldice 术式需要切断提睾肌，小心纵行切开提睾肌，外侧部要多切开些，其中包含提睾肌，血管和在它底部的生殖股神经的生殖支。切断提睾肌可清楚地显露腹股沟区后壁和腹横筋膜。一般情况下，提睾肌的血管应从提睾肌中分离出来，并单独结扎。提睾肌结扎一

定要牢固，以防术后出血。

3. 结扎疝囊　切开提睾肌后在精索的前内侧可见到疝囊，找到疝囊后则进行钝性或锐性分离。切开疝囊，经疝环口用示指探查有无直疝。从周围组织中游离出疝囊颈，结扎疝囊，若在精索上发现脂肪瘤，可一并切除。

4. 切开腹横筋膜　自内环的内侧开始切开腹横筋膜直至耻骨结节，在内环处切开腹横筋膜时一定要注意避开腹壁下血管，可以使用止血钳从内环的上内侧剪开腹横筋膜，剪开后可见一层腹膜外脂肪组织。通过深环将解剖剪插入腹横筋膜和腹膜外脂肪之间。这种方式可以将腹横筋膜与其下层结构分离，尤其是与腹壁下血管分离。如果未伴发直疝或无明显的深环变形，仅需将深环边缘（即"吊起"的边缘）分离；如果伴有直疝或腹横筋膜薄弱，则自深环起始处至耻骨结节沿着整个腹股沟管切开腹横筋膜，向上提起上内侧腹横筋膜，与其下脂肪分离。如果腹横筋膜被弥漫凸出的直疝过度牵伸，则需要修剪切开的两个内、外侧边缘，外侧边缘修剪为 1.0cm 宽，内侧边缘沿着腹横肌和腹内斜肌边缘修剪。然后，观察下部的腹横筋膜。如果此处有从腹壁下血管分出的提睾肌血管穿出，则在靠近这些血管的起始处分离、结扎；小心处理这些提睾肌血管，因为很容易将其从腹壁下血管上撕裂而引起严重出血。此时如果伴有直疝，会向前凸出，必须将其推回，进一步游离下方的腹横筋膜。对于下方的腹横筋膜，需要向下游离，直至腹横筋膜在腹股沟韧带深部延续成股鞘前壁处，此处腹横筋膜下部增厚并形成髂耻束。在髂耻束深面，可发现上方的髂耻静脉，应避免损伤，否则可能引起严重的耻骨后血肿。

5. 重建　Shouldice 修补术的重要目标是重建坚固的腹股沟管后壁，修补步骤包括组织的 4 层缝合，尽管已经被应用很多年，但目前仍被认为是行之有效的方法。

（1）第 1 层缝合修补从耻骨嵴附近开始，第 1 针从外侧近耻骨处缝合髂耻束（图 6-4），但不能含有耻骨骨膜，以免引起术后疼痛。将腹横筋膜的外侧瓣的游离缘（下缘）缝合至腹直肌外缘

紧靠其附着部的深面，同时包括腹横肌和腹内斜肌，缝合必须准确，打结必须牢固，不留缺损区。继续向内环方向连续缝合，缝合到一半时，由于逐渐远离腹直肌外侧缘，以后可不缝合此层，将腹横筋膜的外侧瓣的游离缘（下缘）缝合至腹横肌弓状下缘的深面（图6-5）。接近内环时，务必缝合提睾肌侧边的残端，直至内环，重建一个新的内环。这种缝合方式可以在咳嗽时提睾肌随腹内斜肌收缩，起到关闭内环的作用。

刚才的第2层缝合，先从内环附近开始，将腹内斜肌和腹横肌缝合至腹股沟韧带上，继续向内缝合至耻骨，然后再反转缝向内环，转为第4层缝合（图6-8、图6-9）。

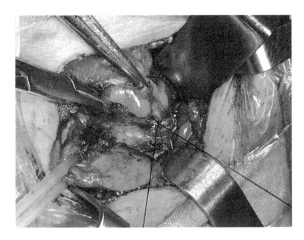

图6-4　切开腹横筋膜后，第1层缝合修补从耻骨嵴附近开始，第1针从外侧近耻骨处缝合髂耻束

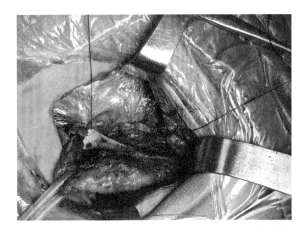

图6-6　第2层缝合反转过来，自内环口向着耻骨嵴的方向连续缝合

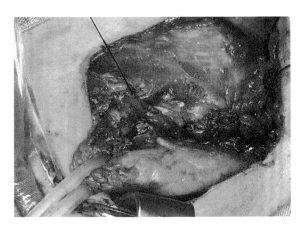

图6-5　将腹横筋膜的外侧瓣的游离缘缝合至弓状下缘的深面

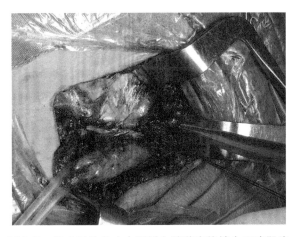

图6-7　将3层结构（内侧瓣）的游离缘缝合至腹股沟韧带倾斜面上

（2）第2层缝合反转过来，自内环口向着耻骨嵴的方向连续缝合（图6-6）。在此次过程中，将3层结构（内侧瓣）的游离缘缝合至腹股沟韧带倾斜面上（图6-7），在耻骨嵴处，将这一根线的两端打结，第1层与第2层缝合由同一根线完成。

（3）第3层缝合由第2根线完成。用以加强

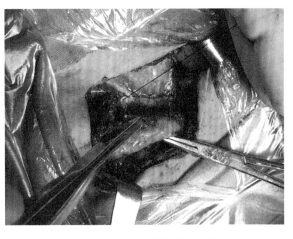

图6-8　应用第2根线从内环附近开始第3层的缝合

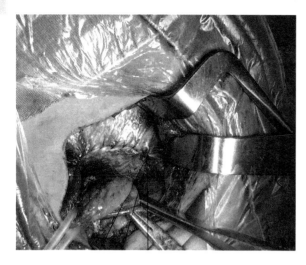

图 6-9　将腹内斜肌和腹横肌缝合至腹股沟韧带上并向内直至耻骨，然后再反转缝向内环，转为第 4 层缝合

（4）第 4 层缝合还是将腹内斜肌和腹横肌缝合至腹股沟韧带上，但更表浅。第 3 层缝合与第 4 层缝合由同一根线完成。

（5）检查精索，确定它能被自由移动，静脉未受阻充盈，将精索回复原位，间断缝合腹外斜肌腱膜，勿使精索静脉在外环处缩窄。

6. 缝合皮肤　仔细间断缝合皮下组织，皮肤可间断缝合或用可吸收缝线连续缝合。

四、术中注意要点

在进行后壁修补时建议使用连续缝合方法，使用单丝、不可吸收的缝合材料，目前临床上比较常用 0 号单丝聚丙烯缝线，连续缝合的张力平均，对合平整且不留间隙。单丝缝合材料在组织内的容积小，较少引起窦道和感染。在加拿大 Shouldice 医院使用 34 号或 32 号的不锈钢丝作为常用缝线。

Shouldice 修补术需要切断提睾肌，提睾肌两个断端的结扎一定要牢固确切，以防术后出血。同时内环口及外环口重建大小适中，可容纳一指尖通过为佳，不可过紧。

五、术后注意事项

同 Bassini 修补手术。

（李航宇　魏士博）

主要参考文献

[1] Bendavid R. Die Herniotomie nach Shouldice The Shouldice repair. Chirurg, 1997, 68(10):965-969.

[2] Amato B, Moja L, Panico S, et al. Shouldice technique versus other open techniques for inguinal hernia repair. Cochrane Database Syst Rev, 2012, 2012(4): CD001543.

[3] Shouldice EB. The Shouldice repair for groin hernias. Surg Clin North Am, 2003, 83(5):1163-1187.

[4] Castrini G, Pappalardo G, Trentino P, et al. The original Bassini technique in the surgical treatment of inguinal hernia. Int Surg, 1986, 71(3):141-143.

[5] Glassow F. The Shouldice Hospital technique. Int Surg, 1986, 71(3):148-153.

[6] Griffith CA. The Marcy repair revisited. Surg Clin North Am, 1984, 64(2):215-227.

[7] Klosterhalfen B, Klinge U, Hermanns B, et al. Pathology of traditional surgical nets for hernia repair after long-term implantation in humans. Chirurg, 2000, 71(1):43-51.

[8] Lifschutz H, Juler GL. The inguinal darn. Arch Surg, 1986, 121(6):717-719.

[9] Premuda L. The history of inguinal herniorrhaphy. Int Surg, 1986, 71(3):138-140.

[10] 中华医学会外科学分会 . 疝外科缝合技术与缝合材料，选择中医专家共识（2018 版）[J]. 中国实用外科杂志，2019, 39(1):39-45.

[11] 中华医学会外科学分 . 疝外科缝合技术与缝合材料选择中国专家共识 (2018 版). 中国实用外科杂志 . 2 会疝与腹壁外科学组 . 青年腹股沟疝诊断和治疗中国专家共识（2020 版）. 中国实用外科杂志，2020, 40(07):754-757.

[12] 李健文，乐飞 . 青年腹股沟疝外科治疗策略 . 中国实用外科杂志，2019, 39(08):792-794.

[13] Read RC. Herniology: past, present, and future. Hernia, 2009, 13(6):577-580.

[14] 李航宇，魏士博 . 青年腹股沟疝治疗中补片修补存在的问题及组织修补的价值 . 中国实用外科杂志，2019, 39(08):800-803.

第 7 章
开放补片修补术

第一节 Lichtenstein 修补手术

胶原代谢的退化导致腹股沟纤维连接组织薄弱，这一发现使致力于疝外科的医师对腹股沟疝的病理学和外科手术疝修补失败的原因有了新的认识。利用这种已经有缺陷的组织进行手术，特别是在有张力的情况下，违背了外科基本原则。1984 年，Lichtenstein 团队提出了"无张力疝修补"的概念和术式，成为疝外科发展史上的第二个里程碑。在随后的 20 年，该术式由 Amid 不断总结、完善和推广，被《国际腹股沟疝指南》列为治疗单侧腹股沟疝的首选术式，也是当今全世界应用最多的治疗腹股沟疝的术式。

一、适应证和禁忌证

所有类型的成人腹股沟疝都可以采用标准的 Lichtenstein 术式。切口部位感染或有污染风险的急诊手术及其他不适合放置补片的患者为手术禁忌证。

二、手术步骤

（一）麻醉和切口

局部麻醉安全、有效，无恶心呕吐、尿潴留及血流动力学紊乱等不良反应，成人可复性腹股沟疝的 Lichtenstein 手术常规在局部麻醉下进行。此术式有两种基本的切口类型：横切口和斜切口。根据皮肤的张力线分布，横切口具有理论上的美容优势：从耻骨结节开始，沿 Langer 线向外侧延伸 5～6cm。斜切口是内环至外环的体表投影，理论上，斜切口是最短长度的切口：在耻骨结节上方 1cm 处做皮肤切口，与腹股沟韧带平

行，向外侧延伸 5～6cm。局部麻醉采用分层法，局麻药物可选用混合制剂（2% 利多卡因 20ml、1% 罗哌卡因 10ml 加 0.9% 生理盐水 20ml），步骤如下。

1. 皮下浅层注射（Camper 筋膜层）　沿切口线用细针在皮下组织内注射 5ml 药物，皮下浸润先于皮内浸润，目的在于阻滞皮下的神经末梢，减少随后皮内浸润的不适（图 7-1）。

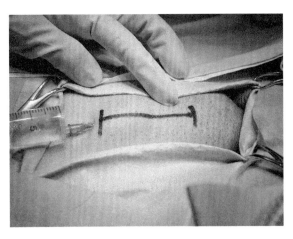

图 7-1　皮下浅层注射

2. 真皮层注射（做皮丘）　缓慢将针头退出至真皮层，不将针头完全拔出，再沿切口长轴于皮内缓慢推注 3ml 药物（图 7-2）。

3. 皮下深层注射（Scarpa 筋膜层）　将针头每隔 2cm 间距垂直插入皮下脂肪组织（与皮面垂直），共注射 10ml。同样，要在针头运动过程中推注药物，以减少血管内注射的危险（图 7-3）。

4. 腱膜下层注射　在切开皮肤和 Camper 筋膜层后，先在 Scarpa 筋膜切开一个小窗口，显露腹外斜肌腱膜，通过这个小窗口迅速将 10ml 麻醉药

物注射在腹外斜肌腱膜下方。当切开剩下的脂肪组织时，所注射的麻醉药物在闭合的腹股沟管内弥散，将 3 条主要的神经麻醉。这种方法还有助于将腹外斜肌腱膜与其下方的髂腹股沟神经分开，从而减少切开腹外斜肌腱膜时损伤神经的可能性（图 7-4）。

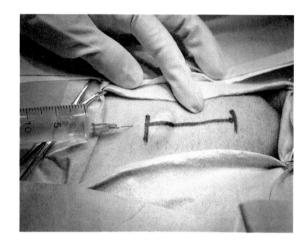

图 7-2　真皮层注射

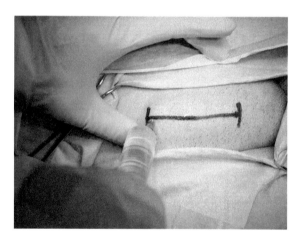

图 7-3　皮下深层注射

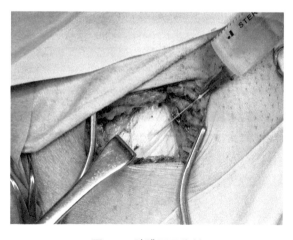

图 7-4　腱膜下层注射

必要时可在耻骨结节水平、斜疝疝囊颈周围及疝囊内注射少量麻醉药物，以达到完全麻醉的效果。于缝合腹外斜肌腱膜前在腹股沟管和缝合皮肤前再皮下注射 10ml 麻醉药物以延长局部麻醉效果。

（二）游离腱膜下间隙和精索

1. 首先确定外环口位置（图 7-5）：在耻骨结节外上方，腹外斜肌腱膜纤维分裂为外侧脚和内侧脚，分别附着于耻骨结节和耻骨联合前面，所形成的三角形裂隙即为外环口，两脚之间有细小的横行纤维（脚间纤维），可帮助辨认。

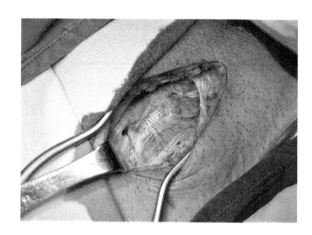

图 7-5　确定外环口位置

2. 自外环口顶端（脚间纤维）沿腹外斜肌腱膜纤维方向，向上剪开腱膜长度约 5cm，用钝性分离的方法游离腱膜的外侧叶（腹股沟韧带侧）和内侧叶（弓状下缘侧）。游离腱膜的外侧叶要完整显露腹股沟韧带及其在耻骨结节的附着点，游离过程中要注意识别和保护精索表面的髂腹股沟神经。游离腱膜的内侧叶时范围要超过弓状下缘上方 3～4cm、内环上方 5cm，目的在于识别和保护髂腹下神经并放置足够宽的补片（图 7-6）。

3. 因提睾肌和耻骨结节之间是无血管的，不会损伤精索血管，故在此处开始游离精索。游离精索时要特别注意神经的识别和保护：髂腹股沟神经沿精索前表面走行，生殖股神经的生殖支则在精索外侧与精索静脉伴行，覆盖精索的提睾肌对神经起到保护作用，要注意保持提睾肌的完整，应将精索与提睾肌作为一个整体提起，上至内环、下至耻骨结节下方 2cm，用胶管或纱带穿过提起。（图 7-7）。

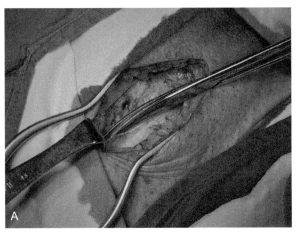

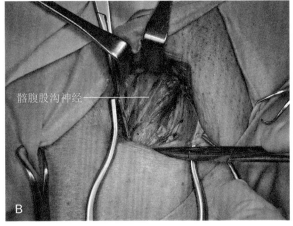

髂腹股沟神经———

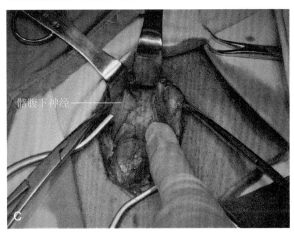

髂腹下神经———

图 7-6　A. 剪开腹外斜肌腱膜；B. 识别和保护髂腹股沟神经；C. 识别和保护髂腹下神经

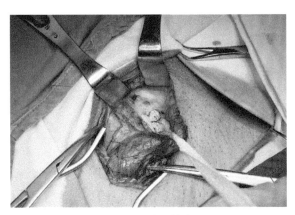

图 7-7　游离精索

（三）解剖和处理疝囊

1. 打开腹股沟管后，需确认和解剖疝囊。应仔细检查该区域，以确认是否存在合并疝，特别是股疝。首先提起精索，充分显露腹股沟管后壁，在直疝三角区域不难发现直疝，较大的直疝可能与覆盖精索的提睾肌有粘连，向前提起精索可以很容易地游离疝囊。在精索前内侧沿纤维方向纵行切开提睾肌约 3cm（不要完全剥离和切除提睾肌，这样会损伤神经、血管和输精管。此外，也可能导致睾丸下垂），斜疝的疝囊通常位于精索的这个部位。检查股疝可以用手指通过内环探查股环，如果不能确定，可以打开部分腹横筋膜来显露耻骨梳韧带和股环。

2. 直疝的处理方法：无须打开疝囊，对于疝囊基底部狭窄的直疝，则荷包内翻缝合，将疝囊送回腹膜前间隙。如果基底部宽大或整个后壁薄弱，则将腹横筋膜自耻骨结节至内环下缘连续内翻缝合，以增加补片和腹股沟管后壁之间的接触面积（图 7-8）。

3. 斜疝的处理方法：斜疝疝囊一旦被发现，将其从精索游离至超过疝囊颈部，对于腹股沟管后壁完整、内环破坏不大的，将疝囊翻转至腹膜前间隙，无须结扎。对于大的、非滑动性阴囊疝的疝囊可以在腹股沟管中点横断，将远端疝囊敞开旷置，游离近端疝囊至内环，缝扎近端疝囊。为了避免内环处补片下方复发，建议常规缝合 1 针，以缩小内环（图 7-9）。

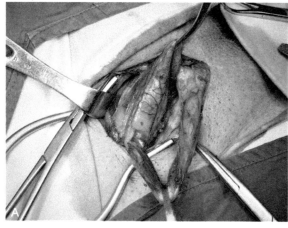
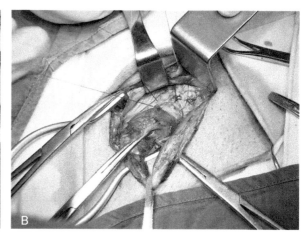

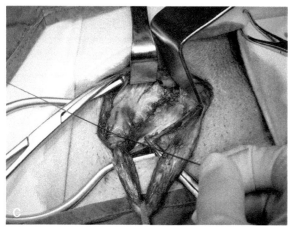

图 7-8　A. 显露直疝疝囊；B. 自耻骨结节处连续缝合；
C. 缝合至内环

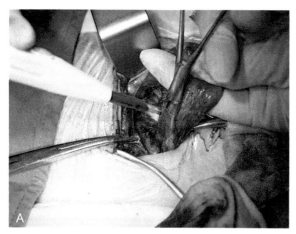
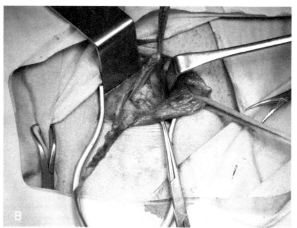

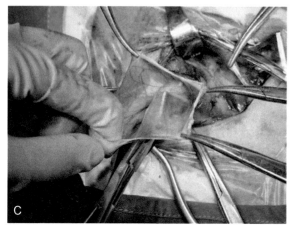

图 7-9　A. 在精索前内侧沿纤维方向纵行切开提睾肌；
B. 将完整剥离的疝囊翻转至腹膜前间隙，无须结扎；C. 横
断大的疝囊

（四）放置和固定补片

1. 标准的 Lichtenstein 手术应使用 7.5cm×15cm 的补片，向内覆盖耻骨结节 1.5～2cm，向外超过内环上缘 5～6cm，向上超过弓状下缘 3～4cm，这样才能重复完整覆盖腹股沟管底部并且代偿补片的皱缩。补片过小则可能导致术后复发和慢性疼痛。为适应腹股沟底部，把补片裁剪成类似足印的形状——姆趾端对准腹股沟韧带在耻骨结节的附着点，第 5 趾侧的弧线覆盖弓状下缘的上方（图 7-10）。

2. 将精索向头侧牵拉，补片的内下角（姆趾）覆盖超过耻骨结节内侧端 1.5～2.0cm。将补片覆盖超过耻骨结节的内侧是手术的关键步骤，第 1 针将补片的内侧脚缝合至腹股沟韧带在耻骨结节的附着点下方的腱性组织，继续连续缝合，将补片的下缘缝合至腹股沟韧带，缝合至平行内环外侧结束。从补片的外侧边缘做切口，形成两个尾部，上尾较宽约 2/3，下尾较窄约 1/3。将上方较宽的尾部在精索下方穿过，精索位于两个尾部之间

（图 7-11）。

3. 在内环上方的腹内斜肌表面将两个尾部宽在上、窄在下重叠，将两个尾部的下缘对齐一起缝合至腹股沟韧带，这一针距离固定补片与腹股沟韧带的最后一针约 1.5cm。这样就形成了新的内环（图 7-12）。

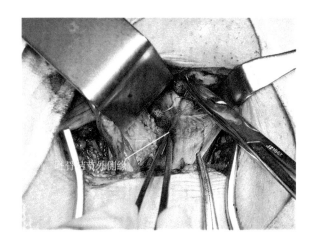

图 7-10　向内覆盖耻骨结节 1.5～2cm

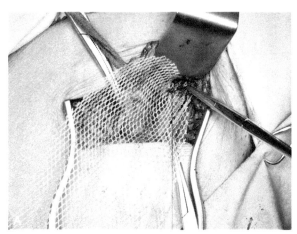

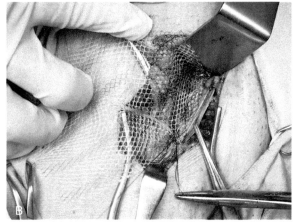

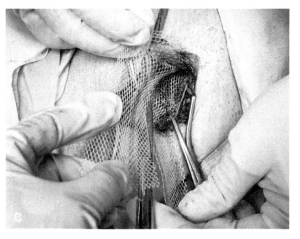

图 7-11　A. 第 1 针将补片的内侧脚缝合至腹股沟韧带在耻骨结节附着点下方的腱性组织；B. 将补片的下缘连续缝合至腹股沟韧带，至平行内环外侧结束；C. 从补片的外侧边缘做切口，上尾约 2/3，下尾约 1/3

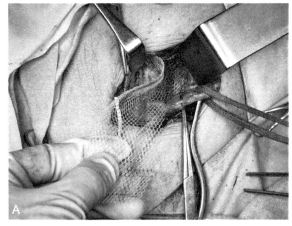
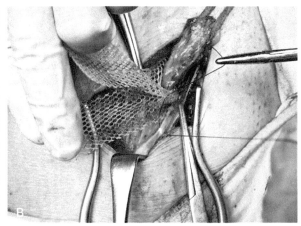

图 7-12　A. 在内环上方的腹内斜肌表面将 2 个尾部宽在上、窄在下重叠；B. 将 2 个尾部的下缘对齐，一起缝合至腹股沟韧带

4. 助手用力将拉钩向两侧牵拉，充分显露腹外斜肌腱膜下间隙，将补片在腹股沟管底部展平。使用 2 针可吸收线将补片上缘间断缝合固定，避开髂腹下神经，一针缝合在腹直肌鞘，一针缝合在腹内斜肌腱膜或联合腱上，位于内环旁。助手松开拉钩后补片呈圆顶状松弛，又不至于形成皱褶。补片呈圆顶状松弛是为了代偿补片皱缩

和适应体位改变引起的腹压变化，确保无张力（图 7-13）。

5. 外侧（内环上方）的剩余补片保留至少 5cm，平铺在腹外斜肌腱膜下方，无须缝合固定，以免损伤走行于腹内斜肌内的神经。连续缝合关闭腹外斜肌腱膜、皮下组织，皮内缝合皮肤，手术结束（图 7-14）。

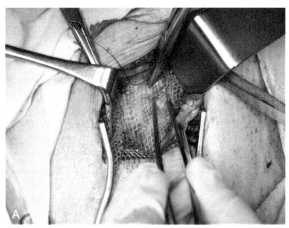
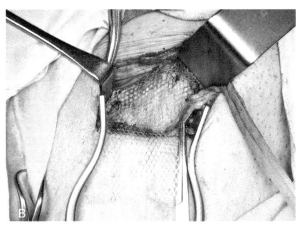

图 7-13　A. 间断缝合固定补片上缘，避开髂腹下神经，在腹直肌鞘处缝合 1 针；B. 另一针缝合在腹内斜肌腱膜或联合腱上

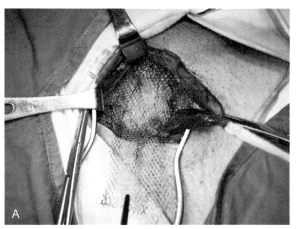
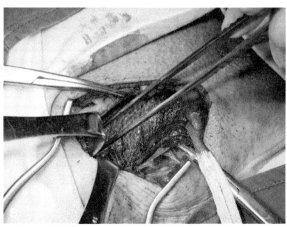

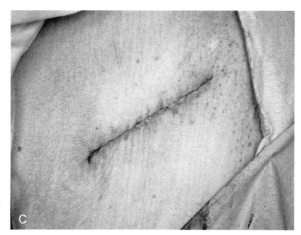

图 7-14　A. 在内环上方保留至少 5cm 的补片；B. 将剩余补片平铺在腹外斜肌腱膜下方，无须固定；C. 皮内缝合皮肤

三、技术要点和注意事项

1. 局部麻醉的技术要点　采用上述分步逐层的方式注射局麻药物时，要在针头运动过程中推注药物，以减少血管内注射的危险。另外，在手术结束关闭腹外斜肌腱膜之前，在腹股沟管内注射 10ml 局部麻醉药物能够进一步延长镇痛效果。

2. 游离精索的注意事项　应在耻骨结节下方 1～2cm 处游离精索，并将精索连同表面的提睾肌从腹股沟管后壁游离至内环下缘，剥离和切除提睾肌会导致生殖股神经的生殖支、血管旁神经纤维和输精管完全显露于补片，增加慢性疼痛形成输精管周围慢性炎症而影响生育的风险。

3. 处理疝囊的个体化原则　无论是斜疝的修补内环，还是直疝的内翻缝合，原则上都应使疝环周围的腹横筋膜无张力对拢，目的是增加补片和腹股沟管后壁之间的接触面积，形成新的后壁。

4. 放置补片的技术要点　补片要有足够的尺寸、放置要足够的覆盖、固定要适当的松弛。补片太窄不能提供足够的腹股沟管后壁的组织接触面积，不能促使完全的组织长入和整合，特别是不能完整覆盖直疝三角；补片没有超过耻骨结节覆盖耻骨，也是导致术后复发的重要原因。

保持补片松弛是为了代偿补片皱缩和适应体位改变引起的腹压变化，确保无张力。但也要避免补片皱褶，术者要与助手相互配合：固定补片内侧的两针时助手要用力向两侧牵拉，术者将补片在腹股沟管底部充分展平贴合后缝合，不必刻意预留间隙，助手松开拉钩后，补片会自然松弛（图 7-15）。

5. 预防术后慢性疼痛的关键　对神经的识别和保护要贯穿整个手术的始终。研究表明，随着未识别神经数量的增加，慢性疼痛的发生率同时增加。对于疑似损伤或妨碍放置补片的髂腹股沟神经，建议完全切除（图 7-16）。

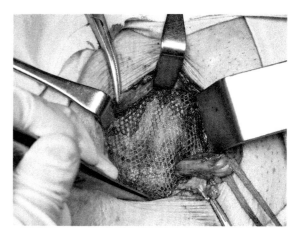

图 7-15　自然松弛的补片

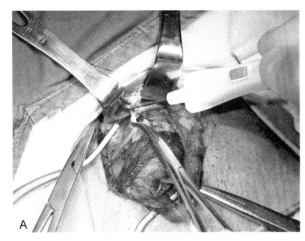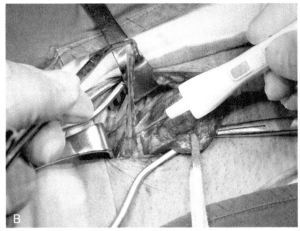

图 7-16　A. 切断髂腹下神经的远端；B. 切断髂腹下神经的近端

（王荫龙）

第二节　网塞 - 平片修补手术（Rutkow、Millikan、UPP）

　　网塞技术的初始动机是用一个塞形物堵住腹壁上的类圆形缺损来消灭疝病通道，使腹腔内脏器或组织无法从腹腔内疝出。外科史上有取用自体组织卷成卷去堵疝洞的，文献记录的现代网塞治疗先锋是 60 年前的意大利医师 Davide Fieschi，大家熟知的美国疝外科医师 Lichtenstein 早在 1968年也介绍过用聚丙烯网片卷成柱形烟卷式网塞堵塞治疗股疝和复发疝。腹腔镜技术用于腹股沟疝治疗初期，也有医师尝试用烟卷式网塞从腹腔里去堵疝洞。

　　网塞 - 平片技术（mesh-plug repair，MPR）治疗腹股沟疝的理念是由美国医师 Gilbert 在 1992 年提出的。两张网片中的一张折叠成翼形通过内环塞入腹膜前间隙修补内环缺损，另一张平片覆盖在腹横筋膜和肌腱弓表面并重建一个松紧适当的新内环，两张网片没有因为补片固定需要而与周围组织进行任何缝合。手术设计的目的就是通过网片免缝合固定技术，避免 Lichtenstein 无张力疝修补术后早期由于躯体运动带来的张力牵拉可能产生的疼痛和不适，因为后者的网片四周与腹壁组织相对固定，腹壁组织拉伸度和网片材料拉伸度是不匹配的。

　　1993 年美国的 Rutkow 和 Robbins 医师发文介绍了世界第一款商品化的疝修补定型产品——套装的网塞平片 PerFix Plug。标准化产品的推出、手术适应证的扩展、手术步骤的简化和治疗效果的优异，开放式 MPR 很快就与里程碑式的无张力疝修补术"金标准"技术（Lichtenstein repair，LR）并驾齐驱，成为现代腹股沟疝治疗的主流术式之一。1997 年马颂章医师将其引入中国，开启了中国疝和腹壁外科的新时代。

　　（一）手术原理

　　腹股沟疝有直疝和斜疝之分，对应的解剖薄弱和缺损是直疝三角和内环。传统疝修补术中腹股沟区有局部修补和全面修补的不同技术，前者如 Marcy 手术（内环缩窄术），针对内环扩大只用于斜疝治疗；后者如 Bassini 手术、Shouldice手术等是将直疝三角和内环一起重建修复，就术式而言并非针对直疝或斜疝，而是区域内的全面修复。单从修补原理来说，术后无"新发疝"之忧。

　　单纯网塞修补是一个作用类似内环缩窄封闭的操作，Marcy 手术是组织缝合修补，网塞填塞是桥接修补。斜疝修补内环留出精索通道后，余下缺损被完全"堵塞"，达到封闭效果。网塞修补的内环之外如果还有薄弱区域存在，单纯网塞修补手术没有预防"新发疝"的措施，所以，它不是一个理想的腹股沟疝修补手术。局部修补只适合疝环周围没有薄弱的特殊病例，中、老年原发性腹股沟疝患者几乎没有这样的幸运，所以，MPR 出现前后，网塞技术一直处于腹股沟疝修补术中的配角地位，只是一种补充技术。

网塞 - 平片技术源于 Lichtenstein 无张力疝修补术，手术效果相似，理念、步骤有所差异。其中的网塞修补原理与 Lichtenstein 平片修补几乎相同，应用人工材料桥接修补来达到治疗目的，区别是网塞修补仅限于缺损区或稍有扩大，Lichtenstein 平片修补则远超内环和直疝三角内的缺损范围，集修补"原发疝"和预防"新发疝"两种效果于一身。网塞加平片修补的技术核心是平片置入纯粹是一种预防性措施，目的是加强修复腹股沟区疝区外的薄弱，预防"新发疝"发生。作用机制与 Lichtenstein 手术术中即刻全区域建立牢固的补片物理屏障不同，术中置入的聚丙烯网片后续不断刺激组织异物反应，局部胶原纤维组织增生，完成增厚、加强腹股沟管后壁的目的，过程和效果是渐进和持续的。平片修复机制是网片物理屏障和组织生物屏障两种作用的叠加，预防性手术修复就是建立中远期组织修复机制，术后早期因为网片没有可靠、牢固地缝合固定，网片物理屏障作用是虚无、缺乏的，但这并不影响MPR 手术的近期效果，因为已知的疝病通道已经被网塞即刻封堵。网塞 - 平片手术的最终效果依赖于网片组织复合体形成。组织生物屏障形成既使后壁组织变得厚实，又使腹股沟区网片物理屏障效果达到 Lichtenstein 手术一样。术后早期治疗效果依赖网塞，术后中远期效果依赖平片。

理论上腹股沟区需要预防性加强修复的薄弱区域仅限于腹股沟管后壁范围内的内环和直疝三角，肌腱弓缘至腹股沟韧带的狭小区域一般不超过拇指宽度，因此，网塞平片技术中的预防治疗平片覆盖范围并不要求像即刻修复的 Lichtenstein手术那样"超大"范围，平片面积明显缩小可使手术解剖范围大大缩小，这是网塞 - 平片手术优于Lichtenstein 手术的要点之一。

（二）技术演变

1. 网塞堵住缺损即刻与四周筋膜建立完整的物理屏障有赖于网塞与筋膜组织层一体化稳固连接的建立，影响或破坏这种连接的动力源自间歇性向外正向挤压的腹内压。网塞置入后腹内压对于网塞的作用如同腹压使腹内脏器和组织疝出一样，是经缺损向腹壁体表外的挤压。依据网塞置入后与筋膜的相互关系及网塞缝合固定部位，网塞固定技术分为 Rutkow 技术和 Millikan 技术两种。

Gilbert 将网塞 - 平片技术结合的初衷是建立免缝合修补（sutureless hernia repair）概念，他认为补片修补只有在没有缝合固定的情况下，手术才能真正称为无张力修补。

Rutkow 将手术适应证扩展至各型腹股沟疝，关键是采用了 Lichtenstein 网塞四周缝合固定技术。利用新型"V"形网塞基底可以适当缩放特性，一方面即刻满足了充填缺损大小不一的各型腹股沟疝的修补需要，另一方面同时解决了补片与组织拉伸不匹配可能带来的张力问题。对于斜疝、直疝并存的复合疝，给出了分别置入 2 个网塞的方案。对于缺损"过大"的腹股沟疝也有学者提出过同时置入 2 个并排放置的网塞充填方案，不过我们的临床试验证明，采用单个网塞充填全腹股沟区缺损，只要四周固定正确、足够，完全可以胜任治疗任务。

2001 年美国芝加哥 Rush 大学医院的Millikan 发文介绍了网塞 - 平片手术中网塞放置及固定技术的改进。将网塞完全放置到腹膜前间隙筋膜后的位置，网塞固定就额外加上了缺损外筋膜对"V"形网塞基底扩展开的网塞边缘的阻挡力。如果说 Rutkow 技术中的网塞是替代修补，那么 Millikan 技术中的网塞就是桥接修补。从力学角度分析，Rutkow 固定网塞完全依赖于缝线和缝合固定处的组织强度；Millikan 固定技术则是化解固定力为缝合牵拉固定和组织阻挡固定两个部分。尽管 Millikan 强调网塞必须缝合固定在坚实的组织上，依据受力分析和我们的实践经验，Millikan 手术对于网塞缝合固定处的组织强度要求应该比 Rutkow 手术有所降低，前提是网塞能够张开，基底周边承受了部分网塞传导的腹内压。

网塞完全置于腹膜前间隙是固定技术又几乎回到 Gilbert 免缝合技术的起点，应用 Millikan 网塞固定新技术，网塞脱落几乎没有了可能。网塞外瓣张开在筋膜后网塞内瓣与缺损缘筋膜缝合固定的技术另一个好处是针与针间距间网塞与筋膜间的缝隙由垂直（背腹）变成水平（头足）走向，网塞基底垂直重叠覆盖住缺损，在腹压作用下网塞与筋膜贴合更紧，缝隙得到了额外保护。Rutkow 网塞固定技术的弊端之一是针距过大时，网塞外瓣基底边缘与筋膜缺损边缘间缝隙受力后有可能裂开、扩大成为网片组织尚未融合时早期疝复出的通道。"张开才能更好的保护"是对 Millikan 网塞固定技术可以作为预防术后早期复发的一种措施的形象描述。

2. 网塞修补技术流行后，形形色色的网塞层出不穷，外形轮廓不外乎锥形、柱形或球盖形，也有平片状的称之为扁平网塞。塞体由成品网片塑形制成，表面平整或折叠；也有用聚合物丝直接整体编织出的网塞，表面呈规则构型或不规则凸起。2007 年，强生公司推出的网塞（Ultropro Plug，UPP，图 7-17A），是一款用两片定型编织的圆形网片连接成侧面观形似横卧"H"的异型网塞。网塞上层称为塞环，放置于腹横筋膜和肌腱弓表面用于缝合固定；下层称之为塞锚，放置于腹膜前间隙，展开后有锚钩作用以帮助 UPP 固定在缺损处完成修补。巴德公司推出的新二代轻质网塞产品（PerFix Light Plug，PLP，图 7-17B）网塞的外形结构没有丝毫改变，平片的面积增大，无预留精索孔和开口。

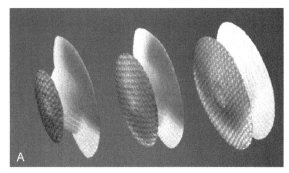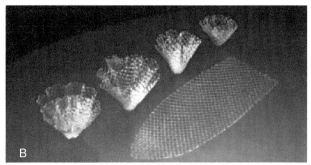

图 7-17　网塞产品
A. 强生公司网塞产品 UPP；B. 巴德公司新二代网塞产品 PLP

3. 网塞平片技术中的平片固定技术是网塞 - 平片手术的核心和精华。对于网塞平片技术有重大改进的 Rutkow 医师和 Millikan 医师对于 Gilert 平片放置免缝合的理念和技术都没有再予以改进。Rutkow 医师强调平片需要适当裁剪，因为平片边缘可能受解剖限制而不能充分铺平，多余部分会影响网片整体与筋膜的平整充分接触，边缘卷曲会影响平片的预防性治疗效果，建议要剪除多余部分。一些医师处理术后复发疝时发现复发病例多为靠近耻骨结节旁的直疝复发，同时还发现局部补片覆盖重叠不足或与肌腱弓和耻骨结节没有牢固融合，加上有网片皱缩特性的报道，借鉴 Lichtenstein 手术的经验，提出了网塞 - 平片手术要加做一针耻骨结节表面网片的缝合固定。除此，网塞 - 平片技术中的平片固定再没有理论的、系统的加做更多缝合固定的理由和推荐。

4. Rutkow 对于 Millikan 网塞固定技术的改进是认可的，2003 年在文章中给出了新的手术示意图（图 7-18A），这与之前文章的充填式修补插图有了完全不同的意境。文字解释是过去放置网塞虽然限制于内环内，但解剖学上内环的外上部分是被肌腱弓覆盖的，所以他的网塞放置其实也到了腹膜前间隙内，区别只是自己固定缝合的是网塞外瓣。新的直疝修补插图变成了网塞外瓣完全被筋膜所覆盖，但要做到图示筋膜与网塞外瓣突出点的缝合效果（图 7-18B），实际操作是需要一点费心费力的。我们的经验是将网塞外瓣缝合在外瓣皱褶几个向内的反折点上（图 7-19），Rutkow 接受的网塞外瓣缝合固定操作就容易多了，也能确保网塞外瓣处于筋膜后状态。

与网塞固定技术的改进获得认可不同，Rutkow 对于平片缝合的改进是不认可的。文中同样提到了强调耻骨结节表面网片缝合固定的改进，对于平片过多缝合的改进，直言这类手术应改称为网塞斯坦（Plugstein）手术，言下之意，这已经不是真正的网塞 - 平片手术了，这只是用了一个网塞产品的 Lichtenstein 手术。

（三）手术适应证和禁忌证

1. 各种原发性腹股沟疝，包括斜疝、直疝、骑跨疝和股疝。

2. 各种复发性腹股沟疝，包括组织缝合术后复发和各种无张力术后复发。

3. 股疝、Lichtenstein 等各类开放式前入路疝修补术后的复发疝，是单纯网塞修补的主要适应证。

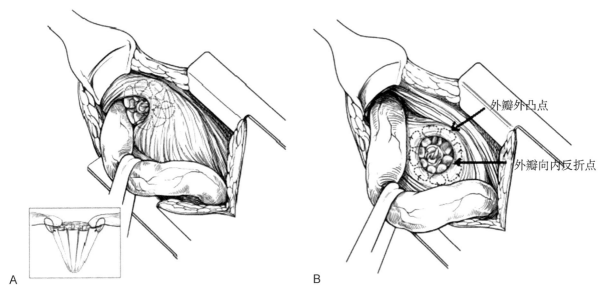

图 7-18 网塞修补
A. 斜疝网塞修补；B. 直疝网塞修补
摘自 Surg Clin North Am. 2003, 83:1079-1098

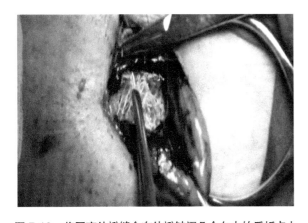

图 7-19 将网塞外瓣缝合在外瓣皱褶几个向内的反折点上

4. 后入路腹膜前补片疝修补术后的复发疝，依然是网塞平片疝修补术的绝对适应证。区别在于只要确认复发疝缺损外腹股沟区已经修复，可以单独使用网塞修补；不能确认者，应予以标准的网塞 - 平片手术。前入路无手术史者，腹股沟入路开放性手术腹股沟区放置平片是一件非常容易和轻松的事。

5. 有下腹部手术（尤其是膀胱手术）史、下腹部放射治疗史或局部外伤史者。由于局部瘢痕组织形成，腹膜前间隙的广泛分离可能会遭遇困难，疝囊颈分离解剖时容易破损，Rutkow 手术应作为首选，Millikan 手术有时会遭遇困难，但是，相比腹股沟管入路腹膜前补片疝修补术，Millikan 手术更容易完成，因为他的腹膜前间隙分离是所

有腹膜前疝修补术中范围最小的。

6. 青少年腹股沟斜疝，考虑到解剖和网塞置入后对输精管解剖和功能的影响，不推荐网塞类疝修补术，为手术相对禁忌证。

7. 对于合并有出血倾向病变、腹水、急诊手术、血糖控制不理想者，尤其是清洁污染的疝手术，不推荐网塞类疝修补术（尤其是只有重量型网塞产品时），应视为手术禁忌证。

（四）麻醉方式和体位

麻醉可采用局部麻醉、椎管麻醉或全身麻醉等各种方式。局部麻醉和椎管内麻醉相对经济。有出血倾向或相关药物使用者，椎管内麻醉应慎用。老年体弱患者应尽量避免全身麻醉，局部麻醉或辅助用药加局部麻醉的方式相对安全。

手术体位采用平卧位，特殊情况下可以采用半卧位。

（五）手术操作步骤

1. 切口 斜疝与直疝相同，沿腹股沟管投影做斜行切口或皮纹切口。自耻骨结节开始向外上延长 4～5cm，小切口与腹股沟管投影相比，略偏内侧；初学者可取 7cm 左右的切口（同 Bassini 手术），以充分显露术野。

2. 寻找疝囊 切开腹股沟管前壁各层，自外环口向外上挑起腹外斜肌腱膜，打开外环口。分次用止血钳沿腹外斜肌腱膜深面向外上推进、挑

起，再切开腱膜，这种手法可避免损伤髂腹股沟神经，只至内环口外上缘 0.5cm 左右。提起腱膜切缘，分离腱膜下间隙，外下紧贴腹股沟韧带游离精索结构的下缘，紧贴耻骨结节由下向上推开精索分离其后方间隙，再沿肌腱弓内侧段分离精索上缘，分离精索后方耻骨结节表面间缝隙，上下会师后穿过止血钳并带出牵引带后提起精索，探查精索结构是否完全游离，乘势将耻骨结节表面游离、彻底显露，再探查直疝三角区内有无异常膨出、精索结构粗细是否异常。两处均有异常为"骑跨疝"（马裤疝）。

3. 疝囊处理

（1）斜疝：通常精索结构增粗，精索提起后近根部在内侧（实为精索结构背侧），钝性分开提睾肌或离断提睾肌纤维和精索外筋膜，在精索结构内寻及疝囊即为斜疝。疝囊未入阴囊者（术前体格检查确定），可将疝囊完全剥离至高位；疝囊进入阴囊或术中牵扯远端疝囊不易见底者，在腹股沟管内近外环平面横断疝囊，断面充分止血，远端旷置，近端高位游离，用 3-0 可吸收缝线连续缝合关闭疝囊近端开口，形成一个新的小疝囊。

（2）直疝：将精索牵引带提起游离后，可见精索结构偏细，直疝三角整体膨出或有局灶性凸起。用鼠齿钳夹持并提拉突出的直疝疝囊后，分离疝囊表面筋膜与精索结构间的粘连。通常可先提起疝囊近底部，紧贴疝囊表面筋膜由浅向深进行分离，将精索游离出来后疝囊轮廓也大部游离，最后彻底游离疝囊基底（疝囊体颈部）的内、上、外三面，将精索、疝囊完全游离后，提紧疝囊底部，使疝囊体颈表面筋膜维持适当张力，沿疝囊基底环状切开表面覆盖的腹横筋膜，腹膜前脂肪很容易显露（图 7-20）。

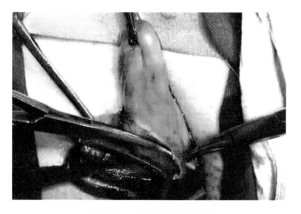

图 7-20　显露腹膜前脂肪

（3）骑跨型复合疝：分别重复斜疝疝囊处理和直疝疝囊处理。

疝囊高位结扎可在颈位结扎或缝扎，目的是消灭疝囊腔。疝囊高位游离的解剖标志是见到腹膜外脂肪，位置线就是疝囊颈、肩部的交界线。学习 PHS 疝修补术中的"颈肩切开技术"，可以充分认识和理解这两条位线间的细微差距。颈部囊壁属于疝囊，肩部囊壁已是腹膜。做疝囊高位结扎时，疝囊解剖是否真的做到高位这个细微差别似乎没有临床意义；做疝囊回纳而不是疝囊切除术的疝修补手术时，将疝囊游离到高位是操作技术中的规范标准；做腹膜前间隙补片疝修补术时，将疝囊高位游离至颈肩交界后，还需要做环绕基底更深（广）的一圈囊壁分离。疝囊高位游离的位置高低及是否还要环绕肩部以远分离是依据手术方式而有不同操作要求的。

网塞疝修补技术的一个关键步骤是疝囊不能做高位结扎或切除，需要保留全部或近端部分疝囊。保留的疝囊内翻后形成的内陷空间正好可以容纳置入的网塞。如果疝囊近端游离只做到近高位，回纳只能是内翻形式。如果近端疝囊游离达标，通往疏松的腹膜外间隙的颈肩部筋膜通道已经打开，疝囊回纳还可以疝囊袋移放到腹膜外间隙的形式完成。只要疝囊高位游离解剖分离规范，疝囊颈又不是太细，随意的疝囊送回动作，效果可能就是囊壁内翻和囊袋置于腹膜外间隙夹层的混合，囊袋能否进一步内翻完全，取决于术中和术后对疝囊的施压。

4. 腹膜前间隙分离　Rutkow 疝环充填式疝修补术可以仅在疝囊内翻的形式下完成，腹膜前间隙的分离并非必需。Millikan 手术必须从"颈肩切开"开始，在肩线环绕疝囊颈向四周分离出适当的腹膜前间隙，创造出网塞外瓣可以在筋膜后适当张开的空间。

（1）斜疝：将疝囊高位游离后，提拉住并用示指沿疝囊基底插入"腹腔"（其实只是腹膜外间隙），顶住腹膜并环疝囊分离一圈，这样沿着疝囊向深部进行 2～3cm 的"超高位"游离，实质就是向内环四周分离腹膜前间隙，也可以用止血钳代替示指进行分离。环绕分离时发现阻碍就挑起纤维状条索组织予以离断。一种更简单的腹膜前间隙分离方法是在疝囊高位环周见到腹膜外脂肪后，经内环将疝囊回放，再塞入一块小纱布，一般情况下，纱布团向深部和四周分离出的空间就足够 Millikan 手术的网塞放置需要了。

（2）直疝：直疝三角内不像内环那样有明显的颈肩结构，在直疝三角内切开疝囊表面的腹横筋膜就很容易进入疏松的腹膜外间隙。将小纱布经直疝三角填入，稍稍加以晃动，就很容易创建出放置网塞所需要的空间。疝囊回纳后稍稍抵压住填塞压迫的小纱布，下方（足侧）就可以清楚地显露出耻骨梳韧带和耻骨支。

5. 网塞置入

（1）斜疝：用鼠齿钳夹住内环上方的筋膜层等，止血钳尖顶住 PerFix 网塞头部并夹住内瓣，将网塞经内环（图 7-21A）完全置入腹膜前间隙。Rutkow 手术网塞基底到达内环平面即可，网塞位置的深浅差别不大，关键是网塞内瓣需要适当剪除，深一点外瓣可在腹膜外间隙扩展。Millikan 手术网塞须完全越过内环平面，深 1cm 左右，轻轻绕圈状晃动网塞数下，使网塞外瓣表面与回纳的疝囊充分接触、黏附，再将网塞轻轻向外提拉至内环水平上，最后这个动作有助于外瓣轻度展开。UPP 手术同样用止血钳夹住塞环，将塞锚置入内环后，用器械经内环将塞锚平铺后使塞体充填于内环中。UPP 手术如果没有做好充分的腹膜前间隙分离，内环周围的腹膜从塞锚边缘到内环缘间会有一段 1cm 左右的反折，影响网塞的锚定效果；如果腹膜前间隙分离充分，塞锚效果就如同 Millikan 手术网塞基底的整体效果，卡在筋膜后锚定，不易在腹压增加时脱出。

（2）直疝：基本同斜疝放置，将 Rutkow 手术网塞放置于疝环中或稍深位置，Millikan 手术网塞的基底位置必须深至腹膜前间隙，基底水平越过腹横筋膜水平后，晃动、提拉到位（图 7-21B），疝环稍大的推荐特大号网塞（Extra Size）。UPP 手术疝环过大的，建议在腹横筋膜切开处内、外各间断缝合 1～2 针使缺损缩小并接近塞体大小为好；疝环过小时使用小号网塞（UPPS），置入大号网塞（UPPL）有困难时，可以适当扩开缺损。

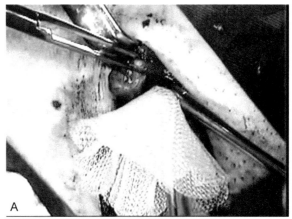

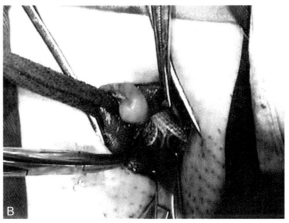

图 7-21　网塞置入技术
A. 斜疝网塞片置入；B. 直疝网塞片置入

（3）骑跨型复合疝：Millikan 建议将小直疝疝囊回纳后筋膜缝合处理，小斜疝高位游离后回纳处理，不用放置网塞，只对占优势的（偏大的）疝用特大号网塞修补。Rutkow 早期建议直疝、斜疝各放置 1 个网塞，从经济学角度考虑，放置 2 个网塞可能成为放弃网塞修补术的理由。借鉴 Millikan 手术良好疗效的经验，对于大小相同、没有优势区别的复合疝，将 2 个疝囊回纳后，建议从直疝三角置入特大号网塞，按直疝处理。UPP 手术借鉴 Millikan 手术经验，建议使用 UPPL 或 UPPM。

6. 网塞固定

（1）Rutkow 手术网塞修补都采用 3-0 薇荞线（可吸收线），斜疝时内环与网塞外瓣缝合 1～4 针，直疝缝合稍多（4～8 针）。针数多少取决于缺损大小，我们用单个网塞充填修补全后壁（肌耻骨孔上区）缺损时，平均缝合 11.6 针。

（2）Millikan 手术缝线仍建议选择薇荞缝线，直观的改进是将网塞内瓣和筋膜边缘缝合，筋膜薄弱者，应将内瓣缝在腹内斜肌和腹横肌腱膜上；缺损过大时推荐普理灵（聚丙烯单丝不可吸收线）缝线，并且强调需将内瓣缝合至疝环周围腹横筋膜及坚固的组织上，例如肌腱弓和腹股沟韧带，甚至可以将内瓣与耻骨梳韧带缝合。由于网塞外瓣置入较深，张开的外瓣会受到筋膜的阻挡，同样缺损条件下，Millikan 手术的网塞固定针数应比 Rutkow 手术的减少。结合内环缩窄或后壁缝合重建，我们常规采用网塞单针固定技术，网塞与筋膜组织只需用薇荞线缝合 1 针进行固定。

（3）UPP 手术只需将塞环与深部的筋膜组织缝合固定 1～4 针，斜疝时精索通过处要将塞环相应处开口包绕精索根部，开口起始处关闭缝合 1 针并顺便固定在腹股沟韧带上。

7. 平片裁剪　免缝合技术中，平片裁剪适合是一个关键步骤。套装网片没有大小之分，因此需要术中依据个体大小进行裁剪。网片边缘受限于解剖限制不能铺平而发生卷曲会影响平铺效果，网片表面组织瘢痕化过程会使术后卷曲程度加重。网片不能与筋膜组织密切贴合就会影响组织生物屏障的建立。可以将平片放置到位后依轮廓裁剪，有经验者可以将平片裁剪后再放置到体内。

PerFix 网塞的套装平片有圆形精索预留空，PLP 轻量网塞和 UPP 部分可吸收网塞套装产品的平片已无预留精索孔，使用时不建议再人为开孔，采用 Lichtenstein 手术的平片开叉燕尾交叉关闭技术应为最佳选择。Rutkow 医师手术时是将 PerFix 套装中的小平片宽度裁剪成拇指宽后使用的，新产品的平片尺寸越来越大，甚至有超过 Lichtenstein 手术标准的。我们认为这是厂家为满足各种医师不同需求的简单商业化措施，我们的经验是腹股沟韧带侧重量型网片边界限于腹股沟韧带缘，只需覆盖髂耻束，轻量型网片柔顺性好，外下缘覆盖超过腹股沟韧带和腹外斜肌腱膜反折也不会带来卷曲影响平铺的问题；内上缘经典网塞产品和 PLP 轻量型网塞产品的平片都可以不做修剪，UPP 套装中的平片必须修剪。5cm 左右宽的网片足够手术需求，平片过大就需要范围超大的解剖，大范围解剖就失去了网塞修补的优势。

8. 平片放置　将平状网片开口套过精索，缝合 1 针以关闭开口，将精索包在其中，松紧以环口可通过止血钳尖为度。平片走向与腹股沟韧带平行，脚型头端将铺在耻骨结节表面。在精索近

段保持张力的情况下，将网片精索孔尽量压向精索近端根部，精索松弛后可使网片能够紧贴腹横筋膜表面。再将网片外侧开口交叉部分外下深、内上浅依次塞入、铺平于腱膜下间隙，最后内侧部分确保覆盖住肌腱弓和耻骨结节。网塞平片技术的精髓是平片四周不做缝合固定，这是有别于 Lichtenstein 手术的核心技术之一。

9. 缝合切口　将精索复位，用可吸收缝线缝合腹外斜肌腱膜，逐层缝合皮下组织和皮肤。

（六）注意要点

1. 腹股沟疝手术首先需要腹股沟区全面探查。直疝三角和精索结构内遗漏小疝，术后早期因为疝囊扩张导致的平片组织分离作用，网片组织生物屏障和物理屏障的建立机制会受到影响。

探查未见斜疝和直疝时，如果有明显的精索脂肪瘤存在则按斜疝处理。精索脂肪瘤往往与斜疝疝囊并行，也有将疝囊包在脂肪团中使其不易被发现的。术中探查发现精索脂肪瘤与术前疝块大小相符，就不必强求切开脂肪瘤来确定疝囊的存在，只需按斜疝疝囊处理方法游离回纳精索脂肪瘤即可。术前诊断为腹股沟疝，术中探查未见斜疝和直疝者，应考虑股疝误诊。可以将切开的腹外斜肌腱膜对合，沿腱膜表面向下探查有无股疝，明确后再按股入路或腹膜前入路处理。

2. 疝囊不易回纳时，要考虑内容物粘连导致的难复疝。切开疝囊探查内容物，松解、离断粘连后回纳疝内容物，疝囊再回纳就不再困难。将多余的疝囊切除后，疝囊近端开口建议采用可吸收缝线连续缝合关闭的方式。疝囊残端结扎采用一团扎的方式有可能导致局部无菌性炎症，是术后慢性疼痛的原因之一。更应避免用丝线做团块结扎，尤其是大的疝囊。

3. 分离腹膜前间隙采用纱布填塞方法对腹膜的刺激比手指直接分离要小，尤其适合局部麻醉者。由于内环颈肩部的融合粘连，相对而言直疝的分离比斜疝要容易，切开腹横筋膜后将疝囊回纳，紧随着在疝环处填入一块小纱布，抽出后就可以获得所需的网塞放置空间。

4. Rutkow 手术特别强调网塞体积与缺损的匹配，内环过度充填会带来术后不适感。网塞外瓣有一定的扩张（弹开）性，网塞内瓣的作用就是支撑外瓣，疝块位于腹股沟管内的斜疝，重量型网塞内瓣基本上都要裁剪掉 1～8 个内瓣。充填

后网塞内瓣与外瓣间必须存有足够空隙，我们的经验是这些网片间空隙至少要达到缺损总空间的50%以上，否则就是充填过度（图7-22）。轻量型网塞由于网片相对柔软，过度充填作用会变得相对较轻，内瓣修剪的控制相对宽松。Millikan技术使网塞体积受限于缺损的问题不再存在，无论缺损大小都不再考虑内瓣修剪，特大号网塞也无充填过度问题。将网塞真正放置到腹膜前间隙，不单单是提高固定的可靠性、降低术后复发，也同时解决了网塞立体构造带来的充填过度造成的术后不适问题。Rutkow接受了Millikan将网塞完全放入腹膜前间隙的改进，最后这两种技术的差别变得几乎只剩下固定外瓣和内瓣的形式。

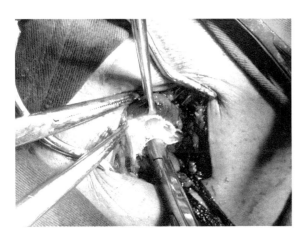

图 7-22　网片间空隙不足，内环过度填充

Millikan依据疝分型选择不同型号的网塞，Ⅰ型、Ⅱ型斜疝用含有8个内瓣的大号网塞，Ⅲ型斜疝、Ⅳ型、Ⅴ型直疝用内含3个锥形体内瓣的特大号网塞。实际应用中，并不一定拘泥于这个标准，我们的经验是大号巴德网塞和中号强生网塞（UPPM）基本上可以满足各种大小疝手术的需要。网塞内外瓣一起修剪可以缩小网塞体积。

5. 对于腹横筋膜薄弱者，要将网塞外瓣或内瓣缝在肌腱膜、肌腱弓、腹股沟韧带甚至耻骨梳韧带上，以确保网塞的固定可靠。Millikan对缝线的选择为Ⅰ型、Ⅱ型斜疝用可吸收缝线，Ⅲ型斜疝，Ⅳ型、Ⅴ型直疝用不可吸收缝线。我们的经验是采用2-0或3-0可吸收缝线是安全可行的，缝合网片应避免使用丝线。将足侧内瓣缝至耻骨梳韧带上，修补原理类似于McVay手术。因此，Millikan手术也是一种腹膜前入路股疝修补手术。股环没有明显扩大时，将内瓣缝合固定于股环浅侧的腹

股沟韧带上，网塞外瓣超出耻骨支下缘覆盖，同样可以防治股疝。UPP手术时，可以将塞环面朝向深部腹膜反向置入（图7-23），UPPM塞锚面对应耻骨梳韧带或腹股沟韧带的点位固定缝合1针，直疝三角筋膜切缘处再固定缝合2～3针，塞锚面就可以将股环完整覆盖，直疝三角大部覆盖，效果就是腹膜前置入双层圆形小网片。

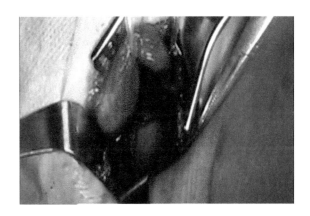

图 7-23　UPP反置于腹膜前间隙，塞锚面朝上紧贴膜横筋膜

6. 平片免缝合固定：网片平整放置最重要。网片一旦卷曲、皱折，加上后期网片"皱缩"，网片会扭曲、变形，甚至成团而影响预防性修复效果。平片缝合固定确实可以弥补手术操作不规范、平片放置不平整等失误。如果平片缝合过多，就失去了网塞平片技术本身的优势。网塞平片术中平片需要缝合固定，只有处理复发疝经验中提到的耻骨结节表面固定缝合的意义和重要性，其他位置的缝合固定并无系统的理论依据，更多的只是外科医师增加保险系数的感觉。也有医师担心免缝合后平片移位问题。平片套在精索后只有环绕精索旋转的可能，但平片外下缘术后又受腹股沟韧带的限制，旋转绝不可能发生。加上聚丙烯网片与组织间的"尼龙搭扣"样黏合作用，运动时肌层间的"三明治"样的夹合作用，无须担心没有缝合固定的网片移位问题。

7. 网塞平片术后早期耻骨结节旁的复发是遗漏而不是新发，所以，十几年来，我们一直坚持平片免缝合的处理方式，包括耻骨结节表面，原发疝手术基本上不考虑平片加固缝合。对于特殊病例才考虑平片固定缝合，针数限于1～4针，固定点依据重要性，分别为耻骨结节表面、肌腱弓内侧、腹股沟韧带内环内侧和肌腱弓上方，打

结不宜过紧，使网片定位就达目的。

8. 重量型预成型平片腹股沟韧带侧、各种平片踇趾端多余部分会限制网片平铺，必须剪除以确保裁剪后的网片大小与解剖空间相匹配。耻骨结节表面网片与组织重叠覆盖至少要达到 1.0cm，除了注意耻骨结节表面的分离解剖，腹外斜肌腱膜外环上下两个脚间尤其是腹直肌脚外侧的纤维结缔组织和肌纤维组织一定要离断干净。针对强调耻骨结节表面要缝合固定的观点，我们的免缝合方案是做一个折中的改进，脚型网片裁剪时踇趾部分多保留（延长）1cm（图 7-24），这样在外环两个腱膜脚的限制没有改变的状况下，异型长踇趾平片可以在耻骨结节表面向内下阴囊方向覆盖稍多一点范围，耻骨结节表面增加的网片覆盖最终会形成 1cm² 的粘连，效果应该可以替代一针缝合。

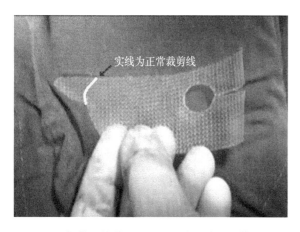

图 7-24　韧带侧修剪踇趾端保留伸长的异型裁剪平片

（图中标注：实线为正常裁剪线）

9. 随着平片面积增大，网片覆盖范围内髂腹下神经从肌层穿出经腹外斜肌腱膜至皮下层的比例也会增多。处理神经与网片铺平关系，或者离断神经，或者网片开口容神经通过。我们多采用后者，开口网片没有缝合固定，网片贴着神经伴行，压迫、牵拉神经几乎无可能。

10. 网塞平片手术只有采用小平片、免缝合技术，才能做到比 Lichtenstein 手术切口小、解剖少、时间快、疼痛轻的优势。非特殊病例，平片都是过多缝合固定，真的就不如丢弃网塞技术而改做 Lichtenstein 手术。Millikan 的研究观察结果 2008 年发表于 *Hernia* 杂志，95% 的患者在 3d 内恢复正常活动，2 ～ 10 年的随访率为 99%，复发

率为 0.15%，0.4% 的患者因慢性疼痛接受治疗，没有发生感染和补片移位。欧洲疝指南和最新的国际疝指南关于开放式补片疝修补术中一直强调，MPR 手术就是时间优势和学习曲线优势。如果丢弃小平片、免缝合的技术优势，网塞 - 平片手术真的就没有存在的理由了。

11. 网塞修补技术的雏形始于缺损局限的复发疝治疗，网塞平片技术扩大了各种复发疝手术治疗的适应证，区别就是能否像原发疝手术那样成功地游离精索来放置平片。具体的手术步骤以手术避免精索损伤为重，是否放置平片以游离精索难易、复发疝局部瘢痕情况和术者技术熟练程度而定。

12. 材料学改进同样显示在网塞 - 平片式腹股沟疝修补术上，轻量网塞的优势如同 Lichtenstein 手术选用轻量网片一样。除了术后不适和慢性疼痛，我们处理术后感染病例的经验是，轻量网塞感染少见、预后更好，因此，强烈建议首选轻量材料或部分可吸收材料制作的网塞套装产品。网塞平片套装产品的最新进展是网塞采用可吸收材料制作，平片仍然是聚丙烯丝编织的网片。

（陈思梦）

主要参考文献

[1] Negro P, Gossetti F, Ceci F, et al. Davide fieschi: a pioneer of plug repair in groin hernia surgery. Hernia, 2014,18:919-923.

[2] 马颂章，李燕青．疝环充填式无张力疝修补术．临床外科杂志，1998，6:234.

[3] Rutkow IM.The Perfix plug repair for groin hernias. Surg Clin North Am, 2003, 83:1079-1098.

[4] Millikan KW, Doolas A. A long-term evaluation of the modified mesh-plug hernioplasty in over 2000 patients. Hernia, 2008,12:257-260.

[5] 陈思梦．网塞式疝修补术的改进 - 网塞单针缝合固定法．外科理论与实践，2005，10:528-530.

[6] The Hernia Surge Group. International guidelines for groin hernia management.Hernia, 2018, 22:1-165.

[7] Droeser RA,Dell-Kuster S, Kurmann A, et al. Long-term follow-up of a randomized controlled trial of Lichtenstein's operation versus mesh plug repair for inguinal hernia. Ann Surg, 2014, 259:966-972.

第三节　双层疝装置修补手术（PHS 及 UHS，Gilbert 手术）

双层疝装置修补手术是指采用普理灵疝修补装置（Prolene Hernia System，PHS）或超普疝修补装置（Ultrapro Hernia System，UHS）双层补片装置的无张力疝修补手术。PHS 双层聚丙烯装置是由美国 A.I.Gilbert 医师自 1984 年起借鉴 Lichtenstein 的无张力疝成形修补术，在"伞型网塞"行内环无张力疝修补术的基础上，不断改进而产生的腹股沟疝的腹膜前间隙内的无张力疝修补技术。PHS 结构见图 7-25A。

UHS 是在 PHS 的基础上，采用部分可吸收材料及轻型网片以减轻患者术后不适的无张力疝修补术；UHS 下层补片加有可吸收涂层，使其更具可塑性，并便于放置。1998 年 Gilbert 医师与美国强生 - 爱惜康（Ethicon）公司将该疝修补装置商品化，1998 年和 2005 年在美国上市并应用于临床，在中国于 2001 年和 2008 年开始临床应用，因此此术式也被称为"Gilbert 术式"。UHS 结构见图 7-25B。

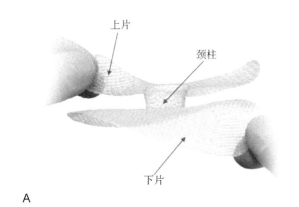

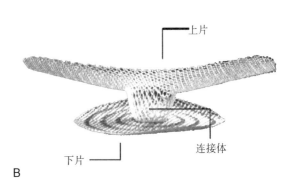

图 7-25　A. PHS 结构；B. UHS 结构

一、修补原理

PHS 和 UHS 是一种双层补片，中间以一个连接体将上、下两层补片连为一个整体，在放置于人体腹股沟区后起到稳定装置，使上下层补片不易移位。应用双层疝修补装置（PHS 和 UHS）的无张力疝修补术是将下层补片放在腹膜前间隙内，覆盖整个肌耻骨孔（myopectineal orifice，MPO）范围。MPO 由 3 个三角组成，分别为外侧三角、内侧三角和股三角，见图 7-26A。

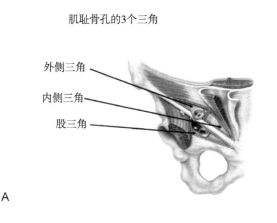

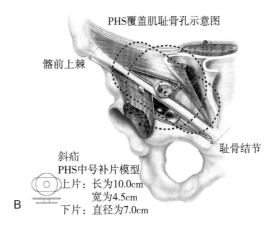

图 7-26　A. 肌耻骨孔的构成；B. PHS 覆盖 MPO 示意图

MPO 是人体腹股沟区仅有一层腹横筋膜覆盖的区域，也是腹股沟疝和股疝发生的解剖学基础。MPO 被腹股沟韧带分成两部分，上方为腹股沟管，是精索或子宫圆韧带的通道，也是腹股沟斜疝和直疝的发病部位；下方为腹股沟韧带以下的区域，是股神经、股动脉、股静脉及股管的通道，主要薄弱点是股环，是股疝出现的区域。因此"Gilbert 术式"也完全符合 Nyhus 和

Stoppa 对整个腹股沟薄弱区域进行全面修复的理论，可同时对斜疝、直疝、股疝进行修补。PHS 覆盖整个肌耻骨孔见图 7-26B。再者，双层疝修补装置的下层补片覆盖整个 MPO，连接体充填疝环口，上层补片又加强了整个腹股沟管后壁，真正实现了"三重修补"，理论上具有更低的复发率。UHS 覆盖肌耻骨孔的正面观和内侧面观见图 7-27。

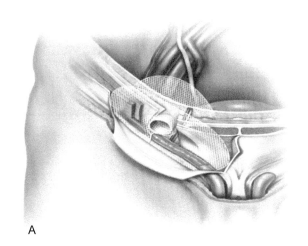
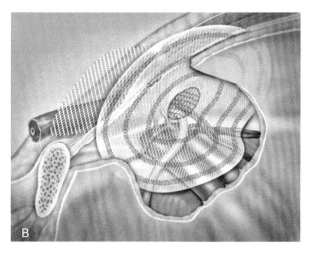

图 7-27　A. PHS 修补正面观；B. UHS 修补内侧面观

二、手术适应证

1. 适用于各种类型的原发腹股沟疝。
2. 上入路的股疝修补。
3. 疝环较大的复发疝。

三、手术步骤

1. 麻醉选择。推荐使用局部麻醉，根据情况也可采用连续硬膜外麻醉，较少采用全身麻醉。华西医院疝中心采用超低浓度局部麻醉药取得良好的麻醉效果，配方如下：盐酸利多卡因 400mg+ 甲磺酸罗哌卡因 100mg+ 盐酸肾上腺素 0.2mg+ 生理盐水 130ml，总体积 160ml。低浓度大容积局部麻醉药麻醉效果和高浓度麻醉药物相同，可降低局部麻醉药物不良反应，尤其是毒性反应的危险性，满足了肥胖患者、巨大疝、双侧疝和复发疝等手术对大量麻醉药物的需求，同时有利于更好地显露解剖层次。

2. 切口选择。取耻骨结节和腹股沟韧带中点上方 0.5 ~ 1cm 切口。切口过高，易损伤从腹外斜肌腱膜穿出的髂腹下神经；切口过低，则有可能切至腹股沟韧带以下，有损伤股血管的风险。

3. 切开皮肤、皮下浅筋膜和深筋膜，显露腹外斜肌腱膜和外环口（图 7-28）。

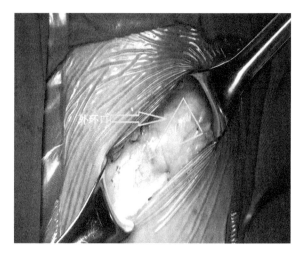

图 7-28　外环口示意图

4. 切开腹外斜肌腱膜及外环口。尽量使用剪刀，避免使用电刀，以防腹外斜肌腱膜下方的神经受到电损伤。

5. 游离第一间隙。使用花生米或纱布游离第一间隙，即腹股沟盒，以容纳补片上片，见图 7-29A。

游离的范围是：向内上游离至腹直肌外侧缘，向外上游离至弓状缘上方 3～4cm，超过内环 4cm 左右，向外下显露出腹股沟韧带（图 7-29B），内下游离至超过耻骨结节。游离中注意保护髂腹下神经和髂腹股沟神经（图 7-29C）。

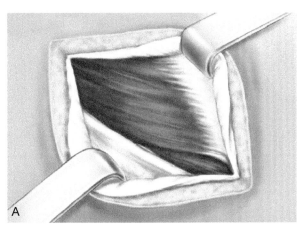

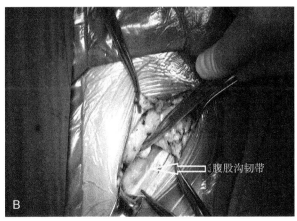

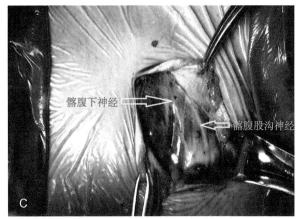

图 7-29 游离第一间隙
A. 第一间隙游离范围；B. 腹股沟韧带；C. 髂腹下神经和髂腹股沟神经

6. 游离精索。在外环口上方的无血管区，即髂腹下神经和髂腹股沟神经之间，使用电刀切开精索与肌肉的间隙，完整游离出精索组织，包括精索和提睾肌，注意将生殖股神经的生殖支及其伴行血管（Blue line）一起游离，见图 7-30A。内下超过耻骨结节 1.5～2cm（图 7-30B），外上游离至内环口。精索游离后使用细尿管悬吊，后方即为直疝三角。

7. 游离疝囊和进入腹膜前间隙。

（1）斜疝：若直疝三角完好，则寻找斜疝疝囊。在精索前内侧，白色腹膜样物即为疝囊。使用止血钳分开提睾肌，提起疝囊，手指垫于疝囊后，使用剥离剪微张后推开疝囊表面的输精管和精索血管直至看到疝囊边缘，显露出疝囊前壁。同样

方法，显露疝囊后壁。疝囊较小，可完整游离后回纳入腹。疝囊较大，确定疝囊内无内容物后可横断，横断后须缝扎近端疝囊，远端旷置或剥离。使用钝锐结合的方法向近端游离疝囊至腹膜前间隙，需达到内环口深面 3～5cm，即完成精索腹壁化（也称去腹膜化），解剖学标志是看到精索血管和输精管分离，即危险三角，见图 7-31A。

颈 - 肩技术：在腹壁下血管外上方的腹股沟后壁颈 - 肩处切开第 1 层腹横筋膜，即可看见腹壁下血管（图 7-31B）。在其外上方切开腹膜前脂肪表面菲薄的第 2 层腹横筋膜，即可见腹膜前脂肪，进入腹膜前间隙。用爱丽丝钳提起两层腹横筋膜及腹壁下血管，在疝囊的四周分离，打通整个腹膜前间隙。

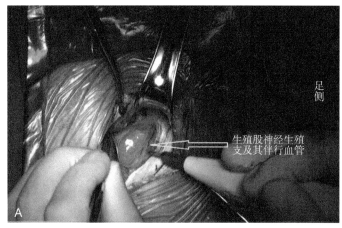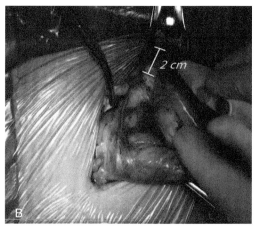

足侧

生殖股神经生殖支及其伴行血管

2 cm

图 7-30　游离精索

A. 生殖股神经的生殖支及其伴行血管；B. 游离精索内下超过耻骨结节 1.5 ～ 2cm

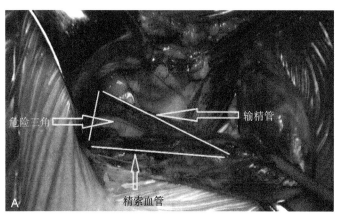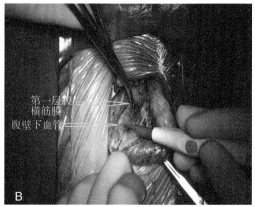

危险三角

输精管

精索血管

第一层腹横筋膜

腹壁下血管

图 7-31　游离疝囊和进入腹膜前间隙

A. 斜疝危险三角；B. 颈 - 肩技术

（2）直疝：游离精索后即可显露直疝疝囊，游离至基底部。距离基底部约 1cm 环形切开腹横筋膜（即假疝囊）进入腹膜前间隙（图 7-32），不必切除疝囊，将其直接全部回纳。注意切开假疝囊时不能太靠近根部，以免修复腹横筋膜时产生张力。

8. 创建腹膜前间隙：用纱布和（或）手指以疝环为中心，填塞入腹膜前间隙，建立一个以疝环为中心、直径为 10 ～ 12cm 的间隙。腹膜前间隙游离范围，内上至腹直肌外侧缘，外上至超过内环口 3cm 以上，内下超过耻骨梳韧带及耻骨结节，外下至髂腰肌。

9. 放置和固定补片。

（1）将上层网片沿长轴对折，用环钳钳夹住折叠体根部（图 7-33A）。

（2）再将下层补片沿上层补片的长轴方向对折，对折时以修补侧为准先折腹股沟韧带侧，再折腹直肌侧（图 7-33B）。

（3）用血管钳夹住下层补片折叠处的顶端边缘，将其放于耻骨结节后方的腹膜前间隙中。

（4）同（2）法折叠下层补片的另一端，用血管钳夹住下层补片折叠处的顶端边缘，将其放置于环口外上方，并保证长轴方向充分展开。

（5）使用长平镊或手指将折叠的下片展开，先展开腹直肌侧，再展开腹股沟韧带侧。

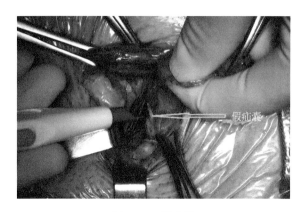

假疝囊

图 7-32　假疝囊

（6）用手指将整个下层补片展开。注意外下侧为盆壁，不能展平，轻提环钳，用手指将外侧补片如碗状扣于盆壁，补片边缘超过耻骨梳韧带（图7-33C。整个补片展开后见图7-33D）。

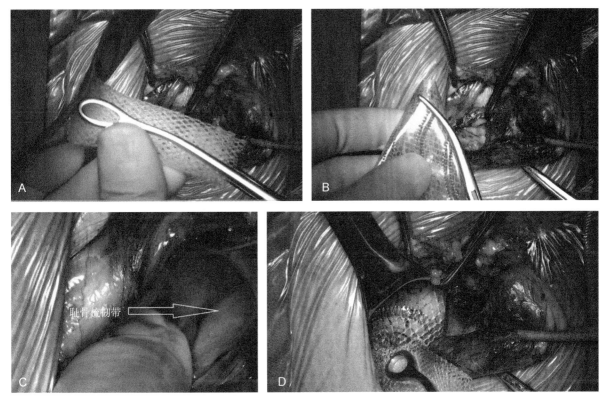

图 7-33　放置补片

A. 折叠上片；B. 折叠下片；C. 耻骨梳韧带；D. 下层补片展开图

（7）用可吸收缝线八字缝合内环口处腹横筋膜，重建内环口。注意缝合时将夹着腹壁下血管的爱丽丝钳下压，避免损伤血管。若血管损伤，可一并缝扎。

（8）若为直疝，重叠缝合以修复环口两端的腹横筋膜。

（9）固定补片：均使用3-0可吸收缝线，一般固定3针。第1针固定补片于耻骨结节，补片超过耻骨结节1.5～2cm；第2针固定补片于直疝三角处的腹股沟韧带（图7-34A）。内环下缘沿横轴剪开上层补片，包绕精索后固定于腹股沟韧带上，此为第3针（图7-34B）。也可沿长轴方向剪开上层补片后做燕尾交叉缝合固定于腹股沟韧带。注意包绕精索的补片不宜过紧，可通过一止血钳尖即可。固定完成后修剪多余的补片。

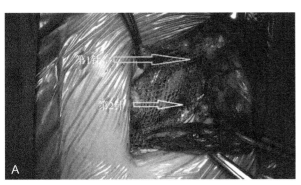
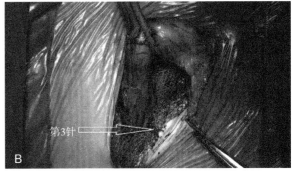

图 7-34　固定补片

A. 第1针和第2针；B. 第3针

（10）连续缝合腹外斜肌腱膜，重建外环口。缝合两侧腹外斜肌腱膜时距离耻骨结节约 1cm，缝合后外环口恰容一指尖通过。外环口过大会缩小腹股沟管长度，增大其角度，可能会增加复发率。

（11）连续缝合皮下组织，皮内缝合皮肤。连续缝合皮下有较好的止血作用。

四、注意事项

1. 疝环的位置是应用双层疝修补装置进行修补的一个关键点，是进入腹膜前间隙的入路，要掌握好疝环的颈 - 肩切开技术，以及第 2 层腹横筋膜的解剖。

2. 腹膜前间隙的游离一定要足够大，这样下层补片才能充分展开。如果下层补片不展开，可能造成下层补片不能完全覆盖肌耻骨孔，会增加以后复发的机会。尤其是原发疝为斜疝时，若下方不能完全覆盖肌耻骨孔，再发的多为直疝。

3. 注意复合疝（又称马鞍疝、骑跨疝等）的问题。防止复合疝遗漏的方法：清楚解剖出整个腹股沟区的结构，发现是直疝时常规探查斜疝区域，如果均未发现疝囊，要探查股环，以免遗漏。此外，如果是复合疝，可将腹壁下血管提起，从环口较大的缺损修补，使下层补片同时覆盖两个缺损。

4. 斜疝情况下，尤其是老年人，直疝三角的腹横筋膜多有薄弱，需折叠缝合腹横筋膜，加强腹股沟管后壁（图 7-35）。

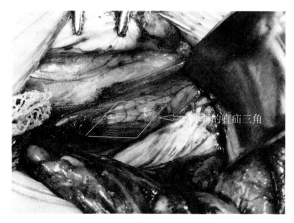

图 7-35　薄弱的直疝三角

五、小结

总之，应用双层疝修补装置的无张力疝修补术是一种包含 Stoppa 理念的技术，但是因为增加了连接部，因此比 Stoppa 技术定位更准确，且下层补片的大小比 Stoppa 的方法要小得多，组织的创伤和手术的技术难度比 Stoppa 的方法要小。该技术是通过疝环（前路）将修补的材料送达腹膜前间隙，可以达到腹腔镜技术从后路达到腹膜前间隙一样的效果，而且更加方便，并可以在局部麻醉下完成。局部麻醉下的双层疝装置修补手术具有更好的卫生经济学效益，也有助于疝日间手术的开展。如果单从腹壁缺损的层面看，双层修补装置更像是夹着腹股沟管后壁的"三明治"。因此，该装置的上下两层补片的大小一定要超过正常的腹壁组织范围，这样才能保证该装置的稳定，双层疝修补装置对肌耻骨孔的全覆盖符合现代疝修补的理念。

（雷文章　宋应寒）

主要参考文献

[1] Gilbert AI , Graham MF , Voigt WJ. A bilayer patch device for inguinal hernia repair. Hernia, 1999, 3(3): 161-166.

[2] 唐健雄 . 双层补片装置腹股沟疝修补手术 . 上海医学，2011，34(11):857-858.

[3] 张育超，陈双，王捷 . 双层补片装置修补腹股沟疝技术 . 岭南现代临床外科，2003，3(1):65-66.

[4] Magnusson J, Nygren J , Thorell A . Lichtenstein, Prolene Hernia System, and UltraPro Hernia System for primary inguinal hernia repair: one-year outcome of a prospective randomized controlled trial. Hernia, 2012, 16(3):277-285.

[5] 宋应寒，雷文章 . 腹股沟疝修补术局部浸润麻醉要点 . 中国实用外科杂志，2014, 34(5):462-463.

[6] Karateke F, Ozyazici S, Menekse E, et al. ULTRAPRO Hernia System versus Lichtenstein repair in treatment of primary inguinal hernias: a prospective randomized controlled study. Int Surg, 2014, 99(4):391.

[7] 宋应寒，雷文章 . 1892 例腹股沟疝日间手术的临床疗效 . 中华消化外科杂志，2015, 14(010):823-826.

第四节　改良 Kugel 修补手术

1994 年，美国 Robert Kugel 医师设计了 Kugel 补片并应用于临床。这一修补手术要求做一个 3 ～ 4cm 的小切口，从内环上方切开腹横筋膜并进入到腹膜前间隙，放置 Kugel 补片来覆盖肌耻骨孔。这一术式列属于腹股沟疝开放后入路腹膜前全面防御性无张力修补式，是迄今为止最接近于腹腔镜修补的开放术式。Kugel 医师于 1994—1999 年对 775 名腹股沟疝患者施行了 902 例 Kugel 疝修补术，仅开展早期有 5 例复发，总复发率为 0.55%，伤口感染率为 0.25%，无其他并发症，该术式治疗腹股沟疝疗效显著。但该术式的大部分手术过程是经小切口进行深部盲操，一方面对患者有一定的选择要求，另一方面要求术者对腹股沟区尤其是腹膜前解剖要有深刻的理解。这些客观因素导致无法获得清晰的手术示教画面，即使在手术台边也无法看清，从而使得学习曲线延长，后学者很难获得与原创者一致的疗效。美国 Schroder DM 等医师曾报道 366 例腹股沟疝 Kugel 修补术，术后 1 ～ 48 个月有 28 例复发，复发率达 7.7%，在复发疝和原发性直疝中数值更高达 27.8% 和 22.7%，且开始 36 例的复发率为 18.2%，之后降至 2.9%。

为了规避这些高昂代价，促使许多医师采用更易掌握的经腹股沟切口前入路途径来放置 Kugel 补片，以确保术中补片能完整覆盖肌耻骨孔，降低术后复发率，几年后，生产商巴德公司推出了改良 Kugel（modified Kugel, MK）补片，其于 2005 年在中国上市（图 7-36）。MK 补片由两张补片组成，通过开放腹股沟切口分别放置在第一间隙和腹膜前间隙。放置在腹膜前间隙的下层补片，有圆形（直径 7.5cm、10cm、11.5cm）和椭圆形（8cm × 12cm、9.5cm × 13cm）两种形状，其所带的"记忆弹力环""定位带"及"定位指袋"等设计，能确保补片放置到位、铺展平整；放置在第一间隙的上层补片，为一统一尺寸的平片。因此，MK 修补术式应列属于腹股沟疝开放前入路腹膜前全面防御性无张力修补术式。

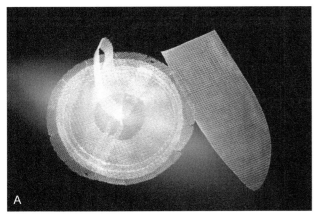 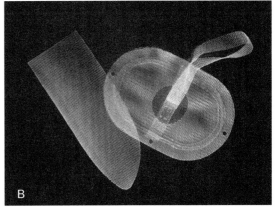

图 7-36　MK 补片

A. 圆形下层补片；B. 椭圆形下层补片

一、适应证

MK 术式适用于几乎所有的原发性腹股沟疝和股疝，同时对于复发疝，尤其是仅第一间隙放置补片（如 Lichtenstein 术）后的复发，非常具有应用价值。

由于 MK 术式要求对腹膜前间隙进行充分的游离，因此对于那些以往腹膜前间隙经历过其他手术的患者（如前列腺术后、膀胱术后、阑尾术后、下肢血管外科术后、妇产科术后等），应谨慎应用 MK 术式。

二、手术步骤

1. *切口*　在髂前上棘与耻骨结节连线中点上方两横指处至耻骨结节，做长约 6cm 的手术切口。逐层切开皮肤及皮下组织，遇腹壁浅血管给予离断、结扎，直至显露腹外斜肌腱膜及外环（图7-37）。

2. 游离第一间隙　自外环口沿纤维方向切开腹外斜肌腱膜，腱膜向上游离至腹直肌外侧缘，向外游离至弓状缘上方3～4cm，向下游离直至显露腹股沟韧带支撑缘（the shelving edge of the inguinal ligament）（图7-38A）。游离后间隙范围为（4～6）cm×（10～12）cm。游离过程中需注意保护髂腹下神经（图7-38B）和髂腹股沟神经。

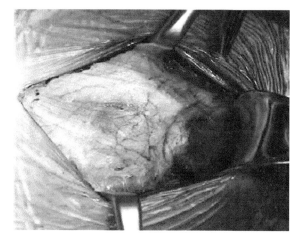

图 7-37　**显露腹外斜肌腱膜及外环**

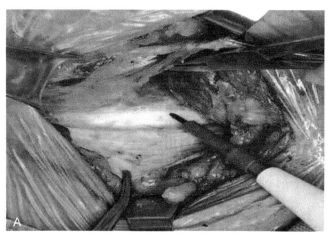

图 7-38　**游离第一间隙**
A.显露腹股沟韧带支撑缘；B.髂腹下神经

3. 游离精索　将包括提睾肌在内的精索与耻骨结节分离，并超过耻骨结节1～2cm，提起精索，向外游离至内环。游离过程中注意保护髂腹股沟神经、精索血管、输精管及生殖股神经生殖支等结构（图7-39）。

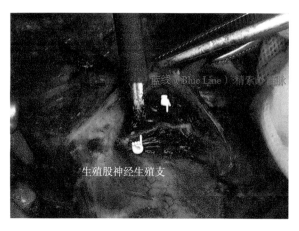

图 7-39　**精索血管及生殖股神经生殖支**

4. 游离疝囊

（1）斜疝：在内环颈肩部，腹壁下血管外侧切开腹横筋膜浅层和深层（图7-40），显露腹膜前脂肪。在精索根部腹侧稍许纵向切开提睾肌及精索内筋膜，即可找及任何斜疝疝囊（图7-41）。对于小的斜疝疝囊，可完全游离；对于大的斜疝疝囊，可给予横断，其远端止血后旷置，近端关闭。充分高位游离后的疝囊，给予倒置内翻回纳入腹膜前间隙。

（2）直疝：直疝疝囊与精索的关系不很密切，一般游离精索时很易辨别并被分离至疝囊基底部。在基底上方，环形切开腹横筋膜浅、深两层，倒置内翻回纳直疝疝囊。如首先分离直疝疝囊，分离完成后应常规寻找是否并存斜疝。

5. 游离腹膜前间隙（精索去腹膜化）

（1）斜疝：在内环处，提起切开的腹横筋膜及腹壁下血管，在其下方将细纱塞入腹膜前间隙，依次向上、下、内方分离腹膜前间隙。分离范围，上至腹直肌外缘后方，下至髂腰肌，内至耻骨支下方。腹膜前间隙向外游离的同时需完成"精索去腹膜化"，即分离前，近端斜疝疝囊在内环处

及以上是紧贴精索的，此时需将疝囊与精索分离，直至看见精索血管与输精管分开走行 3 ～ 5cm 或以上，此时能见由精索血管、输精管、腹膜所构成的"死亡三角（Doom 三角）"（图 7-42）。

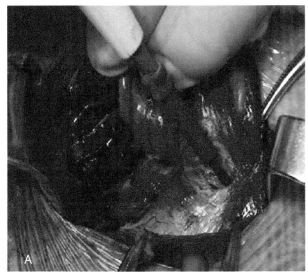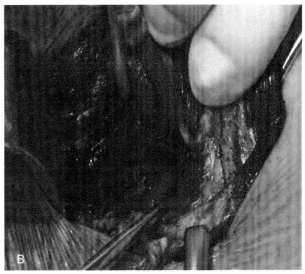

图 7-40　斜疝

A. 切开腹横筋膜浅层；B. 切开腹横筋膜深层

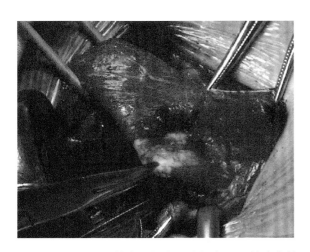

图 7-41　纵向切开精索根部腹侧的提睾肌及精索内筋膜，找及斜疝疝囊

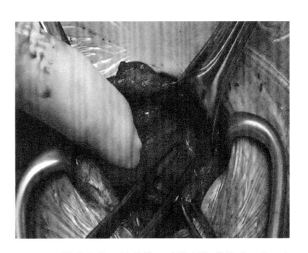

图 7-42　精索血管、输精管、腹膜所构成的"死亡三角（Doom 三角）"

（2）直疝：直疝疝囊基底部经环形切开后，便可进入腹膜前间隙进行相同游离。对于直疝，同样也需完成精索去腹膜化，确保置入的下层补片能完全覆盖肌耻骨孔，此时往往会发现小斜疝或未闭的鞘状突。

（3）复合疝（骑跨疝）：可将腹壁下血管与弓状缘归并在一起，即将斜疝、直疝缺损合并成一个缺损来游离腹膜前间隙及放置补片（图 7-43）。

6. 下层补片的放置与固定　放置前，先沿纵轴将下层补片上、下各 1/3 折叠，并将上 1/3 叠于下 1/3 之上，折叠后用卵圆钳钳夹，沿平行腹股沟韧带方向经疝环置入腹膜前间隙，最下端应插入至耻骨支后（图 7-44A）。纵向放置到位后，先向上展开上 1/3 补片，再将下 1/3 翻下包裹住内脏囊。然后一手向外牵拉定位带，同时用另一手示指伸入定位指袋来帮助展平补片（图 7-44B）。

在内环上方处，补片插入之前经精索去腹膜化后的精索与腹膜之间（图 7-44C），将补片展平后剪去定位带并保留少许（图 7-44D）。只要腹膜前间隙分离到位且足够大，下层补片所含的记忆弹性环可进一步帮助补片完全展平，防止补片卷曲、折叠。下层补片的固定方法有两种：①运用 1～2 针 Marcy 缝合并带及残余定位带，既重塑了内环又稳定了下层补片（图 7-45A）。②将残余定位带分别与联合肌腱、腹股沟韧带支撑缘固定（图 7-45B）。

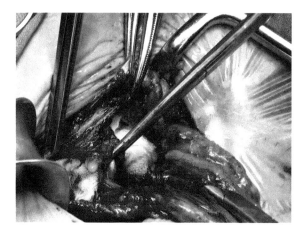

图 7-43　将斜疝缺损和直疝缺损归并为一个缺损

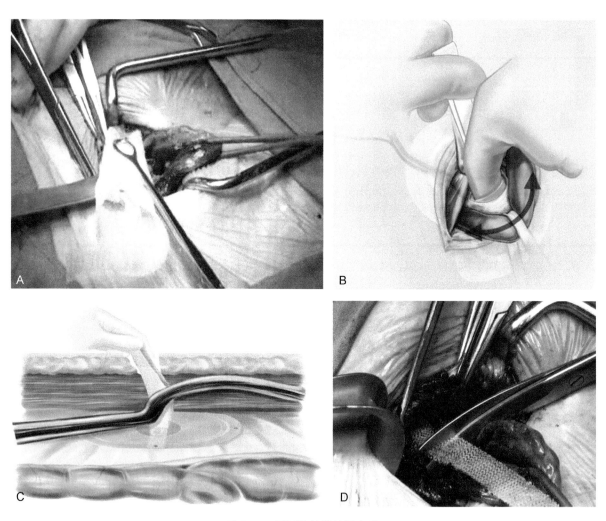

图 7-44　下层补片的放置方法
A. 放置下层补片；B. 铺展下层补片；C. 铺展后的下层补片；D. 剪去定位带并保留少许

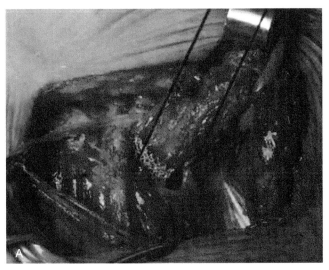
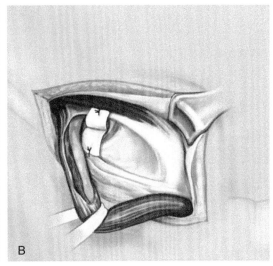

图 7-45 下层补片的固定方法

A. 下层补片的固定方法一：Marcy 缝合（切开的内侧腹横筋膜 - 残余定位带 - 外侧腹横筋膜缝合，或切开的内侧腹横筋膜 - 残余定位带 - 腹股沟韧带支撑缘缝合）；B. 下层补片的固定方法二：将残余定位带分别与联合肌腱、腹股沟韧带支撑缘固定

7. 上层补片的放置与固定　适当修剪上层补片后，放置入第一间隙并展平，内侧需超越耻骨结节 1～2cm，并缝至耻骨结节腱膜上（图 7-46A）。外侧应超过内环 3cm 以上。从补片下侧边剪一侧孔，容精索通过，关闭侧孔并与腹股沟韧带支撑缘固定（亦可剪成"燕尾式"）（图 7-46B）。必要时补片上侧边可与联合肌腱固定，有时需剪一小豁口容之前所保留的髂腹下神经通过（图 7-46C）。

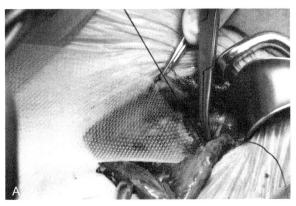
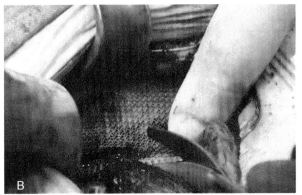
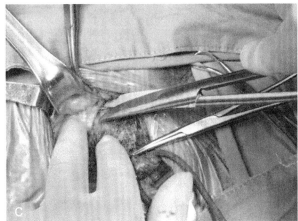

图 7-46 上层补片的放置与固定方法

A. 放置入第一间隙的上层补片，内侧需超越耻骨结节 1～2cm，并缝至耻骨结节腱膜上；B. 剪侧孔容精索通过；C. 剪一豁口以容髂腹下神经通过

8. 其他　逐层关闭切口。

三、评价

时至今日，MK 术式依旧是治疗腹股沟疝的主力开放术式之一，几乎适用于所有类型的腹股沟区疝（斜疝、直疝和股疝）。其下层补片能完整覆盖整个肌耻骨孔区域，全面防御所有腹股沟区疝（图 7-47）。所增设的上层补片，进一步降低了单用 Kugel 补片的复发率（这尤其对于初学者来说）。MK 术式同样可以在局部麻醉下完成，在熟练掌握的情况下，如能完成下层补片铺展到位的话，可以不再放置上层补片。MK 的下层补片有多种尺寸大小，对于一些缺损较大、多次复发的疑难疝，放置其椭圆形中号下层补片，已达到了 Wantz 的经腹股沟切口单侧 Stoppa 术的要求。

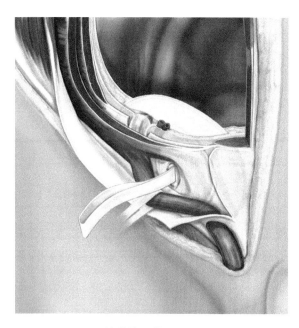

图 7-47　MK 下层补片能完整覆盖整个肌耻骨孔区域，全面防御所有腹股沟区疝

近年来，国内外有许多关于运用中、大号 MK 下层补片放置在腹膜前（Sublay）来治疗各类中小型腹壁 / 切口疝（脐疝、腰疝、半月线疝、切口疝等）的报道，进一步扩大了 MK 补片的应用范围。

（黄　磊）

主要参考文献

[1] Kugel RD. Minimally invasive, nonlaparoscopic, preperitoneal, and sutureless, inguinal herniorrhaphy. Am J Surg,1999,178(4):298-302.

[2] Kugel RD. The Kugel repair for groin hernias. Surg Clin North Am,2003,83(5):1119-1139.

[3] Schroder DM, Lloyd LR, Boccaccio JE, et al. Inguinal hernia recurrence following preperitoneal Kugel patch repair. Am Surg,2004,70(2):132-136.

[4] 黄磊，唐健雄，陈革，等. 经腹股沟切口 Kugel 腹股沟疝修补术应用体会（附 50 例报告）. 外科理论与实践，2004,9(4):349-352.

[5] Heniford BT. International, prospective comparison of open inguinal hernia repair techniques: two-year quality of life (QOL) and recurrence outcomes in more than 1300 patients. JACS, 2015,221(4):S72.

[6] Arima T. Laparoscopic relief of reduction en masse followed by elective preperitoneal inguinal hernia repair with Modified Kugel(TM) patch. Int J Surg Case Rep, 2018,50:97-99.

[7] Suwa K, Nakajima S, Hangu K, et al. Modified Kugel herniorrhaphy using standardized dissection technique of the preperitoneal space: long-term operative outcome in consecutive 340 patients with inguinal hernia. Hernia, 2013,17(6):699-707.

[8] Chiang HC. Inguinal hernia repair outcomes that utilized the modified Kugel patch without the optional onlay patch: a case series of 163 consecutive patients. Hernia, 2015,19(3):437-442.

第五节　Kugel 修补手术

Kugel 修补手术由美国医师 Robert D. Kugel 首创应用于腹股沟疝，并于 1999 年首先报道，采用在内环口上方钝性分开肌肉，经后入路进入腹膜前间隙的一种开放小切口手术技术。该术式所使用的补片被命名为 Kugel 补片（图 7-48），由两层大小不同的椭圆形单丝聚丙烯编织网片构成，通过内、外两圈连接环相结合，连接环之间设计

有弹性单丝环，有助于补片在体内保持原始形状不易变形皱缩，并具有一定硬度利于展开。补片最外围设计有一圈防皱裙边，利于顺应腹壁不规则组织使补片紧密贴合；补片中央区设计有数个小网孔，利于组织长入固定补片；前层小孔旁设计有"V"形小切口，起到增大组织间摩擦力、防止补片滑动的作用。前层补片短径处设计有横行

开缝，与后层补片形成袋状结构，可以在放置补片时深入手指或器械用于定位。

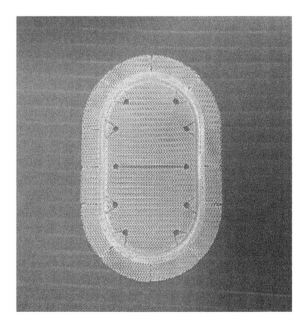

图 7-48　Kugel 补片

一、解剖及理论基础

Kugel 技术的修补理念基于"肌耻骨孔"的完整覆盖和补片修补而产生。"肌耻骨孔"（myopectineal orifice，MPO）的概念最早在 1956 年由法国医师 Fruchaud 提出，认为腹股沟管后壁存在一个薄弱区域，没有肌肉及骨性结构，仅依靠筋膜承受腹内压，也因此是腹股沟斜疝、直疝、股疝等发生的部位。其内侧界为腹直肌外缘，上界为腹内斜肌和腹横肌的弓状下缘，外侧界为髂腰肌，下界为 Cooper 韧带和耻骨。国外学者 Wolloscheck 和 Konerding 研究认为，男性 MPO 区域的平均宽度与高度相等，均为 7.6 cm，而女性则宽度较高度大一些，达到 8.1 cm。国内学者针对国人病例研究结果认为，耻骨肌孔的平均长度为 7.3～7.6cm，平均宽度为 5.7～6.5cm。基于以上数据，临床选择补片大小时应充分考虑到完整覆盖肌耻骨孔的原则，根据病例的不同体型选择相应大小的补片。肌耻骨孔概念的提出为腹膜前间隙疝修补术提供了解剖学理论基础。

Kugel 技术的另一关键基础即对腹膜前间隙的准确认识。此腹膜前宽阔的无血管区是放置补片的良好位置，但术中在创建腹膜前间隙时涉及许多重要的解剖结构，需要术者仔细辨认，包括 Bogros 间隙、Retzius 间隙、直疝三角、疼痛三角、危险三角、腹壁下血管、死亡冠血管、髂外血管、耻骨梳韧带、髂耻束、耻骨结节等。

二、技术特点和适用范围

Kugel 手术学习曲线较其他开放术式略长，其主要手术层面位于腹膜前，位置较深，视野有限，部分解剖结构难以在直视下完全显露，需要结合手指触感来认知。习惯前入路的术者在熟悉解剖的基础上加以训练可充分掌握。由于 Kugel 手术需要创建适当大小腹膜前间隙用于平铺补片，因此术前需评估既往手术史，对于原发性腹股沟疝，适用于既往未接受过其他下腹部或盆腔手术的病例；对于复发性腹股沟疝，遵循不同修补层面原则，适用于既往非腹膜前修补术式的病例。

Kugel 手术在腹膜前放置补片具有以下几个主要优势：①切口小，疼痛轻，术后恢复快，瘢痕隐蔽、美观。②补片完整覆盖"肌耻骨孔"，同时修补腹股沟斜疝、直疝、股疝，以及其他特殊类型的腹股沟疝，如股血管周围疝、靠近中线的耻骨上疝等，达到全腹股沟修补，避免遗漏隐匿疝。③补片范围受限于所创建的腹膜前间隙，不易移动，术后复发率低。④较腹股沟管后壁筋膜前修补更符合力学原理，术中补片无须缝合，依靠腹腔内压和骨性结构、腹壁肌肉对补片起到固定作用，将腹内压转为可利用因素，避免因固定损伤周围血管、神经或慢性疼痛。⑤补片放置位置深在，异物感轻，平整的形状受力均匀，避免局部压迫腹内肠管引起肠瘘。⑥后入路直接进入腹膜前宽阔的无血管间隙，减少术中出血、术后血肿及血清肿发生率。⑦对于特殊类型的腹股沟疝，例如巨大阴囊疝、滑动性疝和嵌顿疝，都可以利用 Kugel 技术顺利完成。

三、麻醉

可以采用局部浸润麻醉、连续硬膜外阻滞麻醉、蛛网膜下腔阻滞麻醉或全身麻醉。

四、手术步骤

1. 切口选取　取髂前上棘与耻骨结节连线中

点上方 1cm，传统 Kugel 术式为横行切口，切口 1/3 位于中点外侧，2/3 位于中点内侧；临床上经过改良后亦可做一斜行切口，切口 1/3 位于中点外上方，2/3 位于中点内下方。长度为 3 ~ 5cm，肥胖患者或初学者可适当延长切口（图 7-49）。

2. 前入路进入腹膜前间隙　用电刀逐层切开浅筋膜，包括浅层 Camper 筋膜（脂肪层）和深层 Scarpa 筋（膜性层）（图 7-50A）。Camper 筋膜内常有较粗的浅静脉从切口经过，建议结扎止血以预防电凝结痂脱落引起术后皮下血肿。切开腹外斜肌腱膜（图 7-50B），无须切至外环口。钝性分离腹内斜肌，显露弓状下缘（图 7-50C）。

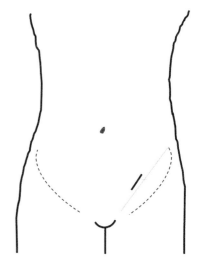

图 7-49　Kugel 术式改良斜行切口

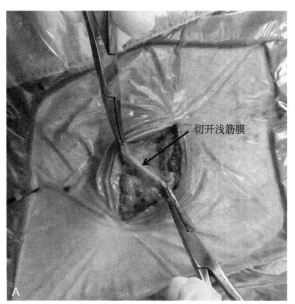

切开浅筋膜

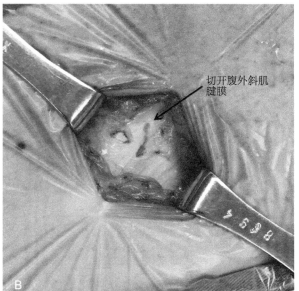

切开腹外斜肌腱膜

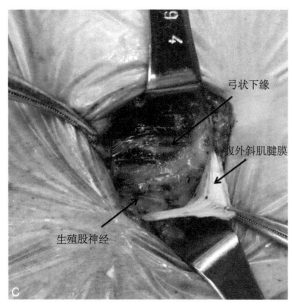

弓状下缘

腹外斜肌腱膜

生殖股神经

图 7-50　A. 电刀逐层切开浅筋膜；B. 切开腹外斜肌腱膜；C. 切开腹外斜肌腱以显露弓状下缘

经典 Kugel 手术打开腹横肌，显露腹横筋膜，临床上也可以采用上提弓状下缘方式显露腹横筋膜（图 7-51A）。在内环口上方 2cm 处纵行切开腹横筋膜，注意避免损伤腹壁下动静脉，切开腹横筋膜深层，进入腹膜前间隙（图 7-51B）。

3. 疝囊分离 Kugel 修补技术关键在于"两个分离"，疝囊分离与腹膜前间隙分离。

（1）斜疝：斜疝疝囊位于精索内上方，利用"头 - 颈 - 肩"技术在内环口处精索内上方沿精索方向纵行切开提睾肌，打开精索内筋膜找到疝囊（图 7-52A），紧贴疝囊壁向高位游离，分离周围结缔组织直至出现腹膜外脂肪，即进入腹膜前间隙。若疝囊体积较小，可沿疝囊完全游离后往腹腔侧还纳。若疝囊体积较大降入阴囊，不建议完整剥离，创面太大可能导致术后血肿、血清肿发生率升高，出现阴囊血肿等并发症。可在内环处切开疝囊，完全还纳疝内容物回腹腔，横断疝囊，注意保护精索、输精管、子宫圆韧带等，近端用可吸收线连续缝合关闭疝囊，往腹腔侧还纳，远端开放旷置于腹股沟管（图 7-52B）。较大的精索脂肪瘤建议完整切除，避免与术后复发疝相混淆。

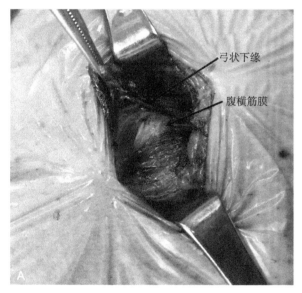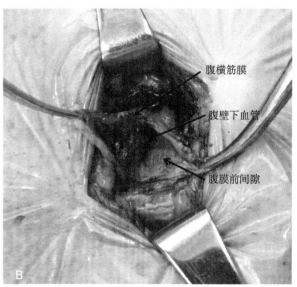

图 7-51 A. 上提弓状下缘以显露横筋膜；B. 打开腹横筋膜，显露腹壁下血管及腹膜前间隙

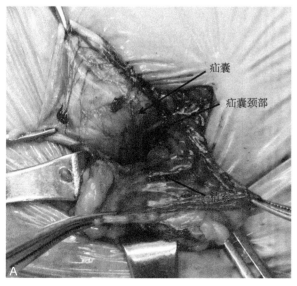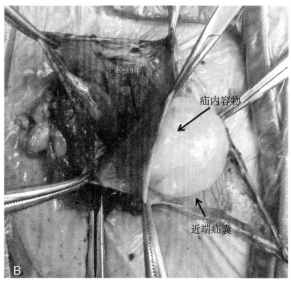

图 7-52 A. 应用"头 - 颈 - 肩"技术于精索内上方寻找疝囊；B. 横断疝囊，还纳疝内容物，远端疝囊旷置

（2）直疝：直疝疝囊位于直疝三角，增厚的腹横筋膜形成"假疝囊"，与腹膜间由疏松腹膜前结缔组织相连，牵拉腹膜与腹横筋膜可使两者分离，必要时锐性分离，常规不打开疝囊，将疝囊完全还纳回腹腔侧，体积较大的疝囊荷包缝合缩小。

（3）股疝：股疝疝囊位于股管，处理方法与直疝相同，尽量将疝囊完全分离，避免术后"假性复发"。若疝环狭窄，疝囊嵌顿于股管，拖拽疝囊时可配合轻柔按压股管，促进疝囊松解还纳，必要时内侧切开陷凹韧带或前方切开腹股沟韧带，注意避免外侧切开损伤髂血管和股血管（图7-53）。

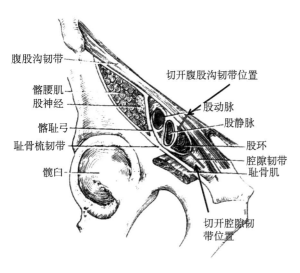

腹股沟韧带
髂腰肌
股神经
髂耻弓
耻骨梳韧带
髋臼
切开腹股沟韧带位置
股动脉
股静脉
股环
腔隙韧带
耻骨肌
切开腔隙韧带位置

图7-53　股疝切开腔隙韧带或腹股沟韧带以松解疝囊

（4）复发疝：复发疝根据疝囊所在位置分离，方法基本同原发性斜疝、直疝、股疝，瘢痕明显时采用锐性分离，若腹膜破损则用可吸收线修补，注意精索、输精管、子宫圆韧带等的保护。

4. 腹膜前间隙的分离　疝囊处理完毕后需在腹膜前创建一个比补片略大的间隙，用于平铺补片。应用"颈肩"技术在内环口斜疝疝囊颈部钝性分离腹横筋膜，进入腹膜前间隙，直疝疝囊颈无腹横筋膜和提睾肌覆盖，高位游离后可从直疝三角处环形切开腹横筋膜，进入腹膜前间隙。用拉钩悬吊腹壁下血管紧贴前腹壁，以避免分离时损伤，在腹壁下血管深面直视下用纱布轻推腹膜，也可用纱布包绕手指轻柔向下推开腹膜，向上推

开腹膜外脂肪及腹横筋膜，用手指感觉分离范围，向内侧至腹直肌后方，向内下方至耻骨联合，向下至耻骨梳韧带（Cooper韧带）下方1～2cm，向外至内环口精索与输精管分叉处以下约6cm，向上方超过弓状下缘至内环外侧3～4cm。分离过程中注意避免损伤闭孔血管，其发生率为25%。

5. 放置补片　常用补片为8cm×12cm，缺损较大者可选用11cm×14cm，将纱布稍浸湿并置于腹膜侧，示指（左侧腹股沟疝用右手示指，右侧腹股沟疝用左手示指）深入两层网片的固定袋中，在体外将补片卷曲包绕手指，朝向Cooper韧带方向放入分离好的腹膜前间隙（图7-54A），下方示指触及耻骨后再向下放置1cm，确保补片下缘超过耻骨下方1～2cm。补片放置的标准是3/5位于腹股沟韧带上方，2/5位于下方。注意勿用力摩擦耻骨，避免损伤死冠血管。固定好补片后将腹膜侧纱布轻轻取出，在已分好的腹膜前间隙内将补片向内侧展平，贴于腹直肌后方（图7-54B），再向外侧翻转展开，并插入腹膜与髂血管、精索或圆韧带之间，最后铺平上方以超过弓状下缘2～3cm。注意补片需完全展平，以免受腹内压影响呈穹窿状，腹膜侧需全部位于补片内侧，精索或子宫圆韧带腹壁化，预防术后复发（图7-54C）。

若疝囊较大，腹股沟区薄弱范围较大，可在Cooper韧带与补片间缝合1～2针以固定补片，为预防补片移位，可在直疝三角区将补片前层与腹横筋膜缝合1针（图7-54D）。补片外侧展平经验不足者可在弓状下缘外上方将补片前层与腹横肌缝合1针，以预防外侧腹膜遮挡不足而造成复发。局部麻醉病例可嘱患者咳嗽，测试补片遮挡效果。

6. 关闭切口　检查术区无活动性出血，若疝囊较大降入阴囊，必要时可放置引流管，预防术后血清肿形成。恢复腹横肌、腹横筋膜、精索或子宫圆韧带的解剖位置，无须缝合。用可吸收线连续缝合腹外斜肌腱膜，避免缝及深面髂腹下神经、髂腹股沟神经，以防引起术后慢性疼痛。间断缝合浅筋膜、皮肤，皮肤可采用皮内缝合方式令切口愈合良好、美观。加压包扎切口，局部可用0.5～1.0kg沙袋压迫1h，以预防皮下出血及血肿。

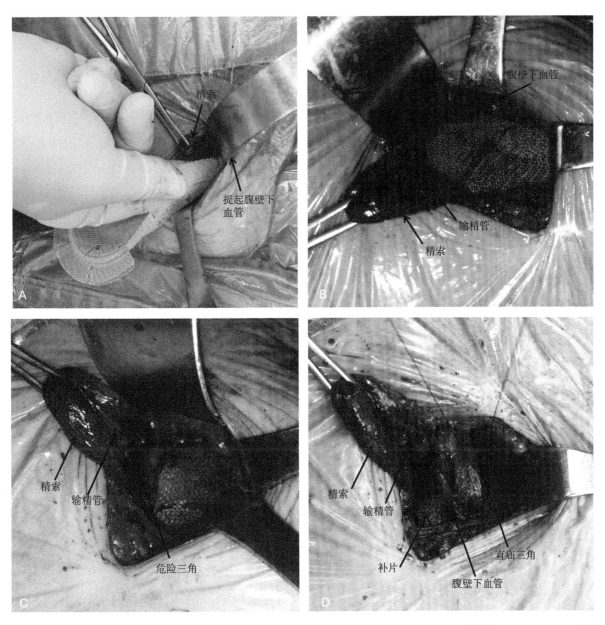

图 7-54 A. 拉开精索、输精管，提起腹壁下血管，将卷曲 Kugel 补片置入腹膜前间隙；B. 于腹膜前间隙展开 Kugel 补片；C. 精索腹壁化，Kugel 补片插入精索与输精管分叉处下方约 6cm；D. 在直疝三角处缝合固定 Kugel 补片

（杨媛媛）

主要参考文献

[1] Kugel RD. Minimally invasive, nonlaparoscopic, preperitoneal, and sutureless, inguinal herniorrhaphy. Am J Surg,1999,178(4):298-302.

[2] Fitzgibbons RJ，Greenburg GA. 疝外科学. 马颂章，译. 5 版. 北京：人民卫生出版社，2003：130-132.

[3] Wolloscheck T，Konerding MA. Dimensions of the myopectineal orifice：a human cadaver study. Hernia, 2009, 13: 639-642.

[4] 张继峰，周学鲁，周上军，等. 中国人耻骨肌孔大小测量及其临床意义. 中华疝和腹壁外科杂志（电子版），2012，6（3）：835-839.

[5] 董建，许世吾，吴钢，等. 国人耻骨肌孔和腹膜前间隙的应用解剖研究. 上海医学，2010，33: 845-848.

[6] Pélissier EP. Inguinal hernia：preperitoneal placement of a memory-ring patch by anterior approach. Preliminary experience. Hernia, 2006, 10(3)：248-252.

[7] Kugel RD. The Kugel repair for groin hernia. Surg Clin Noah Am，2003，83(5)：1119-1139.

[8] Lin R , Lin X , Lu F , et al. A 12-year experience of using the Kugel procedure for adult inguinal hernias via the internal ring approach. Hernia, 2018.

[9] Gilbert AI. Sutureless repair ofinguinal hernia. Am J Surg，1992，163(3)：331-335.

[10] 黄鹤光，林荣贵. 开放腹膜前疝修补手术的要点和难点. 手术，2016, 1(002):14-17.

[11] Gilbert AI, Graham MF. Tension-free hernioplasty using a bilayer prosthesi/ / Fitzgibbons RJ Jr, Greenburg AG. Nyhus and Condon's hernia. 5th ed. Philadelphia: Lippincott William & Wilkins, 2001: 173-180.

[12] 张彬. 颈肩技术在前入路腹股沟疝修补术中应用的解剖学探讨. 中华解剖与临床杂志，2017，22(5): 423-425.

第六节　巨大补片加强内脏囊疝修补手术（Stoppa 手术）

根据报道，1967 年法国医师 René Stoppa（图 7-55）开始使用大张人工补片，经腹膜前脐下切口，将补片置于腹膜前和腹横筋膜之间，大范围加强了腹壁，此为 Stoppa 手术，又称巨大补片加强内脏囊手术（giant prosthetic reinforcement of the visceral sac，GPRVS）。

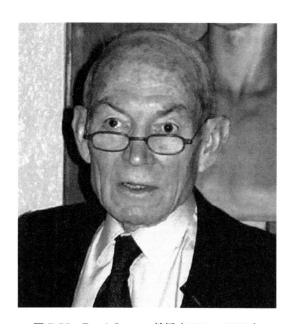

图 7-55　René Stoppa 教授（1921—2006）

该手术方式的优势在于通过广泛游离较为疏松的腹膜前间隙，因这一间隙清晰，游离简单并且出血少。在此间隙内进行人工补片的腹壁加强（图 7-56），不仅可以覆盖腹直肌后方，还可以覆盖两侧腹股沟区，其中包括耻骨肌孔。充分游离的后空间便于放置巨大补片，同时可以良好地显露疝囊突出的位置及缺损部位，且在直视下分离大大降低了疝囊剥离的难度及减少了腹壁神经、血管的损伤可能性。补片在下腹部和前部盆壁可包裹部分腹盆腔，借助腹内压力将补片固定在腹膜与腹盆壁的肌肉之间，根据 Pascal 流体压力学原理（图 7-57），腹腔内的压力可以均匀地分布在整张补片上，不仅达到固定补片的功能，还可降低缓冲腹内压，避免疝复发。

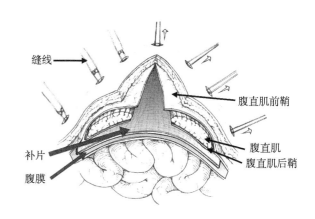

图 7-56　补片放置于腹膜前间隙

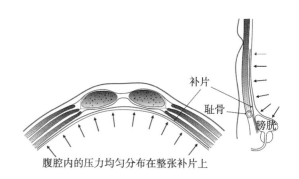

图 7-57　Pascal 流体压力学原理示意图：腹内压力将补片固定于腹壁

该种术式方法是从正常的组织间隙或腹壁缺损部位进入，逐渐向四周进行游离，在腹横筋膜浅层壁间隙内进行手术，不会破坏已经薄弱的腹壁，较传统的手术方式更符合人体生理和解剖。但由于要放置巨大的补片，需要游离较大的空间（图 7-58），手术仍有一定难度。该手术方式提出的腹膜前间隙无张力疝修补的理念，也推动启发了一些手术方式，如 Kugel 手术、腹腔镜腹膜　前修补（TEP、TAPP）等手术的出现。

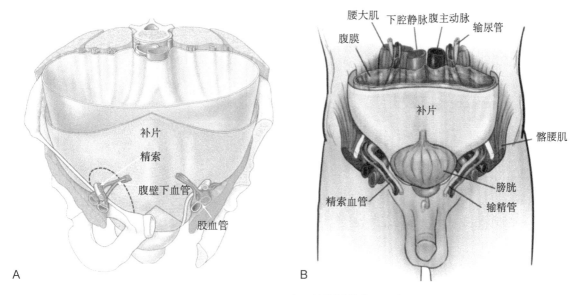

图 7-58 Stoppa 手术，补片覆盖范围示意图

一、手术的适应证和禁忌证

1. 适应证　主要用于临床上复杂的、疑难的腹股沟疝、膀胱上疝或切口疝，具体包括：①年龄＞40 岁的中、老年患者，疝环缺损较大或下腹壁弥漫性薄弱者；②双侧巨大疝，尤其是滑疝、巨大阴囊疝、耻骨上疝、多发疝患者；③单侧疝患者中，另一侧可能存在隐匿性疝者；④腹股沟的前入路手术和无

张力修补术后复发疝，并未施行过腹膜前间隙手术患者；⑤股疝等患者的腹股沟韧带或耻骨梳韧带被破坏并无法修复重建时；⑥本次术后极有可能同侧或对侧再发疝，如肥胖、腹水、肝病、慢性支气管炎、胶原病、重体力劳动者等；⑦膀胱上疝（supravesical hernia，图 7-59），是一种不常见的疝，它有两种类型：外膀胱上疝与内膀胱上疝也称为耻骨后疝（hernia retropubica，图 7-60）。

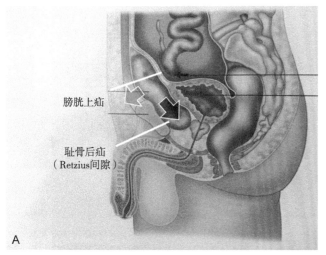
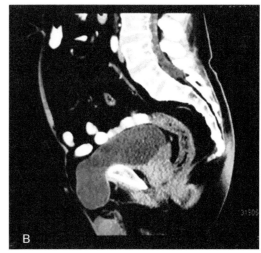

图 7-59 膀胱上疝示意图

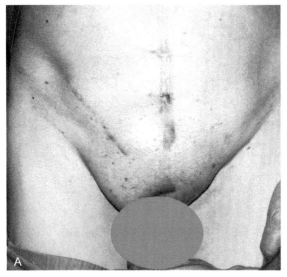

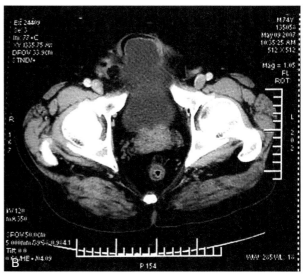

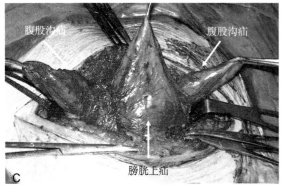

图 7-60 膀胱上疝患者 CT 及术中可见疝出的膀胱

2. 禁忌证　手术区域的感染、炎症、肉芽肿，或有可能导致手术区域污染或感染的手术，如肠道手术、阑尾手术等；预期寿命短；不能耐受麻醉和手术创伤者。

二、手术步骤

1. 麻醉　可采用持续椎管麻醉、硬膜外麻醉或全身麻醉，考虑到患者手术中舒适性和麻醉效果，多采用全身麻醉。术前建议导尿，使膀胱空虚，便于术中显露各解剖间隙。

2. 体位　患者取仰卧位，需对患者进行适当约束，术中可能需左右倾斜，使深部间隙更容易显露。

3. 切口　采用脐下至耻骨联合上方的正中切口或腹部横弧形切口（Pfannenstiel incision of the abdomen），纵行切口手术操作简单，分离容易；横行切口的美观性和术后舒适性好于纵切口，一般为耻骨上方 2 横指或平髂前上棘水平的部位（图 7-61）。

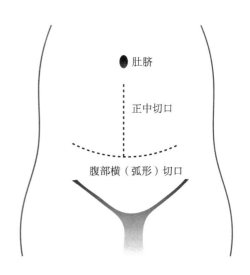

图 7-61　下腹部正中切口或者腹部横弧形切口（Pfannenstiel incision of the abdomen）

4. 手术步骤

（1）取下腹部正中切口或腹部横行切口（图 7-62），逐层切开皮肤、皮下脂肪、腹横筋膜各层后进入腹膜前间隙，在腹壁肌肉深面黄色腹膜前脂肪，是此间隙的标志（图 7-63）。

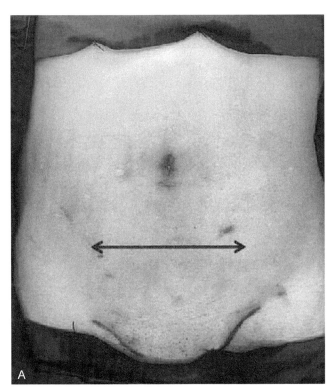
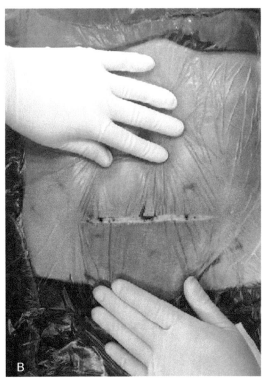

图 7-62 在髂前上棘水平、下腹部的横行切口

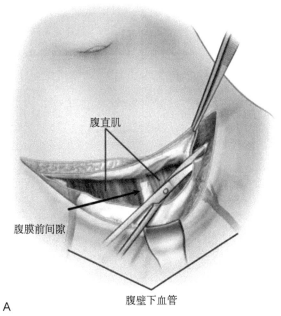

腹直肌

腹膜前间隙

腹壁下血管

A

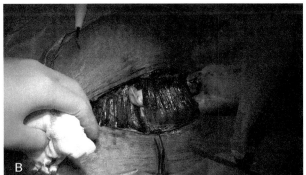

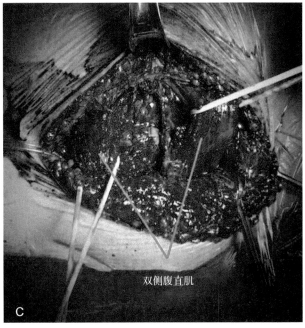

双侧腹直肌

图 7-63 分离、悬吊腹直肌，进入腹膜前间隙

（2）游离腹膜前间隙：游离多从耻骨后的 Retzius 窝的中线下部开始分离，此处的间隙较为清晰，便于行走在正确的间隙。术者左手按压内脏囊，用手指或细纱布配合电刀向各个方向游离腹膜前间隙，向下经膀胱前 Retzius 间隙 [或称耻骨后间隙（retropubic space），膀胱前间隙，图 7-64] 一直游离到前列腺上部。然后向两侧游离，经 Bogros 间隙（图 7-65A）、腹直肌和腹壁下血管后方直到闭孔、髂血管和髂腰肌（图 7-65B 和 C）。两侧深面在输精管和睾丸血管腹膜侧，游离至内环水平 10cm 以上的腹膜反折处，这一过程被称为"精索腹壁化"或"精索去腹膜化"（图 7-66）。在此间隙游离后，放置人工补片而无须剪孔让精索通过。但对于腹膜菲薄的男性或女性，在游离精索或子宫圆韧带时容易导致腹膜破裂，可将精索或子宫圆韧带留于腹膜，等待后期补片剪孔口后穿过。

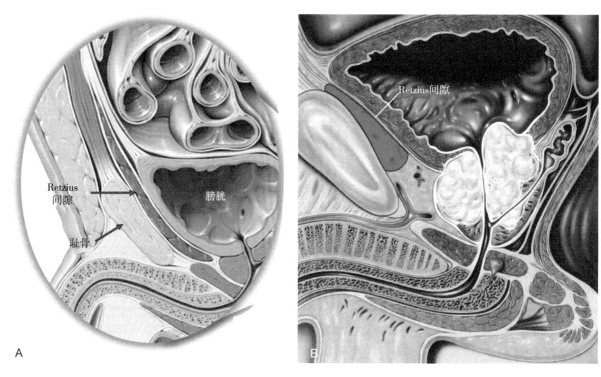

图 7-64　Retzius 间隙 [或称耻骨后间隙（retropubic space）、膀胱前间隙（preperitoneal space）]

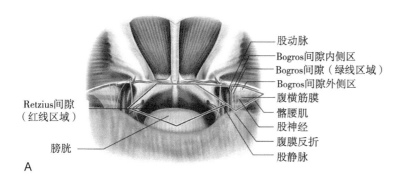
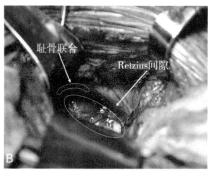
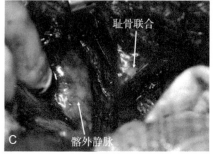

图 7-65　A 和 B.Retzius 间隙与 Bogros 间隙；C. 充分显露耻骨联合、髂外静脉

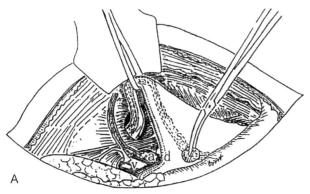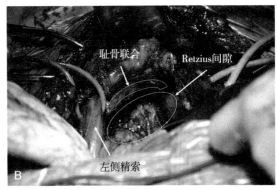

图 7-66 游离精索，使精索腹壁化或精索去腹膜化精索去腹膜化

腹壁上方的腹膜前间隙在腹直肌后鞘深面进行游离。弓状线下方的腹膜外间隙松弛，与 Retzius 间隙相通，游离较为轻松。此处游离注意腹壁下血管，若损伤出血可予以结扎。在弓状线上方游离稍为困难，需采用电刀锐钝性相结合。若为巨大切口疝，疝环处腹直肌后鞘分离困难，可在腹直肌后鞘前方进行，需警惕外侧的腹直肌相关的神经血管束，继续向外侧游离需在神经血管束内侧切断腹直肌后鞘及腹横肌，进入腹膜外间隙，显露耻骨联合及 Retzius 间隙（图 7-67），此过程与腹横肌组织分离技术相同。

（3）疝囊处理：对于下腹部和双侧腹股沟区的疝，小斜疝疝囊可将其与精索和腹横筋膜完整剥离后回纳腹腔或结扎切除；大的斜疝则横断疝

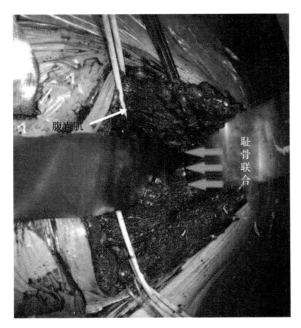

图 7-67 游离腹直肌后间隙，显露耻骨联合及 Retzius 间隙

囊，近端结扎，远端敞开旷置。直疝和股疝疝囊，在游离腹膜前间隙的同时可进行直疝和股疝疝囊的游离，完成游离后，将疝囊内翻、后疝环做荷包缝合。在处理直疝、股疝或耻骨上疝疝囊的过程中，需警惕滑疝，否则贸然切开疝囊可能导致膀胱的损伤（图 7-68）。

（4）补片的放置：根据疝种类、大小及游离的腹膜外间隙范围，确定补片大小及种类，一般选择合成补片，一般为 20～30cm 的补片，外形可修剪，经典的外形为倒 V 形（图 7-69）。V 形补片的下缘插入两侧 Bogros 间隙和耻骨后的 Retzius 间隙，依靠腹腔压力和 Pascal 原理，将补片夹持于腹膜和腹盆壁之间。若为巨大疝或腹壁薄弱范围大，为防止复发及网片膨出，补片在耻骨后方和耻骨梳韧带后方，需采用单丝聚丙烯与这两个结构缝合固定，补片逐渐向上和向两侧平铺，平整地放置在腹膜外间隙，上部和两侧可间断悬吊固定于腹壁。

（5）腹壁薄弱范围大的巨大疝、多发疝等，需采用大网片修补并防止复发及网片膨出，这种情况要将网片开口以让精索穿过，以免挤压精索而造成不适或网片无法平展包裹内脏囊（图 7-70）。

（6）补片前放置负压吸引，引流管另戳孔从下腹壁引出，注意避开腹壁下血管和精索穿出，对于巨大阴囊疝患者，开放的疝囊亦可放置引流，以避免疝囊积液。

（7）逐层关闭切口，将腹膜、筋膜、脂肪和皮肤分层缝合。因补片主要靠腹腔压力与腹壁贴合，早期承受高压的能力较弱，因此应重视筋膜层的关闭。

（8）笔者认为，处理复杂的、腹壁薄弱范围大的巨大疝、多发疝，大网片充分地包裹内脏囊，稳妥的固定至关重要（图 7-71～图 7-73）。

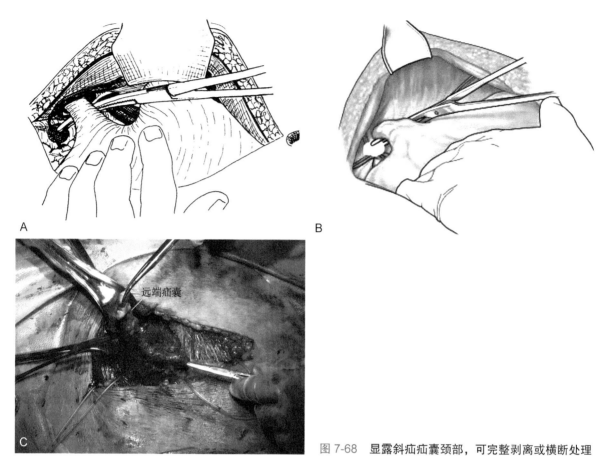

图 7-68　显露斜疝疝囊颈部，可完整剥离或横断处理

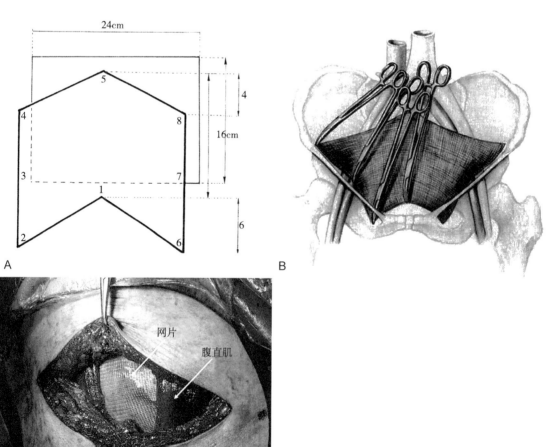

图 7-69　经典的 V 形网片剪裁形状及尺寸，放置在腹直肌后方并展平

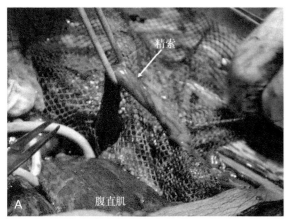
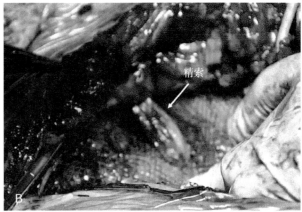

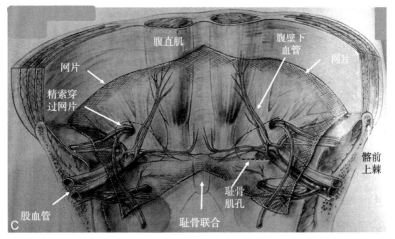

图 7-70 A 和 B. 精索穿过网片；C. 后面观网片覆盖范围及精索穿过网片

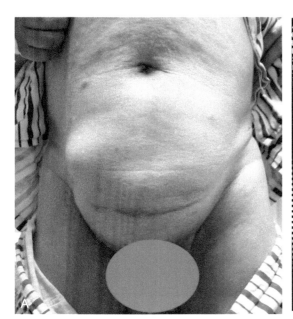
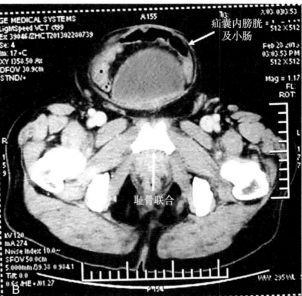

图 7-71 耻骨上切口疝，疝囊下坠于耻骨结节前方

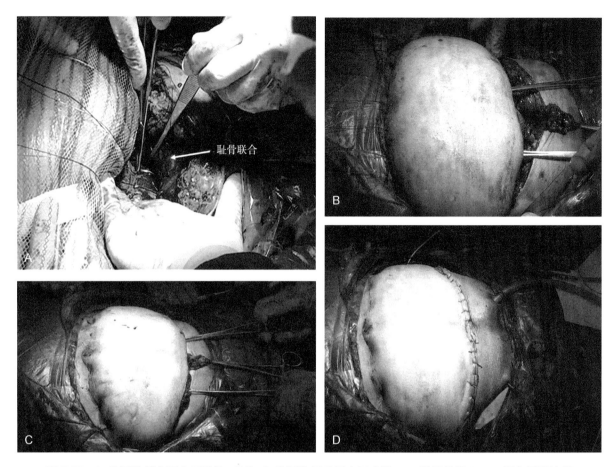

图 7-72　A. 将网片缝合固定于耻骨；B 和 C. 将网片悬吊固定于皮肤；D. 常规放置 2 ～ 3 根负压引流管

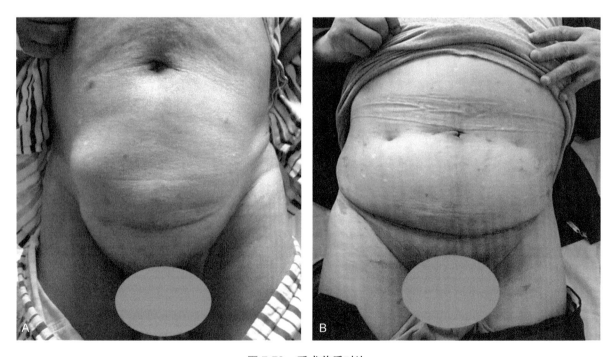

图 7-73　手术前后对比

三、注意要点

1. 因分离范围较大，通常使用全身麻醉，除增加患者舒适感外，术中适当使用肌肉松弛药便于手术中更好地显露。

2. 在游离的过程中，首先游离 Retzius 间隙，此间隙较易游离，将耻骨后方的脂肪组织一同向腹腔侧游离，在骨膜和筋膜表面剥离时较为容易。游离此间隙时需警惕避免损伤下方的前列腺静脉丛，一旦出血则会影响视野，并且止血较为困难，若出血可考虑行缝扎止血。将此间隙向两侧游离时，首先警惕在小骨盆的外侧有闭孔神经和血管穿出，避免损伤。

3. 由 Retzius 间隙向 Bogros 间隙进行游离时，需切断凹间韧带，将此处的腹壁下动脉和精索组织腹腔段从腹膜上松解下来。在此处游离时可尝试将疝囊的内环处进行游离，若有一定困难，可跨过精索继续向外侧游离，待精索和斜疝疝囊充分松弛后，在内环处再尝试游离斜疝疝囊，若疝囊较大，可横断疝囊，近端结扎，远端敞开旷置。

4. 腹膜前间隙需要充分游离，以便于补片能充分展平。对于复发疝的患者，如在腹膜前间隙已放过补片，本手术难度将明显增加。尤其是对于 Retzus 间隙和 Borgos 间隙既往手术患者，应谨慎选择，此时分离间隙有较大的困难和风险。复发疝残留的补片，若影响本次手术的分离，可以切除；一般补塞的残留需要清除，以便新补片能平整放置。

5. 补片：腹膜外间隙呈圆弧状并外凸，补片放置后需与骨盆和腹壁的曲线相适应，要求补片有一定的弹性、顺应性、生物耐受性和抗感染性等特点。目前认为单丝编织的轻量聚丙烯补片或聚酯补片具有上述特征，可作为 Stoppa 手术理想的补片的选择，也可采用复合成分的自固定补片，有利于放置，避免术中移位。

6. 本手术的关键是游离足够的间隙和放置大张补片。补片要根据患者的具体体形、结构、游离空间等做适当裁剪。补片完全放置于腹膜前间隙，下腹部无特殊的组织和管道穿过腹膜，因此补片不需要剪孔。完整的补片使腹腔受力更加均衡，减少了术后复发的机会。

7. 手术时，手术医师和助手应相互配合，将内脏囊向腹腔按压。若放置困难，可适当向补片放置侧倾斜手术台，以便于手术医师能显露游离空间的边界。将补片放置在预定位置后，松弛内脏囊，使腹膜在恢复位置时将补片固定于腹壁和腹膜之间。

8. 将深部的补片放置良好后，可将空间逐渐上移，并将补片与耻骨后方和耻骨梳韧带相固定。可采用聚丙烯缝线将补片上方和外侧悬吊于腹壁。

9. 因创面较大，需常规放置 2 ～ 3 根负压引流管，以降低积液、积血的发生，减少补片感染。

四、术后并发症

1. 血肿　因 Stoppa 手术分离创面较大，术后血肿发生率为 2% ～ 4%。出血可向后腹膜漫延，腹部膨隆不明显，导致部分患者出血隐匿。术后应仔细观察患者的表现，必要时做相关的检查，及时发现不明原因的血红蛋白降低或患者腹胀、尿潴留等出现。

2. 感染　据文献报道手术感染率为 1% ～ 2%。浅部的感染多表现为切口红、肿、热、痛和切口渗液、渗脓；单纯深部感染时，外观可无异常表现，多为从引流管引流出脓液或患者出现疼痛、发热等症状。疑有感染时需早期敞开伤口、冲洗引流，并全身使用敏感抗生素。无菌操作是避免感染的重要环节，因创面大、手术时间长，可预防性使用抗生素。

3. 血清肿　比较常见，多为游离的巨大空间内液体集聚导致。血清肿早期可不进行处理，一般 2 ～ 3 个月可自行吸收；血清肿较大、长期不吸收或患者有症状时，需进行穿刺等引流治疗，引流时需严格无菌操作，避免补片继发感染。

4. 复发　因手术使用了巨大的补片，复发率较低，是本手术的主要优点。复发者多为手术原因导致，比如补片覆盖范围不够、补片移位或卷曲等。

（王学虎　赵　渝）

主要参考文献

[1] Stoppa RE. Wrapping the visceral sac into a bilateral mesh prosthesis in groin hernia repair. Hernia, 2003, 7(1):2-12. doi: 10.1007/s10029-002-0101-1. Epub 2003

Jan 31.

[2] Stoppa RE, Rives JL, Warlaumont CR, et al. The use of Dacron in the repair of hernias of the groin. Surg Clin North Am, 1984,64(2):269-285. doi: 10.1016/s0039-6109(16)43284-6. PMID: 6233733.

[3] Maghsoudi H, Pourzand A. Giant prosthetic reinforcement of the visceral sac: the Stoppa groin hernia repair in 234 patients. Ann Saudi Med, 2005,25(3):228-232. doi: 10.5144/0256-4947.2005.228.

[4] Muse TO, Zwischenberger BA, Miller MT, et al. Outcomes after ventral hernia repair using the Rives-Stoppa, endoscopic, and open component separation techniques. Am Surg, 2018, 84(3):433-437. PMID: 29559061.

[5] 黄磊，唐健雄，陈革，等 . 巨大补片加强内脏囊技术在单侧复杂性腹股沟复发疝中的应用 . 外科理论与实践 ,2005(2):142-144.

[6] 马颂章 . 疝和腹壁外科手术图谱 . 北京：人民军医出版社，2008.

第七节　应用生物材料行腹股沟后壁加强重建技术（tARB 手术）

腹股沟疝修补技术近年来得益于合成材料的应用，已经取得了相对稳定的临床疗效，成为腹股沟疝治疗的首选方法。但是，合成材料在体内无法被吸收，最终诱导自身组织形成瘢痕组织，可能在中远期带来一系列的并发症，如慢性疼痛、不适感、补片感染及生殖系统相关并发症等。随着材料学的进展，越来越多的可吸收材料被运用于腹股沟疝的修补中，这其中尤以动物源性组织来源的生物材料最为常用，虽然不同的生物材料其动物来源、组织结构及材料构成不尽相同，但都是以持续降解吸收和诱导腹壁组织再生为基本原则。本节着重谈论生物材料在开放腹股沟疝手术中的应用。

一、解剖及理论基础

现有的生物材料大多被制备成平片的样式，成形性相比合成材料更软，也更难展平，因此在开放腹股沟疝修补中适合在腹外斜肌腱膜下间隙（第一间隙）中进行修补，也就是经典的 Lichtenstein 手术所使用的解剖间隙。而腹股沟疝患者大多合并有腹股沟管区域的薄弱，为了在修补术后的早期提供更坚韧的腹壁强度，并在局部提供更好的组织和材料浸润，我们考虑将腹股沟管的后壁——腹横筋膜进行切开后重叠缝合加强重建后再置入生物材料修补腹外斜肌腱膜下间隙的方式来完成该手术。因此也把该手术命名为利用生物材料行腹股沟后壁加强重建技术（the technique of abdominal wall reinforcement with biological mesh, tARB）。

二、技术特点和适应证

tARB 技术的特点是：①有效利用生物补片进行开放腹股沟疝修补手术；②加强腹股沟管后壁——腹横筋膜组织，短期内为生物材料再生重塑提供了良好的"土壤"，从而确保修补最终的疗效；③常规打开腹横筋膜，可以探查股疝的存在，不像传统 Lichtenstein 手术有可能遗漏股疝；④术后中远期无异物残留，慢性疼痛发生率少，舒适感更好，提高患者的生活质量；⑤在中、青年具有生育要求的患者中，采用可吸收的生物材料可以最大限度降低永久性材料对患者生理及心理上的影响；⑥该方法耐受感染的能力可能更强。

tARB 手术的适应证应用广泛，对于各类腹股沟疝患者都可使用，尤以下面这些情况更加适合：①中、青年腹股沟疝患者；②对生育要求高的各年龄段患者；③有下腹部手术或患侧腹膜前间隙内各类手术史的患者，如前列腺手术、妇科手术、腹股沟疝腹膜前修补术史等；④对生活质量要求较高，耐受疼痛能力差或对永久性材料过敏的患者；⑤在青少年及儿童患者中使用该方法目前尚有争议，但在疝囊巨大、后壁薄弱或复发疝的患者，是切实有效的治疗手段。

三、tARB 技术的手术步骤

以成年男性腹股沟疝为例来介绍 tARB 手术的流程。

1. 麻醉方式及手术切口　该手术麻醉方式选择较多，根据患者自身情况及意愿，可以选择全身麻醉、蛛网膜下腔麻醉、连续硬膜外麻醉、区域阻滞麻醉或局部麻醉。切口选择一般自腹股沟韧带中点上2cm处，与腹股沟韧带平行至耻骨结节，做一个5～6cm的斜形切口。逐层切开皮肤及皮下脂肪，注意对皮下浅动、静脉进行识别和电凝，血管较粗者进行结扎。

2. 游离腹外斜肌腱膜下间隙（第一间隙）　使用专用腹壁撑开器将切口稍作牵开，沿着切口方向打开腹外斜肌腱膜，然后分别提起内侧及外侧腱膜，向其下方深面进行锐钝性分离，范围为向外至腹股沟韧带和髂耻束，向上至显露腹内斜肌，超过腹横肌腱弓（内环）上方4～5cm，向下显露耻骨结节1～2cm，内下方要显露部分腹直肌肌鞘。尽量游离并保护髂腹下神经及髂腹股沟神经，并将精索游离后钝性切开。

3. 处理疝囊　此时，应该可以明确疝的类型。

如为斜疝，则将疝囊与精索完全游离，可将疝囊完全回纳到腹膜前间隙内（图7-74A），如果疝囊巨大，甚至进入阴囊，可在高位游离后横断，并将疝囊缝扎或结扎后回纳；如果是直疝，无须特别处理疝囊。

4. 切开腹横筋膜　腹横筋膜的切开是本技术的关键，由耻骨结节上方开始，沿着腹股沟韧带的方向切开腹横筋膜的两层结构，直至内环水平（图7-74B）。也有学者将其描述为腹横筋膜和腹膜前筋膜，从而进入到腹膜前间隙中，此时会有腹膜前脂肪进入术野。探查Bogros间隙内是否有隐匿疝，包括股疝、闭孔疝、低位半月线疝等。如有直疝，也正好将其疝囊回纳。稍将腹膜前脂肪向下游离，显露内侧腹直肌腱膜，为重叠缝合预留空间。

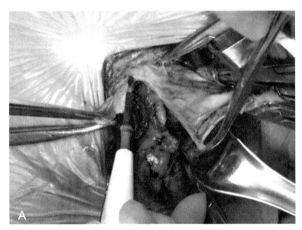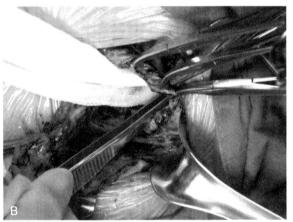

图 7-74　A. 游离处理斜疝疝囊；B. 切开腹横筋膜

5. 重建腹股沟管后壁　使用不可吸收缝线（笔者所在单位使用0号或2-0 Prolene缝线）将切开的腹横筋膜重新进行缝合。第1针从耻骨结节上方0.5cm处开始，将外侧的髂耻束及腹横筋膜外侧缘与内侧瓣的3层结构（腹横筋膜内缘、腹横肌、腹内斜肌）及腹直肌腱膜外缘进行缝合，打结并留稍长线尾，以便和第2针缝回的缝线打结（图7-75A和B）。以此方法向内环方向连续缝合直至内环处，同时将内环进行修复。此处进行反转后，将内侧瓣的3层结构游离缘与腹股沟韧带进行缝合，连续缝合至耻骨结节附近，将缝线与预留的第1针线尾打结。腹股沟管后壁重建完成（图7-75C）。

6. 放置补片　取生物补片，进行适形剪裁，一般取长13～14cm、宽6～7cm的补片。使用单股不可吸收缝线将补片定点与耻骨结节固定，应避免缝到骨膜，以减少术后疼痛的发生。补片应至少超过耻骨结节1～2cm，然后使用同一缝线将补片下缘连续缝合到腹股沟韧带，在精索水平将补片剪一豁口让其通过，绕过精索，仍将补片下缘固定在腹股沟韧带直至内环上2～3cm即可，以避免损伤股外侧皮神经。补片上缘固定需在充分辨认髂腹下神经走行后，间断固定于腹内斜肌附着在联合肌腱的腱膜部分，一般固定2～3针使补片展平即可。将补片尾端展平于腹外斜肌腱膜下间隙内，一般超过内环5cm即可（图7-76）。

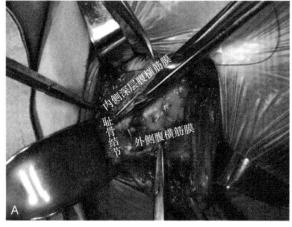

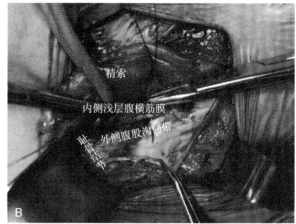

图 7-75　重建腹股沟管后壁
A.第1层加强腹股沟管后壁；B.第2层加强腹股沟管后壁；
C.腹股沟管后壁重叠加强完成

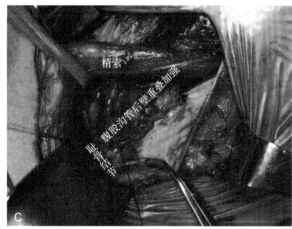

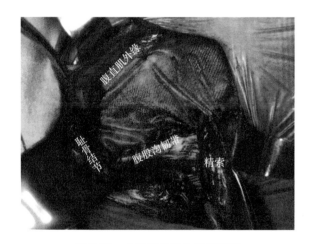

图 7-76　生物补片置入后示意图

7.逐层关闭切口　充分止血后，检查补片套过精索所形成的新"内环"，不易过紧，一般以允许止血钳顶端通过为宜。是否放置引流管根据疝的情况及术中具体情况而定。使用可吸收缝线连续缝合关闭腹外斜肌腱膜至外环处，避免太紧压迫精索。用可吸收缝线关闭 Scarpa 筋膜和皮下组织，然后用可吸收线皮内缝合皮肤。

四、评价

tARB 手术结合了经典的 Shouldice 手术和 Lichtenstein 手术的特点，为可吸收的生物材料在腹股沟疝中的运用提供了新的思路和方法，其特点和关键点在于：①充分发挥了生物材料可吸收、无残留的优点，中远期患者受益明显，在中青年患者、预期寿命＞10年的中老年患者及生活质量要求高的患者中具有很大的推广价值；②早期通过腹股沟管后壁的重建加强，降低了各类生物材料在吸收重塑过程中可能存在的复发风险，疗效可靠；③术中主动打开腹横筋膜，探查肌耻骨孔区域，一般不会遗漏疝而增加复发风险；④无须像传统 Shouldice 手术那样完全切开提睾肌，术后不会出现患侧睾丸下降等问题，对患者的心理及生理都更加有利；⑤补片的固定方式可灵活选择，由于生物材料多会诱发机体产生细胞再生、组织重塑等反应，故也可以根据补片的特性选择迟吸收缝线或短效吸收缝线进行补片固定，甚至亦有采用生物胶及化学胶水固定补片的报道，目前尚无大宗的临床报道证明其有效性，仍待观察。

在早期的临床运用过程中，tARB技术被证明是一种安全有效的腹股沟疝治疗方法，在一项平均随访33个月的临床RCT研究中，其临床疗效不劣于传统材料，中远期的慢性疼痛及不适感甚至更轻。而且同一中心的另一项研究也证实了使用不同的生物材料均可达到良好的临床疗效。一项新的技术和材料在大范围运用到临床之前需要充分的证据及长时间的随访，在更多中心开展这项技术后，大数据的研究有助于我们对这一技术进行更成熟的评价。

（李绍杰）

主要参考文献

[1] The HerniaSurge Group. International guidelines for groin hernia management. Hernia, 2018,22:1-165.

[2] Amato B, Moja L, Panico S, et al. Shouldice technique versus other open techniques for inguinal hernia repair. Cochrane Database Syst Rev, 2009, CD001543.

[3] Lichtenstein IL, Shulman AG, Amid PK, et al. The tension-free hernioplasty. Am J Surg, 1989, 157(2):188-193.

[4] 李绍杰，唐健雄，李绍春，等.利用生物材料行腹股沟后壁加强重建技术治疗127例青年腹股沟疝疗效分析.中国实用外科杂志，2019，8（39）：40-43.

[5] Li SJ, Xiao HB, Yang L, et al. Electrospun P(LLA-CL) nanoscale fibrinogen patch vs porcine small intestine submucosa graft repair of inguinal hernia in adults: a randomized, single-blind, controlled, multicenter, non-inferiority trial. J Am Coll Surg, 2019, 229(6):541-551.

[6] 李绍杰，杨子昂，李绍春，等.生物材料在不同年龄腹股沟疝患者中应用价值的探讨.老年医学与保健，2020，26（4）：602-605.

第8章
腹腔镜下腹股沟疝修补术

第一节　经腹腹膜外修补术

腹腔镜下腹股沟疝修补术包括经腹腹膜外修补术（transabdominal preperitoneal laparoscopic herniorrhaphy, TAPP）、完全腹膜外修补术（totally extraperitoneal laparoscopic herniorrhaphy, TEP）和腹腔内铺网片修补法（intraperitoneal onlay mesh laparoscopic herniorrhaphy, IPOM）。越来越多的 RCT 研究表明，腹腔镜下腹股沟疝修补术和开放补片修补手术相比，有更快的术后恢复时间，更低的复发率，更低的疼痛不适率，同时兼有切口小、美观和探查对侧疝、隐匿疝的优点。自从有了腹腔镜技术，大家可以很清楚地看到腹膜前结构，进而对其解剖有更为直观、准确的认识。

1990 年，Schultz 首先采用合成生物材料补片完成腹腔镜下腹股沟疝修补术，Schultz 以腹膜前修补法为基础，从腹腔内切开腹膜，通过腔镜识别肌筋膜缺损，将聚丙烯补片放置在缺损处以覆盖整个空间并缝合腹膜。1993 年，Phillips 报道了腹腔镜下完全腹膜外修补术，在腹壁和腹膜之间建立 CO_2 气腹，采用钝性分离法建立手术空间，将戳卡和腔镜置于腹膜前间隙内，补片被钉在 Cooper 韧带和腹壁上。由此逐渐形成两种不同的腹腔镜腹膜前间隙入路：TAPP 入路和 TEP 入路。迄今，全世界的腹腔镜下腹股沟疝修补术基本上都使用 TAPP 及 TEP 技术。本节中，我们主要探讨 TAPP 手术。

一、手术适应证和禁忌证

可以耐受全身麻醉的腹股沟疝患者均可行 TAPP 手术，其手术适应证包括：①双侧腹股沟疝；②一侧隐匿疝；③嵌顿疝和难复疝；④滑动性腹股沟疝；⑤复发性腹股沟疝；⑥下腹手术史的腹股沟疝；⑦病史较长的阴囊疝；⑧注射疗法（硬化剂）后的腹股沟疝；⑨先天性腹股沟疝；⑩需要探查腹腔的腹股沟疝。

不能耐受全身麻醉、腹腔内感染和腹膜炎均为绝对禁忌证。相对禁忌证包括术后腹腔粘连、腹水、凝血功能障碍、增加膀胱损伤概率的膀胱前间隙手术史等。严重的潜在性疾病会增加全身麻醉风险，亦是相对禁忌证，这些患者更适合局部麻醉下的开放补片修补手术。

二、手术准备

1. 术前准备　术前常规禁食、水，复发性腹股沟疝患者和术前超声、CT 提示膀胱滑疝的患者术前需留置尿管，嵌顿性腹股沟疝患者术前需留置胃管、胃肠减压。

2. 麻醉选择　通常选择气管内插管全身麻醉，也有硬膜外麻醉的报道。

3. 患者体位和手术室布局　患者取头低足高 $10° \sim 15°$ 仰卧位，双臂紧贴身体两侧。术者位于疝的对侧进行操作，助手位于疝的同侧持镜。麻醉医师位于手术台头侧。监视器置于手术台尾侧。

三、手术操作

1. 套管置入　采用三孔法。脐下缘做 1cm 切口，气腹针自此切口穿刺进入腹腔，建立 CO_2 气腹至 $1.47 \sim 1.87kPa$（$11 \sim 14mmHg$），置入 10mm 套管放置 30° 腹腔镜作为观察孔；患侧腹直肌外侧平脐水平和对侧腹直肌外侧脐下 1～2cm 水平分别置入 5mm 套管作为操作孔（图 8-1）。双侧疝时两侧的套管可置于平行位置。放置操作孔套管时建议在腹腔镜监视下完成，避免损伤两侧腹壁下血管。

2. 探查腹腔 进入腹腔后，须辨认 5 条腹膜韧带（皱襞）和 3 个陷窝（图 8-2A、B）：脐正中韧带是中线的标志，其两侧是脐内侧韧带，外侧是脐外侧韧带，是腹壁下血管的位置。5 条韧带将盆底区域分成 3 个陷窝：①膀胱上窝，位于两条脐内侧韧带之间，膀胱位于其间，前方有腹直肌保护。②内侧陷窝，位于脐内侧韧带与脐外侧韧带之间，是腹股沟直疝突出的部位。③外侧陷窝，位于脐外侧韧带外侧，是腹股沟斜疝突出的部位。透过腹膜还可辨认精索结构或子宫圆韧带，通过触诊可扪及髂前上棘。

观察疝的情况（部位、范围、内容物等），并记录疝的类型和分型。常规探查对侧有无隐匿疝，术前应告知患者存在隐匿疝可能，若术中发现，建议同时修补。

如腹腔有粘连，只需对手术区域的粘连进行分离。对于难复性疝，还纳困难时不要强行牵拉或切断内容物（网膜）。可先切开腹膜，进入腹膜前间隙后再逐渐分离疝囊，可以帮助疝内容物回纳。

3. 切开腹膜 在内环口上缘 2～3 cm、自脐内侧韧带至髂前上棘弧形切开腹膜，也称为"划眉毛"（图 8-3A、B）。游离腹膜瓣的上、下缘，进入腹膜前间隙。在切开腹膜的过程中，可用左手分离钳提拉腹膜，使腹腔内的 CO_2 气体自然进

入腹膜前间隙。术中需注意两点：①打开腹膜内侧不能超过脐内侧韧带，以免损伤膀胱；②切开脐内侧韧带处的腹膜时要注意避免损伤腹壁下动静脉。

4. 分离腹膜前间隙 切开腹膜后，不要急于分离疝囊，首先应对其内侧的 Retzius 间隙和外侧的 Bogros 间隙进行分离。

Bogros 间隙（腹壁下血管外侧）比较容易分离（图 8-4A）。将切开的外侧腹膜瓣向下方游离至髂腰肌中部水平，并显露疝囊的外侧缘。注意不要损伤"疼痛三角"内的神经，疼痛三角位于精索血管的外侧、髂耻束的下方，有股外侧皮神经和生殖股神经股支穿过。所有的操作均在腹横筋膜的后方进行，保护腹横筋膜和腹膜前脂肪层可以避免损伤神经。

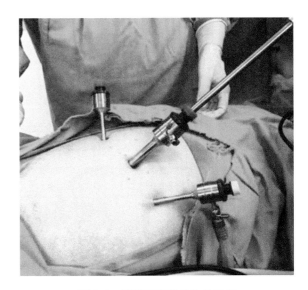

图 8-1 观察孔和操作孔的放置

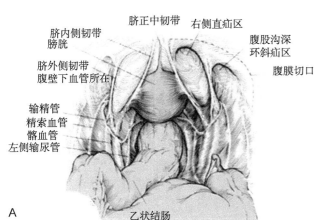

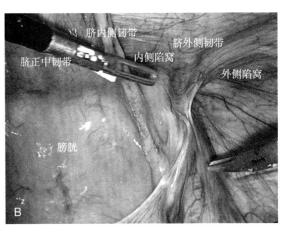

图 8-2 辨认 5 条韧带和 3 个陷窝，观察疝的情况

　　然后是 Retzius 间隙（腹壁下血管内侧）的分离（图 8-4B）。将切开的内侧腹膜瓣向下、向内侧分离，进入 Retzius 间隙，显露耻骨疏韧带和耻骨联合并超过中线。内侧分离需在腹横筋膜和脐膀胱筋膜之间疏松的蛛网样结构间进行，以免损伤膀胱。在 Retzius 间隙的深面，耻骨后静脉丛向会阴方向汇集成阴茎背侧静脉丛，这是一些横行、粗壮、密集的静脉血管支。在分离耻骨膀胱间隙时不能过于深入，如果超过了耻骨支的

纵轴面，就有可能损伤耻骨后静脉丛。一旦损伤，止血非常困难，必须引起重视。此外，耻骨梳韧带的外侧靠近髂静脉的区域，有时会有一根粗大的动脉吻合支跨过，这是一支异常的闭孔动脉，上方与腹壁下动脉相连，下方与闭孔动脉相连，一旦损伤，会引起相当麻烦的出血，曾经有死亡病例的报道，称为死亡冠或死亡环（图 8-4C），切勿损伤。

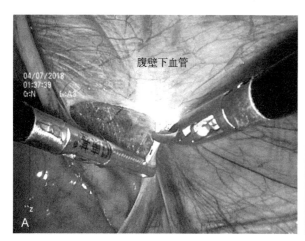

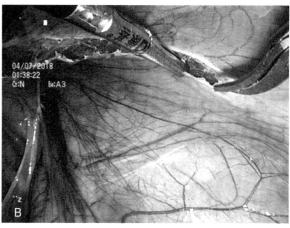

图 8-3　在内环口上缘 2 ～ 3cm、自脐内侧韧带至髂前上棘弧形切开腹膜

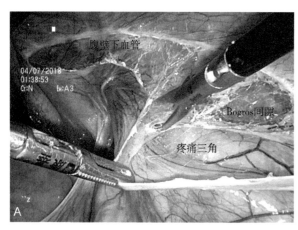

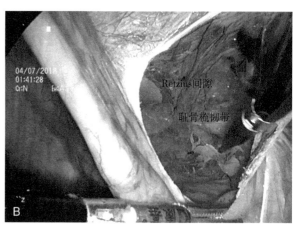

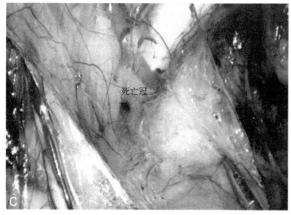

图 8-4　分离腹膜前间隙

A. 分离 Bogros 间隙；B. 分离 Retzius 间隙；C. 避免损伤死亡冠

5. 分离疝囊

（1）斜疝疝囊：位于腹壁下动脉的外侧，由内环口进入腹股沟管。将斜疝疝囊从腹股沟管内回纳至内环口，并继续与其后方的精索血管、输精管分离至内环口下方约6cm，这种超高位游离疝囊的方法称为精索的"壁化"（parietalization）或"去腹膜化"。壁化是非常重要的一个手术步骤，目的是确保补片下方不会向上卷曲。

疝囊进入腹股沟管后被精索内筋膜和提睾肌包绕，降入阴囊后与鞘膜及阴囊被盖组织粘连，需进行一定的分离才能完整地回纳。牵拉疝囊并保持一定的张力，在疝囊与精索血管、输精管之间的间隙进行分离（图8-5A），尽量避免精索的拉扯，回纳后的疝囊可不高位结扎。从理论上讲，所有的疝囊都应尽可能完整剥离，残留的囊壁会增加术后血清肿的概率。但对于某些较大、病程较长的斜疝疝囊，疝囊与精索粘连致密，想要完

全将精索从中分离出来往往非常困难，强行剥离又可能引起术后血肿。这种情况下，可横断疝囊，远端旷置，近端再与精索充分游离，完成精索的腹壁化。在"精索腹壁化"过程中，有时会见到腹膜前环（preperitoneal loop）（图8-5B），影响输精管内侧的分离，可切断腹膜前环。

分离斜疝时应注意有无精索脂肪瘤，脂肪瘤需要分离回纳，较大的应予以切除，否则脂肪瘤会滑入腹股沟管中，引起类似于"腹膜外滑疝"的复发。

斜疝疝囊与精索结构关系密切，两者之间没有膜性分隔层，必须谨慎分离以免损伤精索血管和输精管。精索血管位于外侧，输精管位于内侧，两者在内环口水平会合后进入腹股沟管，形成的夹角称为危险三角（Doom三角）（图8-5C），是髂外动、静脉的区域，损伤后可引起致命的出血。

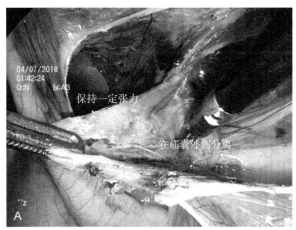

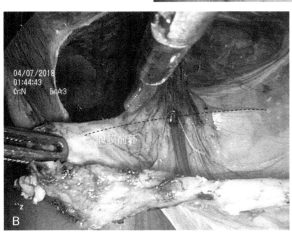
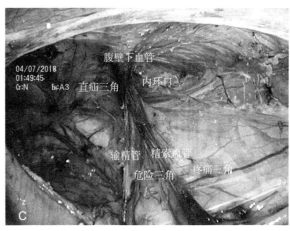

图8-5 分离疝囊

A. 牵拉斜疝疝囊并保持一定的张力，在疝囊与精索血管、输精管之间的间隙进行分离；B. 在输精管和腹膜之间切断腹膜前环；C. "精索腹壁化"过程中避免损伤危险三角内的髂外动、静脉

（2）直疝疝囊：位于直疝三角内，因其后方没有精索结构，回纳较为容易。将疝入直疝三角内的腹膜、腹膜前脂肪与腹横筋膜分离，回纳后的疝囊不需要结扎。直疝疝囊通常都能完全回纳，无须横断。完全解剖出疝囊后，即可全部显露耻骨梳韧带和髂耻束。髂耻束是腔镜视野下特有的解剖结构，是覆盖在腹股沟韧带上的腹横筋膜，其走向和腹股沟韧带完全相同。直疝缺损处的腹横筋膜明显增厚，称为"假性"疝囊（图8-6），不要误认为是疝囊而强行剥离。较大的直疝缺损在术后会留有空腔，术中可将松弛的腹横筋膜反向牵拉后与耻骨梳韧带或陷窝韧带钉合固定，既增强腹横筋膜的张力又缩小空腔，可降低术后血清肿的发生率。

（3）股疝疝囊：位于股环内，处理原则与直疝相同。完成直疝三角区的解剖后，还应检查股环。股疝多见于女性，往往会有腹膜前脂肪嵌顿于股环中（图8-7A、B），回纳困难时可松解部分髂耻束，但注意不要损伤股血管分支。

6. 放置和固定补片　无论是斜疝、直疝、股疝，还是股血管周围疝，都是从"肌耻骨孔"部位凸向体表的。肌耻骨孔是一个先天的薄弱区域，内界为腹直肌外侧缘，外界为髂腰肌内侧缘，上界为腹内斜肌和腹横肌的弓状下缘，下界为耻骨梳韧带，在这个区域内没有肌纤维组织，抵挡腹腔压力的主要是腹横筋膜。腹腔镜下腹股沟疝修补术的原理就是利用补片模拟腹横筋膜的作用，覆盖肌耻骨孔并与周围组织有一定的重叠。补片覆盖的范围即上述腹膜前间隙分离的范围，具体来说：内侧覆盖超过耻骨联合中线1～2cm（双侧疝需在中线处交叉重叠），外侧至髂腰肌和髂前上棘，上方至联合肌腱（弓状上缘）上方2～3cm，内下方至耻骨梳韧带下方约2cm，要插入耻骨膀胱间隙而非覆盖在膀胱上，外下方需覆盖壁化的精索6cm左右（腰大肌中部水平），且与壁化后的腹膜有0.5cm以上的距离，以避免补片下方卷曲而引起斜疝的复发。通常选用10cm×15cm的补片，将补片平铺在精索结构和腹横筋膜的后方（图8-8A）。如果将补片剪口绕过精索血管（男性患者）铺于其前方，可能会增加潜在的复发率，不建议使用。

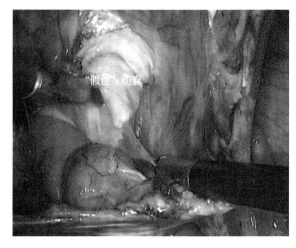

图 8-6　分离直疝的"假性"疝囊

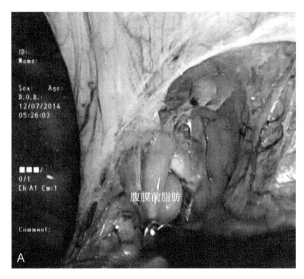

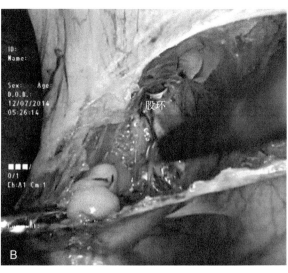

图 8-7　将嵌顿于股环中的腹膜前脂肪还纳

补片覆盖在男、女性患者的方法是不同的。男性患者，精索的"腹壁化"较为方便，可将补片直接平铺在精索上，操作简单。对于女性患者，如果子宫圆韧带可以壁化则应予以保留。但多数情况下，子宫圆韧带与腹膜粘连致密，壁化困难，此时需根据具体情况决定是否保留。如果要保留子宫圆韧带，有两种方法可供参考。①内环口整型（Keyhole）：将补片剪一开口，使子宫圆韧带从中穿过，补片平铺在子宫圆韧带的前方，再关闭开口（图8-8B）；②腹膜切开再缝合：沿子宫圆韧带两侧纵行切开腹膜以替代壁化，将补片平铺在子宫圆韧带的后方（同男性），然后再缝合关闭腹膜。

补片的固定可根据术者的经验、疝的类型及分型、补片的种类来决定是否固定。补片的固定可采用缝合、疝固定器、医用胶等各种方法，为了避免并发症和术后疼痛，目前多倾向于使用医用胶固定补片。如果采用缝合技术或钉枪，必须注意只有4个结构可以用来固定补片：联合肌腱、腹直肌、陷窝韧带和耻骨梳韧带。严禁在危险三角、死亡冠、疼痛三角内钉合补片。

7. 缝合腹膜　可用缝合或疝固定器等方法来关闭腹膜。术后需仔细探查腹膜关闭是否紧密、横断的疝囊是否关闭，以免发生术后肠粘连。

笔者所在中心推荐采用"自右向左，自下而上，腹膜找针，循序渐进"的十六字腹膜缝合法。使用"雪橇"针，采用可吸收线连续缝合腹膜，缝合针距＜1cm，进针点距离腹膜切开边缘＞2mm，建议先缝合腹膜下瓣，再向上缝合腹膜上瓣（图8-9A、B）。

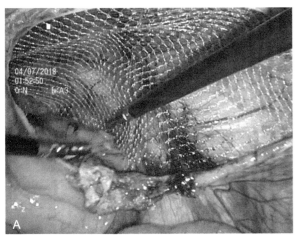
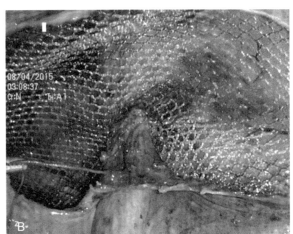

图 8-8　A. 放置补片；B. 将补片剪开，平铺于子宫圆韧带前方，再缝合开口

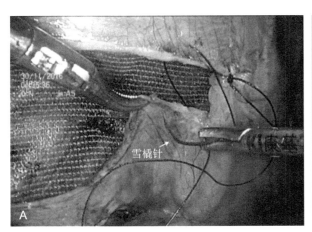
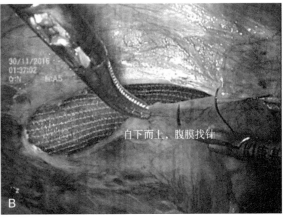

图 8-9　使用"雪橇"针缝合腹膜，自右向左，自下而上，腹膜找针，循序渐进

四、术后处理

术后 6h 恢复流质或半流质饮食，24h 恢复普食。术后 24h 可出院。出院后避免重体力劳动和剧烈运动，避免引起腹压增高的因素，如感冒或过敏引起打喷嚏、咳嗽等，保持大便通畅，及时治疗前列腺增生引起的排尿费力等症状。

五、手术要点和注意事项

1. 切开腹膜时，向腹腔方向牵拉腹膜，使腹腔内的 CO_2 气体自行进入腹膜前间隙，可避免损伤腹壁下血管。

2. 处理较大的、病程较长的斜疝疝囊或先天性中青年腹股沟疝患者的疝囊时，疝囊与精索粘连致密，经验不足者强行剥离会增加术后血肿的发生率，这时可将疝囊横断。但应尽可能在较低的位置横断，旷置过多的疝囊会增加术后血清肿的发生率。

3. 对于较大的直疝疝囊，尤其直径 > 4cm 者，推荐将假疝囊拉回固定，以降低术后血清肿的发生率。

4. 使用医用胶固定补片时，建议点状固定，不要大面积喷涂固定，以免影响组织长入补片网孔中。

（王明刚）

主要参考文献

[1] Abdulhai S, Glenn IC, Ponsky TA. Inguinal Hernia. Clin Perinatol, 2017,44(4):865-877.

[2] Zhu XQ, Liu ZN, Shen JF, et al. Triangle trocar configuration in laparoscopic totally extraperitoneal inguinal hernia repair: A prospective randomized controlled study. J Surg Res, 2019,239:149-155.

[3] Wu JJ, Way JA, Eslick GD, et al. Transabdominal pre-peritoneal versus open repair for primary unilateral inguinal hernia: a meta-analysis. World J Surg, 2018, 42(5):1304-1311.

[4] Schultz L, Graber J, Pietrafitta J, et al. Laser laparoscopic herniorraphy: a clinical trial preliminary results. J Laparoendosc Surg, 1990,1(1):41-45.

[5] Phillips EH, Carroll BJ, Fallas MJ. Laparoscopic preperitoneal inguinal hernia repair without peritoneal incision. Technique and early clinical results. Surg Endosc, 1993,7(3):159-162.

[6] 陈杰. 实用疝外科手术技巧. 北京: 北京科学技术出版社, 2008.

[7] 中华医学会外科学分会疝和腹壁外科学组, 中华医学会外科学分会腹腔镜与内镜外科学组, 大中华腔镜疝外科学院. 腹腔镜腹股沟疝手术操作指南（2017版）. 中国实用外科杂志, 2017,37(11):1238-1242.

[8] Pungpapong SU, Thum-Umnauysuk S. Incidence of corona mortis; preperitoneal anatomy for laparoscopic hernia repair. J Med Assoc Thai, 2005, 88(Suppl 4): S51-S53.

[9] Mainik F, Quast G, Flade-Kuthe R, et al. The preperitoneal loop in inguinal hernia repair following the totally extraperitoneal technique. Hernia, 2010, 14(4):361-367.

[10] Fortelny RH, Petter-Puchner AH, Glaser KS, et al. Use of fibrin sealant (Tisseel/Tissucol) in hernia repair: a systematic review. Surg Endosc, 2012, 26(7):1803-1812.

[11] Zhu YL, Liu YC, Wang MG. A new suture technique for peritoneal flap closure in TAPP: A prospective randomized controlled trial. Surg Laparosc Endosc Percutan Tech, 2020, 30(1):18-21.

第二节　完全腹膜外修补术

完全腹膜外修补术（TEP）由美国的 McKernan 等于 1993 年首先报道，其修补原理、层次与 TAPP 相同，但入路不同。TEP 不进入腹腔而直接进入腹膜前间隙进行手术。由于不需要打开和关闭腹膜，技术上更为合理；但操作空间较小，手术难度略高。本节将对 TEP 的手术操作步骤进行阐述和探讨。

一、手术适应证和禁忌证

TEP 的手术适应证和禁忌证与 TAPP 基本相同（详见 TAPP 章节）。TEP 直接在腹膜前间隙操作，因此对于腹膜前间隙受过干扰或预判手术难度较高的患者，选择上应相对谨慎，如：①有下腹部手术史，如前列腺、膀胱、直肠等手术的患者；②腹膜前间隙置入过补片的复发疝患者；③复杂疝如巨大阴囊疝、难复性疝、病史长的先天性疝等患者。当然，TEP 和 TAPP 之间如何选择最主要的还要取决于术者的临床经验。

二、手术准备

1. 术前准备　与 TAPP 相同（详见本章第一节）。

2. 麻醉选择　建议选择气管内插管全身麻醉（详见本章第一节）。也有椎管内麻醉和局部麻醉的报道。

3. 体位和手术室布局　与 TAPP 相同（详见本章第一节）。

三、手术操作

（一）进入腹膜前间隙

通常采用开放式方法，在脐下或脐旁行 1.0cm 左右的小切口，切开腹直肌前鞘，将腹直肌向两侧牵开，显露腹直肌后鞘，沿后鞘前行，进入腹膜前间隙。建议不要切开腹直肌后鞘，以免引起腹膜破裂或戳孔疝的发生。由于脐孔是腹直肌前、后鞘的融合部位，因此在切开前鞘时应避开脐孔，以保护后鞘。

（二）拓展腹膜前间隙

进入腹膜前间隙后，为了置入操作套管，还需对腹膜前间隙进行一定的拓展，通常有以下几种方法可以选择。

1. 球囊分离法　采用球囊分离器，在直视且有张力的情况下拓展腹膜前间隙。该方法在欧美国家应用较多，但费用较贵。国内有自制简易球囊分离器的报道，可供参考。

2. 手指分离法　用手指分离的方法直接拓展腹膜前间隙。该方法非直视下操作，需要有一定的经验。如果用手指触摸腹直肌并在其后方分离，则有可能层次过浅而损伤腹壁下血管。

3. 镜推法　将腹腔镜镜头置入脐部套管中，建立腹膜外气腹至 1.6～2.0kPa（12～15mmHg），沿腹直肌后鞘前行，向下穿过腹横筋膜（transversalis fascia，TF），进入腹膜前间隙（图 8-10A）。采用镜推法时应注意辨认"黄白区域"，"黄色"为浅面的腹膜前脂肪层，内含腹壁下动脉及其分支血管，应在其深面进入"白色"间隙，该处为疏松的"拔丝状"无血管区域（图 8-10B）。利用腹腔镜镜头左右、上下推行，逐渐拓展腹膜前间隙。镜推法在直视下操作，可以迅速找到正确的层次，是目前国内最常用的方法。

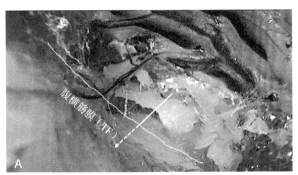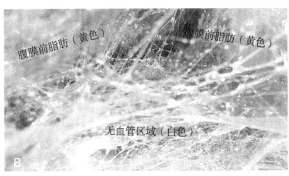

图 8-10　A. 镜推法，"黄色"脂肪层区域；B. 镜推法，"白色"无血管纤维层区域

（三）置入套管

在脐下或脐旁小切口置入第一套管，作为观察孔置放腹腔镜镜头。另两个 5mm 套管作为操作孔置放器械。操作套管的布局有以下几种方法可供参考。

1. 中线位　两个操作套管均位于中线。中线位操作最为简便，可在直视下直接穿刺，不易损伤血管和腹膜（图 8-11A），是目前国内最常用的方法。但有时器械会互相干扰，需调整 30° 镜

头方向弥补。3 个套管之间的间距可根据经验调整，需注意最下方的套管不要过低而影响补片的置放。

2. 中侧位　一个操作套管位于中线，另一个操作套管位于侧方。该方法器械干扰较小，但需要先对外侧间隙进行一定的分离。外侧的套管可通过手指引导、直接穿刺、反向穿刺等方法置入（图 8-11B）。

3. 双侧位　两个操作套管均位于侧方。该方法器械操作角度大，不易干扰，但需要用手指预

先对两侧的腹膜前间隙进行一定的分离，并在手指的引导下穿入套管（图8-11C），也可采用反向

穿刺法置入套管。双侧位需注意避开腹壁下动脉的位置。

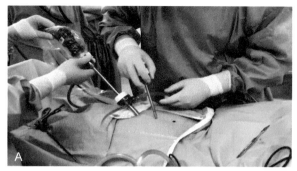

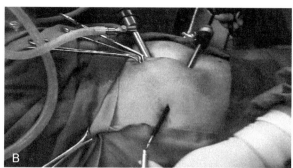

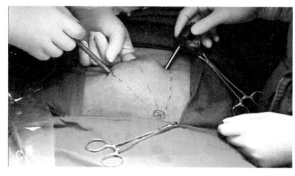

图 8-11　A. 中线位，直视下置入套管；B. 中侧位，直视下反向穿刺置入外侧套管；C. 双侧位，手指引导下置入套管

（四）分离腹膜前间隙

广义的腹膜前间隙是指腹横筋膜（transverse fascia，TF）与腹膜之间的间隙。但前腹壁由于膀胱和精索成分（生殖血管和输精管）的存在，TEP需要在不同的间隙和平面间转换。不同的套管布局有不同的分离步骤，本文以镜推法、中线位为例，结合经验和文献报道，将前腹壁的腹膜前间隙分为中央区域、外侧区域和内环区域，来阐述TEP中腹膜前间隙的分离步骤。

1. 中央区域

（1）脐膀胱区域的分离：进入腹膜前间隙后，首先要对中央区域进行分离。中央区域即脐膀胱区域，从手术视野来看，可将两侧的腹壁下动脉（脐外侧皱襞）和闭锁的脐动脉（脐内侧皱襞）作为该区域的临床标志（图8-12）。分离中央区域时最重要的是保护膀胱，膀胱位于两侧闭锁的脐动脉之间，表面有一层筋膜组织，在TEP中清晰可见，有文献称之为腹膜前筋膜（preperitoneal fascial，PPF），或进一步细化为PPF膜层或脐膀胱前筋膜，本文泛称PPF。PPF与TF之间称为壁平面，PPF与腹膜之间称为脏平面。壁平面中有腹壁下血管、神经、精索等结构，脏平面中有膀胱、输精管、生殖血管、闭锁的脐动脉等结

构。如果采纳筋膜"圆筒状"理论，则腹壁筋膜的示意图可参照（图8-13）。采用镜推法进入腹膜前间隙的中央区域后，必须在壁平面进行分离，一旦进入脏平面就有可能损伤膀胱前脂肪和膀胱浅静脉，引起渗血，甚至损伤膀胱。

PPF附着于耻骨联合，因此沿壁平面逐渐向耻骨膀胱间隙（Reztius）方向前行，可自然显露耻骨联合和耻骨梳韧带（图8-14）。这是一个非常重要的解剖标志，有助于迅速确认层次的深浅和视野的方向。正确分离中央区域后，视野的前方是腹横筋膜和腹直肌，耻骨上疝位于两侧腹直肌之间，直疝位于腹直肌外侧。视野的下方是腹膜前筋膜和膀胱，术中膀胱充盈会影响操作空间，必要时可置导尿管。

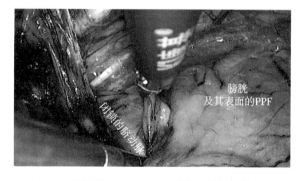

图 8-12　脐膀胱区域，位于两侧闭锁的脐动脉之间

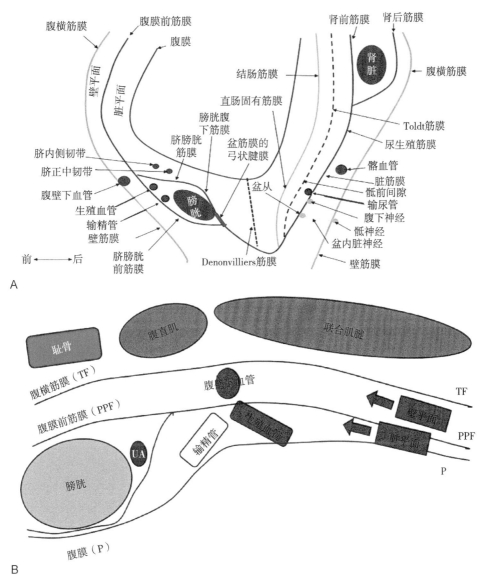

A

B

图 8-13 A.壁平面和脏平面示意图；B.壁平面和脏平面示意图（腹股沟区）

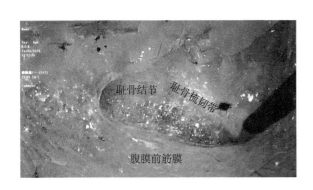

图 8-14 腹膜前筋膜附着于耻骨联合

（2）重要血管的保护：分离中央区域时有一些重要的血管结构需要辨认和保护。①耻骨后静脉丛。在耻骨膀胱间隙的深面，分布着一些纵行走向的耻骨后静脉丛，向会阴方向汇集成阴茎背侧静脉复合体（dorsal vein complex）分离时不能超过耻骨支的纵轴面，一旦损伤，止血困难。②"死亡冠"（corona mortis）。有动脉死亡冠、静脉死亡冠、动静脉死亡冠，是指连接与髂外和髂内系统的变异粗大的闭孔血管吻合支，其上方与腹壁下血管或髂血管相连，下方与闭孔血管相连，损伤后闭孔端缩回闭孔，不易止血。如未及时发现，术后引起大血肿，有死亡的报道，故称为"死亡冠"。因其环状跨过耻骨梳韧带，又称"死亡环"（图 8-15A）。③闭孔血管，位于闭孔内（图8-15B）。闭孔内的腹膜前脂肪不要过度分离，以免损伤闭孔血管。

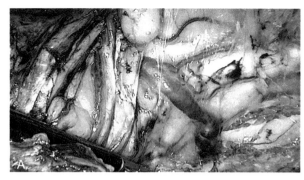
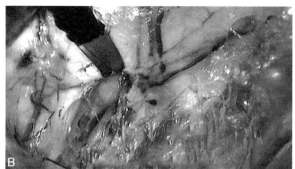

图 8-15　A. 死亡冠；B. 闭孔血管

（3）直疝的分离：分离中央区域时，需要完成直疝和股疝区域的探查。如有直疝或股疝，处理原则与 TAPP 相同（详见本章第一节）。在分离中央间隙时，对侧隐匿性直疝较易被发现，而探查隐匿性斜疝需进一步分离，不作为常规进行。

需要指出的是，直疝的分离其实就是 PPF 和腹横筋膜之间的分离，可以完美地诠释壁平面的定义。PPF 和腹横筋膜是两层性质不同的筋膜，PPF 属于迁移筋膜，腹横筋膜属于血管筋膜，有明显的界限，容易分离。因此，壁平面被认为是 TEP 在中央区域分离时的"神圣平面"。PPF 覆盖在膀胱及其周围组织表面，膀胱位于前腹壁内，但不会和腹壁组织发生粘连，就是因为有 PPF 的存在。其次，很多直疝都有膀胱角的疝入，因此在分离、回纳直疝疝囊时，建议采用钝性分离的方法，将疝囊及其表面的 PPF 与构成"假疝囊"的腹横筋膜反向牵拉，即可将直疝疝囊回纳（图 8-16）。假疝囊是腔镜视野下的特殊用语，本意是指直疝区域内的腱膜和筋膜组织，由于约定成俗的原因，假疝囊可特指该处的腹横筋膜。总之，分离直疝疝囊时，一是要辨认 PPF 和腹横筋膜之间的界限，二是不要将假疝囊误认为疝

囊而进行分离，三是非特殊情况下不能横断直疝疝囊。

还需要指出的是，直疝缺损较大、较深时，可将松弛的腹横筋膜（假疝囊）反向牵拉后与耻骨梳韧带、陷窝韧带或腹直肌固定（固定方法详见本章第一节）。固定目的是消灭残腔，以降低术后血清肿的发生率（图 8-17A），而并不是关闭缺损。如果直接关闭直疝缺损而没有缩小残腔的话，血清肿的发生率反而更高。在缝合或钉合假疝囊时，应注意不要过度牵拉，以免损伤精索（图 8-17B）。

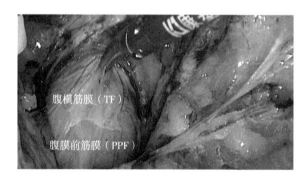

图 8-16　直疝的分离（腹膜前筋膜和腹横筋膜的分离）

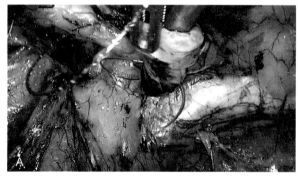
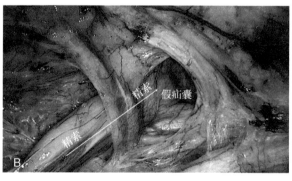

图 8-17　A. 缝合假疝囊，缩小残腔；B. 假疝囊与精索的关系

（4）股疝的分离：股疝的处理原则与直疝相同，也是 PPF 和腹横筋膜的分离过程（图 8-18A）。股环较为狭小，腹膜前脂肪往往嵌入股环中，强行回纳疝囊会引起渗血。可松解部分髂耻束，以利于疝囊的回纳（图 8-18B）。髂耻束是后入路视野下特有的解剖结构，临床意义等同于腹股沟韧带。髂耻束将内侧的缺损分隔成上方的直疝和下方的股疝。

2. 外侧区域　中央区域分离后，斜疝的内侧缘自然显露。紧接着就应进行外侧间隙的分离，以显露斜疝的外侧缘，并为补片置放拓展外侧的空间。外侧间隙临床标志位于腹壁下动脉的外侧

至髂前上棘（又称髂窝间隙），属于 Bogros 间隙的一部分。外侧区域没有膀胱和精索成分的干扰，恢复了腹壁正常的解剖结构，分离在壁平面或脏平面进行均可。壁平面更容易进入，而脏平面紧贴腹膜，可以更好地保护神经，但腹膜容易破损。腹壁下动脉是一个重要的解剖标志，在其外侧找到腹横筋膜（或 PPF）和腹膜（斜疝外侧缘）之间的间隙，沿此进入外侧间隙（图 8-19A）。向外分离至髂前上棘水平，向下分离至腰大肌中部水平。如果腹直肌后鞘影响手术视野，可在弓状线水平切开部分腹直肌后鞘与前腹壁的附着点（图 8-19B）。

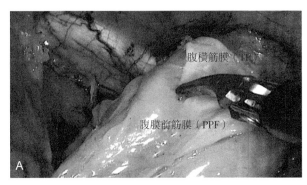
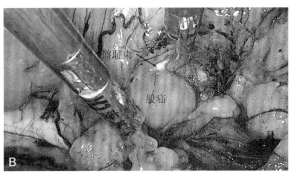

图 8-18　A. 股疝的分离（腹膜前筋膜和腹横筋膜的分离）；B. 股疝疝囊的回纳，松解部分髂耻束

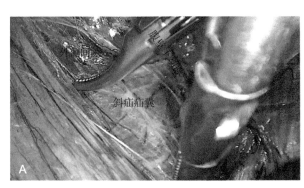
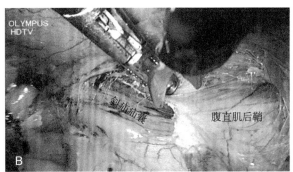

图 8-19　A. 在腹壁下动脉外侧进入外侧间隙；B. 腹直肌后鞘

3. 内环区域　即指斜疝区域，上方为内环的位置，下方为 Doom 髂血管区域。该区域的分离即为斜疝疝囊的分离，也是 TEP 中最关键的手术步骤。

（1）斜疝的分离：中央区域和外侧区域分离后，内环区域自然显露，此时再进行斜疝的分离就显得容易。斜疝疝囊的剥离技巧和处理原则与TAPP 基本相同（详见本章第一节）。TEP 的精髓是保持腹膜的完整性，因此应合理地选择病例，尽可能避免腹膜的破损。术中尽可能完整剥离疝

囊。如疝囊较大需要横断，建议在疝囊和精索成分之间先"开窗"分离出间隙（图 8-20A），穿过缝线结扎后再横断疝囊（图 8-20B）。如疝囊与精索粘连致密而无法"开窗"，只能先横断后再关闭近端疝囊。术中腹膜破损会影响手术视野，可于脐孔插入气腹针，释放腹腔内气体。任何腹膜破损都应关闭，可采用直接缝合、圈套器结扎、钛夹、血管扣（Hemolock）等方法，较大的破损可在手术结束时进入腹腔进行关闭。

（2）腹膜前环：膀胱和精索成分均位于 PPF

深面,但精索成分进入腹股沟管,将 PPF 一起带入并形成精索内筋膜。斜疝疝囊的分离是腹膜和精索成分之间的分离,在 PPF 深面并紧贴腹膜进行,因此一定是在脏平面操作。而中央区域的分离并不是腹膜和膀胱的分离,而是膀胱浅面的 PPF 与腹横筋膜的分离,因此是在壁平面操作,两个区域并不在同一平面内进行。病史较长的患者,PPF 在中央区域向内环区域移行过程中,往

往会在输精管内侧形成一个条索状的束带,影响补片的置放。有文献称之为"腹膜前环(preperitoneal loop)",认为是腹横筋膜增厚的成分。而根据膜解剖和平面转换原理,腹膜前环可看作是增厚的 PPF(图 8-21A)。如果腹膜前环影响手术操作可予以切开,充分显露浅层的腹膜前脂肪和深层的膀胱前脂肪之间的间隙,才可以将补片展平(图 8-21B)。

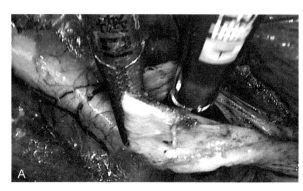
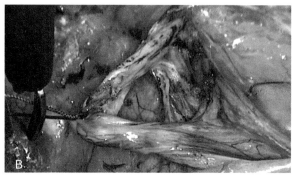

图 8-20　A. 分离斜疝疝囊("开窗");B. 斜疝疝囊结扎后横断

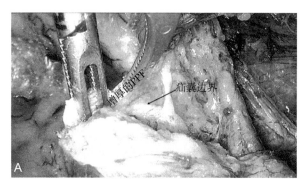
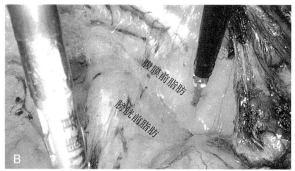

图 8-21　A. 腹膜前环(增厚的腹膜前筋膜);B. 腹膜前脂肪和膀胱前脂肪之间的间隙

(3)精索脂肪瘤:真正的精索脂肪瘤应予以切除,并且需病理诊断。需要指出,国内腹股沟疝患者精索脂肪瘤的发生率较国外低,很多情况下并不是真性脂肪瘤,而是层次分离过浅导致。精索成分往往被脂肪层包绕,分离过浅容易损伤精索血管。

　　经过上述 3 个步骤的分离后,整个肌耻骨孔已完全显露。TEP 的分离范围与 TAPP 基本相同。内侧越过中线,外侧至髂前上棘体表投影,内下方至耻骨梳韧带下方约 2cm,外下方需精索壁化 6cm 左右(腰大肌中部水平)。腹膜前间隙的解剖结构见图 8-22。

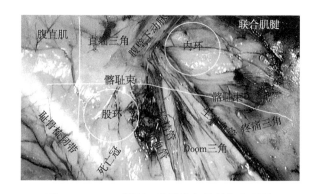

图 8-22　TEP 视野下腹膜前间隙的解剖结构

(五)置放和固定补片

补片的覆盖范围和原则与 TAPP 相同(详见本章第一节)。内侧需超过中线,以免引起直疝

的复发；内下方要置于膀胱和耻骨梳韧带之间，以免引起补片卷曲，外下方要距离壁化后的腹膜至少0.5cm，以免引起斜疝的复发。采用中线位时，如腹膜破损漏气会影响外侧间隙的显露，需注意补片外侧的展平，以免引起补片外侧卷曲。总之，

置放补片前必须充分游离腹膜前间隙，尤其是增厚的腹膜前环和部分PPF应予以切开，使壁平面与脏平面相通，才能展平补片。补片置放层次的示意图见图8-23。

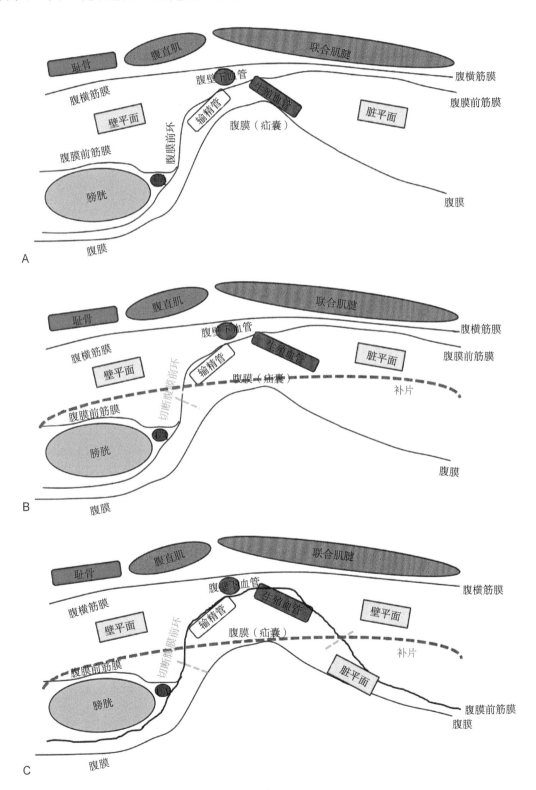

图8-23　A.补片置放前；B.补片置放层次（选项1）；C.补片置放层次（选项2）

男性患者，精索成分容易壁化，不建议补片剪口绕过精索。女性患者，子宫圆韧带与腹膜粘连致密，壁化困难。为了简化操作，降低复发率，无特殊情况者可以横断。TEP 中，可将子宫圆韧带连同疝囊一起结扎后再予以横断。如果需要保留子宫圆韧带，可采用内环口成形术（Keyhole）或腹膜切开再缝合（T-dissection）等方法。"Keyhole"类似于腹横筋膜后的 Lichtenstein 术，有其应用的合理性：将疝囊回纳至内环口即可，并不需要完全壁化，然后将补片剪口绕过子宫圆韧带平铺，最后再缝合开口（图 8-24A）。"T-dissection"是在子宫圆韧带两侧主动切开腹膜，将补片平铺在子宫圆韧带深面（同男性患者），然后再缝合切

开的腹膜。TAPP 中，加上上方横行切开的腹膜，形成"T"形，因此称为"T"形切开（图 8-24B）。而 TEP 中称为腹膜切开再缝合更为贴切。需要指出的是，上述两种保留子宫圆韧带的方法均需要缝合腹膜，初学者采用 TAPP 较为方便，经验丰富者可选择 TEP。

补片如需固定，方法与 TAPP 基本相同，可采用缝合、钉合、粘合等方法。TEP 中，补片被置于密闭的空间，犹如在打开的书本里面夹入一张纸片，然后再把书本合上，只要纸片没有卷曲，就不会移位（图 8-25），因此补片固定的指征比 TAPP 更为严谨，除直径＞ 3cm 的直疝以外，应尽可能避免"穿透性"的固定方法。

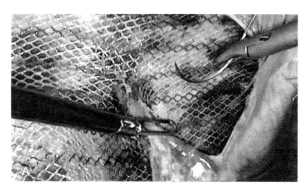
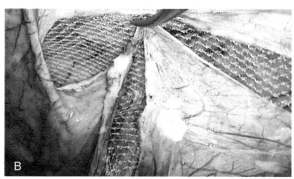

图 8-24　A. 女性患者，内环口成形（Keyhole）；B. 女性患者，腹膜切开再缝合（"T"形切开）

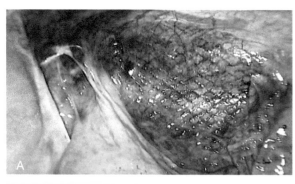
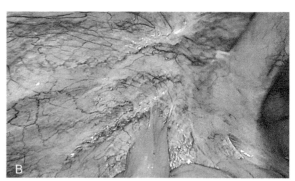
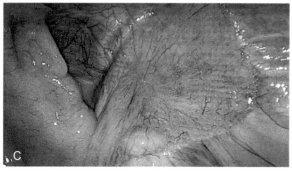

图 8-25　A. 术后即时探查；B. 女性患者术后 3 年探查（部分可吸收补片）；C. 术后 2.5 年探查（3D 补片）

（六）释放气体

必须在直视下缓慢释放气体。用器械压住补片的下缘，将 CO_2 气体缓缓释放，以保证补片下方不会卷曲。阴囊的气体同样需要释放，但不要过度挤压而引起补片移位。腹腔内如有气体，可置入气腹针或 5mm 套管释放。

（七）术后探查

术中如有疑问，必要时可进入腹腔，探查腹膜有无破损、补片是否展平、有无疝内容物损伤等情况。术后探查并不是常规步骤。

四、术后处理

术后 6h 起逐步恢复正常饮食，术后 24h 可出院。中线位 TEP，既不进入腹腔，又不切开腹直肌后鞘，穿刺套管也不经过肌层组织，术后疼痛非常轻、恢复快，可以做到完美的日间手术。术后腹股沟区可用沙袋压迫 6h 左右，预估血清肿可能性高的患者出院后可建议佩戴疝托 1 个月左右。1 个月内避免重体力活动，正常活动不受限制。

（李健文）

主要参考文献

[1] McKernan JB, Laws HL. Laparoscopic repair of inguinal hernias using a totally extraperitoneal prosthetic approach. Surg Endosc, 1993, 7(1):26-28.

[2] Feng B, He ZR, Li JW, et al. Feasibility of incremental laparoscopic inguinal hernia repair development in China: an 11-year experience. J Am Coll Surg, 2013,216:258-265.

[3] Yildirim D, Hut A, Uzman S, et al. Spinal anesthesia is safe in laparoscopic total extraperitoneal inguinal hernia repair. A retrospective clinical trial. Wideochir Inne Tech Maloinwazyjne, 2017, 12(4):417-427.

[4] Abbas MH, Hamade A, Choudhry, et al. Infiltration of wounds and extraperitoneal space with local anesthetic in patients undergoing TEP of unilateral inguinal hernias: a randomized double-blind placebo-controlled trial. Scand J Surg,2010,99(1):18-23.

[5] Zhu Q, Mao Z, Yu B, et al. Effects of persistent CO_2 insufflation during different laparoscopic inguinal hernioplasty: a prospective randomized controlled study. J Laparoendosc Adv Surg Tech, 2009, 19(5):611-614.

[6] 中华医学会外科分会腹腔镜与内镜外科学组，中华医学会外科分会疝与腹壁外科学组，大中华腔镜疝外科学院.腹股沟疝腹腔镜手术规范化操作指南.中国实用外科杂志，2013,7(33):566-570.

[7] 李健文，乐飞.前腹壁膜解剖在腹腔镜全腹膜外腹股沟疝修补术中临床意义的探讨.中华消化外科杂志，2019,18(11):1018-1021.

[8] 中华医学会外科学分会腹腔镜与内镜外科学组，中华医学会外科学分会疝和腹壁外科学组，大中华腔镜疝外科学院.腹腔镜腹股沟疝手术操作指南（2017版）.中国实用外科杂志，2017,37(11):1238-1242.

[9] 李航宇，魏士博.腹股沟区膜的解剖再认识.中国实用外科杂志，2017,37(11):10-13.

[10] Chowbey P, Lomanto D.Techniques of Abdominal Wall Hernia Repair. New Delh:Springer,2020:11-48.

[11] Mirilas P, Mentessidou A, Skandalakis JE. Secondary internal inguinal ring and associated surgical planes: surgical anatomy, embryology, applications. J Am Coll Surg, 2008,206(3):561-570.

[12] 林谋斌，张忠涛.基于现代精细解剖的腹盆腔外科指导：膜解剖的求源与辨析.北京：人民卫生出版社，2019:58-116.

[13] Paul JF, Virag R. Does anatomy of the pubic arch interfere with the maintaining of erection? J Sex Med, 2013, 10(3):777-781.

[14] Stavropoulou-Deli A1, Anagnostopoulou S. Corona mortis: anatomical data and clinical considerations. Aust N Z J Obstet Gynaecol, 2013,53(3):283-286.

[15] Ansari MM. Surgical preperitoneal space: holy plane of dissection between transversalis fascia and preperitoneal fascia for TEPP inguinal hernioplasty. MOJ Surg, 2018,6(2):26-33.

[16] 张剑.膜解剖视角再认识腹股沟区解剖.中华疝和腹壁外科杂志（电子版），2017,11(5):324-328.

[17] Bittner R, Arregui ME, Bisgaard T, et al. Guidelines for TAPP and TEP treatment of inguinal hernia [International Endohernia Society (IEHS)]. Surg Endosc,2011,25(9):2773-2843.

[18] 中华医学会外科学分会疝与腹壁外科学组，中国医师协会外科医师分会疝和腹壁外科医师委员会.成人腹股沟疝诊断和治疗指南（2018 年版）.中国实用外科杂志,2018,38(7):704-706.

[19] Poelman MM, van den Heuvel B, Deelder JD, et al. EAES Consensus Development Conference on endoscopic repair of groin hernias. Surg Endosc, 2013, 27(10):3505-3519.

[20] Mainik F, Quast G, Flade-Kuthe R, et al. The preperitoneal loop in inguinal hernia repair following the

totally extraperitoneal technique. Hernia, 2010, 14(4):361-367.

[21] Simons MP, Aufenacker T, Bay-Nielsen M, et al. European hernia society guidelines on the treatment of inguinal hernia in adult patients. Hernia,2009,13 (4):343-403.

[22] Bittner R, Montgomery MA, Arregui E,et al. Update of guidelines on laparoscopic (TAPP) and endoscopic (TEP) treatment of inguinal hernia (International Endohernia Society). Surg Endosc,2015, 29(2):289-321.

[23] He Z, Hao X, Feng B, et al.Laparoscopic repair for groin hernias in female patients: a single-center experience in 15 years.J Laparoendosc Adv Surg Tech,

2019,29(1): 55-59.

[24] 王骥，王文瑞，李健文，等. 腹腔镜手术治疗女性腹股沟疝 225 例临床分析. 中国实用外科杂志，2015，35(11):1220-1222.

[25] 中华医学会外科学分会. 疝外科缝合技术与缝合材料选择中国专家公式（2018 版）. 中国实用外科杂志，2019, 39(1):39-45.

[26] Miserez M, Peeters E, Aufenacker T, et al. Update with level 1 studies of the European Hernia Society guidelines on the treatment of inguinal hernia in adult patients. Hernia, 2014, 18(2):151-163.

[27] HerniaSurge Group. International guideline for groin hernia management. Hernia,2018,22(1):1-165.

第三节　部分腹膜外腹腔补片置入术

腹股沟疝腹腔镜手术主要有经腹腔腹膜前疝修补术(TAPP)和完全腹膜外疝修补术(TEP)两种。当这两种方法实施有困难时，还可以选择使用经腹腔部分腹膜外疝修补术（transabdominal partial extraperitoneal，TAPE）。TAPE 不作为腹腔镜腹股沟疝手术的首选方法。

一、手术适应证和禁忌证

1.腹腔镜腹股沟疝修补术的两种常用方法（TAPP 和 TEP）实施有困难时，如腹膜前间隙修补术后复发的病例、网塞修补术后复发病例、巨大的阴囊疝等患者。

2.禁忌证主要包括心、肺等脏器功能不佳难以耐受全身麻醉者、既往有盆腔手术史造成盆腔及耻骨膀胱间隙致密粘连的患者。

二、手术操作

1.全身麻醉；不常规导尿或留置胃管。
2.体位：患者取仰卧位、头低足高、患侧抬高位。
3.医师站位：手术医师站在患侧的对侧，扶镜助手站在患侧或患者头侧（图 8-26）。
4.切口：脐上 10mm 切口，脐平面的左右腹直肌外侧缘分别做 5mm 切口。
5.采用 Veress 针造气腹，腹腔压力维持在 1.87kPa（14mmHg），脐上切口置入 10mm Trocar，腹腔镜进入，探查腹腔，明确疝的类型、大小及对侧是否有隐匿性疝。

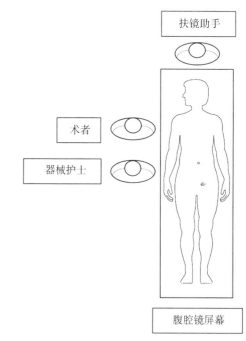

图 8-26　医师站位

6.辨明脐内侧韧带，在其外侧纵行切开约 10cm，向内侧游离耻骨膀胱间隙（Retzius），显露耻骨梳韧带及直疝三角区（图 8-27A），置入 15cm×10cm 的防粘连补片，将补片展平，用螺钉将补片固定于耻骨梳韧带及前腹壁（应避开疼痛三角和危险三角区域）（图 8-27B）。

7.用钉枪将打开的腹膜瓣固定到补片上以关闭 Retzius 间隙。用 3-0 PDS 缝线将补片下缘与腹膜连续缝合固定（图 8-28），从而关闭补片与腹膜之间的空隙，防止术后发生内疝。

8.逐渐释放气体，拔出 Trocar，脐上切口缝合筋膜层，皮内缝合以关闭切口。

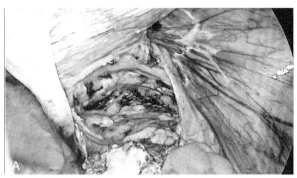
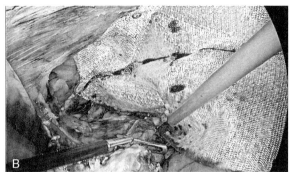

图 8-27　A. 打开 Retzius 间隙；B. 将防粘连补片固定在耻骨梳韧带

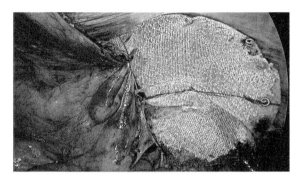

图 8-28　补片铺放固定完毕

的应用指征，避免盲目扩大适应证。

2.TAPE 与 TAPP 或 TEP 相比较的主要优势在于无须解剖 Bogros 间隙，因此其主要适用于 Bogros 间隙有致密粘连的病例，如前次手术为针对斜疝的网塞填充手术等。

（黄耿文）

三、注意要点

1.TAPE 手术时部分补片被置于腹腔内，虽然所用补片为防粘连补片，但理论上发生补片相关并发症的概率较高，并且由于防粘连补片的费用相对昂贵，因此，临床上应严格把握 TAPE 手术

主要参考文献

[1] Sharma A, Dey A, Khullar R, et al. Laparoscopic repair of suprapubic hernias: transabdominal partial extraperitoneal (TAPE) technique. Surg Endosc, 2011, 257(7): 2147-2152.

[2] 任峰，周静瑜，刘刚磊，等. 腹腔镜经腹腔部分腹膜外疝修补术治疗老年阴囊疝 11 例报告. 中国实用外科杂志，2018，38（8）：925-927.

第四节　增强视野下完全腹膜外腹股沟疝修补术

全腹膜外腹股沟疝修补术（TEP）是腹腔镜下腹股沟疝修补手术的经典技术。它不经过腹腔，从而避免潜在腹腔内并发症。脐孔下方的腹直肌后间隙，为完成 TEP 手术提供了一个分离腹股沟区后方腹膜前间隙的理想途径。但经典 TEP 技术的难点在于提供的解剖空间有限、戳孔位置容易受限、分离和放置补片空间受限等。尤其是对于存在解剖条件较困难的病例，如肥胖或减肥后、脐部和耻骨联合距离较短、既往有盆腔手术史等的患者，需要对经典 TEP 进行改进以克服其局限性。在 2012 年，Jorge Daes 首次报道了增强视野下 TEP 手术（eTEP），其后这项技术在复杂腹股沟疝患者中的应用，取得了良好的临床效果。

一、解剖及理论基础

腹股沟区后方的腹膜前间隙由内侧的脐膀胱前间隙和外侧的髂窝间隙构成。正确进入内侧间隙的方法是从脐孔下方 3cm 处的弓状线以下，首先进入腹直肌后间隙，然后利用腹直肌后鞘缺如这一解剖特点继续向下分离可顺利到达脐膀胱前间隙。这是完成经典 TEP 手术的关键。而 eTEP 的理论基础是在前腹壁几乎任何部位都可以顺利进入腹股沟区后方的腹膜前间隙（图 8-29）。由于可以针对困难病例灵活地安置手术套管，扩展了经典 TEP 相对较固定和受限的视野，以顺利完成 TEP 手术，因此该技术被命名为"增强视野下

完全腹膜外腹股沟疝修补术（enhanced view-totally extraperitoneal technique，eTEP）"。

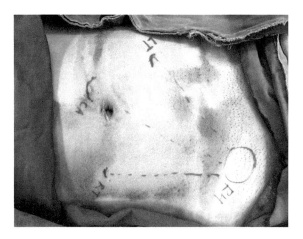

图 8-29　手术套管可以灵活地放置在前腹壁

二、技术特点和适应证

eTEP 最突出的特点是：①能够方便、快速地创建腹膜外间隙；②通过扩展分离可以获得较大的手术区域；③套管安置方便灵活，有更广泛的适应证；④不会妨碍精索去腹膜化及疝囊的分离；⑤对于巨大阴囊疝，更容易对疝囊远端进行处理；⑥提高了对气腹相关并发症的耐受性。

eTEP 的适应证较经典 TEP 范围更广泛，尤其是对于下面的特殊情况更加适合：①对于熟练掌握了 TAPP 技术而没有 TEP 经验的手术医师，更容易从 eTEP 开始学习。②对于高 BMI 及减后的患者，eTEP 能使手术避免在血管层面操作，肥减少了出血发生的概率。③适用于既往有盆腔手术史及脐部和耻骨联合之间距离过短的患者。④对于巨大阴囊疝、滑动性疝和嵌顿疝，都可以利用 eTEP 技术来顺利完成。

三、手术步骤

1. 手术观察孔套管的放置　对于大多数单侧疝手术，在疝的同侧，于脐孔上方 5cm 与脐水平线向外侧 4cm 的部位安置第 1 个套管，作为腹腔镜观察孔（图 8-30）。根据不同的病例，观察孔也可以放置在对侧。首先切开皮肤及皮下组织，显露并切开腹直肌前鞘，钝性分开腹直肌，直至显露白色的腹直肌后鞘，安置一个 10cm 透明的手术套管作为观察孔。置入腹腔镜镜头，在腹直肌后鞘的上方及腹直肌之间，利用"镜推法"越过弓状线后进入腹直肌后间隙延续向下的脐膀胱前间隙，此时应辨认清楚腹横筋膜与腹膜前筋膜相融合的层面，其标志是白色疏松并呈网状的纤维组织（图 8-31A），利用腹腔镜杆的推送及向左右两侧的摆动分离扩大这一层面的间隙，向下到达耻骨梳韧带及耻骨结节这一解剖定位标志，向外应达到腹直肌外侧缘，即半月线水平（图 8-31B）。注意在使用"镜推法"时，时刻注意保持或适时转换到正确的分离层面，避免误入腹膜前脂肪层及损伤腹壁下血管导致出血，从而影响手术的进行。

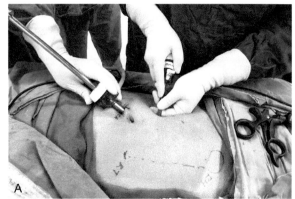
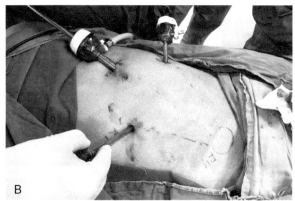

图 8-30　观察孔及操作孔的安置

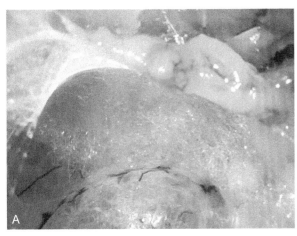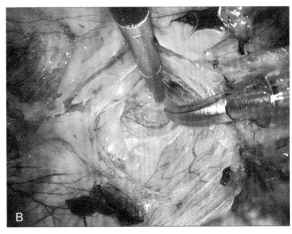

图 8-31 A. 镜推法分离内侧耻骨膀胱前间隙；B. 分离扩展外侧髂窝间隙

2. 手术操作孔的安置及腹膜前间隙的拓展分离 成功建立观察孔后，利用"镜推法"建立初步的腹直肌后间隙，可以在腹腔镜监视下建立左、右腹直肌外侧缘的两个操作孔，注意两侧操作孔均在弓状线层面上方的腹壁直视下穿刺建立，以避免在弓状线下方进入而误入腹腔。这种三角形布局更有利于处理双侧疝和复杂疝（图 8-30）。当然，对于单侧疝，两个操作孔也可以建立在同侧或对侧的腹直肌外侧区域。通过使用带有电凝功能的剪刀，通过钝锐结合的分离方式，依次扩大分离出脐膀胱前间隙及髂窝间隙。在此分离过程中的关键在于，对下方腹直肌后鞘弓状线部位进行适当的部分切断（图 8-32），以扩大外侧髂窝间隙的分离范围，从而增强手术视野，这也是 eTEP 技术的关键所在。值得注意的是，腹壁下血管是内、外侧间隙分界的一个非常好的解剖标志，外侧髂窝间隙分离的正确层面应紧贴该解剖标志的下方进行（图 8-31B）。

3. 疝囊处理及补片的放置 当所有手术套管安置正确及腹膜前间隙充分分离后，在增强手术视野的效果下，所有疝囊分离及处理的方法同经典 TEP，包括：对直疝疝囊的拖回及较大的假性疝囊的关闭；对斜疝疝囊的完全剥离及横断大的斜疝或阴囊疝疝囊；对股疝和嵌顿疝需要在适当的部位松解疝环以方便还纳疝内容物等。在灵活的套管放置及增强的手术视野下，以上操作较经典 TEP 更容易完成。对于出现腹膜破损造成漏气导致手术空间缩小的情况，也更容易通过套扎线或腔镜下缝合的方式来处理。精索去腹膜化的操作依然是重要的一步，将分离后的疝囊继续向患者头侧游离，直至腹膜反折线距离疝的缺损超过 6cm。放置一张足够覆盖整个耻骨孔的聚丙烯网片并充分展平，视具体情况对补片进行必要的固定。这些步骤也是 eTEP 手术规范化的操作流程（图 8-33）。

四、评价

eTEP 技术是在经典 TEP 技术上的改进和提高，其关键在于：①观察孔及操作孔的灵活安置；②对弓状线适当的部分切断以增强手术视野。这一技术的出现，并没有增加 TEP 手术的难度，同时也扩大了经典 TEP 手术的适应证，对于经典 TEP 较难完成的特殊病例，通过 eTEP 技术可以更方便、顺利地完成。对于前腹壁固有形成的筋膜隔断，笔者认为这些结构是维持腹壁完整性和保持腹壁顺应性的重要组织，因此在 eTEP 手术中，对腹直肌后鞘弓状线的分离切断应有所保留，不可为了增强手术视野而过度切割分离，而以方便完成 eTEP 手术为限即可。

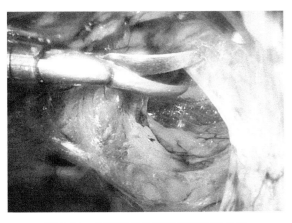

图 8-32 切断部分腹直肌后鞘的弓状线

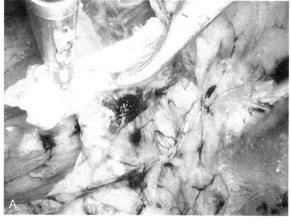

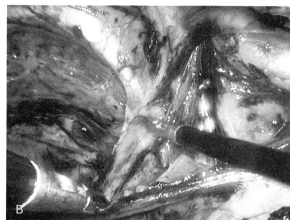

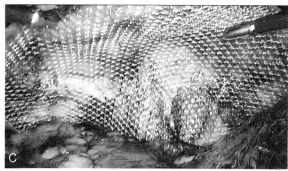

图 8-33　A. 分离斜疝疝囊；B. 精索去腹膜化；C. 放置网片

（闵　凯）

主要参考文献

[1] Mckernan JB,Laws HL.Laparoscopic preperitoneal prosthetic repair of inguinal hernias.Surg Rounds,1992,6:597-607.

[2] Daes J. The enhanced view- totally extraperitoneal technique for repair of inguinal hernia. Surg Endosc, 2012, 26:1187-1188.

[3] Daes J. Endoscopic repair of large inguinoscrotal hernias: management of the distal sac to avoid seroma formation. Hernia, 2014, 18:119-122.

[4] Misra MC, Kumar S, Bansal VK, et al. Total extraperitoneal (TEP) mesh repair of inguinal hernia in the developing world: comparison of low-cost indigenous balloon dissection versus direct telescopic dissection: a prospective randomized controlled study. Surg Endosc,2008, 22(9):1947-1958.

[5] 闵凯, 任骏. 腹腔镜视野下的腹股沟区的解剖要点. 中华疝和腹壁外科杂志（电子版）, 2020, 14(02): 106-109.

第 9 章
特殊腹股沟疝的处理

第一节　股疝修补术

股疝的疝内容由股环疝出，嵌顿发生率高，原则上都应手术治疗。股疝修补可以采用腔镜修补或开放修补，开放的股疝补片修补术多采用腹膜前间隙修补。

一、股环解剖

股环由前、后、内、外 4 个边界围成，前方为腹股沟韧带，后方为耻骨梳韧带，内侧为陷窝韧带，外侧为股静脉（图 9-1）。由于股环的 3 个边界都是由坚韧的韧带组织，缺少弹性，所以股疝容易发生嵌顿或绞窄。

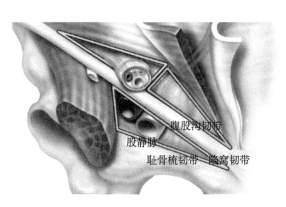

图 9-1　股环解剖

二、开放股疝补片修补手术

患者取平卧位，可以采用硬膜外麻醉、局部神经阻滞麻醉。切口采用平行于腹股沟韧带中点至耻骨结节连线的切口（图 9-2），较腹股沟斜疝的切口稍微偏低、偏内，这样有利于显露股环。

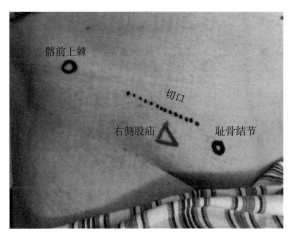

图 9-2　股疝手术切口

逐层切开皮肤、皮下组织，显露腹外斜肌腱膜，沿着腹外斜肌腱膜纤维走行方向、平行于腹股沟韧带切开腹外斜肌腱膜（图 9-3），可见腹股沟沟管内的精索或子宫圆韧带。

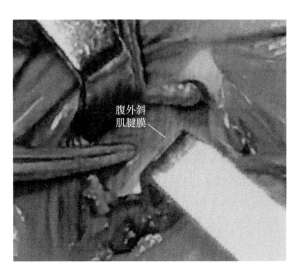

图 9-3　切开腹外斜肌腱膜

游离精索或子宫圆韧带并向内上方牵拉精索或子宫圆韧带，显露腹股沟管后壁的腹横筋膜。贴近腹股沟剪开腹横筋膜即可见疝出的股疝内容物（图9-4）。

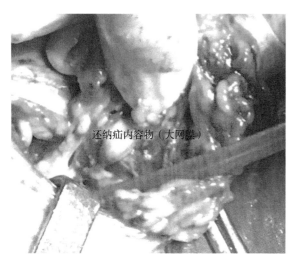

还纳疝内容物（大网膜）

图 9-4   还纳股疝内容物

还纳疝内容物时，通常疝内容物嵌顿比较紧，如果还纳疝内容物比较困难，不要用力过度牵拉，否则容易损伤疝内容物或引起出血。可向内侧切开部分腹股沟韧带以松解狭窄的股环，不可向外侧切开腹股沟韧带，否则容易损伤股环外界的股静脉，引起大出血。还纳疝内容物后可以用2-0 Prolene线缝合关闭股环和修复切开的腹股沟韧带。在腹横筋膜深面进一步钝性游离扩大腹膜前间隙，下方超过耻骨梳韧带2cm、内侧经过腹直肌后方超过中线、上方超过腹内斜肌和腹横肌的弓状下缘约5cm、外侧越过髂血管达髂肌筋膜，即整个肌耻骨孔的范围（图9-5）。

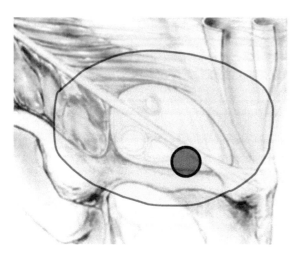

图 9-5   补片覆盖肌耻骨孔

检查腹膜前间隙内无活动出血，将8cm×12cm的补片卷曲后沿腹股沟韧带方向置入腹膜前间隙，将补片展平（图9-6），一般不需要固定补片。

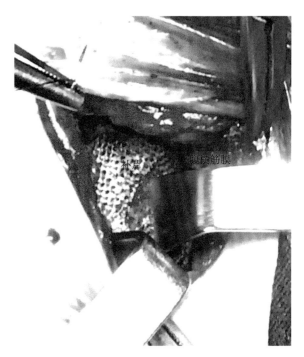

补片   腹横筋膜

图 9-6   置入并展平补片

用3-0可吸收线将切开的腹横筋膜与腹股沟韧带缝合，逐层缝合腹外斜肌腱膜、皮下组织、皮肤，手术结束。

三、注意事项

还纳股疝内容物时要注意检查疝内容物组织的活性，坏死的网膜组织应切除。如肠管坏死应行肠切除、肠吻合，手术创面如果污染严重，不建议置入补片，用2-0 Prolene线结扎、缝合关闭股环。如疝环狭窄，疝内容物卡顿不易还纳，切开腹股沟韧带应偏内上方向，避免损伤外侧的股血管。

（杨福全）

第二节 儿童腹股沟疝疝囊高位结扎术

儿童腹股沟疝是小儿外科常见疾病之一，在足月新生儿中发病率为1%～2%，在早产儿中发病率达30%，以右侧多见。在胚胎发育时期，睾丸自腹腔内经过腹股沟区穿透腹壁下降至阴囊，并形成精索（女性为子宫圆韧带），若此过程中鞘状突未能完全闭合则有可能形成疝囊，从而发生腹股沟疝。因此，原发性儿童腹股沟疝全部为斜疝（不包括罕见的直疝或股疝），与以上胚胎发育过程有关，而与成人后天获得性的腹股沟疝的发生机制完全不同。在临床实践中，通常将14岁以下的患儿认定为儿童，1岁以内的儿童疝尚有自愈的可能，＞1岁的儿童疝自愈的可能很小，因此疝囊高位结扎术就成为治疗儿童腹股沟疝的经典技术。它针对儿童腹股沟疝发生的病因，将未能完全闭合的鞘状突所形成的疝囊高位结扎，以比较小的手术创伤取得了良好的临床效果。儿童腹股沟疝疝囊高位结扎术分为开放式手术和腹腔镜手术两种。

一、解剖及理论基础

儿童腹股沟疝是先天获得性的，其发生的根本原因是生长发育过程中鞘状突未能完全闭合而导致。成人腹股沟疝多为后天腹股沟管后壁缺损或薄弱所致，除需结扎疝囊外尚需根据缺损的情况进行相应的修补。有研究表明，儿童期骨盆还处于发育阶段，相较于成人明显窄小，附着的肌肉和韧带没有足够的拉伸，且腹壁肌肉及筋膜组织比较薄弱，因此儿童腹股沟管的长度明显较成人短，且比成人更直，故抵抗腹腔内压力的能力明显弱于成人。但随着儿童生长发育的进行，骨盆逐渐变宽大，肌肉、韧带和筋膜组织慢慢变得强韧，腹股沟管后壁会越来越结实，因此儿童腹股沟疝多不需要进行修补，而只需进行疝囊高位结扎就可以获得良好的治疗效果。

二、开放腹股沟疝疝囊高位结扎术

开放腹股沟疝疝囊高位结扎术适用于先天获得性儿童腹股沟疝，最突出的特点是：①手术时间短，操作简单；②学习曲线短，年轻医师容易上手；③对手术室条件要求较低，尤其适用于基层医院开展；④手术花费低，患儿家长更容易接受。

手术步骤：可采用氯胺酮静脉全身麻醉，也可气管插管全身麻醉，患者取平卧位，沿腹股沟区腹横纹皮纹方向做长1.5～2.0cm的横行切口（图9-7），依次切开皮肤、皮下组织，显露腹外斜肌腱膜。因儿童腹股沟管比较短小，亦可不切开腹外斜肌腱膜。找到外环口后，向内环口方向分离精索，保护精索血管及输精管，于精索内侧提起疝囊并切开，充分游离疝囊至内环口水平，采用不可吸收缝线高位结扎疝囊（图9-8），充分止血，关闭缝合切口。

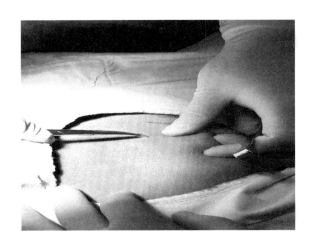

图 9-7　沿皮纹小切口（2cm）

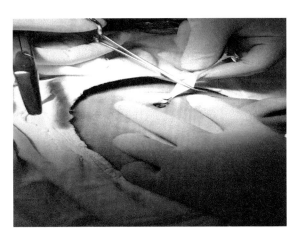

图 9-8　高位双重结扎疝囊

三、腹腔镜腹股沟疝疝囊高位结扎术

腹腔镜腹股沟疝疝囊高位结扎术适应证与开

放式手术相同，尤其适用于开放式腹股沟疝术后复发的患儿，最突出的特点是：①腹腔镜下可做到超高位疝囊结扎，进一步降低疝术后复发率；②腹腔镜下探查，可于一次手术中进行双侧腹股沟区探查，易于发现对侧腹股沟区隐匿疝；③学习曲线较长，需要一定时间的腹腔镜下操作练习才能熟练掌握；④对手术室条件要求较高，需要有完备的腹腔镜手术条件；⑤对麻醉医师的要求较高，需要有儿童腹腔镜手术麻醉相关经验。

手术步骤如下：

1. 手术观察孔套管的放置　在单侧疝和双侧疝手术中，手术观察孔套管放置的位置并无差别，于脐缘下方切口安置第 1 个 5mm 套管，作为腹腔镜观察孔。因儿童腹腔容积较小，可操作空间有限，气腹压力控制在 1.07 ～ 1.33kPa（8 ～ 10mmHg）比较适宜，若患儿脐与耻骨联合间距离较短，观察孔也可以放置在脐以上，以便获得更大的视野。

2. 手术操作孔的安置　成功建立观察孔后，可于左侧或右侧腹直肌外缘脐水平置入另一枚 5mm 套管作为手术操作孔（图 9-9）。笔者认为此枚手术操作套管很有必要，经此套管置入无损伤钳可以拨开腹股沟区软组织皱襞，探查腹股沟区有无隐匿疝存在，防止发生遗漏疝。另外，儿童疝中输精管和腹膜通常愈合比较紧密，仅通过疝针单手操作将两者分离有一定的难度，若能以无损伤钳配合疝针进行双手操作，将大大降低操作难度，并减小发生副损伤的机会。刘素君等尝试使用针式钳器械替代以上手术操作套管，将针式钳于耻骨联合上方 5cm 处刺入腹腔，亦可达到无损伤钳的作用而创伤更小。

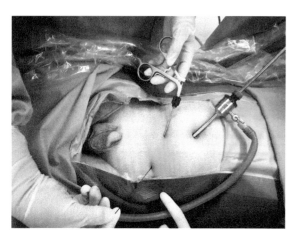

图 9-9　穿刺孔布局

3. 疝囊结扎处理（图 9-10）　观察套管和手术操作钳放置完成后，在腹腔镜监视下于内环体表投影处垂直刺入带线疝针（带双股 0 号不可吸收聚酯线），疝针穿过皮下组织、腱膜、肌层直至内环口前壁腹膜外，于疝囊内侧紧贴腹膜潜行分离，在手术操作钳的帮助下拨开输精管、精索血管，穿入腹膜后进入腹腔，向腹腔内延伸并将缝线带入腹腔。用手术操作钳夹住缝线后退出疝针（图 9-11）。再将疝针顺内环口外侧腹膜外潜行，调整疝针于同一位置再次穿入腹腔，将缝线的一端引出体外，此时暂停气腹并挤压排空阴囊内气体，将睾丸复位。牵拉收紧缝线并打结后将线结置于皮下，平整皮肤。另一种方法可以先将缝线自操作套管或观察套管置入腹腔，疝针两次穿入腹腔后分别将缝线的两端带出体外打结。

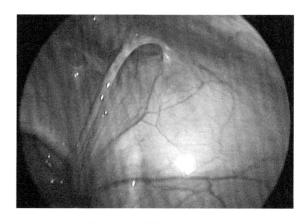

图 9-10　腔镜下斜疝视野

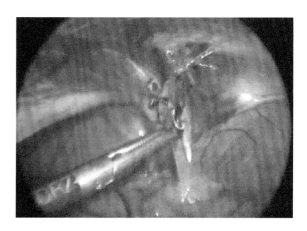

图 9-11　经腹壁穿刺疝囊高位结扎

四、评价

腹股沟疝疝囊高位截扎术是治疗先天获得性

儿童腹股沟疝的经典手术，开放手术和腹腔镜手术各有优势。开放腹股沟疝疝囊高位结扎术麻醉及手术操作简单，对手术室相关条件要求不高，花费较少，尤其利于在基层医疗机构开展。腹腔镜腹股沟疝疝囊高位结扎术可同时探查双侧腹股沟区，发现隐匿疝后可同时行双侧疝囊结扎，避免患儿因对侧隐匿疝行二次手术。腹腔镜手术疝囊结扎位置高于内环口，可实现超高位疝囊结扎，而开放手术结扎位置最高达内环口，不能实现超高位疝囊结扎，尤其对于复发疝治疗腹腔镜手术更有优势。此外，在体表切口美观方面腹腔镜手术亦占有一定优势。

（杨慧琪　孙　立）

主要参考文献

[1] 黄惠，陈新岐，饶智，等.预防腹腔镜小儿腹股沟疝术后复发的手术策略.中华小儿外科杂志，2018，39(07):534-538.

[2] Taylor K, Sonderman KA, Wolf LL, et al. Hernia recurrence following inguinal hernia repair in children. J Pediatr Surg, 2018, 53(11):2214-2218.

[3] 陈双，周太成.有关儿童腹股沟疝外科治疗思考.中国实用外科杂志，2019，39(08):795-797.

[4] Esposito C, Peter SD, Escolino M, et al. Laparoscopic versus open inguinal hernia repair in pediatric patients: a systematic review. J Laparoendosc Adv Surg Tech A, 2014, 24(11): 811-818.

[5] 刘素君，王帆，朱熠林，等.钳式针辅助单孔腹腔镜治疗儿童腹股沟疝微创分析.中华疝和腹壁外科杂志(电子版)，2014, 8(1):16-18.

[6] 黎辉，曹斌，曹宇皎，等.单孔腹腔镜下改良双钩疝针经皮腹膜外结扎术治疗小儿腹股沟疝的疗效观察.腹腔镜外科杂志，2019, 24(2):92-95.

[7] 李鹏，彭福生，张明华，等.改良单孔疝针经皮腹膜外结扎术治疗儿童腹股沟疝的临床效果及安全性观察.中国妇幼保健，2020，35(10):1925-1927.

[8] Shehata S, Shehata S, Wella HL, et al. Pediatric inguinal hernias, are they all the same? A proposed pediatric hernia classification and tailored treatment. Hernia, 2018, 22(6):941-946.

第三节　青少年疝及成年女性腹股沟疝

一、青少年疝

青少年是由儿童向成人发育过程中的特殊阶段，在此阶段发生的腹股沟疝，与儿童及成人腹股沟疝既有共性，也有其特别之处。目前各大腹股沟疝指南并没有对青少年的年龄阶段达成统一的认识。世界卫生组织将青少年定义为10～19岁的人群。我国《成人腹股沟疝诊断和治疗指南（2018版）》将成年人定义为22岁及以上，意即青少年年龄不超过22周岁，而我国儿童专科医院则规定青少年就诊年龄为14周岁以内。由于缺乏对年龄阶段的统一划分标准，青少年疝患者可能由儿外科医师或成人疝外科医师接诊。而儿外科医师与成人疝外科医师对腹股沟疝治疗理念有很大的差别，导致青少年腹股沟疝治疗上的截然不同。目前常见的治疗方法分为4种：开放疝囊高位结扎术、腹腔镜疝囊高位结扎术、组织修补手术、无张力疝修补术。儿外科医师通常采用前两种手术方法，其依据为青少年腹股沟疝以斜疝为主，

其病因是鞘状突未闭，仅行疝囊高位结扎即可解决；同时也担心合成补片与精索结构致密粘连而对生育功能造成潜在的影响；此外，合成补片的粘连导致术后慢性疼痛和异物感也是其考虑因素之一。成人疝外科医师则认为，腹股沟疝常伴有腹股沟管后壁的薄弱或缺损，且无法随年龄增长而自愈，加强修补腹股沟管后壁可有效减少复发，因此常采用后两种手术方法。辩证来看，把儿童疝或成人疝的治疗方法直接套用于青少年疝的治疗并不符合临床实际情况。一方面，青少年的腹股沟管后壁逐渐发育成形，此时若出现薄弱或缺损往往无法自愈；另一方面，由于腹股沟管仍随年龄增长而发生形态的改变，单纯的组织缝合或人工合成材料都不可能随腹股沟管同步发生形变，尤其是合成补片不仅不可延展，反而会出现挛缩，导致精索结构的粘连和形变，从而引起术后慢性疼痛及异物感，甚而引起复发。虽然现有研究没有发现合成补片对生殖功能影响的证据，但缺乏系统性研究数据的支持。因此，笔者并不推荐在

青少年疝中应用合成补片。

近年来随着材料学的进步，生物补片在青少年疝的应用越来越多，由于其自身特性，把对生育功能的影响降到最低，也能有效降低术后慢性疼痛和异物感，因此得到越来越多疝外科医师的关注（图9-12）。近年来国内已有多篇应用生物补片治疗青少年疝的研究发表。生物补片主要取自动物的皮肤、小肠黏膜、心包、肌肉等组织，利用脱细胞技术去除免疫原性，制成脱细胞基质，其中胶原蛋白和弹性蛋白构成网状结构能提供足够的强度，达到修补腹壁缺损的目的，同时中空的网状结构能诱导成纤维细胞向补片内迁移，促进宿主细胞黏附及血管生成，并形成新的筋膜组织，在补片材料降解过程中自身组织通过逐渐置入替代补片，最终完成自我修复。这一特性恰好与青少年腹股沟疝的治疗理念不谋而合，不仅消除了补片残留引起的疼痛和局部异物感，也降低了输精管狭窄、堵塞等并发症发生的概率。尤其对于复发疝或腹股沟管后壁缺损明显、组织缝合修补困难的患者，使用生物补片能获得更大的收益。但需引起注意的是，对于胶原代谢异常的青少年患者，补片降解后腹壁薄弱区可能重新出现，从而导致复发，因此联合应用生物补片和组织修补技术更合理。

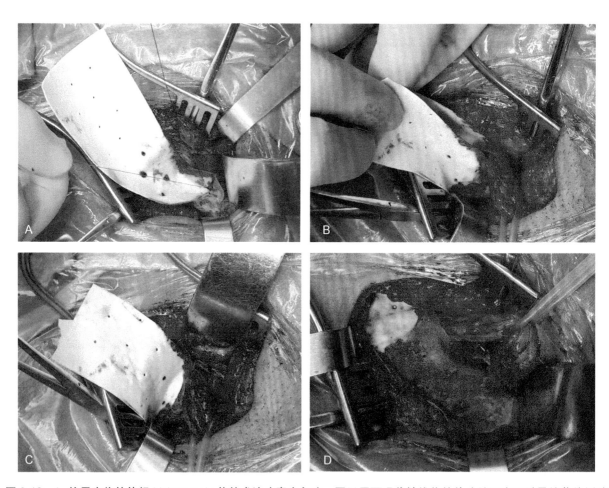

图9-12　A. 使用生物补片行 Lichtenstein 修补术治疗青少年疝：图示用可吸收缝线将补片头端固定于耻骨结节外侧髂耻束上；B. 在内环口处将补片尾端呈燕尾状包绕精索；C. 用可吸收缝线将补片外侧缘间断固定于腹股沟韧带上；D. 补片完全展平并覆盖腹股沟管后壁

由于生物补片问世时间并不长，目前在临床上应用尚处于探索阶段，国内外在青少年腹股沟疝运用生物补片进行修补均缺乏前瞻性随机对照临床试验（RCT）研究数据的支持。而且目前生物补片的成本较高，且现有制造工艺也不能保证完全清除其免疫原性，从而有引起宿主排斥反应的潜在风险。以上所述是目前青少年疝手术中运用生物补片尚未普及的原因，不过随着更多生物补片的问世，尤其是国内相关研发的突破，成本会逐渐降低，相关制造工艺也会日趋完善，临床普及也将指日可待。我们相信生物补片将会在青少年疝手术治疗中扮演更重要的角色。

二、成年女性腹股沟疝

由于儿童和青少年腹股沟疝的处理原则和手术方式并不存在性别上的差异，本节将只讨论成年女性腹股沟疝的相关问题。我们可以观察到成年腹股沟疝的发病率有明显的性别差异，男性腹股沟疝的发病率是女性的 7～10 倍。女性腹股沟疝中最常见的是斜疝，其次是直疝和股疝，其中值得关注的是，女性股疝发病率（20%～30%）显著高于男性（2%～3%），尤其在育龄期之后发病率显著增加。有研究对男性和女性腹股沟疝手术进行分类统计，其结果也显现出女性患者手术中股疝的比例（17%）显著高于男性（3%）。因此，女性腹股沟疝的治疗策略理应与男性有所区别，只有对女性腹股沟疝的胚胎学和解剖学特点有充分了解，才能提出更合理的治疗方案，达到更理想的治疗效果。

女性的腹股沟管结构在胚胎学和解剖学上与男性有很大差异。总体而言，女性的髂窝更浅，骨盆更宽大，腹股沟管内的间隙也更狭小。女性在胚胎发育过程中子宫圆韧带沿腹股沟管下降到同侧大阴唇，此过程中腹膜皱襞可随子宫圆韧带一同下降而形成努克管（canal of nuck），类似于男性鞘状突的形成，这个结构是斜疝发生的解剖基础。努克管在出生时或婴儿早期（出生后 18 个月内）通过形成纤维索带而闭锁，若不闭锁或闭锁不全可导致斜疝的发生。女性腹股沟管内间隙狭小，造成斜疝形成和进展的阻力更高；同时，腹横肌弓状缘与腹股沟韧带之间的裂隙较男性也更紧密，也不易导致直疝的发生；然而，女性的骨盆较男性更宽大，肌耻骨孔下半部分（腹股沟韧带以下）间隙更宽大，更易导致股疝的发生。由于以上解剖学特点，女性斜疝和直疝的发生率较男性更低，股疝的发生率相反则更高。在女性腹股沟疝中，疝内容物除肠管、大网膜之外，也有可能是卵巢、输卵管等女性特有的器官。当疝内容物是卵巢或输卵管时，会导致输卵管粘连变形、管腔变细或闭塞，甚至因输卵管扭转而引发卵巢坏死，从而影响生育。在妊娠期，随着子宫逐渐增大，腹内脏器会被推移向头侧移动，从而

降低腹股沟疝发生的概率，对于既往有腹股沟疝病史的妊娠期患者，疝也常因增大的子宫遮挡而暂时消失，因此妊娠期腹股沟疝在临床上非常罕见。但是妊娠期一旦发生腹股沟疝，较高的腹内压常导致疝内容物不易复位而有更高的嵌顿风险。需要注意的是，妊娠期腹股沟疝需与子宫圆韧带静脉曲张（round ligament varicosities, RLV）进行鉴别，后者常因妊娠期子宫圆韧带静脉平滑肌松弛、妊娠子宫回流血量增加、盆腔静脉回流受阻及心排血量增加等原因引起，多发生于妊娠中、晚期，发生率约为 0.13%，局部超声检查对于鉴别诊断有重要意义。RLV 无须手术治疗，一般会在产后自行缓解。

成年女性腹股沟疝的发病率虽低于男性，但股疝所占比例高，且股疝更易发生嵌顿、绞窄而需急诊手术。有研究显示女性腹股沟疝的急诊手术率（17%）明显高于男性（5%），尤其是股疝的急诊手术率（40%）更显著高于男性（28%），而急诊手术的病死率是平诊手术的 10 倍以上，因此女性腹股沟疝的治疗策略应更积极，一旦确诊无须等待观察，均应及时手术。不应忽视有症状而无体征的隐匿性疝，若体格检查发现内环上方触痛，尤其是鼓气或咳嗽时加重，或有腹股沟区钝痛、间歇发作的神经性疼痛，放射至同侧大阴唇、肋腹部或下腹部的腹痛，都应警惕是否存在隐匿性疝。诊断常需借助辅助检查，如超声检查、腹部 CT 等，对于症状严重而辅助检查仍无法确诊的患者，甚或借助有创性检查如腹腔镜检查来确诊。妊娠期腹股沟疝的手术治疗应十分谨慎，盲目手术可能对胎儿及产妇造成危险，仅在疝内容物发生嵌顿或绞窄的情况下才考虑急诊手术，罕有剖宫产术中同时行腹股沟疝修补术的报道，推荐产后择期行平诊手术治疗。

关于手术方式的选择，目前各大诊疗指南均推荐无张力修补术作为成人腹股沟疝治疗的首选方法，因其复发率显著低于单纯组织修补术，女性腹股沟疝的治疗同样也以无张力修补术为最主要术式。虽然 Lichtenstein 术式因操作简便、复发率低、并发症少而被认为是腹股沟疝治疗的"金标准"，成为各指南的首选术式，但研究显示女性 Lichtenstein 术后复发的风险要显著高于男性，尤其是股疝的复发率升高更明显，曾有报道女性术后继发股疝的概率可达原发股疝的 15 倍以上。

Lichtenstein 术后股疝复发率高的原因，首先与 Lichtenstein 术式有关，不修补肌耻骨孔下半部分可能造成股疝的复发；其次，术中不常规探查股环会遗漏隐匿性股疝；此外，将补片连续缝合固定于腹股沟韧带上，当前腹壁肌肉收缩时，腹股沟韧带受到牵拉从而扩大了股环，这也可能是股疝复发的原因之一。有研究表明女性 Lichtenstein 术后复发的风险是腹膜前疝修补术的 2 倍以上，其中股疝是最主要的复发类型。因此，多篇论著和指南对于女性腹股沟疝的治疗上，均推荐完整修补肌耻骨孔的腹膜前疝修补术式，以降低股疝的复发风险。

腹腔镜腹股沟疝修补术（laparoscopic inguinal hernia repair, LIHR）作为一种修补肌耻骨孔的后入路手术方式，目前在腹股沟疝的治疗中已越来越普及。LIHR 对于探查有无对侧疝与隐匿疝方面优势明显。经过大量的临床研究与实践，目前的 LIHR 手术方式主要分为完全腹膜外疝修补术（totally extraperitoneal，TEP）和经腹腔腹膜前疝修补术（transabdominal preperitoneal，TAPP）两种，其复发率与开放腹膜前手术无显著区别，且显著低于 Lichtenstein 疝修补术，股疝复发罕见，术后恢复时间则显著优于开放腹膜前手术。因此，欧洲疝学会（European Hernia Society，EHS）、国际内镜疝协会（International Endohernia Society，IEHS）与欧洲内镜外科协会（European Association for Endoscopic Surgery，EAES）均推荐采用 LIHR 治疗女性腹股沟疝患者，尤其是对于诊断不明、双侧腹股沟疝或同时存在股疝及腹腔内其他病变者采用 LIHR 术式更有优势。TEP 手术因完全在腹腔外操作，几乎不对腹腔造成骚扰，成为各指南推荐的 LIHR 术式。但对于女性斜疝患者，由于疝囊和子宫圆韧带常致密粘连，TEP 手术中容易损伤腹膜；此外，女性患者股疝易发生嵌顿，术中常需还纳疝内容物及探查疝内容物的活性，因此 TAPP 手术更值得推荐用于女性腹股沟疝患者的治疗（图 9-13 ～图 9-19）。对于老年女性患者，LIHR 手术的安全性已被多个研究证实，有分别对 TEP 手术和 TAPP 手术的研究表明，老年患者 LIHR 术后复发率与并发症发生率与开放手术无显著差异，因此推荐老年患者在准备充分、无手术禁忌的情况下选择 LIHR 术式。虽然 LIHR

手术优势明显，但对于盆腔有大手术史或放射治疗史的患者，腹腔粘连常较严重，因此仍建议实施开放手术以减少手术并发症的发生。

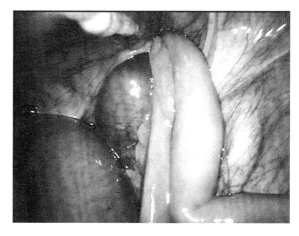

图 9-13　右侧嵌顿性股疝急诊行腹腔镜检查，可见嵌顿疝内容物为部分小肠，近端肠管梗阻

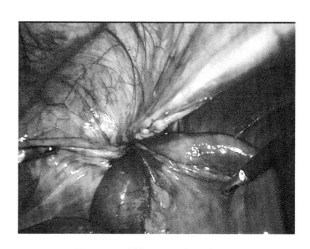

图 9-14　腔镜下还纳嵌顿的小肠

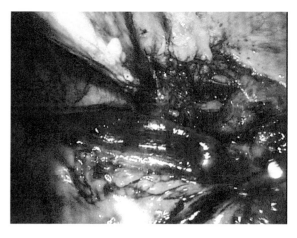

图 9-15　嵌顿小肠刚还纳时看似血供不佳，此时不宜草率地决定切除肠管，而应旷置一段时间后再观察肠管活性

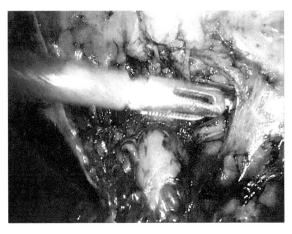

图 9-16　还纳股疝的疝外被盖，即腹膜前脂肪组织

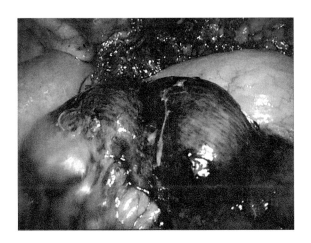

图 9-17　旷置 30min 后再观察嵌顿的小肠已恢复活性，无须切除

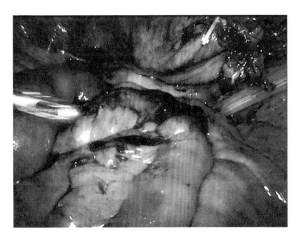

图 9-19　术后常规放置腹腔引流管

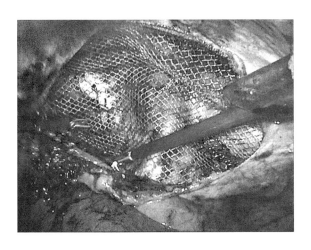

图 9-18　行 TAPP 手术，建议使用更能耐受感染的轻量大网孔补片进行修补

　　女性腹股沟疝手术中是否需要保护子宫圆韧带目前尚存争议。子宫圆韧带由平滑肌和结缔组织构成，起于子宫角与输卵管近端的前下方，经过内环口，穿过腹股沟管后止于大阴唇，双侧的子宫圆韧带对于维持子宫前倾位、预防子宫脱垂及妊娠期供血等方面具有一定的作用。子宫圆韧带的离断或切除在理论上会影响其对子宫的支撑作用，然而，截至目前仍缺乏足够的临床研究证据支持此设想。在女性斜疝，疝囊常与子宫圆韧带致密粘连，若保留子宫圆韧带则造成疝囊或腹膜的破损，因此在开放手术中，很多手术医师会为了降低手术难度而离断或切除子宫圆韧带，特别是对于无生育要求的中、老年女性。但目前的主流观点更倾向于保留子宫圆韧带，尤其对于育

龄期女性，保留子宫圆韧带将尽可能降低对生育功能的影响。相较于开放腹膜前手术，LIHR 手术视野更加清晰，对保留子宫圆韧带提供了更好的技术保障。手术中将覆盖在子宫圆韧带的补片下缘剪出一个缺口，将缺口两侧补片置于子宫圆韧带后方，再经缝合或胶水粘合缺口完成修补，这一操作与 Lichtenstein 术中将补片呈燕尾包绕精索类似（图 9-20）；另一种方法是切开子宫圆韧带两侧的腹膜，游离子宫圆韧带，放置补片后再将切开的腹膜缝合，以达到保留子宫圆韧带的目的（图 9-21 和图 9-22）。

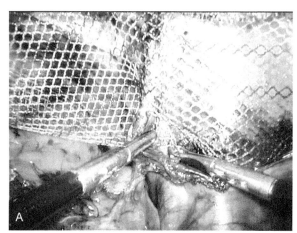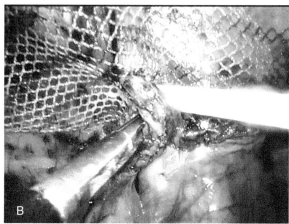

图 9-20　A. 将覆盖在子宫圆韧带表面的补片下缘剪出一个缺口并包绕至子宫圆韧带后方；B. 用胶水粘合补片缺口

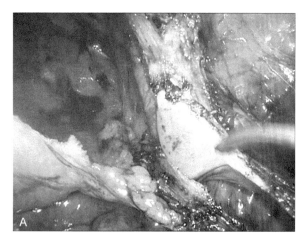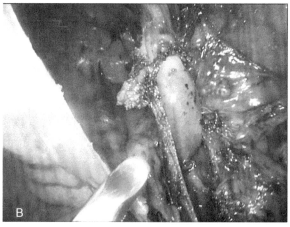

图 9-21　A. 切开子宫圆韧带两侧的腹膜，保留子宫圆韧带；B. 将腹膜切开后可见子宫圆韧带与覆盖其表面的腹膜深度融合

女性腹股沟疝可与子宫圆韧带囊肿同时发生，须注意不要漏诊，否则术后腹股沟区仍残留的肿块会造成患者的困扰，并带来不必要的医疗纠纷。囊肿多表现为无痛、透光、有弹性的单发或多发肿块，若与腹腔相通则可回纳，需与腹股沟疝相鉴别，当张力太大或合并感染时可出现疼痛，易被误诊为腹股沟嵌顿疝（图 9-23A）。超声检查或 CT 常能明确诊断。子宫圆韧带囊肿多为先天性，但少数可由于淋巴回流障碍、外伤或炎症引起。其发生机制可能是来源于胚胎发育过程中间充质间皮细胞形成的真性囊肿，也可能来源于努克管未完全闭锁而形成的假性囊肿，多见于后者。临床将子宫圆韧带囊肿分为 3 型：①囊肿型，努克管与腹腔无交通，此型最常见，囊肿可发生于子宫圆韧带的任一部分；②交通型，囊肿与腹腔相通，类似于男性的精索鞘膜积液；③"沙漏"型，前两种类型同时存在的混合型，努克管在内环处形成一类似于"沙漏"样的狭窄，近端与腹腔相通，远端闭合成囊肿，临床表

现类似于腹股沟疝。治疗方法是将囊肿完整切除（图9-23B），可以选择开放手术或腹腔镜手术进行。

术中应常规探查腹股沟管，以免漏诊同时存在的斜疝，若合并斜疝需一并处理。

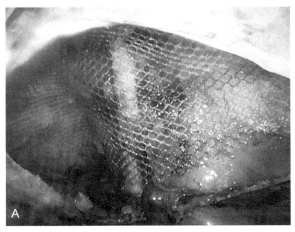
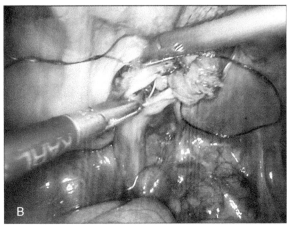

图9-22 A.切开腹膜后，将补片平整覆盖在子宫圆韧带上；B.缝合关闭切开的腹膜瓣

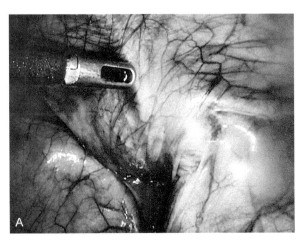
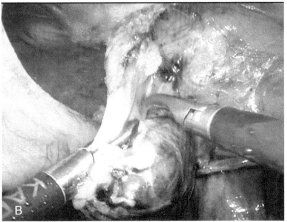

图9-23 A.TAPP术中探查发现子宫圆韧带囊肿（黄色箭头）；B.完整切除子宫圆韧带囊肿

（任 骏）

主要参考文献

[1] William W, William SC, Gina LA. Textbook of Hernia. Switzerland:Springer, 2017:1-4.

[2] Hernia Surge Group. International guidelines for groin hernia management. Hernia，2018，22(1): 1-165.

[3] Kockerling F，Simons M. Current concepts of inguinal hernia repair. Visc Med，2018，34(2)：145-150.

[4] 中华医学会外科学分会疝与腹壁外科学组、中华医学会外科学分会腹腔镜与内镜外科学组，大中华腔镜疝外科学院．腹腔镜腹股沟疝手术操作指南(2017版)．中国实用外科杂志，2017，37(11)：1238-1242.

[5] 中华医学会外科学分会疝与腹壁外科学组，中国医师协会外科医师分会疝和腹壁外科医师委员会．成人腹股沟疝诊断和治疗指南(2018年版)．中国实用外科杂志，2018,38(7):704-706.

[6] Perez AJ，Strassle PD，Sadava EE，et al. Nationwide analysis of inpatient laparoscopic versus open inguinal hernia repair. J Laparoendosc Adv Surg Tech A，2020，30(3):292-298.

[7] Schmidt L，Andresen K，Öberg S，et al. Dealing with the round ligament of uterus in laparoscopic groin hernia repair: a nationwide survey among experienced surgeons. Hernia，2018，22(5):849-855.

[8] Criss CN, Gish N, Gish J, et al. outcomes of adolescent and young adults receiving high ligation and mesh repairs: a 16-year experience. J Laparoendosc Adv Surg Tech A, 2018,28(2):223-228.

[9] Bruns NE, Glenn IC, McNinch NL, et al. Treatment of routine adolescent inguinal hernia vastly differsbetween pediatric surgeons and general surgeons. Surg Endosc, 2017,31(2):912-916.

[10] Ghariani W，Dougaz MW，Jerraya H，et al. Recurrence factors of groin hernia: A systematic review. Tunis Med，2019，97 (5)：619-625.

[11] 孙立, 陈杰. 青少年腹股沟疝治疗中应用补片的争议、共识及合理选择. 中国实用外科杂志，2019, 39(8): 798-800.

[12] 唐健雄, 胡星辰. 我国青少年腹股沟疝发病特点及诊治值得注意的问题. 中国实用外科杂志，2019, 39(8): 788-791.

[13] 任骏, 闵凯. 组织诱导式生物补片在五例青少年腹股沟疝修补术中的初步应用. 中华疝和腹壁外科杂志（电子版），2020,14(4):346-349.

[14] Li S, He H, Tang J,et al. Electrospun P(LLA-CL) nanoscale fibrinogen patch vs porcine small intestine submucosa graft repair of inguinal hernia in adults: a randomized, single-blind, controlled, multicenter, non-Inferiority trial. J Am Coll Surg, 2019, 229 (6): 541-551.e1

[15] Nilsson H，Holmberg H，Nordin P. Groin hernia repair in women: a nationwide register study. Am J Surg，2018，216(2)：274-279.

[16] Schmidt L，Öberg S，Andresen K，et al. Recurrence rates after inguinal hernia repair in women: A systematic review. JAMA Surg，2018，153(12):1135-1142.

[17] Hanna N, Henrik H, Par N. Groin hernia repair in women-A nationwide register study. Am J Surg, 2018, 216(2):274-279.

[18] 杨建军，宋志成，顾岩. 成年女性腹股沟疝治疗难点及关键问题. 中国实用外科杂志，2017, 37(11): 1214-1218.

[19] Mollaeian M, Mollaeian A, Ghavami-Adel M, et al. Preserving the continuity of round ligament along with hernia sac in indirect inguinal hernia repair in female children does not increase the recurrence rate of hernia. Experience with 217 cases. Pediatr Surg Int, 2012,28(4):363-366.

[20] Ashley G, Ko E. Indirect inguinal hernia containing a fallopian tube and ovary in a reproductive aged woman. Case Rep Obstet Gynecol, 2014 (2014):437340.

[21] Schmidt L，Andresen K，Rosenberg J. No difference in genitourinary complications after laparoscopic vs. open groin hernia repair in women: A nationwide linked register-based cohort study. Surg Endosc，2020，34(5):1978-1984.

[22] Matsumoto T, Hara T, Hirashita T,et al. Laparoscopic diagnosis and treatment of a hydrocele of the canal of Nuck extending in theretroperitoneal space: A case report. Int J Surg Case Rep, 2014,5(11): 861-864.

[23] Oma E, Bay- Nielsen M, Jensen KK, et al. Primary ventral or groin hernia in pregnancy: a cohort study of 20 714 women. Hernia, 2017,21(3): 335-339.

[24] Bellier A，Cavalié G，Marnas G，et al. The round ligament of the uterus: Questioning its distal insertion. Morphologie，2018，337(2):55-60.

第 10 章
腹壁切口疝的分类及围术期准备

第一节　切口疝的分类

切口疝在发生部位和缺损大小上存在着较大的差异，这也造成了修补的难度和疗效存在较大的差异。另外，由于切口疝的复杂性，分类不统一，也造成一些相似的研究很难进行对比和总结。正如有学者说，对于切口疝，临床研究只能是用"苹果"和"橙子"做对比，其根本原因是没有统一的标准。因此，制订一个理想的切口疝分类方法无论对临床治疗、疗效评估还是临床研究都具有重要的意义。

借鉴欧洲疝学会切口疝分类方法，结合我国的临床实际，中华医学会外科学分会疝和腹壁外科学组及中国医师协会外科医师分会疝和腹壁外科学组推出了我国的《腹壁切口疝诊断和治疗指南》，推荐从以下几个方面对切口疝进行分类。

一、依据腹壁缺损大小分类

1. 小切口疝　腹壁缺损最大距离 < 4 cm。
2. 中切口疝　腹壁缺损最大距离为 4 ～ 8cm。
3. 大切口疝　腹壁缺损最大距离为 8 ～ 12cm。
4. 巨大切口疝　腹壁缺损最大距离 > 12cm 或疝囊容积与腹腔容积的比值 > 20%（不论其腹壁缺损最大距离为多少）。

二、依据腹壁缺损部位分类

1. 前腹壁中央区域（中线或近中线处）切口疝 [包括脐上、下切口疝，经（绕）脐上下切口疝]。
2. 前腹壁边缘区域切口疝（剑突下、耻骨上、肋缘下和近腹股沟区切口疝等）。
3. 侧腹壁和背部切口疝（肋髂间切口疝和腰部切口疝）。

三、依据是否为疝的复发分类

分为初发性切口疝和复发性切口疝。推荐在描述切口疝诊断时包括上述分类的 3 个方面描述。如"前腹壁脐下巨大初发性切口疝（腹壁缺损 15cm × 6cm）"。

值得思考的是，目前切口疝的分类方法并未纳入形态学的要素。例如我们常观察到，切口疝在形成的早期，缺损形态往往如原手术切口呈窄长形或椭圆形，但到了后期通常呈圆形，这也许反映了切口疝的病程及其形成过程中的病理生理特点。又如，有些切口疝虽然缺损不大，但向腔外凸起却比较多，并且在重力的作用下可明显向下凸出，疝囊下缘远超缺损的下缘，这类切口疝的修补方法和治疗效果往往不能仅从缺损的部位和大小决定。以上这些有关形态学的要素对切口疝的评估和治疗是否有影响？有无必要进行描述和分类？如何分类或分型？这些问题，有待进一步的深入探讨。

（陈　双）

主要参考文献

[1] 中华医学会外科学分会疝和腹壁外科学组，中国医

师协会外科医师分会疝和腹壁外科医师委员会 . 腹壁切口疝诊断和治疗指南 (2018 年版). 中华外科杂志 , 2018, 56(7):499-502.

[2] Andrew K. Inauguration speech of the new president of the European Hernia Society. 29th International Congress of the European Hernia Society, 2007, Athens, Greece.

[3] Muysoms FE, Miserez M, Berrevoet F, et al. Classification of primary and incisional abdominal wall hernias. Hernia, 2009, 13(4): 407-414.

[4] Korenkov M, Paul A, Sauerland S, et al. Classification and surgical treatment of incisional hernia. Results of an experts'meeting. Langenbecks Arch Surg, 2001, 386(1): 65-73.

第二节　手术时机选择

手术时机的选择往往也会影响切口疝修补手术的效果，甚至决定手术的成败。为了增加患者的围术期安全，减少术后并发症，须详细了解患者的基础病史、手术史、切口疝修补史等，以对手术时机做出合理的判断和选择。

一、手术耐受性评估

患者的手术耐受性是决定手术时机的一般原则，目的是增加围术期安全。须根据患者基础疾病的控制情况、心肺功能耐受情况、麻醉耐受情况等进行评估，必要时进行多学科会诊，在患者基础疾病得到控制，可耐受手术时才可进行切口疝修补手术。

二、不同类型切口疝的修补时机

1. 初发性切口疝　对无切口感染的初发性切口疝患者，建议在切口愈合后 3 个月或更长的时间进行手术。若切口疝是由于切口感染引起或原切口发生过手术部位感染（surgical site infection, SSI），考虑到有细菌定植的可能，切口疝修补的时机宜延长，大多学者认为在切口愈合后 1 年施行修补手术较为稳妥。

2. 复发性切口疝　非切口感染导致的复发，可在复发后 3 ~ 6 个月再施行修补手术。若为感染引起的复发，宜在感染彻底治愈、复发 1 年以后手术。对于曾行感染性置入物取出术后复发的患者，再次手术时应仔细检查是否存在原置入物残留或可疑的包裹性感染病灶，若有存疑，宜将其取尽或清除并送细菌培养，此时不宜使用人工合成材料修补，可采用直接缝合或可吸收材料修补。

3. 伴有污染创面的切口疝　对于此类切口疝

的处理，最好采用传统的直接缝合修补。如果组织缺损较大，可用自体组织移植或使用可吸收的人工材料修补。对于创面污染不严重的病例，在充分冲洗前提下，也可使用单股编织的大网孔合成材料补片。禁用微小网孔补片，慎用多股编织的合成材料补片。

4. 急诊手术时伴有切口疝的处理　急诊腹内脏器手术时，如果患者全身情况不佳，不应同时处理切口疝。如患者全身情况稳定，无腹腔内严重污染或感染时，中、小切口疝可直接缝合修补或使用可吸收材料修补，对于大切口疝和巨大切口疝不宜做同期处理。

5. 巨大切口疝　巨大切口疝的术前准备和手术时机选择需引起外科医师的重视，处理不当容易引起术后腹腔内高压，甚至腹腔间室综合征（abdominal compartment syndrome，ACS）而危及生命。其手术时机的选择需考虑基础疾病控制、腹腔扩容情况、心肺功能评估和锻炼情况等，是一个综合的考量，将在本章的第三节详细阐述。

（陈　双）

主要参考文献

[1] 中华医学会外科学分会疝与腹壁外科学组，中国医师协会外科医师分会疝和腹壁外科医师委员会 . 腹壁切口疝诊断和治疗指南 (2018 年版). 中华外科杂志 , 2018, 56(7):499-502.

[2] Bittner R, Bingener -Casey J, Dietz U, et al. Guidelines for laparoscopic treatment of ventral and incisional abdominal wall hernias（International Endohernia Society,(IEHS)-Part 1 . Surg Endosc , 2014, 28(1): 2-29.

[3] Kokotovic D, Bisgaard T, Helgstrand F. Long-term recurrence and complications associated with elective

incisional hernia repair. JAMA, 2016, 316(15): 1575-1582.

[4] Kroese LF, Sneiders D, Kleinrensink GJ, et al. Comparing different modalities for the diagnosis of incisional hernia: a systematic review . Hernia, 2018, 22(2): 229-242.

[5] Patel NG, Ratanshi I, Buchel EW. The best of abdominal wall reconstruction. Plast Reconstr Surg, 2018, 141(1): 113e-136e.

[6] Bikhchandani J, Fitzgibbons RJ. Repair of giant ventral hernias. Adv Surg, 2013, 47: 1-27.

第三节　术前准备

切口疝手术是一择期手术，同时也是良性疾病的手术，术前准备的主要目的是增加围术期安全，降低术后并发症的发生率。切口疝患者往往伴有全身性疾病，有些疾病甚至是切口疝发生的促发因素，术前应详细询问病史，制订出有针对性的治疗计划。对于巨大切口疝患者更不能掉以轻心，它不仅是腹壁的问题，更是涉及全身多系统的综合性问题，更容易危及围术期安全，因此，术前准备须严谨而充分。

一、心肺功能检测与判断

1. 心功能评估　美国纽约心脏病学会（New York Heart Association，NYHA）的心功能分级：Ⅰ级，患有心脏病，但活动量不受限制，平时一般活动不引起疲乏、心悸、呼吸困难或心绞痛。Ⅱ级，体力活动受到轻度的限制，休息时无自觉症状，但平时一般活动下可出现疲乏、心悸、呼吸困难或心绞痛。Ⅲ级：体力活动明显受限，小于平时一般活动即引起上述症状。Ⅳ级：心脏病患者不能从事任何体力活动。一般来说，心功能Ⅰ级和Ⅱ级患者手术和麻醉的耐受性尚好，心功能Ⅲ级的患者术前准备须充分，术中避免心脏负担增加，心功能Ⅳ级患者手术耐受性极差，不宜进行择期手术。

术前推荐常规进行心脏彩色超声检查评估患者的心脏功能。其中射血分数（ejection fractions，EF）是最常用的观测指标，它反映了心脏的收缩功能，正常值为 50% ~ 70%。若 40% ~ 50% 为轻度降低，30% ~ 40% 为中度降低，< 30% 为重度降低。

除此以外，有简易的方法判断患者的心脏储备功能。

（1）爬楼梯试验：以平素速度与步伐，至少登上 3 层楼而无心悸、气短等症状为正常。

（2）6min 步行试验：在平坦的地面画出一段长达 30m 的直线距离，患者在其间往返走动，步履缓急由患者根据自己的体能决定。6min 后试验结束，监护人员统计患者步行距离进行结果评估。健康人一般可以 6min 步行 400 ~ 700m，426 ~ 550m 为轻度心功能不全，150 ~ 425m 为中度心功能不全，< 150m 为重度心功能不全。

2. 肺功能评估　术前推荐常规进行呼吸功能检查以评估患者的肺功能。其中用力肺活量（forced vital capacity，FVC）、第 1 秒用力呼气量（forced expiratory volume in first second，FEV_1）及 FEV_1%（FEV_1/FVC）是比较常用的判断指标。FEV_1% 正常值为 83%，阻塞性或混合型是轻度降低到明显降低，限制性是数值正常或轻微升高。

根据 FEV_1%、FEV_1 占预计值（正常值）百分比和症状可对慢性阻塞性肺疾病（chronic obstructive pulmonary disease，COPD）的严重程度做出分级。

Ⅰ级（轻度）：FEV_1/FVC < 70%，FEV_1 占预计值百分比 ≥ 80%。

Ⅱ级（中度）：FEV_1/FVC < 70%，50% ≤ FEV_1 占预计值百分比 < 80%。

Ⅲ级（重度）：FEV_1/FVC < 70%，30% ≤ FEV_1 占预计值百分比 < 50%。

Ⅳ（极重度）：FEV_1/FVC < 70%，FEV_1 占预计值百分比 < 30% 或 FEV_1 < 50% 伴有慢性呼吸衰竭。

二、基础疾病控制标准

1. 心血管疾病

（1）高血压病：除紧急手术外，择期手术一般应在血压得到控制以后进行，并调整受损器官功能的稳定。择期手术血压控制目标：中青年血压控制 < 17.3/11.3kPa（130/85mmHg），老年患者 < 18.7/12.0kPa（140/90mmHg）为宜。对于合并糖尿病或高血压肾病者，血压以控制在 < 17.3/

10.7kPa（130/80mmHg）为宜。但降压宜个体化，应根据基础血压情况调整，不宜过度，以免因严重低血压引起脑供血不足或心肌缺血。

（2）冠状动脉粥样硬化性心脏病：对于合并冠状动脉粥样硬化性心脏病的患者，术前应请心血管科医师会诊，常规查心肌酶学标志物、肌钙蛋白等，必要时行冠状动脉 CT 或冠状动脉造影等检查以更准确地评估。对于有心肌梗死病史者，择期手术应在心肌梗死后 6 个月进行；对于冠状动脉支架置入术后患者，择期手术至少在 4 ～ 6 周后进行；服用抗凝药物如华法林、阿司匹林者，宜停药 5 ～ 7d，并用低分子肝素作为替代药物。

（3）心律失常：一般情况下，心室率控制在 60 ～ 90 次 / 分时施行择期手术，安全性较高。对于无症状的心律失常，通常不需要治疗，但出现以下情况时需要请心血管科医师会诊并进行积极治疗：药物治疗无效的病态窦房结综合征；伴有症状或器质性心脏病的房性期前收缩、室性期前收缩；心房颤动和心房扑动心室率＞ 90 次 / 分；伴有症状或器质性心脏病或频繁发作的阵发性心动过速；药物治疗无效的快慢综合征、二度以上房室传导阻滞、有症状的束支传导阻滞。

2. 呼吸道疾病　对于吸烟患者，术前建议戒烟 4 周以上。肺部有感染者，术前应用抗生素治疗，并给予雾化吸入，协助排痰，待感染控制后 1 周再行手术。对于 COPD 患者，可在呼吸科医师指导下通过营养支持治疗、呼吸功能训练、氧疗、支气管扩张药、祛痰药等综合治疗，改善呼吸功能后再施行择期手术，一般要求静息状态下动脉血氧分压≥ 8.0kPa（60mmHg）或 SpO_2 ＞ 90%。

3. 糖尿病　血糖控制不良者可导致多种急、慢性并发症，也会增加患者术后的感染率，所以，糖尿病患者术前应当注意控制好血糖。对于择期手术者需要将空腹血糖控制在 8.0mmol/L 以下，非空腹血糖＜ 10.0mmol/L；急诊手术，随机血糖应控制在 13.9mmol/L 以下；如果糖尿病患者合并酮症酸中毒、高渗性昏迷等急性并发症，应禁止行择期手术。如果口服降糖药物治疗不能有效达到血糖控制目标，需要使用胰岛素治疗，甚至胰岛素泵强化治疗。

4. 其他基础疾病　对于一些可能会导致腹内压增高、影响切口疝术后愈合的其他基础疾病，如慢性便秘、前列腺增生、肝硬化腹水、低蛋白血症、长期服用激素或免疫抑制药等，应在相关专科医师指导下予以治疗与控制。

三、术前腹腔扩容技术

巨大切口疝患者往往合并腹壁功能不全（loss of abdominal domain），由于疝囊形成的"第二腹腔"较大，若贸然将疝内容物回纳腹腔，可能造成腹腔内压力急剧升高，导致膈肌上抬，肺活量减少，回心血量减少，严重者甚至会出现腹腔间室综合征（abdominal compartment syndrome, ACS）而危及生命。对于这类患者，采用术前腹腔扩容技术是安全有效的方法。常用的方法是术前渐进性气腹（preoperative progressive pneumoperitoneum, PPP）。PPP 除有效腹腔扩容以外，还有助于术前腹腔粘连评估、手术空间创建及心肺功能锻炼等。

1. PPP 的适应证

（1）巨大切口疝（腹壁缺损最大距离＞ 12cm 或疝囊容积与腹腔容积的比值＞ 20%）。

（2）大切口疝（腹壁缺损最大距离为 8 ～ 12cm），但经历复杂或多次腹部手术，或严重腹膜炎，或反复发作不全性肠梗阻，考虑腹腔粘连较严重者。

2. 不适宜 PPP 及其禁忌证

（1）小、中切口疝不适宜采用 PPP。

（2）有肿瘤复发或腹腔转移征象者禁用 PPP。

（3）伴发较严重基础疾病或心肺功能不全者禁用 PPP。

3. PPP 的方法　在超声引导下行腹壁穿刺置管，置入深静脉导管。根据患者耐受情况，每天注入空气 300 ～ 400ml（图 10-1）。常规周期为 10 ～ 14d。每天测量患者腹围，嘱患者揉搓腹部，以利于空气在腹腔内弥散，同时采用吹气球或呼吸功能训练器锻炼深呼吸及肺功能。建立人工气腹第 2 天行立位腹部 X 线片检查；第 7 天行动脉血气分析，评价患者对人工气腹的耐受性；PPP 结束时行腹部 CT 平扫和三维重建，评价人工气腹效果（图 10-2）。

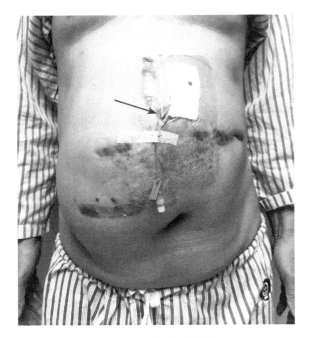

图 10-1 建立气腹通道
箭头所示为腹腔穿刺留置的深静脉导管，作为建立人工气腹的通道

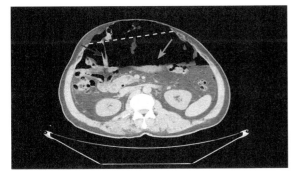

图 10-2 PPP 后腹部 CT 图（横截面）
PPP 后腹部 CT 示腹腔内情况清晰可辨，黄色虚线为切口疝缺损的直径，蓝色箭头示腹腔内空气，红色箭头示腹腔粘连（肠管）

4. PPP 的不良反应及中止指征　PPP 较常见的不良反应包括腹胀、腹痛和皮下气肿，一般在早期比较明显，之后大部分患者可逐渐适应和耐受。部分耐受性较差的患者可适当减少每天注气量或缩短 PPP 时间。出现以下情况时，应中止 PPP：①不可耐受的主观症状，如腹痛、腹胀、肩胛部疼痛、食欲缺乏等；②呼吸系统、循环系统情况不稳定，尿量减少；③动脉血气分析提示低氧血症或 CO_2 潴留；④严重皮下气肿。

四、术前其他准备

1. 腹带束扎法　对于不适宜行 PPP 腹腔扩容的患者，可在术前 2～3 周采用腹带束扎法逐步收紧腹部，减少切口疝疝出的容积。同时行心肺功能训练，使患者逐步适应疝内容物回纳的状态，提高手术耐受性。

2. 预防性应用抗生素　切口疝手术不属于 I 类切口手术，常涉及复杂的腹腔粘连松解和大块的人工材料置入，宜术前预防性应用抗生素，尤其是对于有感染高危因素的患者，如高龄、糖尿病、低蛋白血症、免疫功能低下等。抗生素种类可选择第 2 代或第 3 代头孢菌素，术前 30min 开始给药。

3. 肠道准备　切口疝手术常涉及肠管粘连松解，若肠管损伤易造成污染，且手术空间对于缺损修补和补片铺放至关重要，因此宜术前行肠道准备。

4. 留置导尿管和胃管　切口疝患者术前宜常规留置导尿管，一方面膀胱空虚有利于手术操作，另一方面术后监测尿量和膀胱压有助于了解腹腔内压力情况。胃管根据需要也可术前放置，但不作为常规。

（江志鹏）

主要参考文献

[1] 中华医学会外科学分会疝与腹壁外科学组，中国医师协会外科医师分会疝和腹壁外科医师委员会. 腹壁切口疝诊疗指南（2018 年版）. 中华外科杂志，2018，56（7）：499-502.

[2] Mudge M , Hughes LE. Incisional hernia: a 10 - year prospective study of medicine and attitudes. Br J Surg, 1985, 72 (1):70-71.

[3] Kokotovic D, Bisgaard T, Helgstrand F. Long-term recurrence and complications associated with elective incisional hernia repair. JAMA, 2016, 316 (15): 1575-1582.

[4] Kingsnorth A. The management of incisional hernia. Ann R Coll Surg Engl, 2006, 88(3): 252-260.

[5] Bikhchandani J, Fitzgibbons RJ. Repair of giant ventral hernias. Adv Surg, 2013, 47: 1-27.

[6] 陈双，杨斌. 腹壁巨大切口疝术前评估及准备. 中国实用外科杂志，2008，28(12): 1017-1019.

[7] Jensen KK, Backer V, Jorgensen LN. Abdominal wall

reconstruction for large incisional hernia restores expiratory lung function. Surgery, 2017, 161 (2): 517-524.

[8] Oprea V, Matei O, Gheorghescu D, et al. Progressive preoperative pneumoperitoneum (PPP) as an adjunct for surgery of hernias with loss of domain. Chirurgia, 2014, 109(5): 664-669.

[9] Dumont F, Fuks D, Verhaeghe P, et al. Progressive pneumoperitoneum increases the length of abdominal muscles. Hernia, 2009, 13(2): 183-187.

[10] 江志鹏, 侯泽辉, 李英儒, 等. 术前渐进性气腹在造口旁疝修补术中的应用价值. 中华消化外科杂志, 2017,16(9): 939-944.

第 11 章

腹壁切口疝补片修补术的一般原则及其补片放置层次

第一节 补片修补术一般原则

切口疝的组织缝合修补术式曾是修补的主流术式，然而因组织缝合修补术后较高的复发率及补片材料学的临床应用进展，补片修补逐渐替代组织缝合修补而成为广泛应用的术式，但补片的大量应用除了医疗耗材费用增加、手术时间延长外，也带来诸多补片相关的并发症。也并不是所有切口疝都是使用补片的适应证，对于疝环< 2cm 的切口疝，组织缝合修补同样可以取得良好的术后效果。而对于感染部位的疝、无法完整关闭疝环的疝等情况下，补片应用的适应证把握也存在争议，要顺利完成一台切口疝补片修补术并取得良好的近远期修补效果，离不开补片修补的一般原则的掌握。

首先是补片的材料学问题，目前，临床上可供选择的补片材料多种多样：①不被机体吸收的聚合物，如聚丙烯、聚酯和聚偏二氟乙烯等编织的网片。②可被机体吸收的生物材料，大多为其他生物体组织来源，如小肠黏膜下层组织、皮肤、心包、肌腱等。此类材料还可进一步分为交联生物材料和非交联生物材料。③部分可吸收材料，如在聚丙烯或聚酯材料表面复合有胶原蛋白或氧化再生纤维可吸收材料。每种材料都有其独特的理化特性及生物学性能。手术医师应充分了解所使用的修补材料及其性能与特性，有助于补片的合理选择及对患者进行个体化治疗，如修补材料使用不当，可使病情复杂化。若补片材料未写明可直接放入腹腔内，不准与腹腔内容物接触，而可分别放置到腹壁肌肉前（ onlay ）或腹壁肌肉后（腹膜前）（ sublay/underlay ）等。

其次，补片修补术的目的是加强修补（ reinfo-rcement ），也就是指在修补过程中缝合关闭腹壁的缺损，在此基础上再用修补材料加强腹壁，因此补片材料须超过两侧边缘（3 ～ 5cm）以产生维持腹壁张力的作用。对于较小的疝（直径< 2cm），已证实缝合修补术后复发率并不增加且可以降低补片耗材产生的费用及手术操作时间，因此可不使用补片。而无法关闭肌肉、筋膜缺损时，可采用补片桥接（ bridging ）的方法，但桥接补片与腹腔内接触的部分应选用可置入腹腔的材料。

再次，对于可疑或有明确的感染部位的切口疝，补片的使用仍存在争议。因补片感染本身是修补术后严重的并发症，而人工合成材料补片更容易成为细菌定植的"温床"，术后补片感染导致的慢性炎症和纤维化、腹壁僵硬及慢性疼痛造成医患极大的负担。因此生物可降解补片一度成为首选，但生物补片存在较高的复发率且费用昂贵，限制了其应用。合成生物可吸收补片是一个较好的选择，与生物补片相比，疝复发率更低，伤口并发症不增加且费用低。倘若没有合适足够可靠的补片，建议仍采用缝合修补的方法，待感染完全消除后再二期行补片材料修补术。

然后，补片修补放置的层次与术后复发率相关，2013 年 Albino 等一项系统性回顾研究表明在复发率方面 Onlay 术式 > Sublay 术式 ≈ IPOM 术式，另外，Onlay 术后补片长期感染率高于腔镜 IPOM，而补片材料在不同腹壁层次置入难度不同，操作要求不同，应熟悉每种修补方式的优劣及适应证，选择合适的修补材料。

最后，补片修补要综合评估患者状况、所具

备的医疗条件等方面，根据具体需求及技术能力选择合适的手术方式，根据采用的手术方式选择合适的补片，遵循补片使用原则，尽量做到个体化原则，以取得最大获益。

（张光永）

第二节　补片放置层次与操作

一、肌鞘前间隙补片修补术（Onlay 技术）

（一）补片放置层次

Onaly 技术首先由 Cheverl 报道，是指来源于中线部位的缺损修补时关闭腹直肌及肌鞘后，将补片放置于腹直肌前筋膜及皮下层之间的区域的手术方式。随着该技术的拓展，已经不仅限于中线区域，而包括侧方部位将补片置入腹壁脂肪与肌腱膜之间的层面，这些都统称为 Onlay 术式。

该术式的优点在于操作简便，视野开放，补片易于放置、固定，无须腹腔内大范围游离，降低术中肠管损伤等并发症，易于掌握。不与腹腔脏器接触，降低术后肠粘连等脏器并发症，一般采用普通补片材料，减少耗材费用。但该术式切口相关并发症，大范围游离皮下造成的血清肿、补片感染、术后复发率等情况高于 Sublay 及 IPOM 等术式，这些情况如果操作规范、细致，仍可避免较高的术后并发症，该术式仍具有良好的应用价值。

（二）操作

1. 取原手术切口疝囊上方梭形切口，切除原手术瘢痕。

2. 沿着疝囊寻找疝环，确定疝环位置后打开疝囊，还纳疝内容物，松解疝环周围粘连，游离两侧皮下至疝环周围 5cm 以上。

3. 采用慢吸收或不可吸收单股缝线连续或间断缝合关闭疝环（图 11-1A）。如果缺损过大，中线关闭困难（直径＞ 10cm）者可采用组织分离技术（CST）等方法完成缺损。

4. 将补片修剪后置入筋膜前方，确保补片边缘超过疝环至少 3～5cm。

5. 补片固定可采用钉枪、缝线等方式固定，但保证固定可以穿透筋膜全层。亦可采用具有自粘功能的补片或固定胶等方式固定补片，一般采用三圈法固定补片（图 11-1B）。

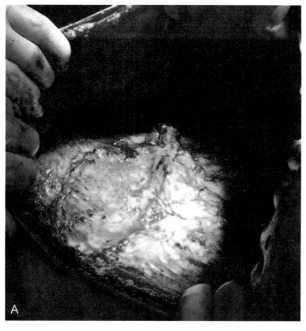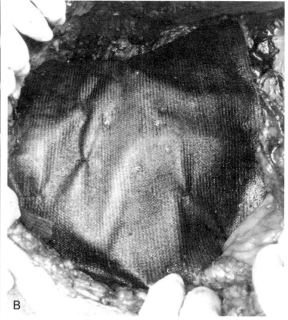

图 11-1　A. 连续缝合关闭疝环；B. 放置补片并固定

6. 建议常规放置皮下引流管，减少术后皮下间隙与补片之间的液体聚集。

7. 缝合皮下组织及皮肤，根据具体情况决定是否切除多余的皮肤组织。

二、肌间桥接补片修补术（Inlay 技术）

Inlay 技术是将补片桥接于切口疝缺损疝环（肌肉腱膜）之间，但因疝环未关闭，且补片与腱膜之间重叠接触面积不足，造成术后极高的复发率（>50%）且尖锐的补片边缘可能造成对腹腔肠管的侵蚀，发生肠瘘，因此作为单一手术方式，不再作为推荐，而仅在一些特殊情况下（如无法关闭疝环）审慎实施。

完成疝环周围游离后，将修补材料与肌肉腱膜连续或间断固定（图 11-2），补片的腹腔面与腹腔脏器接触，所以需选择防粘连的材料，然后在补片前方放置引流管并关闭手术切口。

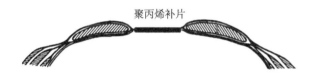

聚丙烯补片

图 11-2　肌间桥接补片修补术模式图

引自 Reilingh T S , Geldere D , Langenhorst B , et al. Repair of large midline incisional hernias with polypropylene mesh: comparison of three operative techniques. Hernia, 2004, 8(1):56-59.

三、肌鞘后间隙补片修补术 (Sublay 技术)

（一）补片放置层次

Sublay 技术首次在 1973 年由 Rives 提出，后来经过 Stoppa 及 Wantz 的改良及普及而得到广泛应用，因此又称为 Rives-Stoppa 手术。类似于 Onlay 术式同样在对中线部位的缺损进行修补时而提出，将补片置入腹直肌及腹直肌后鞘之间的间隙内，后来拓展到将补片置入腹壁肌层后方的修补方法统称为 Sublay 修补。

Sublay 术式的优势在于补片位置符合人体力学原理，复发率低，不与腹腔接触，对腹腔干扰小，补片位于肌后间隙，血管丰富，有利于组织长入，但操作难度要高于 Onaly 术式，因其分离范围大，对血管及神经损伤的可能性增加，要求疝外科医师熟知腹壁解剖结构。目前该术式多在开放下完成，是当今切口疝修补的可靠术式。

（二）操作

Sublay 操作如 Onlay 法一样切开疝囊，游离疝环周围后打开腹直肌筋膜后间隙，钝性分离腹直肌后鞘与腹直肌间隙之间的无血管区，向下、向上游离缺损边缘 5cm 以上，如果下方游离越过弓状下缘，注意分离平面会进入腹膜前间隙，也就是腔镜腹股沟疝游离的 Retzius 间隙及侧方的 Bogros 间隙。然后关闭后鞘和腹膜，如果腹腔关闭困难，仍可采用 CST 或膜横肌分离技术（TAR 技术）。然后置入补片，固定补片并关闭肌层及前鞘。最后，放置皮下引流管，缝合皮肤及皮下组织。

四、腹膜前间隙补片修补（Underlay 技术）

Underlay 技术是将补片放置于腹膜前的筋膜下间隙，广义的 Underlay 技术还包括将补片置入腹膜内间隙，在此我们仅讨论腹膜前间隙补片修补的 Underlay 技术。在手术操作中类似 Sublay 技术，但疝囊应尽可能完整保留，腹膜外间隙应拓展至足够放置补片，因腹膜较薄，手术操作易造成腹膜破裂，该手术方式仅适用于小型切口疝。该手术操作主要在开放下完成，现在也见腔镜下手术的报道。

五、腹腔内补片修补法（IPOM 技术）

（一）补片放置层次

IPOM 技术是将补片置入腹腔内，补片一面朝向腹壁，一面直接与腹腔内容物接触，因此需要采用具有防粘连特性的补片材料。目前 IPOM 技术多通过腹腔镜实现，腹腔镜 IPOM 由 LeBlanc 等首先于 1993 年报道，因其具有创伤小、术后康复快、切口相关并发症发生率低等优点，使其成为治疗切口疝的常规术式之一。

（二）操作

1. 手术观察孔套管的放置　患者全身麻醉后一般选择远离原手术切口穿刺气腹针，可选择左侧或右侧肋缘下行气腹针穿刺，该区域是腹壁除脐孔以外的第 2 个盲穿点，因粘连少而相对安全。建立气腹，压力维持在 1.6 ～ 2.0kPa（12 ～ 15mmHg），用 10ml 无菌注射器穿刺并确认局部无粘连后置入 10mm Trocar 作为观察孔（图 11-3）。如考虑腹腔内粘连严重，建议开放法建立气腹，避免副损伤。

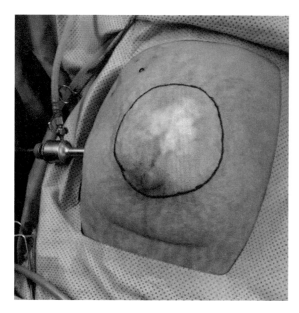

图 11-3　腹正中切口疝，建立气腹及观察孔

2. 操作孔的建立及腹腔探查　一般原则是观察孔及操作孔远离疝囊部位，可根据探查具体情况决定。第 2、第 3 套管的置入在腔镜下监视操作，相对比较安全，在同一侧安置套管，呈三角形状正对疝缺损区域，保持一定的距离以免互相干扰。然后进行腹腔探查：了解腹、盆腔有无腹水，腹腔内有无粘连及粘连程度；腹壁缺损部位、疝环大小、疝内容物与疝囊有无粘连及嵌顿等（图 11-4）。

3. 分离粘连　腹腔镜下将粘连组织自腹壁完整分离（图 11-5A）。分离粘连时应小心谨慎，粘连广泛时注意区分肠管与腹壁，建议减少电灼及超声刀的应用，以降低副损伤（图 11-5B）。恪守"宁伤腹壁、勿伤肠管"的原则，必要时可切除部分腹壁组织以确保肠管完整性。

4. 疝囊及疝环处理　采用慢吸收或单股不可吸收缝线缝合以关闭疝环，或使用钩针于疝环两侧分别穿刺，结扎关闭疝环（图 11-6A）；如巨大腹壁缺损腔镜下关闭困难，可采用腔镜组织结构分离技术或杂交技术，开放手术切除疝囊，缝合关闭疝环后继续使用腹腔镜进行后续操作（图 11-6B）。

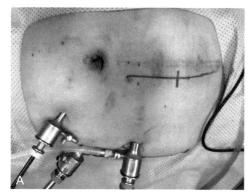
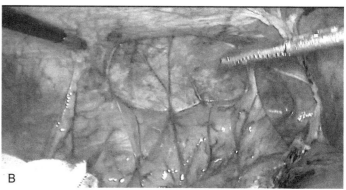

图 11-4　A. 戳孔的建立；B. 探查疝环及粘连情况

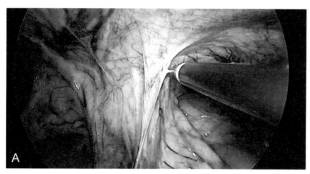
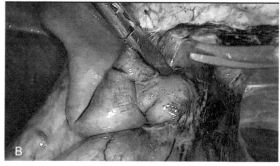

图 11-5　A. 分离网膜与腹壁粘连；B. 分离肠管与腹壁粘连

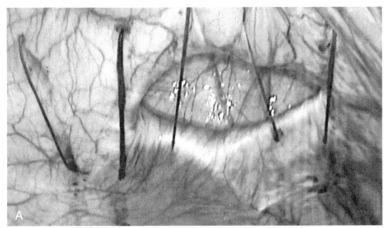
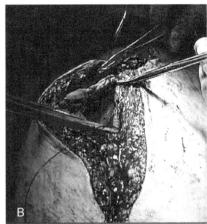

图 11-6 A. 用钩针关闭疝环；B. 开放切除疝囊后关闭疝环

5. 补片放置、固定 补片腹腔面应选择防粘连材料，且补片应超过缺损边缘至少5cm。可采用螺钉、生物胶固定或经皮缝线悬吊固定法，或将二者结合进行补片固定，必要时可放置腹腔引流管（图 11-7）。

对于耻骨上切口疝及肋缘下、剑突下、腰部等边缘性切口疝，游离及补片固定较常规切口疝复杂，需将补片与耻骨梳、肋骨等韧性组织固定，以免术后复发。

6. 放置引流管并结束手术 是否放置引流管取决于补片的材质、大小及手术者的经验，对于较大的补片、估计术后引流量多的患者，可于盆腔或补片下方放置引流管（图 11-8）。撤出Trocar，观察穿刺孔处有无出血，缝合关闭 Trocar 穿刺孔，结束手术。

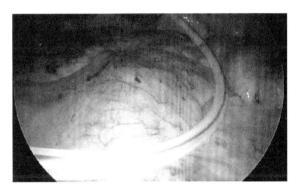

图 11-8 放置腹腔引流管

（张光永）

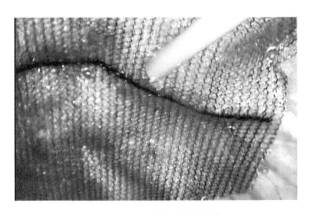

图 11-7 用钉枪固定补片

主要参考文献

[1] 中华医学会外科学分会疝与腹壁外科学组，中国医师协会外科医师分会疝和腹壁外科医师委员会. 腹壁切口疝诊断和治疗指南 (2018 年版). 中华消化外科杂志, 2018, 17(7):649-652.

[2] Earle D , Roth JS , Saber A , et al. SAGES guidelines for laparoscopic ventral hernia repair. Surg Endos, 2016, 30(8):1-21.

[3] Stumpf M , Conze J , Klinge U , et al. Open Mesh Repair. European Surgery, 2003, 35(1):21-24.

[4] Albino FP, Patel KM, Nahabedian MY, et al. Does mesh location matter in abdominal wall reconstruction? A systematic review of the literature and a summary of recommendations. Plastic and Reconstructive Surgery, 2013, 132(5):1295-1304.

[5] Reilingh TS , Geldere D , Langenhorst B , et al. Repair of large midline incisional hernias with polypropylene

mesh: comparison of three operative techniques. Hernia, 2004, 8(1):56-59.

[6] Kckerling F. What do we know about the chevrel technique in ventral incisional hernia repair?. Frontiers in Surgery, 2019, 6:15.

[7] LeBlanc KA, Booth WV. Laparoscopic repair of incisional abdominal hernias using expanded polytetrafluoroethylene: preliminary findings. Surgical laparoscopy & endoscopy, 1993, 3(1):39-41.

[8] Bauer J, Harris M, Gorfine S, et al. Rives-Stoppa procedure for repair of large incisional hernias: experience with 57 patients. Hernia, 2002, 6(3):120-123.

[9] 唐健雄, 郑民华, 田文, 等. 切口疝腹腔镜手术的规范化操作专家共识. 中华疝和腹壁外科杂志 (电子版), 2016, 10(1):1-7.

[10] Cassar K, Munro A. Surgical treatment of incisional hernia. British journal of surgery, 2002, 89(5):534-545.

第 12 章
腹壁切口疝修补技术

第一节　切口疝缝合修补术

切口疝是腹部外科手术常见的并发症，发生率可达 5%～10%，有国外文献报道甚至高达 18%，若患者术后发生切口感染，其发生率可增至 23%。在高发生率的情况下，手术修补仍是治疗切口疝的有效措施，其中缝合修补术是治疗切口疝最基础的经典技术。在早期诸多的切口疝治疗方法中多以传统缝合修补手术为主，此技术最早是从 Myao 对脐疝修补技术的研究中发展而来的。缝合修补术核心是直接将疝缺损所对应的两边组织拉拢缝合到一起，从而达到填补缺损目的的手术方式，是一种传统的缝线缝合修补方法。由于拉合后修补区域存在明显的张力，因此也属于张力性修补术。由于该方法的术后复发率高达 54%，再加上术后患者疼痛明显，恢复较慢且并发症较多，目前已较少应用。本节就传统的切口疝缝合修补术做一详细概述。

一、适应证

切口疝缝合修补术是较为基础的经典技术，应用范围比较广泛，其主要适用于：①腹壁切口疝诊疗指南中所指的小切口疝（腹壁缺损最大径 < 4cm）；②小型且缝合组织边缘血供良好的腹壁缺损者；③缺损直径 < 5cm 但腹壁肌肉松弛可直接缝合，且缝合后张力不高的患者；④腹腔或腹壁无感染的患者；⑤腹腔内无严重肠粘连或伴恶性疾病的患者；⑥无重要器官功能障碍或全身性多发性基础疾病的患者。

二、手术步骤

1.麻醉采用全身麻醉或硬膜外阻滞麻醉。

2.常规皮肤消毒、铺巾，取原手术切口梭形切开皮肤，游离皮下脂肪至疝囊层，围绕疝囊瘢痕边缘做一长约 4cm（小切口疝腹壁缺损最大径 < 4cm）的弧形切口，自疝环边缘向周围分离肌筋膜层，充分游离疝囊。

3.显露并打开疝囊进入腹腔，完全显露疝囊后选择相对安全区进入腹腔探查或直接经切口切开疝囊进入腹腔用手指轻柔探查，分离疝囊和内容物间的粘连，若粘连物是肠管或网膜组织时需仔细分离，以免用力过度撕裂肠管或网膜。相同手法游离出疝环周围 3～5cm 的间隙，确保无肠管损伤或活动性出血。

4.切除疝囊，显露腹壁肌肉。于疝环处切开疝囊颈，沿疝环边缘切除疝囊，可不必完全切除整块疝囊，但疝环周围的瘢痕组织需完全切除，充分显露腹壁肌肉及其筋膜，确保有良好的血供存在。仔细检查原疝囊处腹壁，确保无其他微小疝囊存在。

5.修剪疝囊，关闭疝环。找到疝环边缘的薄弱组织，并对其进行适度修剪，显露正常肌筋膜组织，对其进行组织缝合。此时可选用直接缝合修补法、肌筋膜边缘重叠缝合修补法、鞋带式修补法、丝线四重缝合修补法或双层闭合修补法 5 种方法来关闭缺损。下面对此 5 种修补方法做一简要介绍。

（1）直接缝合修补法：亦称 Cattell 修补法，是在无明显张力状态下找到正常解剖层次后直接同层对拢缝合（图 12-1A），避开承载负荷较低的瘢痕组织，采用慢吸收缝线连续短针距缝合，缝合进针距离组织边缘 6～10mm，针距约 4mm，缝线长度和切口长度比为 4∶1（图 12-1B），拉拢切口不宜过紧也不宜过松，太紧会使组织缺血影响愈合，太松则会产生空隙而导致愈合不良，增加复发的概率。

（2）肌筋膜边缘重叠缝合修补法：又称叠瓦式修补法或 Mayo 技术，该技术最早出现在 1901 年 Mayo 的研究报道中，其核心理论主要是"衬衣罩裤子"原理（图 12-2），尤其适用于 2～4cm 的切口疝缺损。具体方法为用一层 1-0 缝线将上方的筋膜叠瓦状覆盖于下方筋膜上间断缝合，缝合的进针和出针都在"衬衣"的高位，而"裤子"则位于腰带线位置以水平方式固定，当这些缝线收紧打结后，游离的上缘（衬衣）向下覆盖于下方的筋膜（裤子）上（图 12-3A），再用第 2 层 1-0 缝线间断缝合"衬衣"盖下来的游离缘（图 12-3B）。该技术类似于叠瓦片的方式将肌层上下重叠缝合，加强了缝合组织的强度，减轻了缝线牵拉产生的张力，直到 20 世纪 50 年代末期这一技术还一直被广泛应用。

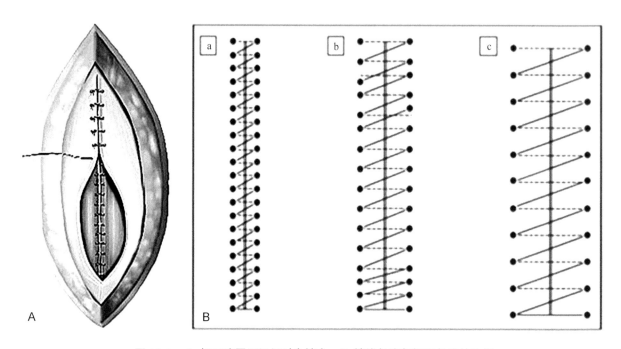

图 12-1　A. 切口疝同层组织对合缝合；B. 缝线长度与切口长度的比例

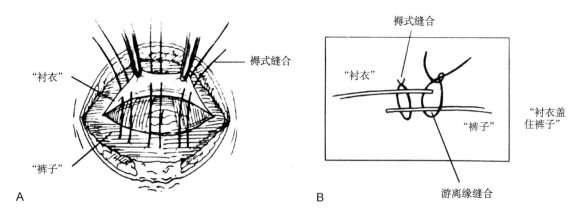

图 12-2　A."衬衣罩裤子"原理；B."衬衣罩裤子"横断面示意图

（3）鞋带式修补法：是一种经腹膜外小切口两层缝线修补重建新的腹白线的方法，核心是将腹直肌拉合到中线两侧，重建腹直肌前鞘，并将它们重新缝合在新的腹白线上。具体方法如下。①距腹直肌前鞘边缘 1～1.5cm 处做纵行切口并分离其前鞘两缘，用单根不可吸收丝线自上而下单纯连续或锁边连续缝合两侧的腹直肌后鞘两缘以建立新白线（图 12-3）。②用 0 号或 1 号线自切口上端开始在腹直肌前鞘的内面进针，于同侧外面出针，再从对侧由外向内进针、同侧出针，在两侧腹直肌前方形成一个弧线横穿过缝好的腹白线，一直缝到缺损的底部，就好像鞋带系紧靴子一样（图 12-4A）。每次缝合均自上而下，外进内出，进针点距腹直肌前鞘边缘 2cm，以便穿过并以正确角度拉合腹直肌鞘纤维

（图 12-4B）。每次缝合相隔 0.5cm 均匀穿过新建的中线，修补结束时缝线以圈套圈打结结束（图 12-4C）。

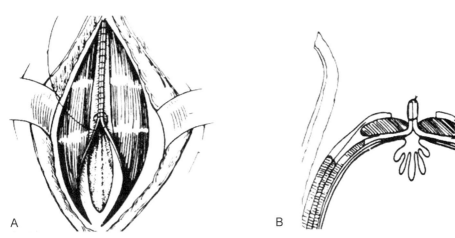

图 12-3　重建腹白线（平面图及横断面示意图）

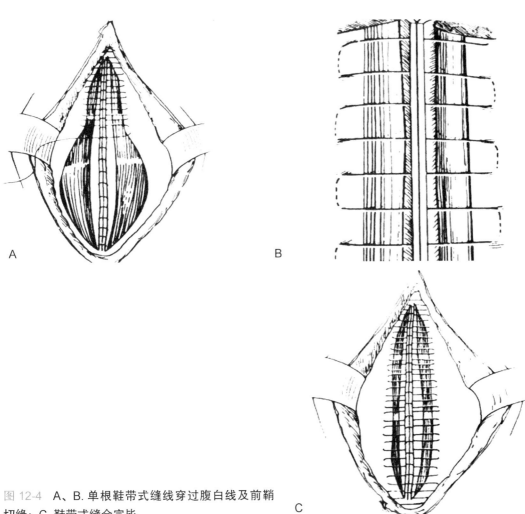

图 12-4　A、B.单根鞋带式缝线穿过腹白线及前鞘切缘；C.鞋带式缝合完毕

（4）丝线四重缝合修补法：具体操作如下。①用 7 号或 10 号丝线减张缝合腹壁全层 4～6 针（图 12-5a 线），不结扎备用。②粗丝线沿疝环纵轴方向距边缘 1.5～2cm 间断缝合除皮下组织外的腹壁全层并打结，两侧各缝一排且余线留着备用（图 12-5b 线）。③用 7 号线全层水平褥式外翻缝合疝环并结扎以闭合腹腔，剪去多余缝线

（图 12-5c 线）。④用 4 号线间断或水平褥式缝合外翻的疝环残端，结扎后剪去余线（图 12-5d 线）。⑤将②步留下的两排备用 B 线单根拉拢并相互结扎后剪去余线（图 12-5e 线）。⑥最后将 A 线减张缝合结扎。因本法主要有四重缝线，故称"丝线四重缝合法"。

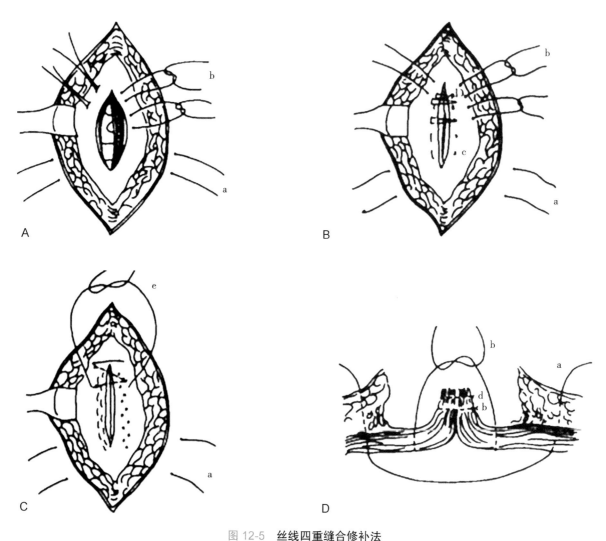

A　　　　　　　B

C　　　　　　　D

图 12-5　丝线四重缝合修补法
a. 减张缝线；b. 全层间断缝线；c. 水平外翻褥式缝线；d. 疝环残端间断或褥式缝线；e. 全层间断缝线相互结扎

（5）双层闭合修补法：此法是从切口两侧于中线处打开腹直肌鞘，游离前、后筋膜并显露腹直肌（图 12-6A）。用聚二氧六环酮线将后筋膜与腹膜连同腹直肌一起缝合，前筋膜和部分腹直肌再次用该线一同连续缝合，这样保证腹直肌始终与前筋膜或后筋膜一起缝合，而不是分开独立缝合，整个过程采用短针距缝合（图 12-6B）。

6. 采用不可吸收缝线或慢吸收缝线小针距技术（即缝线长度和切口长度比为 4：1，与切缘距

离 6～10mm，针距约 4mm）连续缝合关腹。

7. 关腹前检查腹腔内有无活动性出血、脏器损伤及医疗用品残留，确保手术安全。

8. 放置皮下负压引流管，确保引流通畅。

9. 缝合皮肤及皮下组织，皮下层次使用可吸收缝线间断缝合，缝合皮肤采用单纯间断缝合方式。

10. 术后用腹带包扎切口。

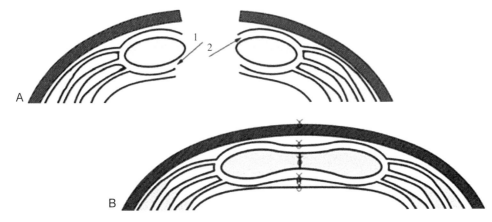

图 12-6　A. 腹直肌鞘通过内侧的后筋膜（箭头 1）打开，显露腹直肌和筋膜前肌（箭头 2）；B. 前、后筋膜和腹直肌分别缝合，形成双闭合的三层修复

三、手术要点和注意事项

腹壁是一个多层次结构的组织，熟练掌握各层次的解剖是实施缝合修补技术的关键。

1. 尽可能恢复腹壁层次的完整性和保持腹壁中线解剖结构的完整性。

2. 分离切口处组织时注意及时止血，防止术后出血及血肿形成而延迟切口愈合。

3. 若疝囊与腹腔粘连时存在损伤腔内肠管的风险，需轻柔、仔细分离粘连，以免损伤肠管及腔内组织，若出现肠管损伤需及时修补。

4. 选择合适、正确的缝合方式，推荐缝合筋膜层时使用缓慢吸收缝线连续缝合，关闭缺损时使用 1-0 的 Prolene 线或缓慢吸收缝线连续短针距缝合，即小针距技术。此处需要注意的是我们所采用的缝线强度最好与缝合组织的缝线强度相匹配，缝合的间距不宜过大，适度的间距可使张力均匀分布于缝线上，从而达到缝合修补的最佳效果。

5. 建议常规放置负压引流装置，避免皮下积液或积血影响切口愈合。

6. 预防性使用腹带。尽管临床中对腹带的使用还存在诸多争议，但不可否认的是腹带施加的外部压力可有助于减少切口疝术后血清肿和筋膜边缘裂开的可能，腹带产生的辅助作用力还可一定程度上对抗腹壁肌肉的张力，从而减轻患者的疼痛感。

四、总体评价

切口疝是多种因素导致的腹部手术后常见的远期并发症，一旦发生将逐渐加重且无自愈可能，必须通过手术治疗才能恢复。在各种腹壁疝修补方式中，缝合修补技术作为传统的手术方式在促进切口愈合的同时，也存在诸多弊端。虽然该法简单易行且具有价廉、牢靠、方便、可行性强等优点，但常规采用丝线材料缝合会造成较强的组织异物反应，使用的难吸收或慢吸收缝线会长时间存留在体内致局部组织持续产生慢性炎症反应和异物反应，使患者术后恢复较慢，疼痛感明显，再加上缝线材料本身的特点会使细菌更容易定植感染，一旦发生感染又会使切口疝修补术后二次并发症的发生率大大增加。而我们常规使用此法时通常又将腹壁层次游离后直接用丝线缝合，由于部分腹壁层次的缺损及腹内压过大等因素，缝合后往往存在非常大的张力，对于那些稍大的切口疝，部分腹膜和肌肉等层次无法缝合在一起，或者强行缝合后容易出现缝线撕裂造成手术失败，从而导致复发率高达 54%。再加上一些过大的切口疝若使用此传统缝合修补术后疝内容物回纳腹腔，会造成腹内压过度增高，导致心肺功能不全，严重者可出现腹腔间室综合征甚至危及生命。所以，目前这种开放缝线缝合修补术除了对一些较小切口疝和医疗水平较落后的地区采用外，大多数的切口疝修补已不再采取该手术方式。

总的来看，腹壁切口疝的修补技术是一个多样化的技术，从最早的缝合修补到后来的材料修补，再到现在的微创修补，其修补理念和修补技术始终保持与时俱进。在我们学习其技术的历程中不仅需要熟练掌握手术方法和步骤，更需要认真领会技术中所蕴含的理念和意图，融会贯通努力创新，以最佳的手术疗效为患者带来最大的获益。

（陆朝阳　张成鹏）

主要参考文献

[1] 唐健雄.腹壁切口疝诊断和治疗中值得注意的几个问题.中国实用外科杂志,2008,28(12):1012-1014.

[2] Strik C, Stommel MW, Schipper LJ, et al. Risk factors for future repeat abdominal surgery. Langenbecks Arch Surg, 2016, 401(6): 829-837.

[3] Mudge M, Hughes LE. Incisional hernia: a 10-year prospective study of medicine and attitudes. Br J Surg, 1985, 72 (1): 70-71.

[4] Mayo WJ. Remarks on the radical cure of hernia.Ann Surg, 1899, 29: 51.

[5] Halm JA, Burger JW, Jeekel J. Incisional abdominal hernia: the open mesh repair. Langenbecks Arch Surg, 2004, 389(4) : 313.

[6] 顾岩，田文，王平，等.腹壁缺损修复与重建中国专家共识 (2019 版).中国实用外科杂志,2019,39(02):101-109.

[7] 唐健雄，李健文，李航宇，等.疝外科缝合技术与缝合材料选择中国专家共识 (2018 版).中国实用外科杂志,2019,39(01):39-45.

[8] Mayo WJ. An operation for the radical cure of umbilical hernia. Ann Surg, 1901, 34:276.

[9] Abrahamson J, Eldar S. "Shoelace" repair of large postoperative ventral abdominal hernias: a simple extraperitonealtechnique.Contemp Surg,1988, 32:24-34.

[10] 郑乃国，马宏敏，赵德栋.巨大腹壁切口疝改良修补法——丝线四重缝合法.第三军医大学学报,1994,16(6): 480-481.

[11] Dur AH, den Hartog D, Tuinebreijer WE, et al. Low recurrence rate of a two-layered closure repair for primary and recurrent midline incisional hernia without mesh. Hernia, 2009, 13(4):421-426.

[12] Bittner R，Bingener-Casey J，Dietz U，et al.Guidelines for laparoscopic treatment of ventral and incisional abdominal wall hernias [International Endohernia Society(IEHS)] —Part 2. Surg Endosc, 2014, 28(2): 353-379.

[13] 陈钢，庄哲宏，刘业星，等.分层可拆线式缝合技术在腹壁切口缝合中的应用.中国现代手术学杂志,2015,19(06):414-417.

[14] 李翔，程爱群，钱敏，等.腹壁切口疝临床分析 (附 130 例报告).腹部外科，2003，16(5) : 285-286.

[15] Luijendijk RW, Hopp WC, van den Tol MP，et al. A comparison of suture repair with mesh repair for incisional hernia．N Engl J Med，2000，343(6) : 392-398.

第二节　杂交技术

与开放手术相比，腹腔镜手术具有很多优点，其中包括减少补片感染的风险和避免剥离较大的皮瓣。然而，一些切口疝疝囊很大或长期嵌顿，在此情况下单纯腹腔镜手术在技术上比较困难或不安全。另一种情况是，有些切口疝虽然首先在进行腹腔镜尝试，但由于粘连或其他因素，会中转为开放手术。另外，在治疗困难腹壁疝时，采用开放和腹腔镜结合的技术，即杂交的手术方法，便于大范围补片的放置，避免了广泛的皮瓣游离。

一、切口疝的两种杂交手术方法

杂交技术有两种应用方法。首先进行腹腔镜手术，因粘连难以松解而转为开放手术。从开放式手术开始，采用混合技术固定。

方法一：腹腔镜手术转开放手术进行粘连松解，全腹腔镜补片固定。首先建立气腹，建立腹腔镜观察孔，标准穿刺孔位置包括一侧腹壁有 3 个 5mm 套管针（或者包含 10mm 套管针），对侧腹壁有 2 个 5mm 套管针（或者包含 1 个 10mm 套管针）。然后进行腹腔镜粘连松解，一直进行到肠管与腹壁紧密粘连而无法进行腹腔镜下松解为止。在此处加做一个开放的切口并将粘连松解完成，回纳疝囊，然后在腹腔内放置一个带有涂层的补片，补片四周预置牵引线。将补片放置腹腔内后，缝合关闭筋膜，恢复建立气腹。通过四角缝合线将补片悬挂在腹壁上，并以标准方式用永久性单丝贯穿缝线和腹腔镜下螺钉固定（间隔1cm）。

方法二：腹腔镜辅助下切口疝修补术。首先进行开放手术松解粘连，联合开放性修补和腹腔镜辅助补片固定术。在开放手术进行肠粘连松解术后，采用贯穿腹壁的缝线将涂层补片固定在腹壁的一侧，缝合间距为 3 ～ 4cm，补片的另一侧将在腔镜下用疝钉固定180°范围。在开放手术中，在直接触诊下，将2～3个Trocar放置在固定的补片同侧，为腹腔镜辅助下对侧补片固定做准备。然后将腹缝线置于补片的对侧（未固定侧），以便置入腹腔内进行腹腔镜固定。暂时封闭腹腔，建立气腹。使用先前预置的缝线，将补片未固定一侧的提起，采用标准的腹腔镜方式经腹固定。

二、杂交方法切口疝修补术的结果

据文献报道，在1503例腹腔镜切口疝修补术中，有32例（2.1%）患者转为开放手术。26例患者为有限的开放手术，并在腹腔镜下完成修补术，除1例患者外，补片均放置在腹腔内完成修补术。仅1例发生切口并发症，平均住院时间为2.1d，平均手术时间124min。芬兰的一项11个医院参与的多中心随机临床研究对比了杂交手术与完全腹腔镜手术的结果，在术后1年的随访中，两组患者复发率无明显差别，其中腹腔镜组有6例（6.7%）复发，杂交组5例（6.1%）复发（$P > 0.90$）。术后疼痛视觉模拟评分（visual analogue scale，VAS），杂交组为1.4，腔镜组1.5（$P = 0.50$），两组也无明显差别。

三、杂交切口疝修补术结论

杂交切口疝修补术保留了腹腔镜切口疝修补术的一些优点，如皮下剥离、宽大的网垫和直接可视化下的固定。对于肥胖的困难切口疝患者或需要开放手术进行肠粘连松解的患者，以及需要开放手术取出补片的患者，是一种较好的方法。

（李俊生）

主要参考文献

[1] Stoikes N, Quasebarth M, Brunt LM. Hybrid ventral hernia repair: technique and results. Hernia, 2013, 17(5): 627-632. doi:10.1007/s10029-013-1092-9.

[2] Sharma A, Mehrotra M, Khullar R, et al.Limited-conversion technique: a safe and viable alternative to conversion in laparoscopic ventral/incisional hernia repair. Hernia, 2008, 12(4):367-371. doi:10.1007/s10029-008-0363-3.

[3] Ahonen-Siirtola M, Nevala T, Vironen J, et al. Laparoscopic versus hybrid approach for treatment of incisional ventral hernia: a prospective randomised multicentre study, 1-year results. Surg Endosc, 2020, 34(1): 88-95. doi:10.1007/s00464-019-06735-9.

第三节　组织结构分离技术

巨大腹壁疝的修复与重建是困扰腹壁外科医师的难题，理想的治疗效果不仅要恢复腹壁解剖的完整性与外观，更要恢复腹壁的功能，通过腹壁重建达到腹壁疝治疗的目的。自20世纪90年代以来，在基于对腹壁解剖、生理及功能深入认识的基础上出现的组织结构分离技术（component separation technology，CST）为解决此问题提供了一种有效方案。由于其能够帮助实现各种大或巨大腹壁缺损的关闭，因此，该术式及其各种改进技术得到越来越广泛的应用与推广。

大量临床研究表明，肌肉及其腱膜组织的存在是保证腹壁解剖与功能完整的重要条件，采用具有收缩性的肌组织及其腱膜对腹壁缺损进行功能性修复是腹壁重建的理想选择。腹壁的肌腱膜结构主要由中央两条纵行的腹直肌和两侧的腹外斜肌、腹内斜肌、腹横肌及其腱膜构成，肌肉间的筋膜与腱膜相互交叉融合形成腹白线和半月线，共同构成腹直肌-腹外斜肌-腹内斜肌-腹横肌复合体。通过对复合体某一层肌肉或腱膜的松解，也就是组织结构分离技术的实施，就可使腹壁的肌肉或腱膜层相互间产生滑移、延伸，进而达到降低腹壁缺损关闭时的张力，实现腹腔重新由具有正常神经、血管所支配的肌腱膜组织所包绕，即腹壁重建的目的。

组织结构分离技术根据入路的不同可分为前入路（anterior component separation，ACS）与后入路（posterior component separation，PCS）两种方式，传统开放组织结构分离技术（component separation technique，CST）与内镜组织结构分离技术（endoscopic component separation technique，ECST）均属于ACS技术，而腹横肌分离技术（transversus abdominis release，TAR）属PCS技术，组织结构分离技术的实施可通过开放手术、腹腔镜、机器人辅助等方式完成。

一、开放入路的手术方式

开放入路的组织结构分离技术通常就是指传统开放组织结构分离技术（CST 技术）。

1. **手术适应证** ①缺损位于前腹壁中央区域（M 区）。②缺损宽度 > 8 cm，预判缺损不能在生理张力情况下关闭或关闭后张力过高。③侧腹壁肌筋膜结构相对完整。

2. **禁忌证** ①伴有全身性严重基础疾病尚未控制，或处于不稳定状态，或心、肺等重要脏器功能障碍无法耐受全身麻醉的患者。②既往曾行延伸至侧腹壁的横切口、侧腹壁结构破坏或已实施过开放入路的 CST 或 ECST 的患者。③术前预判腹壁缺损过于巨大，实施 CST 不能关闭腹壁缺损的患者。

3. **手术步骤**

（1）采用气管插管全身麻醉，患者取仰卧位，术前标记腹壁解剖标志与腹壁缺损范围，腹部常规消毒、铺巾。

（2）沿原切口梭形切除手术瘢痕组织至皮下，分离疝囊，充分显露疝环，准确测量腹壁缺损大小。松解腹腔内粘连，注意保护肠管，见图 12-7。

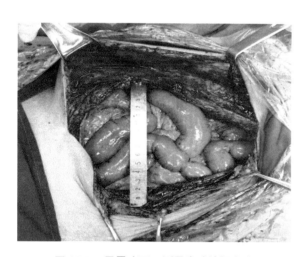

图 12-7 显露疝环，测量腹壁缺损大小

（3）自缺损边缘沿腹直肌前鞘及腹外斜肌表面将皮肤和皮下组织分别向腹壁外侧分离，根据需要达腋前线或腋中、后线，显露腹直肌前鞘与腹外斜肌及其腱膜。术中应仔细辨识并尽可能保护供应腹壁皮肤及皮下组织的经腹直肌肌皮穿支血管的完整性，其分布范围主要在脐周 3 cm 的区域内。

（4）分别于腹直肌前鞘半月线外侧 1 ~ 2 cm 处纵行切开腹外斜肌腱膜与腹外斜肌，上可至肋缘上 3 ~ 5 cm，下可达腹股沟韧带。显露腹

外斜肌及其腱膜与其下方的腹内斜肌间的间隙，使两层组织充分分离，向外侧达腋前线以外，充分松解侧腹壁肌筋膜组织。此操作过程中须注意避免切开过深而伤及下方的腹内斜肌等组织，见图 12-8。术中如发现腹壁缺损仍不能拉拢关闭，还可将腹直肌后鞘纵行切开，通过进一步松解后鞘来帮助腹壁缺损的关闭。

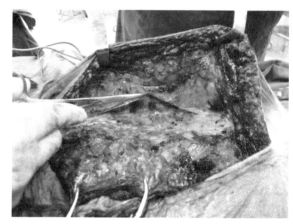

图 12-8 纵行切开腹外斜肌及其腱膜，使其与下方的腹内斜肌充分分离

（5）在维持生理张力的情况下将腹壁缺损两侧的肌筋膜拉拢，用单股缓慢吸收或不吸收缝线缝合，重建腹白线，见图 12-9。根据腹壁缺损的分级选择补片，可采用 Onlay、Sublay 或腹腔内补片修补（IPOM）方式行巨大切口疝的加强修补。若采用 IPOM 加强修补，应选择防粘连或组织隔离复合补片、可吸收生物合成补片或生物补片。另外，须注意确保补片覆盖范围的足够及放置的可靠与平整，并监测术中腹腔压力变化。最后，皮下放置闭式引流管，逐层缝合至皮肤。

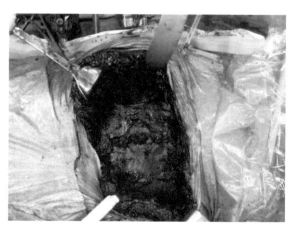

图 12-9 在维持生理张力的情况下关闭腹壁肌筋膜层缺损，重建腹白线

CST 实施中应注意的问题：开放前入路 CST 为关闭各种大或巨大腹壁缺损提供了可能。理论上，单侧 CST 可使一侧腹直肌 - 腹内斜肌 - 腹横肌复合体向内侧推进 5 cm（M1 区）、8 ～ 10cm（M2 区）和 3 cm（M3 区），即在脐水平横径达 20cm 的腹壁缺损也有可能获得关闭。但其缺点也比较明显，CST 需要进行广泛的腹壁皮下组织分离，这将破坏供应腹壁皮肤与皮下组织的腹壁穿支血管，造成切口血清肿、血肿、感染、切口裂开等发生率增高，其切口不良事件的发生率可达 30% ～ 50%。且腹外斜肌及其腱膜切开本身就是一种新的创伤，有可能导致该部位出现疝、膨出，甚至破裂。由于单纯采用 CST 修复腹壁缺损的术后复发率可达 7% ～ 30%，因此，若无特殊情况，在 CST 的实施中应尽可能保留供应腹壁皮肤及皮下组织的经腹直肌肌皮穿支血管的完整性，减少或不损害皮下组织与腹直肌前鞘的连接，并同时采用补片加强修复腹壁缺损和薄弱区域。

二、内镜辅助下组织结构分离技术

开放入路的 CST 手术由于存在较高的皮肤坏死及切口不良事件的发生率，因此疝外科医师一直在寻求对其进行改进。随着内镜外科技术的进步与广泛展开，通过内镜辅助进行 CST 手术（endoscopic component separation technique，ECST）成为可能。

1. 适应证与禁忌证　与开放入路的 CST 相同。

2. 手术步骤

（1）采用气管插管全身麻醉，患者取仰卧位，术前确定并准确标记腹壁解剖标志（特别是腹直肌外缘）与腹壁缺损边缘。腹部常规消毒、铺巾。

（2）经典 ECST 手术需要在侧腹壁放置 3 枚戳孔穿刺器。首先在肋缘下约 1.5 cm 腋前线与腹直肌外缘间做一小切口，分离皮下组织，显露其下方的腹外斜肌并予以切开（图 12-10），建立至腹外斜肌和腹内斜肌间的通道。放置第 1 枚 10 ～ 12 mm 戳孔穿刺器，连接气腹管，充气建腔，压力设置为 12 ～ 15mmHg（1mmHg=0.133kPa）。直视下在腋前线与髂棘至肋缘连线间平脐水平置入第 2 枚戳孔穿刺器，在腋前线与腹直肌外缘间髂棘水平置第 3 枚戳孔穿刺器。戳孔穿刺器的放置并非一成不变，可根据需要采用"双孔法"

等改进方式。手术过程中，操作器械和内镜可以互相交换位置，以便于观察和分离，达到方便手术实施目的的即可。

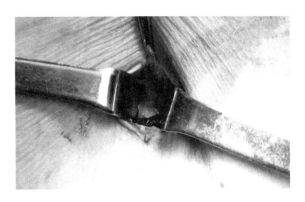

图 12-10　在肋缘下腹直肌外缘做切口，分离皮下组织，显露其下方的腹外斜肌并予以切开

（3）建立肌层组织间操作空间时，有条件者可以用气囊扩张器分离，也可采用镜推法直接进行分离来建立腹外斜肌、腹内斜肌间的操作空间（图 12-11）。在向下分离腹外斜肌与腹内斜肌间隙时，可采用钝、锐性相结合的方法进行分离，此间隙基本为无血管区域，内镜直视下所见为白色透亮絮状海绵样结构，如出现红色肌纤维结构则表明进入了错误层次，需要确定进入正确层次后再进一步拓展空间范围。建立的操作空间呈平行于腹直肌鞘外侧的头尾向隧道状，范围向上可至肋缘上，向下达腹股沟韧带，上方为腹外斜肌及其腱膜，下方为腹内斜肌，内侧为腹直肌外缘的半月线，外侧可达腋后线。

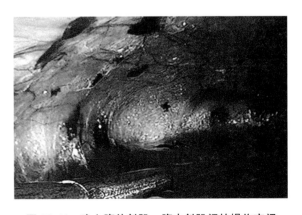

图 12-11　建立腹外斜肌、腹内斜肌间的操作空间

（4）建立操作空间后，准确辨识并保护半月线不受损伤，以电凝钩或超声刀于半月线外 1 ～ 2cm 处切开"天花板"处的腹外斜肌及其腱

膜。一般可先从中间部位向腹股沟韧带方向切开，然后将内镜移至下方观察孔，再向肋缘方向切开腹外斜肌及其腱膜，向上切开范围可达肋缘上3～5cm（图12-12）。腹外斜肌及其腱膜切开成功的标志是见到"天花板"上黄色的皮下脂肪组织，适当分离皮下组织有助于进一步降低腹壁缺损关闭时的张力。一侧操作完成后可以同样方法施行另一侧手术，即可完成双侧ECST。

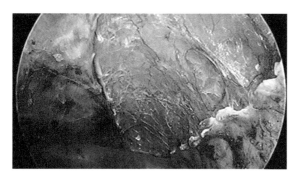

图 12-12　纵行切开腹外斜肌及其腱膜

（5）腹壁缺损关闭与补片加强修复。腹壁缺损的关闭方式可以根据患者情况选择，可采用全腹腔镜或开放、腹腔镜杂交方法关闭腹壁缺损，重建腹白线。腹壁缺损的补片加强修补一般多采用IPOM方式进行。术中须注意腹腔压力的控制与监测。最后，撤除器械、排气、拔出戳孔器，逐层缝合至皮肤。

ECST实施中应注意的问题：ECST最主要的优点在于其可以更小的创伤实现开放入路的CST的目的，由于保护了腹壁穿支血管，其术后切口相关并发症的发生率显著下降。另外，由于ECST操作可避免累及中线部位及经腹直肌肠造口处腹壁，因此，可用于同时伴有经腹直肌肠造口及中线部位伴污染或感染患者腹壁缺损的关闭。但ECST也存在不足：ECST对腹壁的松解程度为CST的80%～90%，且同样存在腹外斜肌及其腱膜切开后由于腹壁局部薄弱而导致复发、膨出甚至破裂的风险。特别是由于其手术操作不是在自然间隙中，故寻找并进入正确的组织层次非常重要，因此，手术复杂程度增加，这在一定程度上限制了其推广与广泛应用。

（顾　岩　杨董超）

三、内镜辅助下腹横肌松解术 (EATAR) 的手术方式

开放Sublay手术（TAR和Rives-Stoppa）与腔镜IPOM手术相比，存在手术部位感染（surgical site infection，SSI）并发症发生率偏高的不足；而腔镜IPOM手术尽管SSI低，但补片相关性并发症（包括肠管损伤、粘连、补片侵蚀及肠梗阻等）发生风险较开放手术高。近年来补片材料学和外科技术的进展降低了此类并发症的发生率，但腹腔内异物所带来的长期风险仍未消除；此外，腔镜IPOM难以在生理张力下关闭大缺损，对缺损＞12 cm的关闭尤为困难，对疝囊的处理也较为棘手。由于全腔镜下经腹腔切口疝Sublay修补和腹壁重建技术难度更大，至今仍只有少量的关于全腔镜下Sublay腹壁疝修补的文献报道。2015年德国学者Reinpold教授综合开放Sublay和腹腔镜手术的各自优点，首先介绍了腔镜辅助下微小切口开放腹膜前（mini/less open sublay repair，MILOS）的修补方式，使手术创伤和并发症风险最小化，获得了较好的临床效果。

MILOS手术是一种适用于大多数腹壁疝Sublay修补的微创新技术，MILOS手术以疝缺损为中心，经疝表面皮肤的微切口或小切口，进行腹壁疝的肌后修补。微切口（"mini"）一般为2～4 cm，小切口（"less"）一般为5～10 cm或为补片最大径的1/3。MILOS手术可以分离宽大的肌后、腹膜前间隙，并放置足够大的非防粘连补片，补片仅需少量固定甚至无固定，具有创伤小、并发症低、效益比高、复发率低的特点。2017年，德国Bittner教授在MILOS概念的基础上采用开放和腹腔镜杂交的手术方式，并另外增加耻骨上方的戳孔，进一步提出了内镜下MILOS（endoscopic mini/less open sublay，E-MILOS）的手术方法。MILOS手术可以在Rives-Stoppa腹直肌肌后分离的基础上进行腹横肌松解术，即腔镜辅助下的腹横肌松解术（endoscopic assisted transevsus abdominis release，EATAR）。

1.EATAR的手术适应证、禁忌证和术前准备　EATAR的手术适应证、禁忌证和术前准备与开放TAR手术基本相同。

2.手术步骤　EATARR的手术原则基本等同于开放TAR，手术步骤有所变化。

（1）根据疝缺损的大小，在缺损中央做一长2～10cm的皮肤切口，对于巨大切口疝、肥胖及复发疝等预计手术难度较大的患者可适当延长切口，但原则上不超过补片最大径的1/3（图12-13）。

（2）分离并显露疝囊，在疝囊做一小切口，用拉钩提起两侧的腹壁（图12-14），注意勿损伤其下方的粘连肠管，置入腹腔镜探查，开放直视下结合腔镜分离内脏与腹壁粘连，小心操作勿损伤肠管，应特别注意避免电外科器械所造成的肠管热损伤，因为此类损伤当时肠管并未穿孔，但热损伤易导致肠壁坏死、软化，术后1周左右会出现迟发性穿孔造成严重后果。分离粘连后进行全面检查，确认无肠管损伤后置盐水纱垫覆盖隔离并保护肠管。

（3）切开腹直肌后鞘之前，用视诊、触诊或低功率电凝刺激法确定腹直肌内侧缘，距白线0.5～1.0cm处切开腹直肌后鞘，助手用适当的拉钩将腹直肌提起，显露腹直肌肌后间隙。在直视或腔镜视野下向剑突、盆腔方向钝性加锐性分离腹直肌肌后间隙并扩大（图12-15），有条件时用新设计带光源的腔镜套管装置（Endotorch，德国Wolf™公司），套管可置入5 mm的腹腔镜操作器械（图12-16）。

（4）先向盆腔分离，此时要将腹壁下血管保留在腹直肌上，有利于盆腔腹膜外间隙的分离（图12-17）。弓状线以下无腹直肌后鞘，两侧肌后腹膜前间隙相通，分离腹膜前间隙至缺损下方5cm。如果是耻骨上疝，需进一步向下分离并扩大耻骨后及髂窝的腹膜前间隙（Retzius间隙和

Bogros间隙），显露耻骨联合和两侧耻骨梳韧带，男性生殖血管和输精管需去腹膜化，无生育需求的女性可考虑切断子宫圆韧带。如同时有腹股沟疝，则同腔镜腹股沟疝修补术时一样分离，剥离或横断疝囊（图12-18）。

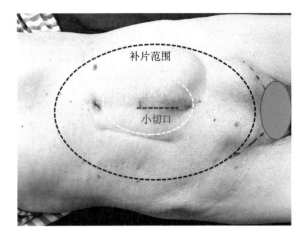

图 12-13　切口、疝缺损与补片大小

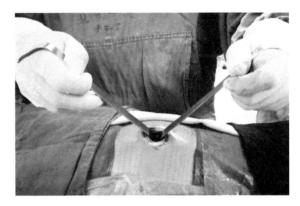

图 12-14　用拉钩提起腹壁

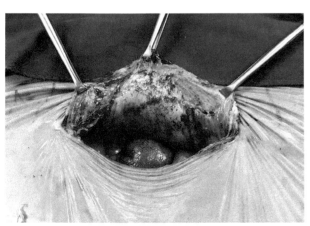
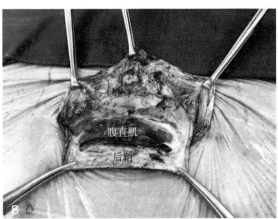

图 12-15　A. 确定内侧后鞘切开线；B. 切开后鞘，分离腹直肌后间隙

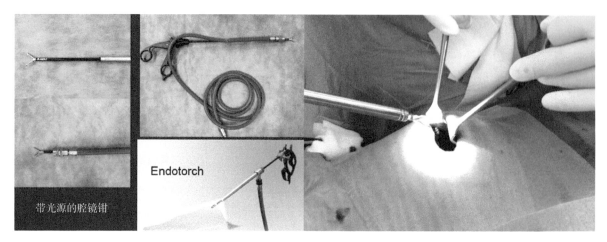

图 12-16　带光源的腔镜套管装置（Endotorch，德国 Wolf™ 公司）

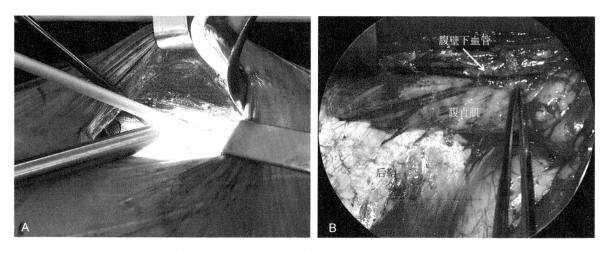

图 12-17　A. 在腔镜辅助下向盆腔分离腹膜前间隙；B. 将腹壁下血管保留在腹直肌上

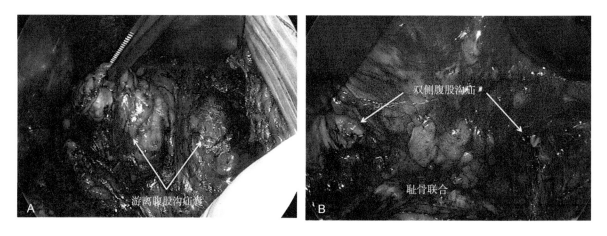

图 12-18　A. 剥离同时存在的腹股沟疝疝囊；B. 分离盆腔腹膜前间隙，显露耻骨联合及耻骨梳韧带

（5）弓状线以上腹直肌后鞘与前鞘在中线与对侧前后鞘交叉融合形成白线，两侧肌后间隙并不相通。在缺损上方将腹直肌内侧后鞘靠近白线切断直到缺损上 5cm 以上，使缺损上方两侧腹直肌肌后间隙相通，确保放置的补片在缺损上、下方与组织有足够的重叠。切断腹直肌后鞘内侧的方法有两种：一是将后鞘连同腹膜一起切开；另一种是在腹膜外切开后鞘而保持腹膜的连续性（图 12-19），在缺损上下切开后鞘过程中勿损伤白线。

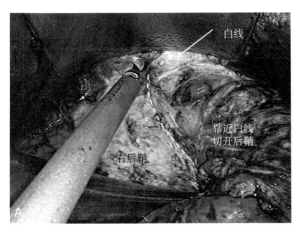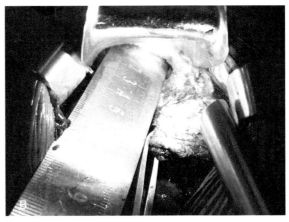

图 12-19　A. 腹膜外切开后鞘并保持腹膜连续性；B. 切开内侧后鞘至缺损上至少 5cm

（6）至此，可先关闭腹膜和皮肤微、小切口，建立腹膜前空间，转为完全腹膜外腹腔镜腹壁疝修补（endoscopic totally extraperitoneal，eTEP），根据自己的技术特长选择常规穿刺孔分布或单孔腹腔镜技术继续完成手术，也可采用 Bittner 的改良方法，于耻骨上方放置穿刺孔，进行反向分离和扩展肌后腹膜前间隙。当然，也可以不关闭腹膜和皮肤切口，继续在直视或腔镜辅助下分离腹膜前间隙。

（7）现在开始腔镜辅助下的腹横肌松解术（EATAR），与开放 TAR 不同，除了脐上剑突下疝外，EATAR 多从弓状线开始，而从上腹开始 TAR 操作不便。在神经血管束穿出腹内斜肌后叶的内侧 0.5cm 处切开后鞘（腹内斜肌后叶和腹横肌腱膜），从弓状线开始并向上延伸。因为弓状线解剖标志明显，且弓状线以下没有后鞘，腹膜前疏松组织较多易分离，在分离弓状线以下及侧方腹膜前间隙后，腔镜操作者可以在非常清晰的解剖视野下安全、便捷地向上切开外侧后鞘的二层结构，切开的距离需到缺损上缘以上至少 5cm，同时向侧方分离腹膜前间隙（图 12-20）。应小心分离，勿损伤腹膜，任何腹膜破口都需缝闭，以免术后肠管疝入发生难以诊断的腹壁间疝（interstitial hernia）。

（8）用 2-0 可吸收缝线缝合腹直肌后鞘及腹膜，形成一个完整的内脏囊（图 12-21），如果中线处无法关闭或关闭张力过大，可用大网膜、疝囊桥接，要避免腹内空腔脏器与补片接触。用温生理盐水冲洗内脏囊，降低术后血清肿和手术部位感染的发生率。

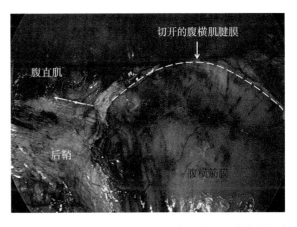

图 12-20　向上切开外侧后鞘并分离侧方肌后腹膜前间隙

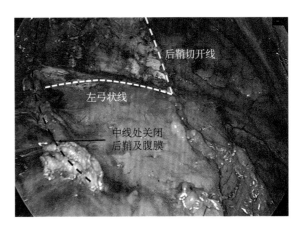

图 12-21　关闭腹直肌后鞘和腹膜

（9）根据缺损情况选择合适大小的合成不吸收非防粘连补片，经微、小切口或经腔镜穿刺套管将补片放置在腹膜外间隙并展平。根据补片大小决定固定针数，一般贯穿全肌筋膜层将补片固定 6～8 针，与 IPOM 补片固定不同，固定点不必在补片边缘。如果同时修补腹股沟疝或者是耻骨上疝，则需在左、右耻骨韧带上固定补片（图 12-22），建议用单股缓吸收缝线或不可吸收缝线固定补片。

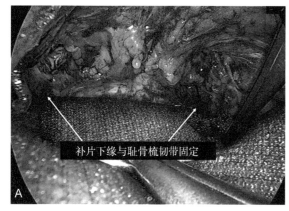
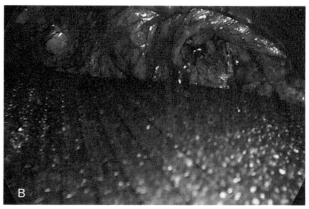

图 12-22　A. 将补片下缘与耻骨梳韧带缝合固定；B. 在腹膜外间隙展平补片

（10）根据补片的大小选用 2～3 根适当口径的闭式负压引流管放置在补片表面，其中一根应放置于站立位补片的最低点，引流管从上腹部或侧腹部引出，不主张从腹股沟区域引出。引流的作用除了减少血清肿和 SSI 的发生外，还有一个重要的作用是增加补片两面与组织的有效界面，让组织更好、更快地长入与补片整合。用单股缓吸收缝线或不吸收缝线连续小针距缝合关闭中线肌筋膜组织，缝线和切口长度比不小于 4：1，必要时用 8 字缝合法加强，缝合皮下组织和皮肤（图 12-23）。

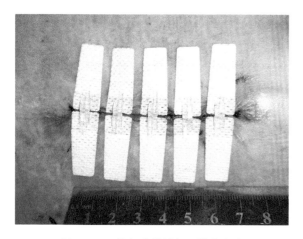

图 12-23　关闭中线缺损，缝合皮肤

3. 术后处理　腔镜辅助腹横肌松解术（EATAR）的术后注意点同开放腹横肌松解术的术后处理。

4. 需要考虑的几个方面　理论上讲，腔镜辅助下的腹横肌松解术是在"MILOS 概念"基础上发展起来的，而"MILOS 概念"是在 Rives-Stoppa 修补手术（即开放 Sublay）基础上的改良，因而在"MILOS 概念"基础上，可以进行多种改良和拓展应用。①在直视或腔镜视野下初步分离腹膜前间隙后，MILOS 手术可根据需要转为全腹腔镜手术，比如 EMILOS 或 eTEP。对于皮肤微、小切口距离腹壁缺损上、下缘较远的情况下，这样的拓展应用更为合理有效。Miserez 和 Penninckx 早在 2002 年曾介绍过用 eTEP 的方法修补腹部疝，但因手术操作难度大并未得到推广；之后有少量文献报道 eTEP 的方法治疗腹直肌分离症合并中线腹壁疝，具有较好的手术和美容效果。"MILOS 概念"用微、小切口初步建立腹膜前间隙，反向转为 eTEP 手术，可使其手术难度降低，更易在广大疝外科医师中推广使用。对于腔镜技术熟练的外科医师，使用单孔腹腔镜技术同样可以完成MILOS 手术。②对于腹壁缺损较大、腹壁缺损关闭困难或关闭张力过大的病例，可进一步行单侧或双侧 TAR，可在开放下完成 TAR，也可在腔镜辅助下腹横肌松解术（EATAR）或完全腹腔镜下完成腹横肌松解术（endoscopic TAR，ETAR）。③今后随着手术机器人的普及，可在全腔镜下机器人技术完成 TAR（robotic TAR，rTAR），目前已有机器人 MILOS+TAR 手术的文献报道。机器人手术在腹直肌后鞘、前鞘缝合关闭上有较大的优势。另外，巴西专家 Abdalla 等最早报道使用腔镜直线切割闭合器关闭并重建内脏囊。该方法不直接离断腹直肌后鞘，而是由下而上在两侧腹直肌内侧后方分离隧道，然后将切割闭合器分别置入两侧隧道，拉拢闭合内侧后鞘后激发切割，同时关闭腹直肌后鞘并贯通两侧的腹直肌肌后间隙，可简化手术难度，缩短手术时间，但也增加了手术费用。④目前开始有专家提出全腹膜外 Sublay（totally extraperitoneal sublay, TES）的修补技术，进一步略去了开放微小切口的步骤，手术创伤更小，但因难以进行组织结构分离，其适应证也受到限制。

腔镜辅助下腹横肌松解术与开放 TAR 手术相比，手术适应证和复发率相似，但手术部位事件（surgical site occurrence，SSO）发生率低，并且操作易于标准化、可重复性强，值得进一步推广应用。

（王 平 黄永刚）

主要参考文献

[1] Ramirez OM. Ruas E, Dellon AI. "Components separation" method for closure of abdominal-wall defects: an anatomic and clinical study. Plast Reconstr Surg, 1990,86(3):519-526.

[2] Rosen MJ,Jin J,McGee MF,et al. Laparoscopic component separation in the single-stage treatment of infected abdominal wall prosthetic removal. Hernia, 2007,11(5):435-440.

[3] 中华医学会外科学分会疝与腹壁外科学组，中国医疗保健国际交流促进会临床实用技术分会腹壁修复与重建外科学组.组织结构分离技术规范化操作中国专家共识(2020 版). 中国实用外科杂志, 2020, 40(5):488-493.

[4] 中华医学会外科学分会疝与腹壁外科学组，中国医师协会外科医师分会疝和腹壁外科医师委员会. 腹壁切口疝诊断和治疗指南 (2018 年版). 中华消化外科杂志, 2018,17(7): 649-652.

[5] 中华医学会外科学分会疝与腹壁外科学组，中国医疗保健国际交流促进会临床实用技术分会腹壁修复与重建外科学组（2019）.腹壁缺损修复与重建中国专家共识（2019 版）. 中国实用外科杂志,2019,39(2):101-109.

[6] Rosen MJ. Atlas of abdominal wall reconstruction. 2nd ed. Philadelphia: Elsevier, 2016.

[7] Albright E, Diaz D, Davenport D, et al . The component separation technique for hernia repair: a comparison of open and endoscopic techniques. American Surgeon, 2011,77(7):839-843.

[8] Harth KC,Rosen MJ. Endoscopic versus open component separation in complex abdominal wall reconstruction.Am J Surg, 2010,199(3):342-346.

[9] Bittner R, Bingener-Casey J, Dietz U, et al. Guidelines for laparoscopic treatment of ventral and incisional abdominal wall hernias (International Endohernia Society (IEHS))-part 1. Surg Endosc, 2014, 28(1):22-29.

[10] Awaiz A, Rahman F, Hossain MB, et al. Meta-analysis and systematic review of laparoscopic versus open mesh repair for elective incisional hernia. Hernia, 2015, 19:449-463.

[11] Arita NA, Nguyen MT, Nguyen DH, et al. Laparoscopic repair reduces incidence of surgical site infections for all ventral hernias. Surg Endosc, 2015, 29:1769-1780.

[12] Bittner R, Bingener-Casey J, Dietz U, et al. Guidelines for laparoscopic treatment of ventral and incisional abdominal wall hernias (International Endohernia Society [IEHS])-Part 2. Surg Endosc, 2014, 28(2):353-379.

[13] Bittner R, Bingener-Casey J, Dietz U, et al. Guidelines for laparoscopic treatment of ventral and incisional abdominal wall hernias (International Endohernia Society [IEHS])-Part Ⅲ. Surg Endosc, 2014, 28:380-404.

[14] Liang MK, Holihan JL, Itani K, et al. Ventral hernia management: expert consensus guided by systematic review. Ann Surg, 2017, 265:80-89.

[15] Rives J, Pire JC, Flament JB, et al. Treatment of large eventrations (apropos of 133 cases). Minerva Chir, 1977, 32(11):749-756.

[16] Stoppa R, Warlaumont C, Chantriaux JF. Prosthetic surgical treatment of inguinal hernias. Parietalization of the spermatic cord. Presse Med, 1984, 13(38):2317-2318.

[17] Stoppa R, Rives J, Warlaumont C, et al. The use of Dacron in the repair of hernias of the groin. Surg Clin North Am, 1984, 64(2):269-285.

[18] Reinpold W. Neue Techniken in der Narben-und Bauchwand-hernienchirurgie. Chirurgische Allgemeine, 2013,14:331-337.

[19] Reinpold W, et al. Minimally invasive sublay mesh repair of incisional and primary abdominal wall hernias using the MILOS technique. European Surgery, 2017,49(2): 59-64.

[20] Reinpold W, et al. Mini-or Less-open Sublay Operation (MILOS). Ann Surg, 2018, 16. doi: 10.1097/SLA.0000000000002661.

[21] Schwarz J, Reinpold W, Bittner R. Endoscopic mini/less open sublay technique(EMILOS)-a new technique for ventral hernia repair. Langenbeck's Archives of Surgery, 2017,402(1): 173-180.

[22] Reinpold W. Endoskopisch totalextraperitonealer transhernialer Sublay-Bauchwand-Hernienverschluss in Single-Port-Technik. Hernien. 5th ed, Stuttgart:

Thieme, 2015:301-304.

[23] Silecchia G, et al. Laparoscopic ventral/incisional hernia repair: updated guidelines from the EAES and EHS endorsed Consensus Development Conference. Surgical Endoscopy, 2015,29(9): 2463-2484.

[24] Blatnik J, Krpata D, Novitsky Y. Transversus Abdominis Release as an Alternative Component Separation Technique for Ventral Hernia Repair. JAMA Surg, 2016,151(4): 383-384.

[25] Novitsky Y, et al. Outcomes of posterior component separation with transversus abdominis muscle release and synthetic mesh sublay reinforcement. Annals of Surgery, 2016,264(2): 226-232.

[26] Muysoms F, et al. European Hernia Society guidelines on the closure of abdominal wall incisions. Hernia, 2015,19(1): 1-24.

[27] Köckerling F, et al. Endoscopic-assisted linea alba reconstruction plus mesh augmentation for treatment of umbilical and/or epigastric hernias and rectus abdominis diastasis-early results. Front Surg, 2016, 3:27. doi: 10.3389/fsurg.2016.00027.

[28] Capitano S. Totally extraperitoneal approach for ventral hernia. Surgical Endoscopy, 2018,32(3): 1585-1585.

[29] Schroeder A, et al. Laparoscopic transperitoneal sublay mesh repair: a new technique for the cure of ventral and incisional hernias. Surgical Endoscopy, 2013,27(2): 648-654.

[30] Winder J, et al. Differences in midline fascial forces exist following laparoscopic and open transversus abdominis release in a porcine model. Surgical Endoscopy, 2017,31(2): 829-836.

[31] Warren J, Cobb W, Carbonell A. Robotic Rives-Stoppa and transversus abdominis release for ventral hernia repair. Herina, 2017, 21(Suppl 1):S57-S59.

[32] Halka J, et al. Robotic and hybrid robotic transversus abdominis release may be performed with low length of stay and wound morbidity. Am J Surg, 2018, 215(3):462-465.

[33] Ballecer C. Robotic transabdominal preperitoneal(Tapp) repair. Herina, 2017, 21(Suppl 1):S57-S59.

[34] Abdalla R, Garcia R, da Costa R, et al. Treatment of mid-line abdominal wall hernias with the use of endo-stapler for mid-line closure. Arq Bras Cir Dig, 2013, 26(4):335-337.

[35] Costa T, Abdalla R, Santo M, et al. Transabdominal midline reconstruction by minimally invasive surgery: technique and results. Hernia, 2016,20(2): 257-265.

[36] Montgomery A. The best of two worlds: a new innovative laparoscopic Rives-Stoppa technique for ventral/incisional hernias- "the Brazilian technique". Hernia, 2016, 20(2): 267-270.

[37] 黄永刚，王平，叶静，等 . 微小切口开放腹膜前手术在腹壁疝修补中的临床应用 . 中华疝和腹壁外科杂志（电子版），2019，13(1)：21-26.

[38] 黄永刚，王平 . "微小切口开放 sublay(MILOS) 概念"在腹壁疝修补中的应用进展 . 中华胃肠外科杂志，2018, 21(7)：833-837.

[39] Miserez M, Penninckx F. Endoscopic totally preperitoneal ventral hernia repair. Surgical Endoscopy And Other Interventional Techniques, 2002, 16(8): 1207-1213.

第四节　开放腹横肌松解术

一、开放腹横肌松解术的手术方式

近 50 年来，由于外科技术、影像学和材料学的进展，疝和腹壁外科取得了明显的进步，尽管如此，由于外科医师及患者对所谓的"理想修补手术"后仍有一定的复发率不满意，激励着富有探索精神的当代外科医师们继续创新、发展并完善切口疝修补及腹壁重建的新方法，并且取得了显著的成绩。

20 世纪 60 年代，Rives 和 Stoppa 首先对腹直肌肌后和后鞘（腹膜）前间隙进行了研究，对疝修补手术在技术上做出了重大贡献，Wantz 对此进一步改进并推广应用。Rives-Stoppa 腹直肌肌后修补术将补片置放在良好血管化的腹直肌肌后间隙，同时腹腔内压力使补片更好地与腹直肌贴合，组织易于从补片两面长入并整合；补片不与肠管接触，减少了补片相关性内脏并发症；通过切开腹直肌后鞘并游离腹直肌肌后间隙，将筋膜（腹直肌前、后鞘）包裹的腹直肌从筋膜间室中松解出来，能增加每侧腹直肌及前鞘向中线推进 3 ～ 5cm 的距离，在生理张力下关闭中线缺损；并且无须创建皮瓣，可减少手术部位事件（surgical site occurrence，SSO）的发生率，这是第一个真正意义上的肌筋膜松解术，2004 年美国疝协会将

Rives-Stoppa 腹直肌肌后修补术作为中线切口疝修补的"标准方法"。虽然有许多优点，但该技术也有 3 个方面的缺陷：首先，腹直肌肌后放置的补片大小受到半月线的限制；其次，是肌筋膜向中线推进的距离有限；最后，该技术仅适用于中线切口疝修补。因此，Rives-Stoppa 腹直肌肌后修补术不能用于更大、更复杂的切口疝，也不适用于侧方腹壁切口疝。

2012 年，Novitsky 等介绍了一种新的组织结构分离技术，即在 Rives-Stoppa 腹直肌肌后间隙分离的基础上联合腹直肌外侧后鞘切开的腹横肌松解术（transevsus abdominis release，TAR）。TAR 属于后组织结构分离术（posterior component separation，PCS），在 Rives-Stoppa 腹直肌肌后间隙分离完成后，切开腹内斜肌后叶（后鞘前层）和腹横肌纤维（后鞘后层），并进一步向侧方分离，建立宽大的腹壁肌后腹膜前空间，该空间允许放置比经典前组织结构分离（anterior component separation，ACS）更大的补片，前方肌筋膜向内侧推进更大的距离，在生理张力下关闭中线缺损，而且避免了游离大范围皮瓣。另一个优势是可以在肌后腹膜外间隙放置大张补片，重建的内脏囊将补片与腹内脏器尤其是空腔脏器隔开，从而减少与补片相关的远期内脏并发症。此外，TAR 技术适应证广泛，除中线切口疝外，侧腹壁切口疝及位于骨性结构附近的疝如剑突下疝、耻骨上疝也可以用 TAR 来治疗，而 ACS 的应用就会受到这些骨性结构的限制。TAR 的诸多优势使之成为腹部疝越来越流行的修补方法。

二、开放 TAR 的适应证和禁忌证

1. 适应证　①中央区域切口疝，腹壁缺损横径 > 8 cm，预计不能在生理张力情况下关闭缺损或关闭后张力过高；②非中央区域切口疝，包括造口旁疝、骨性结构附近的切口疝（剑突下疝、耻骨上疝、肋缘下疝和髂骨旁疝）等各种复杂性腹壁缺损；③ ACS 术后复发的切口疝；④多发性切口疝（图 12-24）；⑤对于腰围很小的患者，有时较小的缺损也可能造成关闭困难。另外，长期切口疝会造成腹直肌回缩致腹直肌肌后间隙变窄，这两种情况即使缺损 ≤ 8cm 有时也需要进行单侧或双侧 TAR。

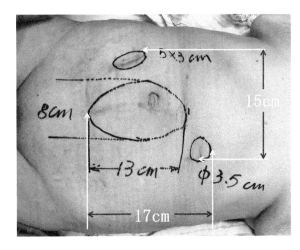

图 12-24　多发性切口疝

2. 禁忌证　TAR 手术的禁忌证通常是相对的，包括：①感染性或严重污染的切口疝；②预料计划内或计划外再次手术风险较大的患者（如进行肠切除或临时造口）；③各种原因（如重症胰腺炎）造成腹膜外（后）广泛瘢痕纤维化；④有切口疝腹膜前修补史者；⑤重要脏器功能障碍无法耐受全身麻醉的患者。

三、术前准备

1. 术前进行影像学检查　大多数患者用常规腹、盆腔 CT 平扫即能满足临床需求，少数患者才需增强 CT 检查。CT 检查能够对腹壁及腹腔内解剖提供有价值的信息，包括腹壁肌肉的完整性及形态改变、缺损大小及数量等，如果是复发疝，还能了解以前修补的一些情况，如补片的大小、位置以及补片与缺损的关系等。这些信息有助于评估切口疝的详细情况，以判断是否仅用 Rives-Stoppa 技术就可修补，还是需要进一步选择 TAR 技术。

切口疝缺损的宽度是影响手术选择的首要因素，如前所述，Rives-Stoppa 技术分离腹直肌肌后间隙使中间肌筋膜（腹直肌和前鞘）向中线推移，能有效关闭 ≤ 8cm 的缺损，但缺损宽度不是预测筋膜关闭与否的唯一因素，还需要考虑腹直肌和其后方筋膜间室的宽度，白线断裂形成切口疝致使侧腹壁肌肉失去荷载，长时间可产生失用性萎缩，腹直肌也会发生失用性萎缩，表现为纤维化和脂肪沉积，这些变化导致腹壁的顺应性下降。在 CT 上腹直肌萎缩 / 纤维化表现为收缩变窄，显示

较窄的椭圆形而不是宽扁形，此时腹直肌肌后间隙就不足以提供足够的补片重叠空间（图12-25）。因此，这种情况即使缺损宽度不大，单纯用Rives-Stoppa技术有时也不足以确保生理张力下关闭中线肌筋膜缺损，应考虑选择TAR技术。

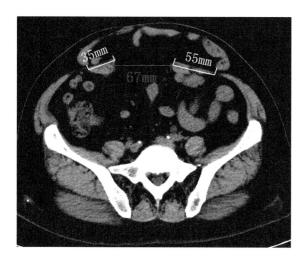

图 12-25　右腹直肌及肌后间隙变窄

2. 改善患者的情况　必须强制戒烟，应评估并改善患者的心、肺等重要脏器的功能状态，对肥胖患者需进行营养状况评估，采取相应的措施，如符合条件者可考虑先实施减肥手术。强调良好的术前血糖控制，应常规检测糖化血红蛋白（HbA1c）水平以评估1个月内的血糖控制情况，如糖化血红蛋白＞8%，则应推迟择期手术。结肠恶性肿瘤术后的切口疝，在确定进行缺损修补和腹壁重建手术前有必要进行结肠镜检查。

3. 补片的选择　在选择补片时要考虑许多因素，应用TAR技术修补时不需要用防粘连补片，因为防粘连补片的屏障层妨碍组织长入，对补片与组织的整合会产生不利的影响，也容易形成血清肿。对于清洁切口可选用合成补片，多数情况下用中量型聚丙烯补片，如果是巨大切口疝或术中用桥接技术修补、青壮年切口疝，用轻量型补片有可能发生补片中央断裂，选用中量型补片。污染切口，可考虑用可吸收生物补片或生物合成补片，但仅有潜在的近期优势。

四、手术步骤

患者取仰卧位，双上臂外展，需在全身麻醉下进行TAR手术，麻醉诱导后置入Foley导尿管以监测尿量，必要时监测术中、术后腹内压。在切开皮肤前1h内使用抗生素。

本手术步骤以中线切口疝为例，手术分为两个阶段：Rives-Stoppa腹直肌肌后分离和腹横肌松解。

1. 第一阶段手术　Rives-Stoppa腹直肌肌后分离。

（1）从原先正中手术瘢痕开始，切除先前明显的瘢痕以获得更好的皮肤愈合和美容效果。将皮下组织向两侧牵拉，在保持低张力下用低功率电刀切割皮下组织以减少热损伤和脂肪液化。小心切开疝囊，避免损伤下方粘连的肠管，有时需保留部分疝囊以备在重建内脏囊有张力或有较大缺损时桥接腹膜（图12-26）。

（2）进入腹腔后全面探查腹腔内容物，并完全分离与前腹壁粘连的大网膜和肠管，这一步操作有利于肌筋膜向内侧推进，并在以后分离腹膜外间隙时最大限度地减少损伤肠管的风险，用剪刀或刀片锐性解剖结合低功率电刀耐心细致地分离粘连，任何浆肌层损伤都应立即缝合修补以免遗漏。不一定需要分离肠袢间粘连，除非它会引起肠梗阻。尽可能完全去除以前置入腹腔的补片，使新置入补片能紧贴良好血管化的健康组织，否则新植入补片难以与另一张补片整合，去除原补片同时要权衡对腹膜、后鞘损伤之间的利弊。由于以前手术放置的引流管或腔镜穿刺套管处的肠管粘连会出现类似于肠管壁疝的现象，粘连分离的过程中要特别小心。分离粘连后进行全面的分离创面检查，再次确认无肠管损伤后置一大块盐水纱垫覆盖隔离并保护肠管（图12-27）。

（3）在切开腹直肌后鞘前，需先确定腹直肌内侧缘，两种方法有助于确定腹直肌内侧缘：一是视诊或双手触诊；二是用低功率电凝刺激肌肉收缩。应注意巨大切口疝时腹直肌会明显向外侧移位。在距白线0.5～1.0cm处切开后鞘，从缺损的头侧或足侧开始为妥（图12-28A），因为此处的腹直肌比较接近正常位置，沿腹直肌纵轴切开后鞘，分别用4把组织钳夹住白线和后鞘切开的外缘，助手将白线拉向天花板，另一助手将后鞘外切缘朝术者牵引、显露并分离腹直肌肌后间隙（图12-28B），必要时用直角拉钩将腹直肌向上、向外侧牵引，这样会更有利于显露腹直肌肌后外侧间隙（图12-28C）。

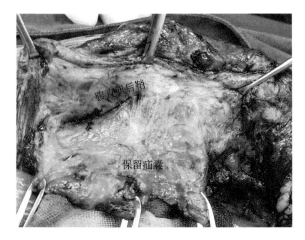

图 12-26 **保留疝囊以备桥接内脏囊**

（4）用钝性分离结合电刀分离腹直肌肌后间隙，先向头侧和足侧分离，然后向外侧半月线分离，直视下观察腹直肌前鞘和后鞘的交界处来确定半月线位置。神经、血管束在腹横肌平面行走，发出的神经、血管分支在半月线内侧穿出腹内斜肌后叶（后鞘前层）支配并营养腹直肌（图 12-29），要仔细

辨识并保护神经血管穿支，以免造成腹直肌失神经性萎缩和松弛。要将腹壁下血管保留在腹直肌上，利于盆腔腹膜外间隙的分离扩展，对血管小分支要仔细止血。用同样的方法分离对侧腹直肌肌后间隙。切开腹直肌内侧后鞘并分离腹直肌肌后间隙有利于前方肌筋膜向内侧推进。

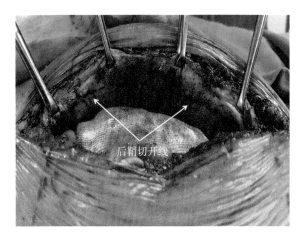

图 12-27 **用大纱垫隔离并保护内脏**

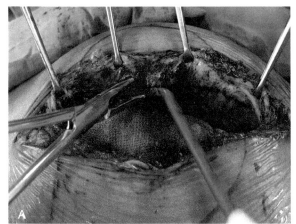

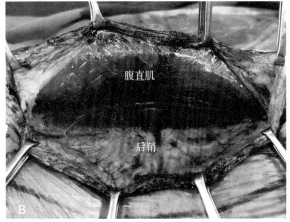

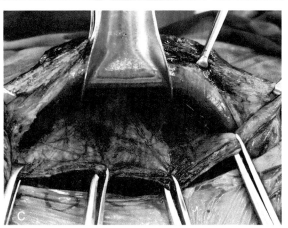

图 12-28 A. 切开内侧后鞘；B. 分离腹直肌肌后间隙；C. 拉钩向上牵拉腹直肌有利于肌后外侧间隙的显露

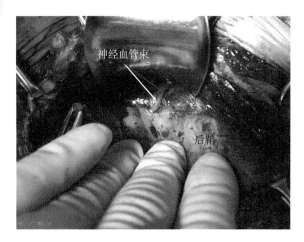

图 12-29　显露神经血管束穿支

（5）两侧的腹直肌肌后间隙在弓状线以上中线处并不相通，每侧腹直肌后鞘与前鞘在中线

交叉融合形成白线。在缺损上、下方将腹直肌内侧后鞘融入白线时予以切断，切断的距离至少到缺损上、下方 5cm，使缺损上、下方两侧的腹直肌肌后间隙跨过中线相通，确保放置的补片在缺损上、下方与组织有足够的重叠。切断腹直肌内侧后鞘的方法有两种：一是将后鞘连同腹膜一同切开（图 12-30）；另一种是在腹膜外切开后鞘而保持腹膜的连续性（图 12-31A）。如果是剑突下疝，则需要通过切开内侧后鞘达剑突并进入剑突后方间隙，显露剑突后腹膜前的脂肪三角（图 12-31B），必要时需切开半月线以内、肋弓下缘的腹横肌，将腹膜从膈肌上剥离下来直到中心腱，创建膈肌下的腹膜外间隙，以允许补片与组织有足够大的重叠。切勿误伤缺损上、下方的白线，应保持白线的连续性。

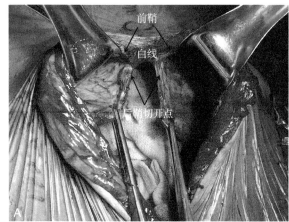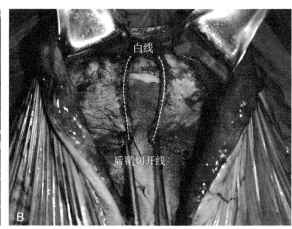

图 12-30　A. 缺损上方腹直肌前、后鞘及白线；B. 切开缺损上方腹直肌后鞘及腹膜

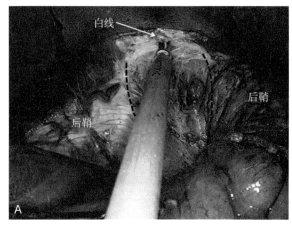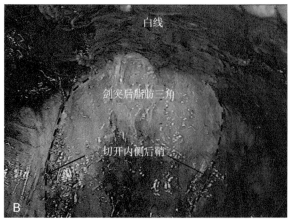

图 12-31　A. 腹膜外切开缺损上方的腹直肌后鞘；B. 切开两侧的后鞘，显露剑突后脂肪三角

（6）置患者于 Trendelenburg 体位，使盆腔内脏移位到上腹腔有利于显露盆腔，弓状线以下并无腹直肌后鞘，因而盆腔的解剖过程与腹股沟疝修补术中 TEP 的分离非常相似。用两把直角拉钩分别将左、右腹直肌向外上牵引，用两把组织钳夹住两侧的腹膜和腹横筋膜并向背部下压（图 12-32A），先从中线区域向下分离腹膜前间隙并进入 Retzius 间隙，显露耻骨联合和两侧的耻骨梳韧带（图 12-32B），轻柔分离生殖血管和输精管或子宫圆韧带，男性生殖血管和输精管需去腹膜化，已无生育需求的女性可切断子宫圆韧带。

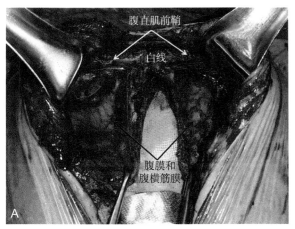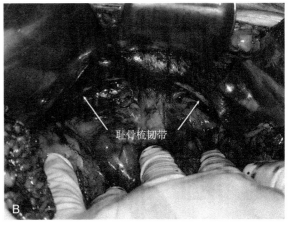

图 12-32　A. 分离弓状线以下的腹膜前间隙；B. 分离耻骨后间隙

至此，经典的 Rives-Stoppa 手术的腹直肌肌后间隙分离已完成，在中线关闭后鞘，再在腹直肌肌后间隙放置补片（Sublay）。如果不能在生理张力下关闭后鞘或前方肌筋膜在中线关闭时张力过大，或腹直肌及腹直肌肌后间隙太窄而不能放置足够大的补片时，就需要进行第二阶段手术——腹横肌松解术。

2. 第二阶段手术　腹横肌松解。

开始进行腹横肌松解术（TAR）前必须全面掌握腹壁不同层面后鞘结构的差异，特别是腹横肌及腱膜的变化。在剑突与脐部中点以上，腹内斜肌后叶（后鞘前层）和腹横肌的肌性部分构成腹直肌后鞘的外侧部分；在脐部，腹横肌肌性纤维在半月线处移行为腱膜而构成后鞘的后层；在弓状线以下，腹内斜肌腱膜和腹横肌腱膜与腹外斜肌腱膜一起形成腹直肌前鞘，此处无腱膜性后鞘（图 12-33）。

（1）决定行 TAR 手术后，需进一步切开外侧后鞘进入侧腹壁的腹膜前间隙（图 12-34），腹横肌松解实际上包括两个操作步骤来达到肌筋膜组织向内侧推进：切开后鞘的腹内斜肌后叶，使

前方中间肌筋膜从后鞘松解并可向内侧推进，在生理张力下关闭中线缺损并重建白线；通过切开腹横肌肌纤维（腱膜），使后鞘和腹膜易向内侧推进，在无（低）张力下关闭后鞘及腹膜（腹横筋膜）以重建内脏囊。

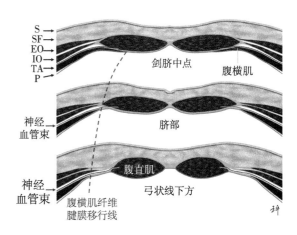

图 12-33　不同层面腹直肌后鞘的组成及腹横肌肌纤维移行为腱膜的位置

S. 皮肤；SF. 皮下脂肪；EO. 腹外斜肌；IO. 腹内斜肌；TA. 腹横肌；P. 腹膜及腹横筋膜

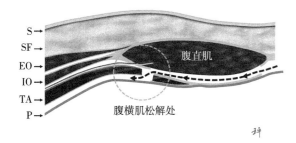

图 12-34　上腹部 TAR 的手术分离路径

S. 皮肤；SF. 皮下脂肪；EO. 腹外斜肌；IO. 腹内斜肌；TA. 腹横肌；P. 腹膜及腹横筋膜

　　切开外侧后鞘可以从两个地方开始：上腹部和弓状线。从上腹部开始，在肋间神经血管束穿出腹内斜肌后叶内侧 0.5cm 处切开腹内斜肌后叶（图 12-35）。因为松解腹内斜肌后叶可以使腹直肌及前鞘向内侧有所推进，如果此时外科医师认为在腹直肌后有足够的空间来放置大张补片，并且后鞘能够在没有过高张力的情况下关闭，则在某些情况下不需要下一步切断腹横肌（腱膜）的操作。如果关闭后鞘时张力过大或腹直肌后间隙仍明显不足，则仍需切断腹横肌。电刀切开腹内斜肌后叶后，继续保持腹直肌后鞘后叶处于一定的张力下，这样便于解剖分离和显露腹横肌，用电刀将显露的腹横肌自上而下切开，如用直角钳分离、切断腹横肌不易损伤下方的腹膜，使松解更容易、安全（图 12-36），松解腹横肌（腱膜）后可实现肌后组织结构（后鞘和腹膜）易向内侧推进，并且打开了进入侧腹壁腹膜前间隙和腹膜后（侧后方）间隙的途径。上腹部的腹膜前脂肪组织很少，而这一区域腹膜又非常薄，如果在腹直肌后鞘偏内侧切开，可能会一同切开腹膜进入腹腔。

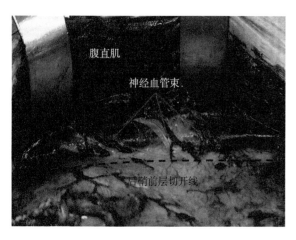

图 12-35　外侧后鞘前层切开线

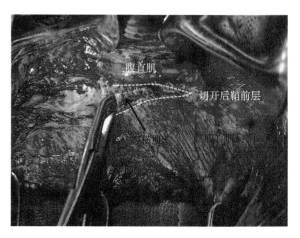

图 12-36　切开后鞘前层，显露并切开腹横肌

　　笔者所在团队偏爱从弓状线开始切开松解后鞘并向上延伸，因为这个位置解剖标志（弓状线）明显，弓状线以下没有后鞘且腹膜前疏松组织较多，操作者可以安全、便捷地向上切开后鞘前、后层，并向侧方分离腹膜前间隙和腹膜后间隙（图 12-37A、B）。进一步分离扩大在 Rives-Stoppa 手术时已完成分离的下腹及耻骨后的腹膜前间隙（Retzius 间隙和 Bogros 间隙），如有腹股沟疝则同腔镜腹股沟疝修补术时一样分离。不建议在脐部开始切开内侧后鞘，因为此处腹横肌纤维不跨过半月线（图 12-33），较难安全地确定手术平面。

　　（2）完全切开腹内斜肌后叶和腹横肌（腱膜）后，继续解剖外侧腹膜前间隙，该间隙在腹横肌深面和腹横筋膜的浅面，此间隙为无血管区，用钝性分离较容易。如果分离过程中出血过多，外科医师必须确认是不是在神经血管束行走的肌间平面（腹内斜肌和腹横肌之间），一个简单确认平面的正确方法是在侧方分离腹膜前间隙时深部没有肌肉，只有疏松的膜性脂肪组织和腹膜。当继续向外侧分离时，深层组织渐变为脂肪，此处与腹膜后间隙相连续。一旦进入腹膜后间隙，组织渐变厚，尽量钝性分离侧方的腹膜后间隙。根据需要分离腹膜外间隙向外、向后的距离（图 12-38A），需要时最远可到腰大肌外缘，此处标志外后侧分离的终点。在肋缘下可向外上方扩大腹膜从膈肌上剥离的范围，应小心不要切开膈肌，并与剑突下间隙、侧方腹膜前（后）间隙、Bogros 间隙和 Retzius 间隙贯通相连，以备后用大张补片加强整个内脏囊。

　　对侧也进行同样的解剖分离，少数情况下无

须双侧 TAR，如果一侧有较宽的腹直肌肌后间隙，而另一侧进行 TAR 后可以在没有张力的情况下关闭后鞘，那只要一侧行 Rives-Stoppa 而另一侧行 TAR 手术即可（图 12-38B）。

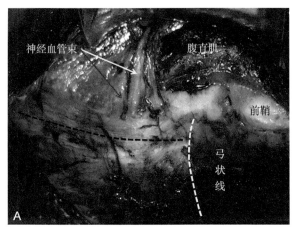
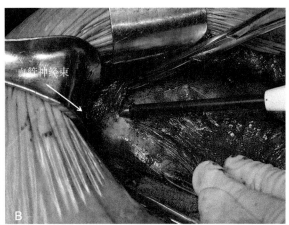

图 12-37　A. 从弓状线开始在神经血管束穿支内侧 0.5cm 处切开后鞘；B. 向上切开外侧后鞘并向侧方分离腹膜前间隙

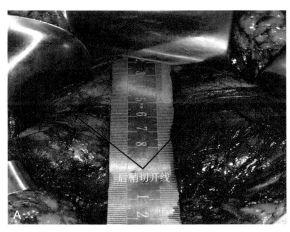
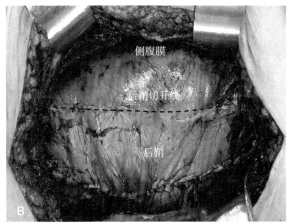

图 12-38　A. 完成侧腹壁腹膜前间隙的分离；B. 单侧 TAR

（3）双侧 TAR 后，全面检查后鞘及腹膜有无破口，任何破口都需要缝闭以免发生腹壁间疝（interstitial hernia）。腹直肌后鞘在中线处用 2-0 可吸收线缝合关闭（图 12-39A），如果中线处无法关闭或关闭张力过高，可用大网膜、疝囊、可吸收生物补片或生物合成补片桥接形成完整的内脏囊（图 12-39B、C），要避免腹内空腔脏器与加强补片接触。用温生理盐水冲洗内脏囊以去除组织碎屑、小血凝块，并减少创面中的细菌负荷量，降低术后手术部位感染的发生率。为减轻术后疼痛，此时可以很方便地在直视下从腹腔内侧进行腹横肌平面阻滞（transevsus abdominis plane block，TAP）以减轻术后疼痛。

（4）关闭后鞘及腹膜，重建了一个完整的内脏囊，将腹内脏器与补片隔绝，根据缺损情况选择合适大小的合成不吸收非防粘连补片平展在巨大腹膜外间隙（图 12-40A、B）。关于固定补片的方法和数量并不统一，一般在补片周围贯穿肌筋膜层固定 6～8 针（缺损上、下各 1 针，左、右各 2～3 针），固定点不必在补片边缘，这与 Ipom 必须在补片边缘固定不同。如果是耻骨上疝或同时修补腹股沟疝，则需在左、右耻骨梳韧带上 8 字缝合固定补片各 1 针。对于剑突下疝，补片插入腹膜与膈肌间隙后，不要在补片上缘固定以免损伤膈肌或心包，可在剑突和左、右肋缘对应补片处各缝合固定 1 针。侧腹壁用有距离标记的缝合引线器进行全肌筋膜层的补片固定（图 12-40C），该引线器可以便捷地确定重叠距离和补片固定点。建议用单股缓吸收线或不可吸收线固定补片，固定线应使补片于紧张状态，有助于腹直肌向中线内移同时分担中

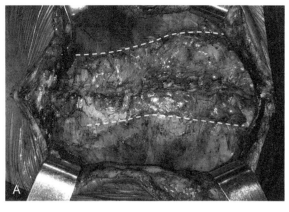

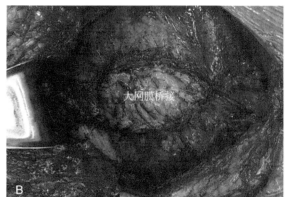

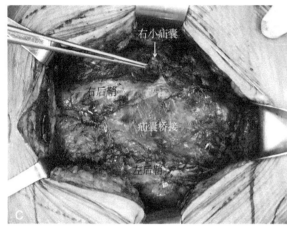

图 12-39　A. 双侧 TAR 后关闭中线，重建内脏囊；B. 大网膜桥接内脏囊；C. 疝囊桥接内脏囊

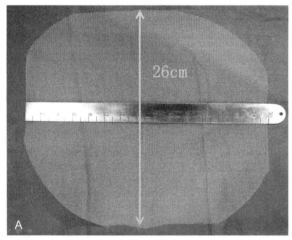

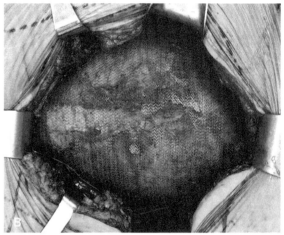

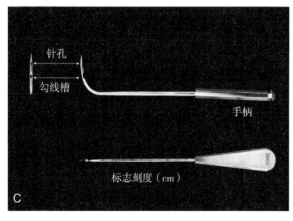

图 12-40　A. 中量型非防粘连聚丙烯补片；B. 腹膜外放置大张补片；C. 缝合引线器

线的张力，并在关闭中线肌筋膜后补片仍有适当的低张力以保持其平整，防止补片皱褶。因为补片"起皱"会影响组织与补片的整合，并易引起血清肿和感染。如果固定时补片就处于"无张力"的平整状态，当关闭中线肌筋膜后补片就会弯曲起皱。

（5）根据补片的大小，在补片表面放置 2 ～ 3 根适当口径的闭式负压引流管，其中一根应放在站立位时补片的最低点或耻骨后，引流管从上腹部或侧腹部引出，不主张从腹股沟区域引出。用单股缓吸收缝线或不吸收缝线连续小针距缝合关闭中线基本正常的肌筋膜组织以重建白线，缝线和切口长度比不小于 4 ：1，必要时间断 8 字缝合加强。剥除皮下疝囊并闭合空腔，皮下引流管放置视情况而定，缝合皮下组织和皮肤。至此，腹横肌松解手术完成，根据切口疝的大小和数量，选择适当大小的补片在内脏囊外实现对所有缺损区域的覆盖并有足够的组织重叠（图 12-41）。

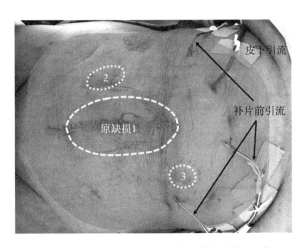

图 12-41　加强补片覆盖多个原缺损关闭区域

于少数巨大切口疝，尽管选择了 TAR 技术修补，但预计仍不能关闭中线肌筋膜缺损时，可考虑术前辅助应用化学性组织结构分离（chemical component separation，CCS）技术，可取得更高的缺损关闭率。也可应用桥接技术，用不吸收单股缝线将缺损边缘与补片连续或间断缝合固定。不主张在筋膜缺损区域再加一张合成不吸收补片，造成补片贴补片的情况，影响组织长入与补片整合，增加液体积聚和感染的发生率，虽然桥接技术不常用，但在某些情况下却是一种安全、合适的修补方法，仍能取得良好的效果。应用桥接技术时要确保桥接区域补片表面覆盖健康的软组织，如无确切的健康软组织覆盖补片桥接区域，应考

虑转移皮瓣手术。桥接区域前方应放置引流管。

不宜在腹横肌松解的情况下同时做前组织结构分离（ACS），如果两个肌层都被松解，半月线处仅剩腹内斜肌的前叶，此处变得很薄且侧腹壁也不稳定，从而可能导致侧方膨出或破裂造成疝缺损，但 ACS 术后复发性［正中和（或）和侧方］切口疝却是 TAR 的适应证。

五、术后处理

1. 积极的术后镇痛管理，除腹横肌平面阻滞外，还可用患者自控装置镇痛。

2. 密切监测腹腔压力（intra-abdominal pressure，IAP），如 IAP ≥ 1.6kPa（12mmHg）应积极处理，避免进展为腹腔间室综合征（abdominal compartment syndrome，ACS）。

3. 采取积极措施预防深静脉血栓形成，鼓励患者尽早活动。

4. 根据患者的耐受程度循序渐进调整饮食。

5. 保持引流管通畅，引流的作用不仅是减少血清肿和 SSI 的发生，还有一个重要的作用是增加补片两面与组织的有效界面，让组织更好、更快地长入补片并与之整合。当每根引流管每天的引流量≤ 10 ～ 20ml 并持续 2d 时，可以拔除引流管，拔除引流管前需做腹部 B 超或 CT 平扫检查补片周围有无积液。

6. 按规定应用抗生素。

六、需要考虑的几个方面

首先，尽管腹横肌松解术适应证广，疗效很好，禁忌证又少，但 TAR 并不是一个容易掌握的手术，需要全面而精确的腹壁解剖学和生物力学知识，特别是不同腹壁层面的腹横肌（腱膜）及后鞘的解剖差异，而巨大切口疝本身、以前的手术及补片、增生瘢痕组织和许多其他因素都会使原本的"正常的腹壁解剖"严重变形和移位，增加术中识别正确解剖层面的难度。要掌握 TAR 手术时补片放置的确切层面；补片前面的中间是腹直肌，前面侧方是腹横肌，但是在弓状线上、下方其补片后方的组织是不同的，在弓状线以上，补片后面中间是腹直肌后鞘，后面侧方是腹横筋膜，而在弓状线以下，后面中间和侧方都是腹横筋膜。因此，

确切掌握腹壁解剖结构是为患者提供安全有效修补的必要条件，在开始进入"她（TAR）的世界"之前，外科医师需要花费大量的时间、精力去全面的学习。给患者提供一个安全而有效的缺损修复和腹壁重建，同时也增加自己的信心，外科医师开展第 1 例 TAR 手术时，应选择相对简单的病例，同时要在经验丰富的导师指导下开展手术。

其次，选择并确定那些患者受益于 TAR 也是影响疗效的重要因素，因为：① TAR 手术并不适用于所有的切口疝修补，而且有些切口疝只需相对简单的手术方式（如 Rives-Stoppa 手术）就能取得很好的效果；②不是所有的切口疝都需要关闭缺损才能从中获益；③也并不是所有的外科医师都要掌握复杂切口疝的 TAR 手术修补和腹壁重建。患者患切口疝以前、目前的生活质量指标以及对手术后效果的期望值也都是手术方式选择的重要参考因素，外科医师应该与患者共同讨论、决策手术方案。

最后，在对复杂切口疝进行 TAR 手术修补前，外科医师必须客观评估本人、疝和腹壁外科及本单位多学科合作的能力，否则应将复杂切口疝患者转至更专业的疝和腹壁外科中心进行治疗。

（王　平　黄永刚）

主要参考文献

[1] Novitsky YW, Elliott HL, Orenstein SB, et al. Transversus abdominis muscle release: a novel approach to posterior component separation during complex abdominal wall reconstruction. Am J Surg, 2012, 204:709-716.

[2] Cassar K, Munro A. Surgical treatment of incisional hernia. Br J Surg, 2002, 89:534-545.

[3] Pauli EM，Rosen MJ. Open ventral hernia repair with component separation. Surg Clin N Am, 2013, 93:1111-1133.

[4] Muysoms FE, Miserez M, Berre voet F, et al. Classification of primary and incisional abdominal wall hernias, Hernia, 2009, 13:407-414.

[5] Ventral Hernia Working Group. Incisional ventral hernias: review of the literature and recommendations regarding the grading and technique of repair. Surgery, 2010, 148:544-558.

[6] Morales-Conde S. A new classification for seroma after laparoscopic ventral hernia repair. Hernia, 2012, 16:261-267.

[7] Horan TC, Goynes RP, Martone WJ, et al. CDC definitions of nosocomial surgical site infections, 1992: A modification of CDC definitions of surgical wound infections. Infect. Control Hosp. Epidemiol, 1992, 13:606-608.

[8] Novitsky YW. Posterior component separation via transversus abdominis muscle release: the TAR procedure. in: Novitsky YW, editor. Hernia Surgery: Current Principles, 1st ed. Switzerland: Springer International Publishing, 2016: 117-135.

[9] Petro CC, O'Rourke CP, Posielski NM, et al. Designing a ventral hernia staging system. Hernia, 2016, 20:111-117.

[10] Stoppa RE. The treatment of complicated groin and incisional hernias. World J Surg, 1989, 13:545-554.

[11] Rives J, Pire JC, Flament JB, et al. Treatment of large eventrations. New therapeutic indications apropos of 322 cases. Chirurgie, 1985, 111:215-225.

[12] Ramirez OM, Ruas E, Dellon AL. "Components separation" method for closure of abdominal-wall defects: an anatomic and clinical study. Plast Reconstr Surg, 1990, 86:519-526.

[13] Butler CE, Campbell KT. Minimally invasive component separation with inlay bioprosthetic mesh (MICSIB) for complex abdominal wall reconstruction. Plast Reconstr Surg, 2011, 128:698-709.

[14] Harth KC, Rosen MJ. Endoscopic versus open component separation in complex abdominal wall reconstruction. Am J Surg, 2010, 199:342-346.

[15] Rosen MJ, Williams C, Jin J, et al. Laparoscopic versus open-component separation: a comparative analysis in a porcine model. Am J Surg, 2007, 194:385-389.

[16] Novitsky YW, Fayezizadeh M, Majumder A, et al. Outcomes of posterior component separation with transversus abdominis muscle release and synthetic mesh sublay reinforcement. Ann Surg, 2016,264: 226-232.

[17] Winder JS, Behar BJ, Juza RM, et al. Transversus abdominis release for abdominal wall reconstruction: Early experience with a novel technique. J Am Coll Surg, 2016, 223:271-278.

[18] de Vries Reileigh TS. Components separation technique for the repair of large abdominal wall hernias. J Am Coll Surg, 2003, 196:32-37.

[19] Girotto JA, Chiaramonte M, Menon NG, et al. Recalcitrant abdominal wall hernias: long-term superiority of autologous tissue repair. Plast Reconstr Surg, 2003, 112:106-114.

[20] Krpata DM, Blatnik JA, Novitsky YW, et al. Posterior and open anterior components separations: a comparative analysis. Am J Surg, 2012, 203:318-322.

[21] Mehrabi M, Jangjoo A, Tavoosi H, et al. Long-term outcome of Rives-Stoppa technique in complex ventral incisional hernia repair. World J Surg, 2010, 34:1696-1701.

[22] Wheeler AA, Matz ST, Bachman SL, et al. Retrorectus polyester mesh repair for midline ventral hernias. Hernia, 2009, 13:597-603.

[23] Stoppa R, Petit J, Abourachid H, et al. Original procedure of groin hernia repair: interposition without fixation of Dacron tulle prosthesis by subperitoneal median approach. Chirurgie, 1973, 99:119-123.

[24] Pauli EM, Wang J, Petro CC, et al. Posterior component separation with transversus abdominis release successfully addresses recurrent ventral hernias following anterior component separation. Hernia, 2015, 19: 285-291.

[25] Petro CC, Orenstein SB, Criss CN, et al. Transversus abdominis muscle release for repair of complex incisional hernias in kidney transplant recipients. Am J Surg, 2015, 210:334-339.

[26] Silecchia G, Campanile FC, Sanchez L, et al. Laparoscopic ventral/incisional hernia repair: updated guidelines from the EAES and EHS endorsed Consensus Development Conference. Surgical Endoscopy. Surg Endosc, 2015, 29:2463-2484.

[27] Earle D, Roth JS, Saber A,et al.SAGES guidelines for laparoscopic ventral hernia repair. Surg Endosc, 2016, 30:3163-3183.

[28] Cuccurullo D, Piccoli M, Agresta F, et al. Laparoscopic ventral incisional hernia repair: Evidence-based guidelines of the first Italian Consensus Conference. Hernia, 2013, 17:557-566.

[29] Criss CN, Petro CC, Krpata DM, et al. Functional abdominal wall reconstruction improves core physiology and quality-of-life. Surgery, 2014, 156:176-182.

[30] Belyansky I, Zahiri HR, Park A. Laparoscopic transversus abdominis release, a novel minimally invasive approach to complex abdominal wall reconstruction. Surg Innov, 2016, 23:134-141.

[31] Blatnik JA, Krpata DM, Novitsky YW. Transversus abdominis release as an alternative component separation technique for ventral hernia repair. JAMA Surg, 2016, 151:383-384.

[32] Petro CC, Como JJ, Yee S, et al. Posterior component separation and transversus abdominis muscle release for complex incisional hernia repair in patients with an history of open abdomen. J Trauma Acute Care Surg, 2015,78(2):422-429.

[33] Winder JS, Behar BJ, Juza RM, et al. Transversus abdominis release for abdominal wall reconstruction: early experience with a novel technique. J Am Coll Sur, 2016, 223 : 271-278.

[34] Raigani S, Criss CN, Petro CC, et al. Single-center experience with parastoma hernia repair using retromuscular mesh placement. J Gastrointest Surg, 2014, 18: 1673-1677.

[35] Pauli EM, Wang J, Petro CC, et al. Posterior component separation with transverses abdominis release successfully addresses recurrent ventral hernias following anterior component separation. Hernia, 2015, 19:285-291.

[36] Fayezizadeh M, Majumder A, Belyansky 1, et al. Outcomes of retromuscula porcine biologic mesh repairs using transversus abdominis release reconstruction. J Am Coll Surg, 2016,223:461-468.

[37] Novitsky YW, Fayezizadeh M, Majumder A, et al. Outcomes of posterior component separation with transversus abdominis muscle release and synthetic mesh sublay reinforcement. Ann Sura, 2016, 264:226-232.

[38] Wegdam JA, Thoolen JMM, Nienhujs SW, et al. Systematic review of transversus abdominis release in complex abdominal wall reconstruction. Hernia, 2019, 23:5-15.

[39] Haskins IN, Prabhu AS, Jensen KK, et al. Effect of transversus abdominis release on core stability: short-term results from a single institution. Surg (US), 2019,165:412-416.

[40] Tastaldi L, Blatnik JA, Krpata DM, et al.Posterior component separation with transversus abdominis release (TAR) for repair of complex incisional hernias after orthotopic liver transplantation. Hernia, 2019, 23:363-373.

[41] Alkhatib H, Tastaldi L, Krpata DM, et al. Outcomes of transversus abdominis release in non-elective incisional hernia repair: a retrospective review of the Americas Hernia Society Quality Collaborative (AHSQC).Hernia, 2019, 23:43-49.

[42] Zolin SJ, Fafaj A, Krpata DM, et al. transversus abdominis release (TAR):What are the real indications and where is the limit? Hernia, 2020, 24:333-340.

[43] 王平，黄永刚，叶静，等．腹横肌松解术在腹壁巨大切口疝修补中的临床应用．中华疝和腹壁外科杂志（电子版），2018，12（6）：194-198.

[44]Yonggang Huang, Ping Wang, Jing Ye, et al. Retrospective single-center experience with the transversus abdominis muscle release procedure in complex abdominal wall reconstruction. Abdominal Wall Hernia Surgery, 2018, 1:60-65.

[45] 中华医学会外科学分会疝与腹壁外科学组，中国

医疗保健国际交流促进会临床实用技术分会腹壁修复与重建外科学组.组织结构分离技术规范化操作中国专家共识（2020版）.中国实用外科杂志，2020，40（5）：488-493.

第五节　化学性组织结构分离技术

切口疝是腹部手术后常见的并发症，发生率在 20% 左右，对于有高危因素患者，手术后切口疝的发生率可高达 35%，如果不及时治疗，其中一部分将发展为大切口疝或巨大切口疝。这类切口疝修补的关键是在生理张力下关闭腹壁缺损和腹壁重建，随着腹壁外科技术的发展，已有多种术中技术来降低腹壁关闭的张力，包括切开腹外斜肌的前组织结构分离（anterior component separation，ACS）、腹直肌肌后松解修补术（Rives-Stoppa 手术）或联合腹横肌松解术（transversus abdominis release，TAR）的后组织结构分离（posterior component separation，PCS）等，但对于大切口疝或巨大切口疝，应用这些机械性（解剖性）组织结构分离技术后有时仍不能在生理张力下关闭缺损。近年来，一种新的技术开始应用于大切口疝或巨大切口疝修补的术前辅助治疗，即术前侧腹壁肌内注射 A 型肉毒毒素（botulinum toxin type A，BTA），使侧腹壁肌肉产生可逆性弛缓麻痹，肌张力明显下降，有利于中线大切口疝或巨大腹壁缺损的关闭，该方法称为化学性组织结构分离（chemical component separation，CCS），也有称为化学性组织结构松解、化学性组织结构麻痹或化学性去神经术，目前该理念和方法正受到越来越多的疝和腹壁外科医师的关注和研究，并开始应用于临床。

一、BTA 用于切口疝修补术前辅助治疗的理论依据和解剖学基础

BTA 早已广泛应用于临床，从斜视、肌张力障碍和痉挛、多汗、肌肉疼痛综合征到美容医学等。肉毒毒素分离自肉毒杆菌，根据免疫学和血清学，肉毒毒素可分为 7 型，即 A、B、C（C1、C2）、D、E、F 型和 G 型，其中 A 型肉毒毒素（BTA）容易提纯、精制，毒性也稳定。BTA 的作用机制是破坏外周胆碱能神经细胞胞质内 SNARE 蛋白，抑制乙酰胆碱的释放，进而抑制神经肌肉接头处神经递质的传递，从而使肌肉产生可逆性的弛缓性麻

痹，起到了化学性去神经的作用。自 2006 年开始，有文献开始报道 BTA 在腹壁外科中的临床应用研究，主要依据体现在以下几个方面：①在不破坏腹壁肌肉完整性的基础上，使肌肉产生可逆性弛缓麻痹，从而延长侧腹壁肌肉使缺损横径变小；②增加腹腔容积，使突出的疝内容物易于回纳；③减少侧腹壁肌肉的横向张力，为手术关闭缺损和腹壁功能性重建创造有利条件，还可降低术后腹腔高压、腹腔间室综合征的风险；④在阻断乙酰胆碱释放的同时还抑制其他疼痛调节物质的释放，因而可增强术后的镇痛效果。

侧腹壁由 3 块扁平肌组成：腹外斜肌、腹内斜肌和腹横肌。腹外斜肌纤维由外上方斜向内下方，提供躯干侧方屈曲和扭转功能；腹内斜肌纤维由外下斜向内上方，垂直于腹外斜肌纤维，提供躯干的旋转功能；腹横肌纤维从后外侧基本水平方向到前内侧，与腹内斜肌一起协同维持腹腔生理压力，并维持腰骶部和骨盆的稳定性。此外，这些肌肉也是呼吸辅助肌。

侧腹壁扁平肌沿纤维方向产生外向性牵拉张力，这种张力会对中线切口疝的发生、发展及修补术后的效果产生影响。掌握侧腹壁肌肉的解剖并了解其功能，就能较好地保证 CCS 时注射含 BTA 的溶液充分覆盖所有扁平肌，从而产生所预想的效果。

二、适应证和禁忌证

1. 适应证

（1）位于前腹壁中央区域、缺损横径 > 8cm 的切口疝，预判缺损不能关闭或强行关闭后张力过高。

（2）中线计划性切口疝。

（3）疝囊容积与腹腔总容积比 > 20%，疝内容物回纳、关闭缺损后可能造成腹腔高压的切口疝，不论腹壁缺损最大横径为多少。

（4）大量腹腔内容物疝入胸腔的膈疝。

2. 禁忌证

（1）处于妊娠、哺乳期。

（2）对 BTA 配方中任一成分过敏者。

（3）同时使用氨基糖苷类抗生素。

（4）伴有全身性严重基础疾病尚未控制或不稳定状态，或心、肺等重要器官功能障碍无法耐受手术的患者。

（5）神经肌肉传导受损性疾病（重症肌无力、Lambert-Eaton 综合征等）。

（6）伴有麻痹性疾病（肌萎缩侧索硬化、肌病、运动性多发性神经病变等）。

（7）侧腹壁肌肉感染、坏死或纤维化。

因为腹壁肌肉是重要的呼吸辅助肌，所以重度慢性阻塞性肺疾病（chronic obstructive pulmonary disease，COPD）是 CCS 相对禁忌证。

三、术前影像学准备

术前计算机断层扫描（CT）是必要的，CT 可提供关于疝的大小、位置、疝内容物及腹壁肌肉解剖结构的信息，这些肌肉在大切口疝、巨大切口疝时常发生位置及形态上的明显改变，在 B 超引导下精准注射含 BTA 溶液时需要考虑这些因素。准确测量腹壁缺损最大宽度、脐水平的侧腹壁扁平肌的最大厚度和水平（前后）长度、腹腔横径及前后径（以脐部椎体前缘为测量基准点）作为评判 CCS 效果的基准数据。

四、操作过程

1. 物品准备　需要准备 1 台 B 超机，1 个三通旋塞、1 根静脉注射导管和 2 个适当容积的注射器（图 12-42A），如患者较肥胖，可选用较长的神经阻滞针（图 12-42B），2 个无菌杯、利多卡因注射液、注射用生理盐水和 300 ～ 400U 的 BTA（A 型肉毒杆菌）。目前国内临床应用的 A 型肉毒毒素产品主要两种：衡力（兰州生物技术开发有限公司）和保妥适（BOTOX，艾尔建）。

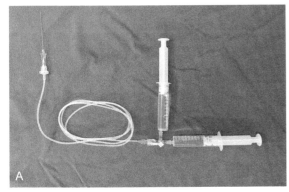
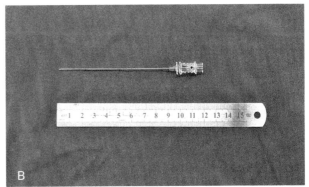

图 12-42　A. 静脉注射导管和注射器；B. 神经阻滞针

2. 体位及体表标记注射点　患者取仰卧位，双上肢外展以便腋后线上的操作。最好在生命体征监护下操作，因有些患者需要使用镇静药物。注射区域一般在腋后线与锁骨中线（或半月线）、肋缘下与髂前上棘之间的范围内，报道的注射点各不相同，一般每侧 3 ～ 5 个，笔者所在团队通常选择 3 个注射点（左右肋缘下、腋后线、髂前上棘内侧），两侧共 6 个（图 12-43）。中线巨大切口疝时腹直肌向外移位，肋缘下注射点也需相应外移至半月线外侧，总之，其原则为能够完成每侧三层扁平肌内均匀浸润性注射 BTA 稀释液（图 12-44）。

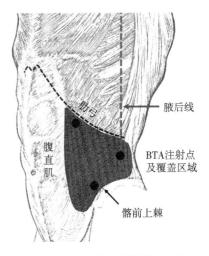

图 12-43　BTA 注射点及范围示意图

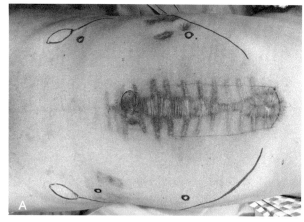
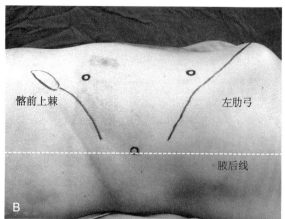

图 12-44　A.BTA 注射点（正面）；B.BTA 注射点（侧面）

3.BTA 药物配制　从冷柜中取出 BTA 后需放置在 8℃以下的便携式保温箱内送至注射地点，在配制前取出。根据患者的体重和腹壁肌肉强度，使用的 BTA 总剂量一般为 300～400U，用生理盐水与 BTA 混合，微微摇晃，以免起泡导致效价降低。用生理盐水稀释 BTA 的最佳浓度目前尚无统一，一般稀释至 2U/ml，含 BTA 生理盐水总量为 150～200ml。配制后须立即使用或低温保存（2～8℃）并在 4h 内使用。

由于不同生产商的生产方法不同，包括不同的菌株、稀释辅料及不同的参考标准等因素，故各产品之间的 BTA 其单位剂量效价不完全相同，不一定能等量转换。

4.操作步骤　皮肤消毒后，将超声探头从疝中心向外移动以确定缺损边缘，再向外移在腹直肌的外侧可见腹外斜肌、腹内斜肌和腹横肌，超声显示肌肉表面侧腹壁筋膜呈 3 条明显的高回声线夹在低回声的扁平肌之间（图 12-45A）。越向外后方，侧腹壁扁平肌肉就越发达。

再次确认标定注射点，操作医师手持针头和超声探头，助手拿注射器（图 12-45B）。两个注射器在使用前都应分别标记注射溶液种类（BTA 液或利多卡因液），以免错用。

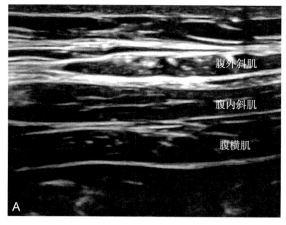
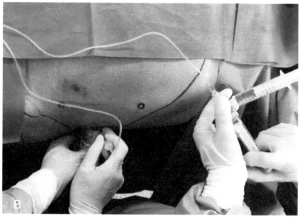

图 12-45　A.超声显示 3 层肌肉及筋膜；B.经超声定位后注射 BTA 溶液

先用 1% 利多卡因于标定注射点进行局部浸润麻醉，超声显示腹横肌、腹内斜肌和腹外斜肌。在定位点超声引导下穿刺至肌层，为防止先注射浅层时造成浅层平面变形失真，影响深层肌肉的精准注射，建议从最深层的腹横肌开始注射（图 12-46A），逐层退针至腹内斜肌（图 12-46B），然后再退到腹外斜肌（图 12-46C），分别多方向侧向注射，使 BTA 稀释液在 3 层扁平肌内分别充分浸润。每个注射点每层肌内注射 BTA 稀释液 8 ～ 11ml（含 BTA 16 ～ 22U），每侧腹壁 3 个注射点，每个点 3 层共注射 BTA 稀释液 75 ～ 100ml（含 BTA 150 ～ 200U），勿注入血管。

轻柔按摩可以增加弥散面，此外，可根据实时超声结果在未能浸润的区域进行补充注射，以确保每层肌肉的全覆盖浸润。

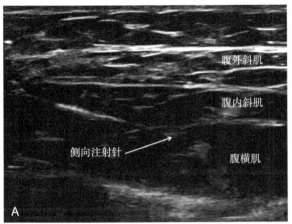

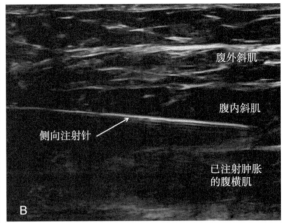

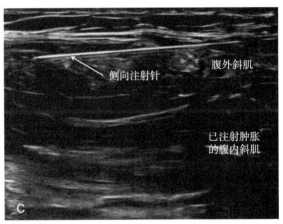

图 12-46　A. 侧向注射腹横肌；B. 侧向注射腹内斜肌；C. 侧向注射腹外斜肌

注射过程中必须始终在超声实时直接观察下，确保针头位于正确的肌肉平面内。当注射针穿过筋膜平面时，通常有"噗"的突破感，此突破感有助于确定引导针尖到正确的肌肉平面。对每层肌肉尽可能采用侧向注射而不是垂直注射，这有助于增大每个肌层的注射浸润范围且不易进入错误平面。

对于腹壁肌肉较薄的老年患者和肥胖症患者，超声定位正确的肌肉平面有时较为困难。

五、术后处理

注射 BTA 后患者通常仅有轻微不适，但仍需注意局部或全身性不良反应，如有无穿刺部位出血、全身肌肉无力及过敏反应等，应及时给予相应处理。如数天后出现腹壁肌肉无力的表现，包

括腹围增大、腹胀、咳嗽和打喷嚏无力，既是不良反应，也可视作 BTA 开始起效。

注射 BTA 后的效应：注射后 3d 左右开始产生肌肉麻痹效果，3 周左右达到最佳效果，11 ～ 12 周后开始作用下降，24 周左右作用基本消失。故通常选择注射 BTA 后 3 ～ 4 周行切口疝修补腹壁重建手术。手术前应再次复查腹部 CT，测量腹壁缺损最大宽度、脐水平的侧腹壁扁平肌的最大厚度及水平（前后）长度、腹腔横径及前后径，与注射 BTA 前腹部 CT（图 12-47）对比，以评估注射 BTA 后的效果。

BTA 使腹部肌肉产生可逆性麻痹松弛，有效减少侧腹壁扁平肌的侧向收缩力，降低关闭腹壁缺损的难度，并减少术后发生腹腔高压、腹腔间室综合征的风险。由于 BTA 作用维持时间为 4 ～ 6 个月，而切口的愈合、抗张力强度恢复的关键时

段是术后 3 个月内，因而 BTA 的应用有助于降低腹壁缺损缝合关闭处的张力，有利于切口愈合，减少切口愈合不良、裂开、膨出和疝复发的风险。

BTA 具有调控疼痛的特性，可减轻术后疼痛程度和缩短疼痛时间，可能有益于大切口疝或巨大切口疝修补和腹壁重建术的围手术期镇痛管理。

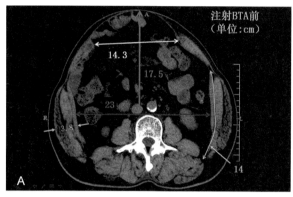
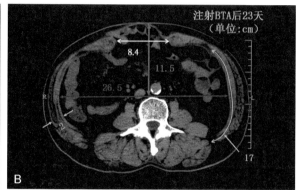

图 12-47　A. 注射 BTA 前肌肉及腹腔内径；B. 注射 BTA 后肌肉及腹腔内径变化

注射 BTA 所致腹壁松弛程度会因多种因素（如注射技术、不同 BTA 产品和剂量、患者对 BTA 的免疫抵抗、腹腔内容物与腹壁的粘连程度、腹壁肌肉强度及肌肉纤维化程度等）的影响有所不同。计划性切口疝常有腹腔内脏与腹壁的致密粘连，缺损区域多为植皮覆盖，失去正常皮肤及皮下组织对缺损两侧腹壁的牵拉制约作用，且长时间腹腔、腹壁的感染及侧腹壁去荷载情况下会造成侧腹壁失用性萎缩、纤维化，注射 BTA 后侧腹壁肌肉的延长、变薄和缺损变小在 CT 上表现并不明显，但 BTA 使肌肉麻痹松弛、肌张力降低的作用仍然存在，仍有助于缺损的关闭。对于巨大切口疝（＞12cm）的腹壁缺损，无论是化学性或机械性（解剖性）组织结构分离，单独应用有时难以在生理张力下关闭缺损，两者可以联合应用以实现腹壁扁平肌的更大延长、腹腔容积扩大，从而更利于缺损修补、腹壁重建和补片加强。

BTA 属特殊管理类药品，须经医院管理部门审批同意后方可使用。

总之，虽然临床上治疗复杂腹壁缺损，特别是大或巨大腹壁缺损较为困难，但基于组织结构分离技术（包括 ACS、PCS+TAR 和 CCS）结合补片加强的缺损修补、腹壁重建术已成为外科治疗大切口疝或巨大切口疝的重要手段。目前，组织结构分离技术还在不断地发展与完善，相信随着新理念、新技术和新材料的进步，作为腹壁重建重要手段的组织结构分离技术还将进一步发展，

并获得广泛合理的临床应用。

（王　平　黄永刚）

主要参考文献

[1] Deerenberg EB, Timmermans L, Hogerzeil DP, et al. A systematic review of the surgical treatment of large incisional hernia.. Hernia, 2015, 19(1):89-101.

[2] Nguyen V, Kenneth C S. Separation of anatomic components method of abdominal wall reconstruction—clinical outcome analysis and an update of surgical modifications using the technique. Clinics in Plastic Surgery, 2006, 33(2):247-257.

[3] Ramirez OM, Ruas E, Dellon AL. "Components separa-tion" methodfor closure of abdominal-wall defects: an anatomic and clinicalstudy. Plastic and Reconstructive Surgery, 1990, 86(3):519-526.

[4] Novitsky YW, Elliott HL, Orenstein SB, et al. Transversus abdominis muscle release: a novel approachto posterior component separation during complexabdominal wall reconstruction. American Journal of Surgery, 2012, 204(5):709-716.

[5] Dressler D. Clinical applications of botulinum toxin. Current Opinion in Microbiology, 2012, 15(3):325-336.

[6] Won CH, Lee HM, Lee WS, et al. Efficacy and safety of a novel botulinum toxin type a product for the treatment of moderate to severe glabellar lines: a randomized, double-blind, active-controlled multicenter study. Dermatologic Surgery, 2013, 39(1pt2):171-178.

[7] Dustin S, Martin Z, Donald J, et al. Botox a injection

for pain after laparoscopic ventral hernia: a case report. Pain Medicine, 2011, 12(7):1121-1123.

[8] Zielinski MR, Goussous N,Schiller HJ,et al. Chemical components separation with botulinum toxin A: a novel technique to improve primary fascial closure rates of the open abdomen. Hernia, 2013, 17(1):101-107.

[9] Ibarra-Hurtado TR, Nuño-Guzmán CM, Echeagaray-herrera JE, et al. Use of botulinum toxin type a before abdominal wall hernia reconstruction. World ournal of Surgery, 2009, 33(12):2553-2556.

[10] Cakmak M, Caglayan F, Somuncu S, et al. Effect of paralysis of the abdominal wall muscles by botulinum A toxin to intraabdominal pressure: an experimental study. Journal of Pediatric Surgery, 2006, 41(4):821-825.

[11] Weissler JM, Lanni MA, Tecce MG, et al. Chemical component separation: a systematic review and meta-analysis of botulinum toxin for management of ventral hernia. Journal of Plastic Surgery and Hand Surgery, 2017, 51(5): 366-374.

[12] Elstner KE, Jacombs AS, Read JW, et al. Laparoscopic repair of complex ventral hernia facilitated by pre-operative chemical component relaxation using Botulinum Toxin A. Hernia, 2016, 20(2):209-219.

[13] Zendejas B, Khasawneh MA, Srvantstyan B, et al. Outcomes of chemical component paralysis using botulinum toxin for incisional hernia repairs. World Journal of Surgery, 2013, 37(12):2830-2837.

[14] Farooque F, Jacombs AS, Roussos E, et al. Preoperative abdominal muscle elongation with botulinum toxin A for complex incisional ventral hernia repair. Anz Journal of Surgery, 2016, 86(1-2):79-83.

[15] Ibarra-Hurtado TR, Nuño-Guzmán CM, Miranda-Díaz AG, et al. Effect of botulinum toxin type A in lateral abdominal wall muscles thickness and length

of patients with midline incisional hernia secondary to open abdomen management. Hernia, 2014, 18(5):647-652.

[16] Zendejas B, Khasawneh MA, Srvantstyan B, et al. Out-comes of chemical component paralysis using botulinum toxin for incisional hernia repairs. World Journal of Surgery, 2013, 37(12):2830-2837.

[17] Buenolledó J, Torregrosa A, Ballester N, et al. Preoperative progressive pneumoperitoneum and botulinum toxin type A in patients with large incisional hernia. Hernia, 2017, 21(2):233-243.

[18] Elstner KE, Read JW, Rodriguez-Acevedo O, et al. Preoperative progressive pneumoperitoneum complementing chemical component relaxation in complex ventral hernia repair. Surgical Endoscopy, 2016, 30:1-9.

[19] Smoot D, Zielinski M, Jenkins D, et al. Botox A Injection for pain after laparoscopic ventral hernia: a case report. Pain Medicine, 2011, 12(7):1121-1123.

[20] 王平，吴浩，黄永刚，等．化学性组织结构分离术治疗巨大切口疝一例．中华疝和腹壁外科杂志（电子版），2018，12（1）：65-67.

[21] 王平，吴浩．A 型肉毒素用于巨大切口疝修补术前的辅助治疗．外科理论与实践，2018，22（4）：1-4.

[22] Elstner KE, Read JW, Rodriguez-Acevedo O, et al. Preoperative chemical component relaxation using botulinum toxin A:enabling laparoscopic repair of complex ventral hernia. Surgical Endoscopy, 2017, 31:761-769.

[23] 中华医学会外科学分会疝与腹壁外科学组，中国医疗保健国际交流促进会临床实用技术分会腹壁修复与重建外科学组．组织结构分离技术规范化操作中国专家共识（2020 版）．中国实用外科杂志，2020，40（5）：488-493.

第六节　桥接技术

一、桥接技术的再认识

关闭腹壁肌腱膜层缺损是腹壁外科的必然追求。如何达到有效关闭，在人工材料应用于腹壁外科领域之前，是一个十分棘手的问题。随着人工材料在腹壁外科的广泛应用，有效关闭腹腔对于绝大多数存在腹壁缺损的患者来说，现已不是难题。但在实际使用上，个体间存在着很大的技术差异，也很难用一种所谓标准化的技术方法。为了有效关闭肌腱膜层，可以采用组织结构分离技术（CST、TAR）、术前渐进性气腹、肉毒毒素注射、主动减容等方法来增加腹腔容积或减少腹腔内容物体积，但是临床上还是会碰到肌腱膜层缺损无法关闭的情况，比如腹壁肿瘤切除后的缺损、巨大切口疝导致的缺损、腹壁外伤或严重感染导致的承力层毁损等，需要使用人工材料的桥接来修复。自然状态下,腹壁有些区域存在单一的承力性腱膜性结构,如腹白线、脐、直疝三角区腹横筋膜等。人工材料的桥接类似于构造一个结构单一的腱膜性结构,从而达到腹壁结构和功能上的完整。桥接手术一般以开放或杂交手术完成,手术关键有二:①保证桥接区域人工材料的适度张力,以防止术后出现区域性膨出;②人工材料与周围肌腱膜层有效交置和固定,以保证术后肌腱膜层与人工材料稳固的生物性融合,以免复发。实践证明,腹腔镜下一般难以完成桥接手术,或者如果简单用 IPOM 桥接,术后易复发和出现局部膨出。

二、手术方式

桥接手术时补片放置的层面可以是 IPOM(腹膜内面)或 Sublay(肌后腹膜前),还可以组合使用 Onlay(缺损前)或 Inlay(缺损间)加强,临床视情况而定。桥接手术时要注意:①维持补片适度张力;②使用轻量型大网孔补片;③补片前充分引流;④补片的铺平及确切的固定。

1. IPOM 桥接步骤

(1)术前外观及 CT 图像(图 12-48)。

(2)切除瘢痕,分离腹腔粘连,显露缺损(图 12-49)。

(3)选择补片,标记固定点(图 12-50)。

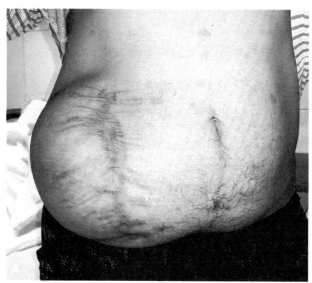
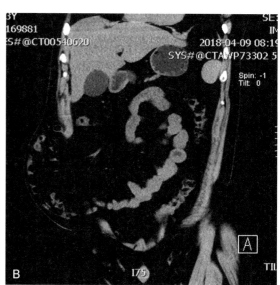

图 12-48　A. 外观;B.CT 图像

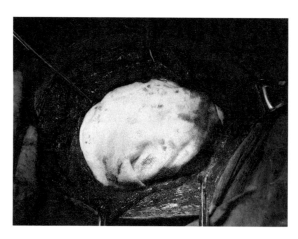

图 12-49　肌腱膜层缺损

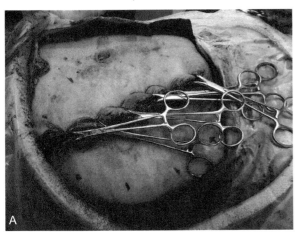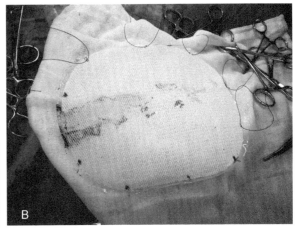

图 12-50　A. 模拟关闭切口标记固定点；B. 标记补片固定点预置缝线

（4）置入防粘连补片于腹腔内，外圈全层间断悬吊固定（图 12-51）。

（5）尽量缩小缺损区，并将缺损区肌腱膜层连续缝合于补片，完成桥接（图 12-52）。

（6）放置引流管，应用 Onlay 加固（图 12-53）。

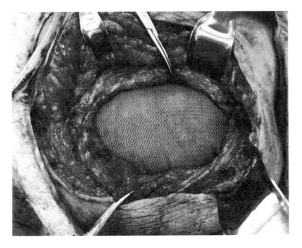

图 12-51　放置补片外圈固定

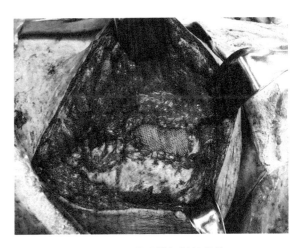

图 12-52　缩小缺损桥接补片

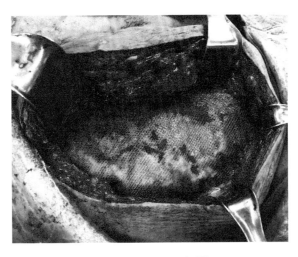

图 12-53　Onlay 加固

2.Sublay 桥接步骤

（1）术前外观及 CT 图像见图 12-54。

（2）切除瘢痕，分离粘连，显露缺损（图 12-55）。

（3）游离腹膜前间隙，关闭腹膜（图 12-56）。

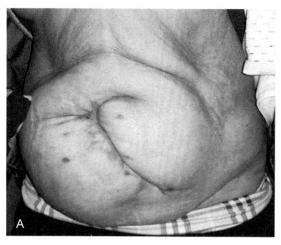
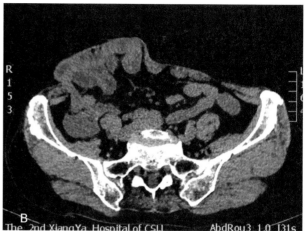

图 12-54　A. 外观；B.CT 图像

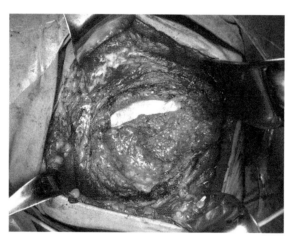

图 12-55　肌腱膜层缺损

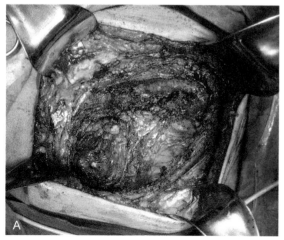
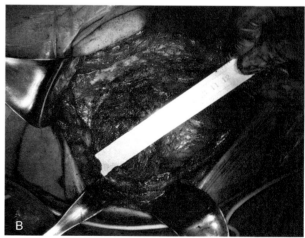

图 12-56　A. 关闭腹膜；B. 测量缺损

（4）置入补片于腹膜或后鞘前间隙，铺平补片并稍作固定（图12-57）。

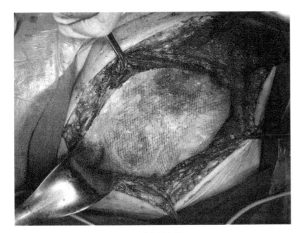

图 12-57　放置补片 Sublay

（5）缩小缺损，连续缝合桥接补片（图12-58）。

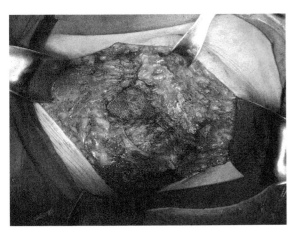

图 12-58　缩小缺损桥接补片

（6）应用 Onlay 或 Inlay 加固桥接，放置引流管（图12-59）。

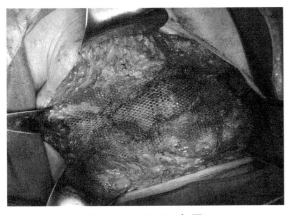

图 12-59　Onlay 加固

笔者所在团队采用开放缝合人工材料桥接的方法治疗腹壁肿瘤切除后腹壁缺损、巨大切口疝、腹壁外伤和严重感染等导致承力层毁损累计近40例，并发症可防可控，最长随访时间超过13年，均未见复发。常见的并发症是手术区积液或感染，故在手术中宜多放置引流管，术后保持引流通畅并维持足够时间，一般不少于7d，术后局部加压包扎，对于出现感染者，应及时敞开伤口，放置 VAC，不必急于取出补片。任何一种技术都有其优缺点，对于复杂的腹壁缺损而言，术前充分地评估和准备、综合运用各种腹壁修复技术、选择合适的修补材料、精准的个体化治疗方案和完善的术后并发症处理是确保手术成功的关键所在。

（任　峰　周建平）

主要参考文献

[1] 中华医学会外科学分会疝与腹壁外科学组，中国医疗保健国际交流促进会临床实用技术分会腹壁修复与重建外科学组.腹壁缺损修复与重建中国专家共识（2019版）.中国实用外科杂志，2019, 39(2):101-109.

[2] 中华医学会外科学分会疝与腹壁外科学组，中国医师协会外科医师分会疝和腹壁外科医师委员会.腹壁切口疝诊断和治疗指南(2018年版).中国实用外科杂志，2018, 38(7)：701-703.

[3] Bueno-LJ,Torregrosa A, Jiménez R, et al. Preoperativecombination of progressive pneumoperitoneum and botulinum toxin type A in patients with loss of domain hernia. Surg Endosc, 2018, 32(8):3599-3608.

[4] 陈杰，秦昌富，申英末.主动减容手术在巨大腹壁疝治疗中的应用和进展.中华消化外科杂志，2016, 15(10):950-953.

[5] 中华医学会外科学分会腹腔镜与内镜外科学组，中华医学会外科学分会疝和腹壁外科学组，大中华腔镜疝外科学院.切口疝腹腔镜手术的规范化操作专家共识.中国实用外科杂志，2015, 35(11):1192-1197.

[6] Bittner R, Bain K, Bansal VK, et al. Update of Guidelines for laparoscopic treatment of ventral and incisional abdominal wall hernias(International Endohernia Society (IEHS))-Part A.Surg Endosc, 2019, 33(10):3069-3139.

[7] Petersson P, Montgomery A, Petersson U, et al.Vacuum-assisted wound closure and permanent onlay mesh-

mediated fascial traction: a novel technique for the prevention of incisional hernia after open abdomen therapy including results from a retrospective case series. Scand J Surg, 2019, 108(3):216-226.

[8] Garcia-Ruano A, Deleyto E, Garcia-Fernandez S.VAC-instillation therapy in abdominal mesh exposure: a novel indication.J Surg Res, 2016, 206(2):292-297.

[9] 周建平，任峰，周静瑜.腹壁外科桥接手术常见并发症预防和处理.中国实用外科杂志，2020, 40(7):24-26.

第七节　腹腔镜技术用于腹壁疝腹膜外间隙修补手术

目前最常用的切口疝手术方式是腹腔镜腹腔内补片置入术（intraperitoneal onlay mesh）与开放腹膜前间隙（sublay）手术，系统回顾及 Meta 分析表明两者安全性及长、短期效果具有可比性。开放手术的缺点是切口本身的并发症较多，而 IPOM 手术的缺点是术中腹腔内操作，肠管损伤、粘连形成及术后肠梗阻发生率较高。而且 IPOM 是将补片置入腹腔内，因而补片直接与肠管接触。同时，无论是腹腔镜 IPOM 还是开放 IPOM 手术，均需要钉枪或缝线固定补片，进而又增加肠粘连、内脏损伤的风险，而且会导致神经损伤、术后急慢性疼痛。

正是鉴于腹腔镜疝手术的优点与弊端，将腹腔镜手术与肌后/腹膜前间隙手术结合起来，可扬长避短，即避免了补片与内脏、肠管等接触，又可减少补片的固定及后期的疼痛，新的手术方式在不断探索中前进，这些进展包括微小切口开放 Sublay（mini/less open sublay，MILOS）和 eMILOS（endoscopic mini/less-open sublay）术、增强视野的完全腹膜外疝修补术（extended/enhanced view totally extraperitoneal，eTEP）及机器人 eTEP、r-TEP（Reversed TEP）、TES（Totally Endoscopic Sublay）等，手术目的即采用更加微创的方法将补片置于腹腔外的间隙，完成切口疝的修补术。

一、技术简介

1. MILOS 与 eMILOS　根据 Reinpold 报道，如果切口长度不超过补片直径的 1/4，切开达腹直肌鞘后，疝缺损予以环形切开，游离腹膜至少 2cm 的范围，将腹膜与腹白线分离。腹直肌后鞘显露后，在距白线约 1cm 处进行纵向切开，然后在疝缺损周围从周围各个方向游离间隙。对于缺损不大的腹壁疝，在直接视觉控制下使用腹腔镜工具从白线纵向切开后鞘就已足够。对于较大的疝，需要使用特制照明器械，采用 eMILOS 方法更容易分离。笔者使用一种特制的带光源的器械，

器械自带一个用于腹腔镜手术的通道（endorch）。Reinpold 等报道 1074 例原发性切口疝和腹壁中线疝手术，术后随访只有 0.5% 的患者复发，血清肿发生率为 1.2%，切口感染率为 0.2%。

2. eTEP　Daes 引入了 eTEP 技术，首先从白线外侧，远离疝及操作位置，置入 Trocar，该位置是腹直肌后的无血管间隙。然后，辨认腹直肌前鞘和后鞘的连接处，在后鞘近白线处纵向切开腹直肌后鞘，进入腹膜前间隙，该间隙的底部是脂肪组织，顶部留下完整的腹白线。下一步，在对侧的腹直肌后鞘的内侧缘纵向切开，到达对侧腹直肌后间隙。游离疝缺损周围间隙，完整回纳疝囊。可以缝合关闭缺损。建立一个足够大的放置补片的腹膜前间隙，放置补片，补片可以固定，可以不做固定。对于上腹部疝，在下腹部选择套管穿刺位置，而对于脐部和下腹部疝，可以在肋弓下方置入 Trocar。Belyansky 作为这种方法的主要推动者，报道了一项多中心研究的结果，并发症的发生率很低。

Belyansky 等报道，该方法并发症发生率低，浆液肿发生率约为 2.5%，1 年的随访显示，复发率为 1.3%。

3. 反向 TEP（totally endoscopic sublay，TES）　该方法是 TEP 方法的改进应用，首先类似 TEP，在肚脐肌后间隙置入第 1 个 Trocar，类似于 TEP 技术在腹股沟疝修补术中的应用。接下来，依然类似 TEP 操作，建立腹直肌后间隙，直至耻骨联合后面膀胱前间隙。创造出足够的操作空间后，术中换位置到患者的两腿之间，并于下腹部耻骨上方建立 3 个 Trocar,（一个进入光源，另外两个作为操作孔），同时将脐部孔用缝线关闭。下面的步骤，类似于 eTEP 方法，向近侧进一步解剖腹膜前间隙，回纳疝囊，关闭缺损，放置补片。Bittner 等采用该方法修补腹壁疝，患者平均随访 9 个月，无复发，患者浆液肿发生率为 7.7%。

4. TAPP　TAPP 修补切口疝，可以用于中线位切口疝和非中线位切口疝。在应用于中线疝修

补术的 TAPP 技术中，3 个穿刺器位置选择在腋前线，类似于 IPOM 方法，一个进腹腔镜，两个用于操作。然后在穿刺器侧纵向切开腹直肌后鞘，从半月线稍内侧切开腹直肌后鞘，解剖腹肌后间隙，直到前鞘和后鞘在白线连接处，在此位置，只有后鞘纵向切开，而不损害白线，同样处理对侧肌后间隙。在疝囊及其内容物复位后，疝缺损予以缝合，并在腹直肌后面直接放置一个扁平的补片。TAPP 法同样用于非中线部位的疝。

二、术者的经验

我们也陆续开始开展腹腔镜用于腹壁疝的腹膜外间隙修补手术，包括 eTEP、reTEP、TAPP 及 MILOS 等各项技术。结果表明腹腔镜用于腹壁疝的腹膜外间隙修补手术是可行的，手术时间会随着手术经验的积累逐渐缩短，患者术后疼痛轻微，不限制活动，既保留了微创的效果，又把补片放在腹腔外。该方法的手术难度取决于术者的手术经验及疝的类型，较大的切口疝、粘连严重的切口疝，手术操作会比较复杂，有肠管损伤的风险，这时主动切疝囊或采用小切口辅助或杂交手术更加安全。

eTEP 进行腰疝修补术的过程见图 12-60A ～ F。

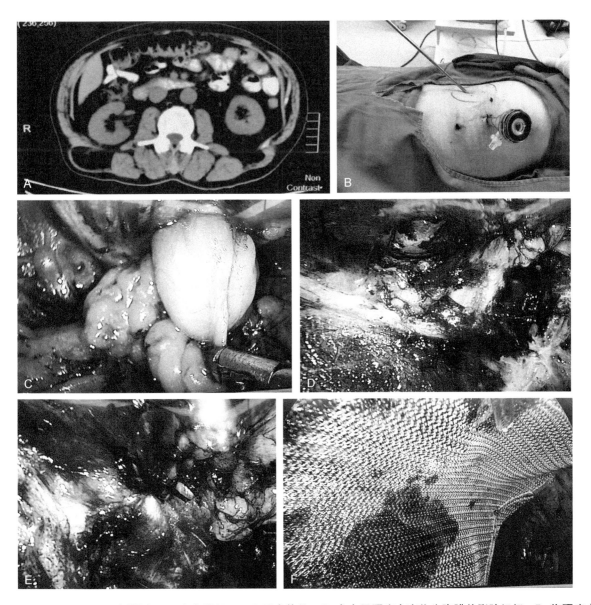

图 12-60　A.CT 显示双侧腰疝；B. 患者进行 eTEP 手术体位；C. 术中见腰疝内容物为腹膜外脂肪组织；D. 将腰疝内容物回纳后见缺损；E. 将腰疝缺损进行关闭；F. 在腹膜前间隙放置补片，修补腰疝缺损

但是，对于并不太大的中线部位的疝（＜5cm），这种方法是以切开两侧的腹直肌后鞘为代价，这种离断，是从剑突到弓状线，可能长达 25cm。而腹壁肌肉筋膜和腱鞘是个有机的整体，来实现最佳腹壁功能，主动的腹直肌后鞘的离断，会破坏腱鞘的完整性，即使手术中进行后鞘的缝合关闭和应用补片，也无法完全恢复与生俱来的功能。因此腹腔镜用于腹壁疝的腹膜外间隙修补手术的适应证包括：侧腰部的疝不需要考虑腹白线切开的情况，肌前修补术或 IPOM 手术后的复发疝，或已经发生腹壁中线功能不全的疝，比如较大的中线部位的疝，复杂的腹壁疝需要进行后入路 CST 治疗等，这些情况下，腹壁中线已经受累。

（李俊生）

主要参考文献

[1] Awaiz A, Rahman F, Hossain MB, et al. Meta-analysis and systematic review of laparoscopic versus open mesh repair for elective incisional hernia. Hernia, 2015, 19(3):449-463. doi:10.1007/s10029-015-1351-z.

[2] Pring CM, Tran V, O'Rourke N, et al. Laparoscopic versus open ventral hernia repair: a randomized controlled trial. ANZ J Surg, 2008, 78(10):903-906. https://doi.org/10.1111/j.1445-2197.2008.04689.x. PubMed PMID: 18959646.

[3] Köckerling F, Schug-Paß C, Adolf D, et al. Is pooled data analysis of ventral and incisional hernia repair acceptable?. Front Surg, 2015, 2:15. Published 2015 May 12. doi:10.3389/fsurg.2015.00015.

[4] Köckerling F, Simon T, Adolf D, et al. Laparoscopic IPOM versus open sublay technique for elective incisional hernia repair: a registry-based, propensity score-matched comparison of 9907 patients. Surg Endosc, 2019,33(10):3361-3369. doi:10.1007/s00464-018-06629-2.

[5] Köckerling F, Lammers B, Weyhe D, et al. What is the outcome of the open IPOM versus sublay technique in the treatment of larger incisional hernias?: A propensity score-matched comparison of 9091 patients from the Herniamed Registry [published online ahead of print, 2020 Feb 25]. Hernia, 2020,10.1007/s10029-020-02143-4. doi:10.1007/s10029-020-02143-4.

[6] Reinpold W, Schröder M, Berger C, et al. MILOS and EMILOS repair of primary umbilical and epigastric hernias. Hernia, 2019, 23(5):935-944. doi:10.1007/s10029-019-02056-x.

[7] Reinpold W, Schröder M, Berger C, et al. Mini- or less-open sublay operation (MILOS): a new minimally invasive technique for the extraperitoneal mesh repair of incisional hernias. Ann Surg, 2019, 269(4):748-755. doi:10.1097/SLA.0000000000002661.

[8] Radu VG, Lica M. The endoscopic retromuscular repair of ventral hernia: the eTEP technique and early results. Hernia, 2019, 23(5):945-955. doi:10.1007/s10029-019-01931-x.

[9] Mitura K. New techniques in ventral hernia surgery - an evolution of minimally-invasivehernia repairs. Pol Przegl Chir, 2020,92(3):48-56. doi:10.5604/01.3001.0013.7857.

[10] Bittner R, Schwarz J. Endoscopic mini/less open sublay operation for treatment of primary and secondary ventral hernias of the abdominal wall. Eur Surg, 2017, 49: 65-70.

[11] Daes J. The enhanced view - totally extraperitoneal technique for repair of inguinal hernia. Surg Endosc, 2012, 26(4): 1187-1189.

[12] Belyansky I, Daes J, Radu VG, et al. A novel approach using the enhanced--view totally extraperitoneal (eTEP) technique for laparoscopic retromuscular hernia repair. Surg Endosc, 2018, 32: 1525-1532.

[13] Schroeder AD, Debus ES, Schroeder M, et al. Laparo-scopic transperitoneal sublay mesh repair: a new technique for the cure of ventral and incisional hernias. Surg Endosc, 2013, 27: 648-654.

[14] 李俊生 , 邵翔宇 , 程韬 , 等 . 腹壁疝治疗进展及 eTEP 技术的临床应用 . 腹腔镜外科杂志 , 2018, 23(10): 725-728.

[15] Sharma A. Endolaparoscopic retromuscular repair of smaller midline ventral hernias-too much for too little? [published online ahead of print, 2020 Jun 24]. Hernia, 2020, 10.1007/s10029-020-02256-w. doi:10.1007/s10029-020-02256-w.

第八节　腹壁疝腹膜腱膜瓣加强补片修补技术（FRAEM 技术）

一、概述

目前治疗腹壁疝（切口疝最多）的腹腔镜和开放手术都有各个层次修补的术式，例如 Sublay 或 IPOM 等方法。开放修补手术可以针对任何一种腹壁缺损的修补，而腹腔镜手术在大部分情况下显示了较好的优势，如手术后的恢复明显好于开放手术。但对于手术适应证的问题总是争论的最主要的话题，特别是遇到存在较大缺损时，无法完全关闭腹壁自身的腹膜、腱膜、肌肉组织时，也就是无法恢复腹壁的完整性（abdominal domain）时，会产生补片膨出、移位，甚至复发。所以，外科医师还在尝试用创新的方法来治疗腹壁疝，使患者得到更好和更持久的满意疗效。然而，当腹壁缺损太大，尤其是腹壁横轴方向的缺损 > 10 ~ 12cm、无法将原来的筋膜关闭时，这样的患者通常需要接受开放手术才能得到更好的效果，在这种情况下，腹壁外科医师大部分认为选择肌后或腹膜前入路是最佳选择。这样，该手术就属于腹壁修复整形术，而不能简单地称为是疝修补术。

简单地说，目前外科医师有几种手术方法可以选择。一种方法是简单地将筋膜、肌肉的缺损间隙通过桥接方式用补片连接修复，但这种方法的术后膨出率和复发率非常高，也极易导致脂肪层和补片之间的血清肿。当应用 IPOM 技术时，补片与腹腔内组织相接触，虽然在腹膜面使用抗粘连的材料或涂层，但这并不能完全消除粘连问题，只是与传统合成补片使用方法相比减少了粘连程度。桥接技术也普遍用于腹腔镜疝修补手术，但腹腔镜桥接技术与开放手术有所不同，在腹腔镜修补术中，覆盖的疝囊被膜、皮下脂肪和皮肤保持完整，因此补片被感染的风险较小，而且相比剖腹手术可能会更容易。

另一种更现代的主流选择是组织结构分离技术（components separation techniques，CST），包括各层肌肉间筋膜游离。这些技术在松解组织层次上非常有效，可以尽可能地关闭缺损，但似乎更限于在中线切口疝中使用，对于横向和其他非中线部位的缺损修补术及中线部位疝。此外，在先前使用 CST 之后的复发疝，处理会非常困难。因为，至少在进行前层 CST 之后，侧腹壁已经被削弱，组织层已经被破坏。

其他辅助技术包括术前气腹术、腹外侧肌内注射肉毒素或肠切除和（或）网膜切除（主动减容技术）。这些技术都有自己的适应证，前两种技术需要复杂的术前规划，而肠切除术则会带来污染和感染的风险。

本节要介绍一种用于腹壁重建的组织替代技术（alternated methods to components separation），即腹壁腹膜筋膜瓣成形术。这个技术于 2011 年首先在一本法国教科书中被描述，是由一项最初由 Da Silva 于 1979 年所报道的技术衍生而来。目前的方法是利用保存的疝囊腹膜瓣，以一种相对无张力的方式有效地扩展筋膜层，以支持和包裹在两层自体腹膜筋膜之间的补片。

腹膜筋膜瓣的定义是：从一个解剖区域转到另一个解剖区域的组织，即将缺损的一侧疝囊腹膜和腹直肌后鞘转变为对侧的腹直肌后鞘，恢复腹壁的完整性。反之亦然，将缺损的一侧疝囊腹膜和腹直肌前鞘转变为对侧的腹直肌前鞘，中间夹有修补补片，对腹壁进行加强。修补完成后，补片像三明治一样被夹在两层自体组织之间。这种肌后补片修复的好处是关闭腹腔和补片表面覆盖的筋膜，将其称之为"腹壁疝腹膜腱膜瓣加强补片修补技术"（flap reinforcement of abdominal wall with "envelopped" mesh technique——FRAEM 技术）。

腹膜筋膜瓣包括腹膜、减弱的筋膜、腹直肌前鞘、腹直肌后鞘和瘢痕，它们的强度足够结实，特别是在疝长期存在时。当然，它们也可以是薄而脆弱的。然而，这些并不重要，因为腹膜筋膜瓣不需要承受张力，它们的重要之处是为补片提供一个活组织屏障。补片在两侧肌肉下方大面积与自体组织重叠，从而使周围组织容易长入，尤其是在应用可降解的组织诱导再生性生物补片时，这才是为修复提供了最终的抗张力强度。

二、手术技术

虽然该技术被描述为更适用于中线部位的切口疝，但是该技术也可以通过根据某区域的疝囊腹膜、筋膜和肌肉的解剖来应用于横向和其他非中线切口疝。以下的描述为中线切口疝的修复手术步骤。

1.第一步：显露疝囊和筋膜边缘（图 12-61）　切除先前的手术切口瘢痕，切开皮下脂肪组织，分离两侧的疝囊，完整地显露疝囊，直至缺损的边缘，清楚地显露腹直肌前鞘边缘。

2.第二步：沿中线切开疝囊　在中线处沿着缺损长轴方向完整切开疝囊，距离缺损边缘几厘米以内的囊内腹膜粘连需要被分离，直至超过缺损边缘约 2cm，其他腹腔内的广泛粘连则不需要分离。

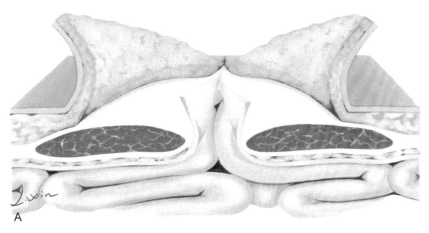
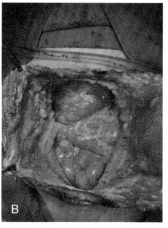

图 12-61　**显露疝囊和筋膜边缘**
沿中线分离疝。此病例皮肤和脂肪组织的横向楔形切除组织可以作为腹壁整形术的一部分

3.第三步：创建腹膜－筋膜瓣　将一侧的腹直肌缺损边缘提起，显露出该侧的腹直肌后鞘，然后切开这一侧腹膜和腹直肌后鞘，切开线与缺损边缘平行，直至缺损的上、下缘，并超过上、下缘至少 3～5cm。切开后鞘后直接进入腹直肌后间隙，创建一个足够大的一侧疝囊腹膜-筋膜瓣，该皮瓣由疝囊腹膜、腹直肌前鞘及白线和相对应的部分腹直肌后鞘组成（图 12-62）。这个瓣形成三明治修复的浅层。

在切口的另一侧，与第一侧相似，纵向切开腹直肌前鞘，切口在腹直肌的内侧表面，切开腹直肌前鞘的内侧边缘，连同它的疝囊腹膜瓣，一起反转到正中线，通过在腹直肌周围的解剖，进入到腹直肌后间隙（图 12-63）。由此产生的腹膜皮瓣与这一侧的后鞘是相连的，成为修复的深层。

4.第四步：建立肌后、腹膜前间隙　在缺损的上缘和下缘也要建立一个空间，就是要让缺损区域能够容纳下一个足够的补片，补片要超过缺损的周边至少 5cm。在下腹部的弓状线下面，将腹直肌后平的脂肪间隙与腹直肌分离，并可延伸到耻骨后空间，即 Bogros 间隙和 Retzius 间隙。在脐上方的腹直肌后空间，可以通过在其内侧边界的后鞘及白线的深面来扩展。然后，进入镰状韧带根部的腹膜外空间，即所谓的"脂肪三角区"（图 12-64）。这个空间可以扩展并延伸到胸骨剑突和肋骨缘后面。

5.第五步：关闭腹腔　将最初一侧的腹膜筋膜瓣（由一半的疝囊腹膜和部分反转的腹直肌前鞘）反转在超过疝的缺损处，并缝合到对侧腹直肌深面后鞘的切开边缘（图 12-65）。用 2-0 可吸收缝线或慢吸收单股线缝合。随着腹腔的关闭就形成一个平面，从一侧的腹直肌后伸展到另一侧的腹直肌后。疝的缺损由疝囊腹膜筋膜瓣以最小的张力桥接，而腹部脏器则由于腹膜的修复而被有效隔离。

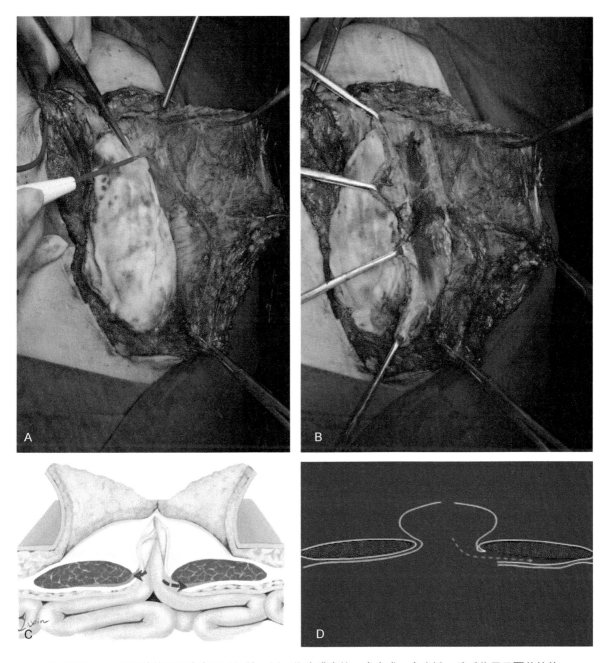

图 12-62　分开后鞘并进入腹直肌后间隙一侧，将腹膜囊的一半变成一个皮瓣，稍后将用于覆盖补片

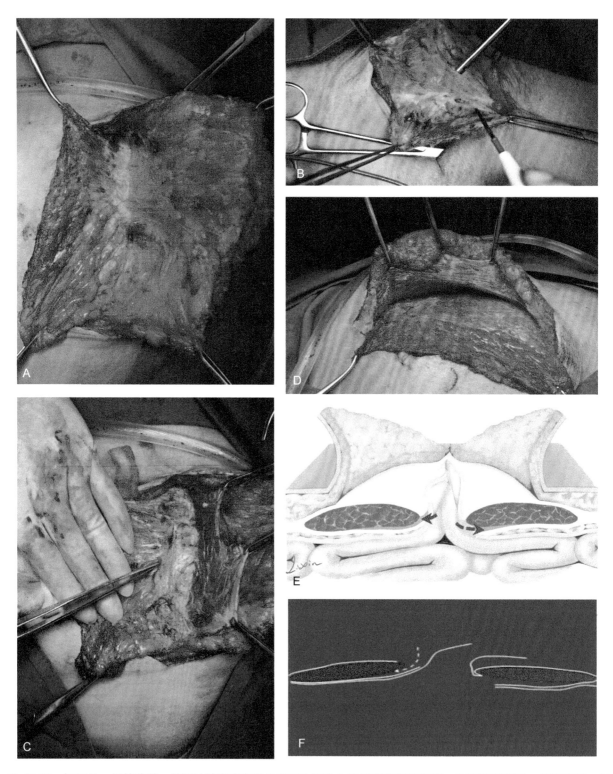

图 12-63 切开另一侧的前鞘，并通过游离腹直肌的解剖边界进入该侧腹直肌后间隙，从而游离出另一半疝囊瓣，创造出腹腔闭合的皮瓣

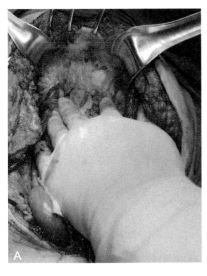
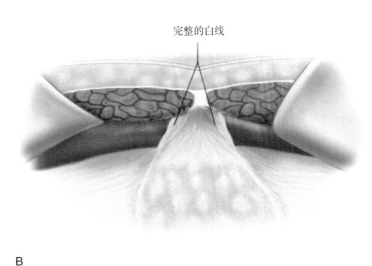

完整的白线

图 12-64　在中线处关闭肌后间隙，在上腹部通过腹直肌后鞘在白线的深处到达中线，并显露脂肪三角区，这是镰状韧带部位的腹直肌后空间

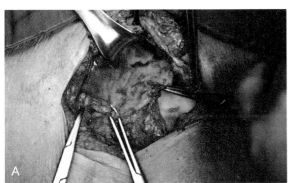

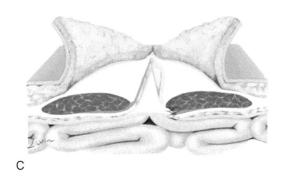

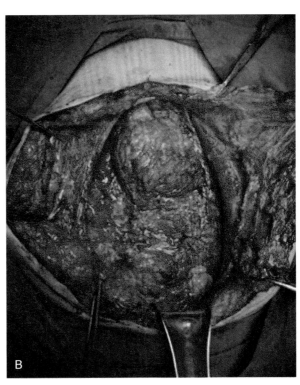

图 12-65　一侧游离的皮瓣被缝合到另一侧的腹直肌后鞘的切缘来关闭腹腔

6. 第六步：置入补片　将一张被合适地修剪成大小适中的高网孔率低表面积补片，或可降解组织诱导再生生物补片放置在已创建的腹直肌后间隙内，并确保补片与腹膜 / 鞘大量重叠。笔者提倡用尽可能大的合适的补片放置在这个空间。补片被放置后应该是光滑和平坦的，可以修剪它的边缘以避免折叠。可间断缝合 6～8 针、或可吸收补片固定钉枪、或者用组织胶水，将补片固定在腹直肌后鞘（图 12-66）。

7. 第七步：完整筋膜的关闭　将另一侧的腹膜 - 筋膜瓣缝合到对侧前鞘的切缘，以覆盖腹直肌（图 12-67）。在两层修复好的疝囊腹膜 - 筋膜瓣之间像"信纸"那样将补片夹置在"信封"之间，补片与皮下平面隔离。

可以将引流管放置在补片和（或）皮下层的平面上。皮下脂肪层可以用一些可吸收缝线来缝合，接着缝合或钉合皮肤。手术后，根据外科医师的经验，可以使用腹带或压缩绷带来保护腹部。

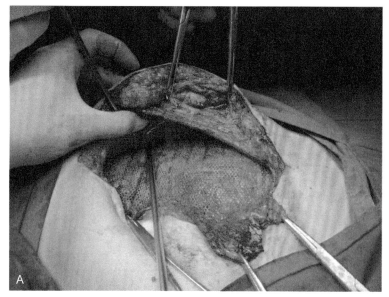
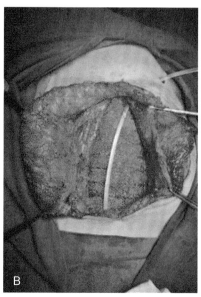

图 12-66　将补片放置在分离好的腹直肌后间隙内，通过缝合或粘合固定于后鞘，缝合另一侧的疝囊腹膜 - 筋膜瓣，修复缺损，恢复了腹壁的完整性

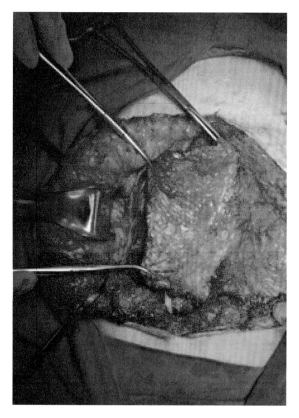

图 12-67　修补完成后，将剩余的腹膜 - 筋膜瓣缝合到对侧前鞘的切缘，从而将补片（信纸）夹在两层自体组织（信封）之间

三、总结

对外科医师来说，腹壁疝腹膜腱膜瓣加强补片修补技术（FRAEM 技术）是在腹壁缺损过大无法实现筋膜关闭时所采用的多种修补方法之一。

这是第一次描述的非补片的 Da Silva 修补的改良方法。

腹膜 - 筋膜瓣修补术利用保存的囊袋，从疝缺损的边缘到筋膜的边缘进行修复，并将补片"信纸"样地放置在两层平行的自体组织（信封）之间的肌后间隙内。

它必须与其他的方法区分开，采用组织结构分离技术，即用一层补片及两层自体的疝囊腹膜 - 筋膜，对缺损进行一个加强的修复，达到加强腹壁作用的"信封、信纸"样的修补方法。

腹膜 - 筋膜瓣修补技术不但适用于中线疝，同时也适用于非中线疝，但需要有明确界定的疝囊。

腹膜 - 筋膜瓣坏死是灾难性的并发症。通过对疝囊（腹膜）与筋膜保持比较宽的蒂的连接、修剪多余疝囊壁使之整洁及低张力地闭合。

（唐健雄　马颂章）

第 13 章
原发性腹壁疝

第一节　白线疝

一、定义与解剖基础

白线疝是发生在腹壁中线处的腱膜缺损，绝大多数发生于剑突和脐之间，故亦称上腹部疝（epigastric hernia）。

传统学术观点认为白线疝是先天性薄弱缺损，但随着近年来研究的进展，腹内压增高、前腹壁腱膜的过分牵拉等因素也在白线疝的发病过程中发挥着重要的作用。白线腱膜纤维均为斜形交叉样结构，可以顺应呼吸或躯体运动期间的腹壁形状变化。腹部膨隆时，白线需同时伸长与拉宽，可能引起交叉腱膜纤维撕裂或间隙增宽，导致白线疝逐步形成。

Askar 等的研究将白线腱膜纤维交叉穿过扁肌分为 3 型，指出前后单一腱膜交叉型容易形成白线疝；Axer 等未能证实 Askar 的交叉纤维理论，提出了高度结构的胶原纤维网状组织结构三维新模型；Korenkov 等则认为白线的生物力学特征并非腱膜交叉决定，而是腱膜纤维厚度和密度所决定，他的白线 3 型分类法中，薄弱型白线腱膜是白线疝的易感因素；还有观点认为腱膜纤维的起源也可能在白线疝形成过程起作用，前腹壁 3 种不同走行的纤维附着在剑突到脐之间中点处。腹壁在咳嗽和伸展引发强力收缩时，此处张力最大，也正是白线疝最常见的发生点。

白线疝发生嵌顿的概率相对较低，充分告知患者相关注意事项后，也可考虑"审慎观察"策略。若患者出现临床症状和影响腹壁外形美观，均应接受手术治疗，避免发生嵌顿和缺损进一步增大，增加复发率并给修补造成更大的挑战。巨大白线疝还可能导致疝囊皮肤营养不良性溃疡、慢性腹部和腰背部疼痛、膈肌运动障碍性呼吸并发症等一系列问题。

二、手术方式

（一）手术适应证

手术是治愈成人白线疝的唯一方法。确诊患者在排除相关禁忌证后，充分完成术前相关准备后即可接受手术治疗。

儿童白线疝随着生长发育大部分可以自愈，因此允许先行临床观察，是否手术根据患儿的年龄、疝的类型和临床症状综合决策是否手术。

（二）手术操作

自 1802 年 Mainior 报道第 1 例成功的白线疝修补术以来，白线疝的式式就一直在演进。按手术入路可以分为前入路和后入路，按手术技术可以分为开放手术和腔镜手术，随着技术的发展与融合，腔镜技术已不再局限于后入路的腹腔内修补，腔镜前入路修补技术可以整合开放技术和腔镜技术的双重优点造福患者。疝与腹壁外科医师还在不断拓展更多的优选式式，本节囿于篇幅，仅在此介绍几种具有代表性的式式。

1. 开放白线疝修补术　研究表明传统的单纯缝合修补复发率要高于补片修补术，Mayo 技术因复发率过高已很少应用，Naraynsingh 技术能够关闭大部分缺损，Shestak 技术则初具现代 CST 的鲜明特点，可以解决巨大疝缺损无法完全关闭的难题。

自 Usher 等 1958 年首先应用聚丙烯补片修补腹外疝以来，补片修补术的理念已经广泛进入疝与腹壁外科的各个分支，目前轻量大网孔补片在白线疝中已得到广泛运用。

（1）白线疝 Onlay 修补术

①打开疝囊表面皮肤，沿疝囊游离皮下组织至超过缺损腱膜边缘 5cm。

②打开疝囊，显露疝内容物。游离疝内容物与疝囊之间的粘连，仔细检查，明确无出血、无损伤后，将疝内容物完全回纳入腹腔。

③切除多余疝囊，以可吸收缝线连续缝合关闭腹膜。

④修剪轻量大网孔补片至合适大小，确保在缺损各个方向都能覆盖超过缺损腱膜边缘至少 5cm。

⑤以慢吸收缝线或不可吸收缝线，在补片外缘内侧约 1cm 处间断缝合锚定补片于腱膜。

⑥在补片前放置闭式负压引流管，另行戳孔引出。若游离范围偏大，必要时可放置更多的引流管，以确保引流无死角，避免皮瓣下积液。

⑦逐层关闭皮下组织和皮肤。

应用本术式时，需要在游离皮瓣时注意保护侧支血供，预防皮瓣相关并发症；创面要彻底止血，注意无菌技术，避免切口相关并发症。

（2）白线疝 Sublay 修补术

①同 Onlay 修补法步骤①～③。

②沿腹直肌内缘打开后鞘，显露腹直肌内缘，侧向钝性游离肌后间隙，达腹直肌后外侧缘。

③分别向头侧、足侧游离腹直肌后间隙超过缺损边缘 5cm。

④以慢吸收缝线或不可吸收缝线连续缝合关闭腹直肌后鞘。

⑤修剪轻量大网孔补片至合适大小，确保在缺损各个方向都能覆盖缺损超过腱膜边缘至少 5cm。

⑥以慢吸收缝线或不可吸收缝线连续缝合关闭腹直肌前鞘。

⑦根据游离范围，必要时可在补片前放置相应数量的闭式负压引流管，另行戳孔引出。

⑧逐层关闭皮下组织和皮肤。

2. 腔镜白线疝修补术　自 1993 年 LeBlanc 首次将 IPOM 术应用于腹壁疝领域后，IPOM 术以其微创入路、皮瓣 / 切口相关并发症率低、手术步骤简洁、住院时间短、术后康复快等诸多优点深得疝与腹壁外科医师团队的喜爱。

对于白线疝修补而言，因为不存在之前手术所导致的瘢痕和腹腔内组织器官的粘连，手术过程中的解剖分离操作难度大幅下降，手术时间大幅缩短，麻醉负荷随之减轻，且血管损伤和器官损伤等腔镜手术相关并发症也随之显著降低，更能体现 IPOM 的技术优势。

白线疝 IPOM 修补术：

①术者立于患者左侧，显示器置于对侧。

②以 Veress 气腹针于左侧肋缘下穿刺，建立气腹至 1.6 ～ 2.0kPa（12 ～ 15mmHg）。

③于左侧腋前线与脐水平交界点附近，置入 10 ～ 12mm 套管作为观察套管，在 30° 腹腔镜直视下完成 5mm 的第 2 和第 3 套管穿刺，与观察套管位于同侧，相对于切口疝呈三角弧形分布，保持一定的间距，避免相互干扰（图 13-1）。必要时可以增加更多的套管。

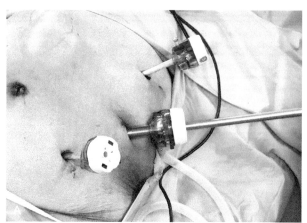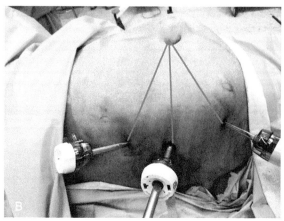

图 13-1　IPOM 修补术的套管布局

④由于白线疝常位于上腹部，需根据白线疝的具体位置，在必要时充分离断肝圆韧带、镰状韧带等生理结构，为补片充分覆盖准备足够的腹壁平面。

⑤应用不可吸收缝线或慢吸收缝线全层缝合关闭缺损。先用11号刀片在穿刺点皮肤上做约2mm的切口，再用钩线针在腹腔镜引导下经小切口贯穿缺损一侧的肌筋膜，以腔镜无损伤钳取下缝线，退出空针后在皮下贯穿另一侧肌筋膜，将缝线钩出至腹腔外，在体外收紧后打结，重复此步骤直至全层关闭缺损（图13-2）。横径<10cm的缺损多数能妥善关闭，若缺损巨大，可应用ECST或杂交技术予以关闭。

⑥根据术中测量的缺损大小，选用相应尺寸的防粘连补片，并修剪至合适大小，确保补片边缘可以超过缺损边缘至少4cm，实现充分覆盖。

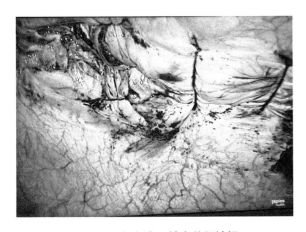

图13-2　间断全层缝合关闭缺损

建议以碘伏液或其他合适的方式在补片防粘连面的长轴方向和短轴方向进行标记，在非防粘连面正中心预置缝线。为后续补片覆盖做好充分准备。

⑦将补片卷起，经套管置入腹腔。全程避免补片与皮肤接触。在腹腔内展平补片，确保防粘连面朝向腹腔。在缺损中点的皮肤投影点做2mm的小切口，以钩线针空针贯穿，将腹腔内补片中心的预置缝线钩出腹壁外，拉紧缝线至补片与腹壁贴合。

⑧调整补片位置至满意后，剪去预置缝线。若在补片边缘有预置悬吊线，则需先将悬吊线在相应的投影点穿刺悬吊固定。再以疝钉固定补片，外圈疝钉距补片边缘2～4mm，间距约1.5cm（图13-3A），避免肠管、网膜等腹腔内结构钻入补片和腹壁之间的间隙。固定过程中，务必保持补片平展，与腹壁贴合。双圈法固定可以帮助补片更好地贴合腹壁，更有利于完成腹膜化过程（图13-3B）。

⑨仔细检查腹腔内脏器组织，排查可能的出血或肠管损伤，必要时可留置单腔闭式引流管。若查无异常，则可撤除气腹，逐个关闭切口。

近年来，有国内外学者开始探索腔镜腹壁内修补技术，选择的腹壁疝适应证也是从原发性白线疝开始入手。究其本质，是将腔镜的入路和开放的技术进行了融合创新，但目前还处在专科疝中心探索阶段，相信随着未来临床证据的日益丰富，可望成为白线疝腔镜修补的可靠术式选择。

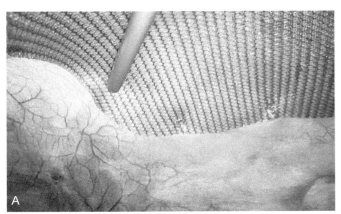
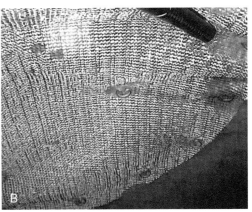

图13-3　A.用疝钉固定补片边缘；B.采用双圈法固定，有利于贴合腹壁，完成腹膜化

3.注意要点

（1）必须依照指南，平铺补片边缘超过疝缺损边缘 4～5cm，以确保充分重叠覆盖。

（2）开放手术修补时，务必注意保护滋养血管，以及确切的术中止血，从源头上预防皮瓣相关并发症。

（3）腔镜手术修补时，如在固定或其他任何阶段发生操作困难时，可以在对侧或其他手术需要的部位增加穿刺套管，确保修补质量和降低并发症风险。

（乐　飞）

第二节　脐疝修补术

一、定义与解剖基础

（一）脐疝的定义

脐疝（umbilical hernia）是一种常见的脐部疾病，指疝囊通过脐环突出。考虑到腔镜手术的 Trocar 疝及其他原因所致的脐旁疝（paraumbilical hernia）处理原则等同于脐疝，因此目前通常将脐上 3cm 至脐下 3cm 的中线疝统称为脐疝（图 13-4）。

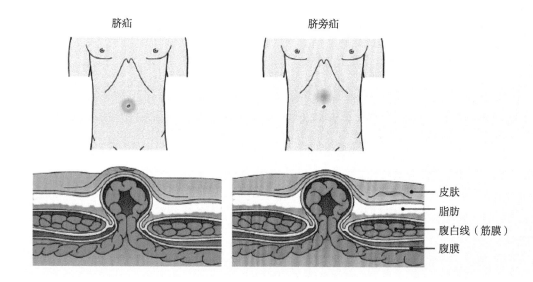

图 13-4　**脐疝示意图**

脐疝在婴儿中最常见，尤其是早产儿和低体重儿，男、女发病率相同；成人脐疝占腹壁疝的 6%～14%，女性好发，其中 90% 是后天因素所致，如妊娠、腹水、手术、外伤等。

（二）脐疝的解剖基础

脐是胚胎体壁发育过程中于前腹壁中央遗留下的痕迹，筋膜层没有肌层，是一个闭锁的肌鞘间裂隙，皮下脂肪层几乎没有，皮肤外观呈现圆形的凹陷或凹陷中央有凸起，故又称脐眼。胚胎早期，随着胚盘向腹面包卷、生长，体蒂、卵黄囊、脐血管等被挤到胚体腹侧，形成柱状结构的脐索时，包绕脐索的原始脐环开始形成。最初，中肠的发育快于体腔，当胚体壁的 4 个褶襞向腹侧生长并融合成脐环后，以前在体腔外生长发育的中肠才完成了从腔外回到腔内的过程，此后，腹壁、腹腔和消化道开始同步发育生长。随着腹直肌的发育成熟和腹白线的缩窄，脐环开始逐渐收缩，直至胎儿分娩脐带被结扎，脐动脉和脐静脉血栓化，脐带内的胶样物质退化消失，脐环瘢痕化收缩，脐环才完全闭合，这个过程要一直延续到出生后的一段时间。

二、婴儿及儿童脐疝修补术

婴儿的脐静脉与脐动脉形成交叉，对脐环起到一个覆盖的作用。当脐静脉没有与脐动脉形成交叉直接插入脐环上缘，或脐环上部的 Richet 筋膜缺损／薄弱，伴随着婴儿腹内压力的增加，会形成脐疝。大部分的婴儿脐疝都能自愈，加上婴儿脐疝发生嵌顿的极其罕见，所以，1 岁以内的婴儿脐疝常无临床意义。如果患儿＞5 岁仍存在脐疝，常需进行外科手术修补。

（一）手术适应证

新生儿脐疝又称先天性脐疝，出生即可发现，是由胚胎早期脱出的肠曲不能正常回复到腹腔内所致。疝内容物可包括小肠、胃或脾等脏器，疝出物较大，平均 6～8cm，需尽早手术治疗（图 13-5）。

而婴儿脐疝除极少数合并并发症的，可延至幼儿期处理，手术指征较宽松，主要根据预后、家长要求及对患儿可能产生的心理影响考虑手术时机。

1. 嵌顿疝或绞窄疝。

2. 难复性疝或有嵌顿史者。

3. 3 个月内的婴儿，脐环缺损＞1.5cm。

4. 4 岁以上的儿童脐疝，如有心理影响可考虑手术。

5. 5 岁以上的儿童脐疝不能自愈，需手术治疗。

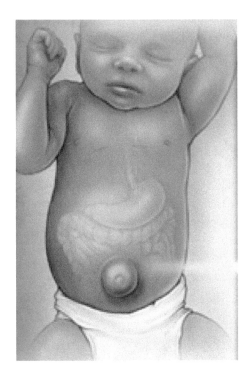

图 13-5　新生儿脐疝

（二）麻醉与体位

采用全身麻醉，患儿取平卧位。

（三）手术操作（图 13-6）

1. 用巾钳抓住脐痕并提起，脐环下做半圆形皮肤切口（微笑切口），游离疝囊，切开疝囊前壁。进入疝囊，还纳疝内容物，切开疝囊后壁，横断疝囊或完整剥离后高位游离，疝内容物与疝囊有粘连者须予以分离或离断后回纳。

2. 适当游离疝环四周皮瓣，显露脐环及周围筋膜层。

3. 切除多余的疝囊，要连同腹膜一起切除，用不可吸收缝线做全层筋膜水平褥式缝合。

4. 可在疝囊底（脐中心皮肤深面）缝合 1 针，与对应的筋膜处相固定，缝合皮肤，可用细丝线、可吸收缝线（单乔线）或皮肤黏合剂。

5. 脐眼内置棉球或小纱布团，用敷料封盖或压迫包扎。

（四）注意要点

1. 出生后，婴幼儿脐环会随着腹直肌鞘的正中交织纤维发育而逐渐缩小、闭合，故通常无须特殊处理，以观察为主。

2. 不提倡非手术疗法。因为约 90% 的婴儿脐疝可以在 6 个月内自愈，95% 在 1 年内自愈，疝带治疗并无实际疗效，疝带压迫有可能导致皮炎、皮肤损伤和疝内容物损伤等并发症。

3. 积极手术治疗者，可将幼儿手术年龄提前至 2 岁。

4. 疝囊底部多与真皮层粘连致密，且此处皮肤菲薄，若强行剥离，可能导致皮肤坏死。宜采用疝囊横断，不必强求疝囊完全切除，以保护局部皮肤组织。

5. 疝块偏大者，多余皮肤不必切除。术后随着躯体生长和局部皮肤萎缩，不会产生美观问题。

三、成人脐疝修补术

成人脐疝多见于 40 岁以上的女性，肥胖者多见。成人脐疝不能自愈，脐环会随病程逐渐扩大。成人脐疝腹痛较常见，容易发生嵌顿（图 13-7）。

（一）手术适应证

1.急诊手术　嵌顿疝、绞窄疝。

2.择期手术　成人脐疝，排除全身性手术禁忌疾病。

（二）麻醉与体位

采用全身麻醉、硬膜外阻滞，甚至局部麻醉，患者取平卧位。

（三）手术操作

脐疝的修补手术等同于腹壁切口疝，修补方法包括直接组织缝合修补法、补片修补法（包括Onlay、Sublay及IPOM）。手术路径包括开放入路和腔镜入路。根据目前的共识，缺损＞2cm不建议采用直接组织缝合修补方法。

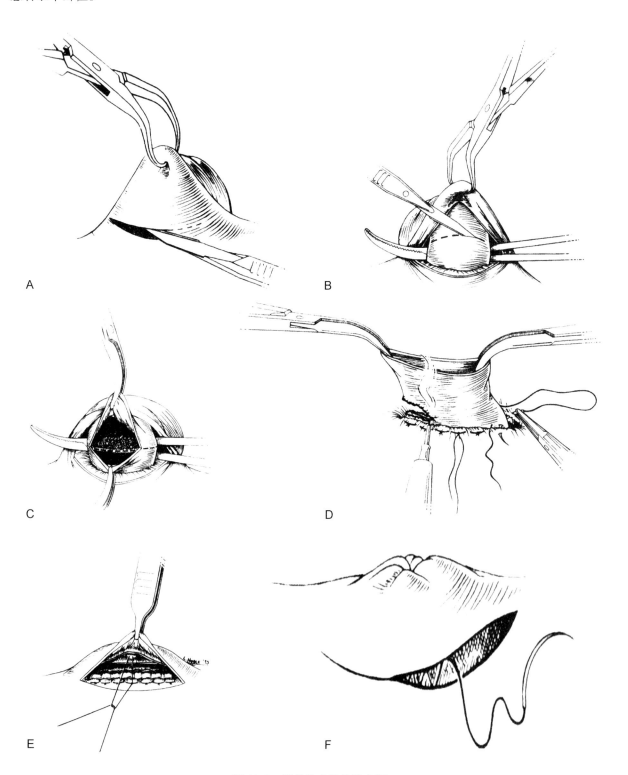

图 13-6　婴儿脐疝的修补步骤

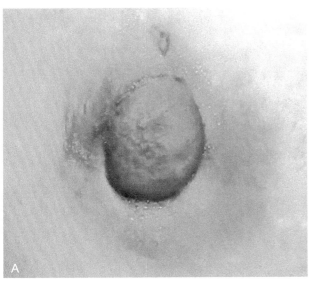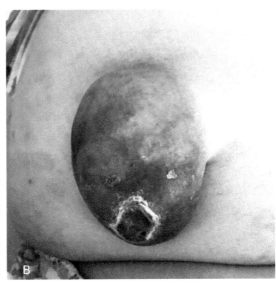

图 13-7　成人脐疝

1.常用的直接组织缝合修补方法

（1）Mayo 手术

①取绕脐正中切口，可偏下延长；肿块<2cm，可在脐下做绕脐半弧形切口，也可行以脐为中心横行梭形切口。切开皮肤、皮下组织，显露疝囊、脐环，切开疝囊，于基底上方离断。如疝内容物与疝囊粘连，予以离断并回纳；如疝内容物嵌顿、绞窄、坏死，可向下切开脐环，松解内容物并予以回纳（步骤同图 13-6）。

②在脐环上缘上方 1cm，用不可吸收缝线穿透筋膜全层，缝住脐环下缘后，再在脐环上缘上方原进针处旁由深向浅穿出筋膜层，间断预置上排缝线，间隔约 1cm。

③在脐环下缘下方 1cm，用不可吸收缝线悬吊状缝住筋膜层，间隔 1cm 间断缝合数针，预置下排缝线。缝针要分别全层带住脐环上缘对应处，可将缝线逐一用止血钳夹住，排列放置，暂不打结。

④最后，收紧上排缝线，使脐环下缘固定在上缘上方的深面，打结固定；再将脐环下缘下方间断预置的下排缝线，逐个收紧并打结。这样就完成了脐环边缘组织的重叠缝合修补（图 13-8）。

（2）脐疝缝合修补术

①切开皮肤、皮下组织及分离疝囊，显露疝环同 Mayo 手术。

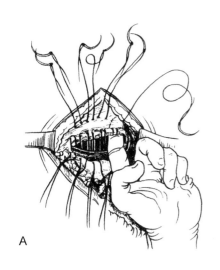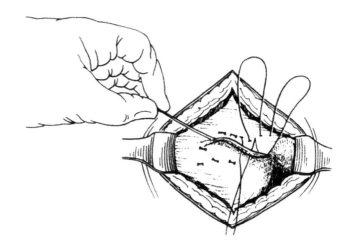

图 13-8　Mayo 折叠缝合法

②用不可吸收缝线间断缝合脐环边缘组织，如同剖腹手术缝合腹白线关腹一样。注意缝针间距和带住的组织，要够宽大，以免组织撕裂、切割，视缺损情况横缝或纵缝，以张力最小为宜（图 13-9）。

③关闭切口同 Mayo 手术。

2. 常用的开放补片修补手术

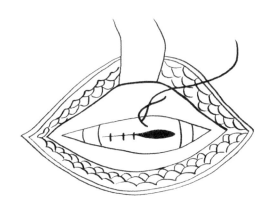

图 13-9　脐疝直接缝合法

（1）脐疝开放腹膜前修补术。

①切开皮肤、皮下组织及分离疝囊，显露疝环同 Mayo 手术。

②保留部分疝囊，沿疝环向外分离一圈腹膜前间隙，分离范围为 3 ～ 5cm，下方腹膜前间隙较疏松，腹膜也较厚实，易推开分离；难点是上方腹膜前间隙连接相对致密且腹膜开始变得菲薄，需用剪刀在层次间做精确的、细致的锐性分离，腹膜可完整剥离。如有破损，先扩大剥离范围，从两侧迂回绕过破损处，使腹膜破损处四周的腹膜完全显露，再予以缝合修补（图 13-10）。

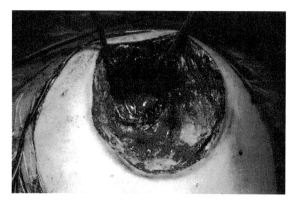

图 13-10　Sublay 修补法的腹膜前分离

③修补方法。

a. 网塞法：剪除 4 个网塞内瓣，将网塞置入脐环，4 个内瓣在环内，外瓣展开于腹膜前间隙。顺势剪短突出的内瓣 1/3 ～ 1/2，用 2-0 聚丙烯缝线将内瓣缝合固定于疝环，共 4 针，各带住相邻的 2 个内瓣角，使内瓣对称地充填于疝环内并呈撑开状。

b. PHS 修补法：将 PHS 底层放入腹膜前间隙并展开，上层缝合固定于腹直肌鞘前层表面的脐环四周，如果疝环较大，可予以间断缝合缩小疝环以适应 PHS 的连接部（图 13-11）。

c. 聚丙烯平片法：充分游离腹膜前间隙，边缘距离疝环口 5 ～ 6cm，必要时可借助于生理盐水纱布游离。将聚丙烯平片置于腹膜前间隙，补片边缘超过脐环边缘 5 ～ 6cm 并充分展平。补片前放置引流管，另戳孔引出（图 13-12）。

④关闭切口同"脐疝"缝合修补术。

（2）脐疝开放 IPOM 修补术（图 13-13）。

①切开皮肤、皮下组织及分离疝囊，显露疝环同 Mayo 手术。

②采用 BD 公司的 VENTRALEX 脐疝专用补片，防粘连膜涂层面向腹腔，通过疝环将补片放入腹腔，通过指带提起补片使其靠近腹壁并用手指展平，用 2-0 Prolene 缝线常规四点法贯穿缝合筋膜层及补片固定带，用慢吸收缝线连续缝合关闭疝环，将固定带再分别固定在腹直肌前鞘。

③止血满意后缝合关闭切口。

（3）脐疝开放 Onlay 修补术（图 13-14）。

①切开皮肤、皮下组织及分离疝囊，显露疝环同 Mayo 手术。

②皮下分离出筋膜层距疝环＞ 5cm。

③关闭疝环同组织修补技术。

④采用 10cm×10cm 的聚丙烯补片以脐环为中心覆盖于筋膜层上方，用 2-0 Prolene 缝线将补片与筋膜层间断牢靠缝合，注意缝合密度，间距 0.5cm，推荐采用三圈法固定，分别是补片边缘、疝环及两者之间。

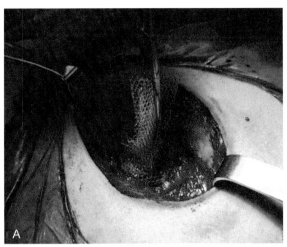
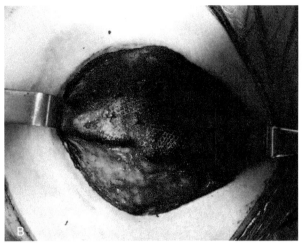
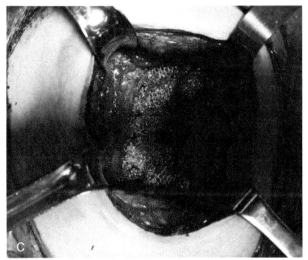

图 13-11 PHS 修补法

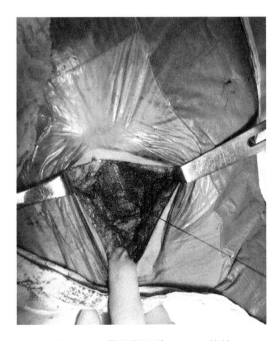

图 13-12 聚丙烯平片 Sublay 修补

⑤止血满意后，根据手术情况选择是否放置负压引流管，关闭切口。

（4）腔镜 IPOM 修补术（图 13-15）。

①常规三孔法，首先在剑突下置放入 1cm 的 Trocar，气腹压力为 1.6 ~ 2.0kPa（12 ~ 15mmHg），另在两侧肋缘锁骨中线处置入 5mm Trocar。

②用腔镜探查脐疝基本情况，如有粘连，锐性结合钝性分离，注意肠管等热损伤，测量疝环大小。

③腔镜下采用倒刺线等慢吸收线连续缝合疝环，亦可采用钩针法间断缝合疝环。

④将合适大小的可吸收补片通过 1cm Trocar 置放入腹腔，注意防粘连面卷向内侧以保护防粘连涂层，可常规中心悬吊固定，注意防粘连面面向腹腔。

⑤采用钉枪将补片固定在腹壁，注意钉子的

间隙及补片的展平。

⑥根据情况选择是否留置引流管，关气腹排气后直视下退出两个 5mm Trocar，拔除 1cm Trocar 后间断缝合筋膜层。

（5）E-Milos 技术（图 13-16）。

①脐下行 1～2cm 的切口，逐层进入，切开腹直肌前鞘，用手指探查进入腹膜前间隙，置入 1cm Trocar，气腹压力为 2.0kPa（15mmHg），用气囊或镜推法朝耻骨方向建立腹膜前空间。

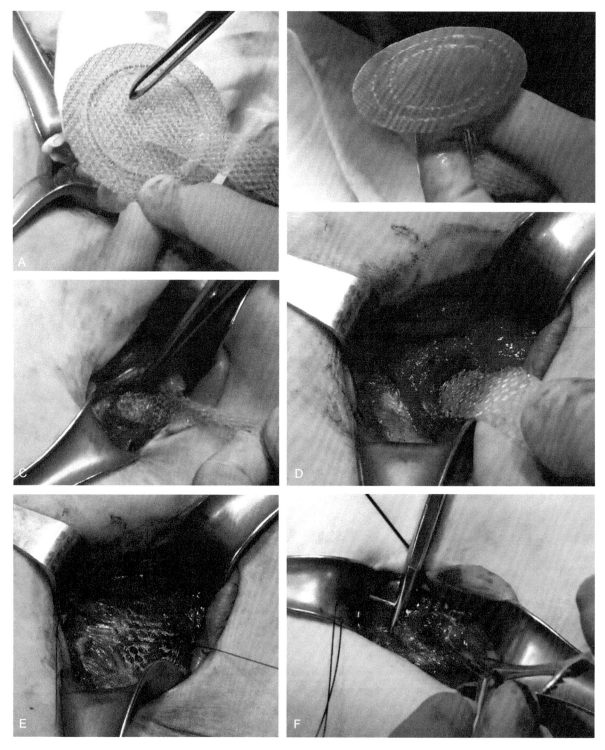

图 13-13　开放 IPOM 修补法

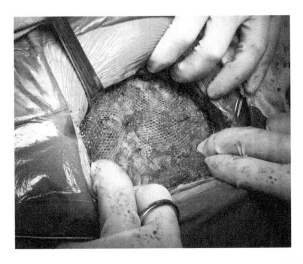

图 13-14 开放 Onlay 修补法的补片固定

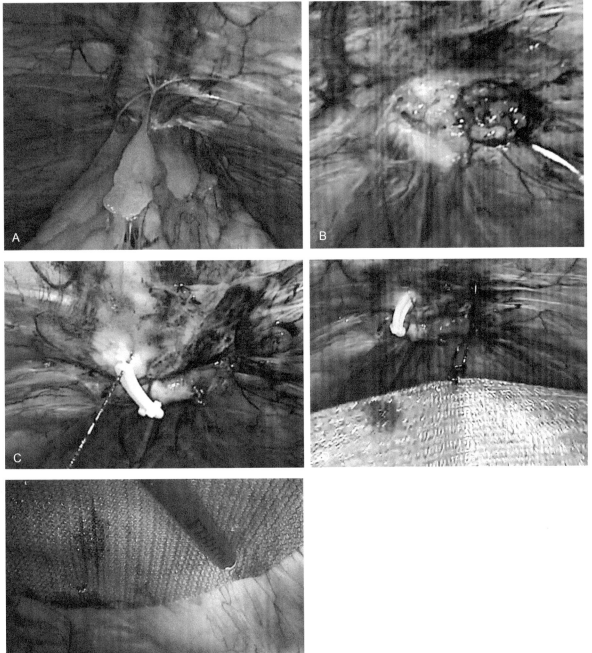

图 13-15 腔镜 IPOM 法

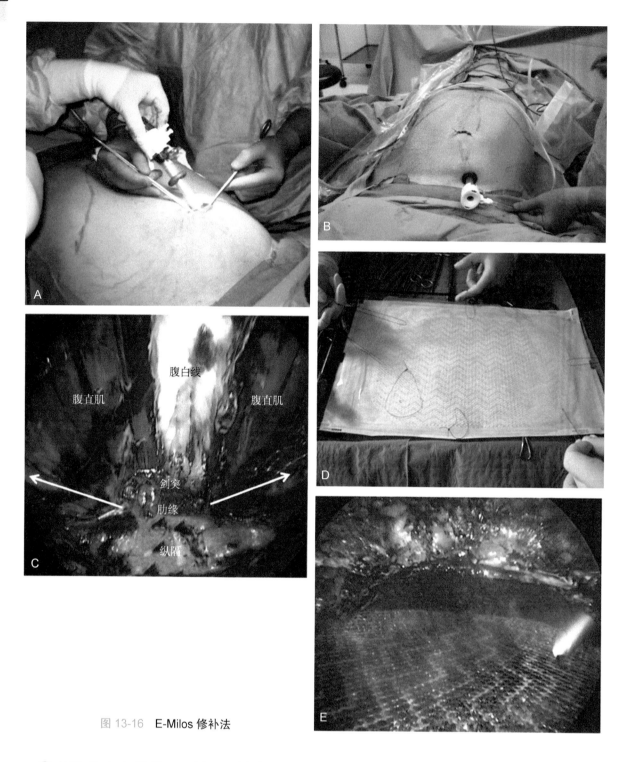

图 13-16　E-Milos 修补法

②在耻骨上方另行 1cm 切口，置入 1cm Trocar，关闭脐下切口，向头侧扩大腹膜前间隙直至剑突下，两侧分离至腹直肌外侧缘，中线处必要时可切开腹直肌后鞘，注意保护腹白线。

③在腹膜前间隙置入 25cm×20cm 的聚丙烯补片，可悬吊固定或钉枪固定，展平补片。

④于腹膜前间隙放置引流管，保证引流通畅。

⑤腹部放气，关闭切口，注意筋膜层的关闭。

（四）注意要点

1. 缺损< 2cm 的脐疝可以考虑组织缝合修补术，有条件者应尽量采用无张力修补，尤其是肥胖患者。缺损大、腹膜（疝囊薄）难以保留者，可选用防粘连补片，选用此类补片的优势在于可免于腹膜前间隙的分离，缩短手术时间；缺点是补片费用昂贵，存在感染后补片难于保留、取出后可能复发的危险。

2. 脐切除并不能增加手术成功率，手术成功的关键是筋膜层修复，保留皮肤层结构对治疗效果无影响。同时，不应忽视脐对于腹部的美容效果。

3. 组织缝合修补时，缝线要尽量带住坚实的肌鞘组织；合并有脐旁疝者，应采用纵行缝合方法。脐环边缘筋膜层变薄者，组织缝合修补宜采用 Mayo 手术。

4. 疝环边缘的瘢痕组织与病程长短相关，常使疝囊颈外形成致密的粘连，影响腹膜前间隙的分离，一旦决定行无张力修补，宜在脐环外下 0.5cm 处切开筋膜，进入腹膜前间隙后，用血管钳、手指向下分离后再向外、上分离，最后紧贴脐环致密粘连处边缘切开筋膜层一圈。如此分离，缺损似乎变大了，但腹膜完整剥离变得非常容易，有利于采用聚丙烯材料进行无张力修补。

5. E-Milos 技术属于腔镜 Sublay 技术，分离创面较大，目前仅推荐用于脐疝合并腹直肌分离患者。采用聚丙烯补片，补片较大，约 20cm×25cm，要求将补片完全展平，引流管置放要确切，引流要充分。

6. 开放 IPOM 技术采用脐疝专用防粘连补片，具有创伤小、手术时间短、恢复快的优点，适用于缺损 2～4cm 的脐疝及脐旁 Trocar 疝，缺点是补片本身的价格较贵。

7. 开放 Sublay 技术目前主要采用聚丙烯平片和 UHS 补片，在手术过程中各有千秋，效果可靠，并发症少，在临床上可根据实际情况采用。

（杨子昂）

主要参考文献

[1] Kaufmann R, Halm JA, Eker Hasan H, et al. Mesh versus suture repair of umbilical hernia in adults: a randomised, double-blind, controlled, multicentre trial. The Lancet, 2018, 391 (10123): 860-869.

[2] Helgstrand F, Bisgaard T. Time for use of mesh repair for all umbilical hernias?.The Lancet,2018,391(10123): 821-822.

[3] Wolfgang R, Michael S, Cigdem B, et al. Mini- or less-open sublay operation (MILOS): a new minimally invasive technique for the extraperitoneal mesh repair of incisional hernias.Annals of Surgery, 2018, 269(4): 748-755.

[4] Hajibandeh S, Khan A, Sreh A, et al. Laparoscopic versus open umbilical or paraumbilical hernia repair: a systematic review and meta-analysis. Hernia,2017,21(6): 905-916.

[5] Köckerling F. Onlay Technique in incisional hernia repair-a systematic review.Front Surg, 2018, 27(5):71.

[6] Schwarz J, Reinpold W, Bittner R. Endoscopic mini/ less open sublay technique (EMILOS)-a new technique for ventral hernia repair. Langenbecks Arch Surg, 2017, 402(1):173-180.

[7] Blay EJr, Stulberg JJ. Umbilical Hernia. JAMA Surg, 2017, 317(21):2248.

第三节　半月线疝的手术

一、定义与解剖基础

半月线（spigeli line）是腹横肌内侧由肌肉向腱膜转化的标志，是由第 8～9 肋肋弓到耻骨结节形成的一条半弧形线。半月线筋膜（spigelian fascia）是指腹直肌外侧缘和半月线之间的腹横肌腱膜。半月线疝（spigelian hernia）是腹膜前脂肪或腹腔内容物经过半月线筋膜缺损突出形成的特殊类型的腹壁疝。半月线疝带（spigelian hernia belt）位于髂前上棘水平至脐水平近 6cm 宽的半月线区域，是半月线筋膜最宽的区域，因而也是半月线疝好发区域（图 13-17）。发生在 Hesselbach 三角区域内的半月线疝则称为低位半月线疝（low spigelian hernia）（图 13-18）。

半月线区域内的解剖层次从腹腔向腹壁依次由腹膜、腹横筋膜、半月线筋膜、腹内斜肌腱膜、腹外斜肌腱膜及皮下脂肪和皮肤组成（图 13-19）。根据疝穿透解剖层次的不同，半月线疝可以有不同的表现形式。描述分别如下：①疝穿透各层筋膜和腱膜至皮下；②疝穿透腹内斜肌腱膜和半月线筋膜，未穿透腹外斜肌腱膜；③疝仅穿透半月线筋膜；④仅有腹膜前脂肪穿透半月线筋膜，腹膜及腹腔内脏器未突出。后 3 种类型因腹外斜肌腱膜较为强韧，临床表现突出包块常不明显，易于漏诊，多于术中探查时发现诊断，是较为典型的腹壁间疝。

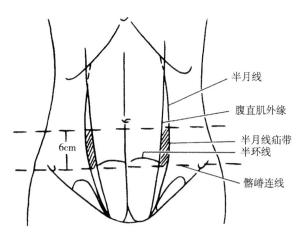

图 13-17　半月线疝的解剖位置

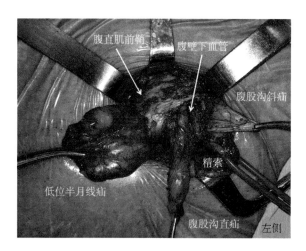

图 13-18　低位半月线疝

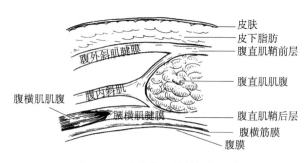

图 13-19　半月线区域的解剖层次

二、诊断与手术指征

1. 诊断

（1）典型的症状和体征包块：半月线区域的疼痛不适、可复性包块；体格检查可及半月线区域的包块或缺损。

（2）影像学检查：常规超声检查可见半月线区域经缺损突出包块回声；CT 检查可更为准确地判断半月线疝的位置、缺损大小和类型（图 13-20）。

（3）手术探查：临床常因其他相邻部位疝手术探查时发现半月线疝，因腹股沟疝手术时可探查发现低位半月线疝（图 13-21）。开放手术和腹腔镜技术均可完成探查并明确后直接对其进行修补手术。

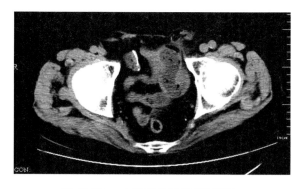

图 13-20　左侧半月线疝 CT 影像

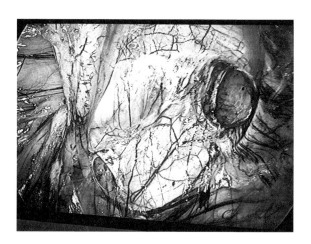

图 13-21　腹腔镜探查发现左侧低位半月线疝

2. 手术指征 ①有典型临床症状和体征，经影像学检查诊断为半月线疝患者；②以腹壁肿物或其他部位疝手术时，术中探查明确诊断为半月线疝患者；③其他手术时，术中意外发现，无感染等禁忌证，经患者或家属同意。

三、手术方式

半月线疝的手术方式和其他腹壁疝基本相似。根据手术入路不同，可分为开放手术和腹腔镜手术。根据修补方式不同，可分为组织修补和补片修补术。对于半月线筋膜缺损＜3cm的患者，可选择单纯组织修补。对于缺损＞3cm或多发性半月线疝患者，或缺损＜3cm，但存在疝复发风险因素者，建议在关闭缺损的基础上，进一步行补片加强修补。目前，不管是开放手术还是腹腔镜手术，最为推荐的补片放置层次是Sublay（肌后/腹膜前间隙），最为常用的补片材料为标准型聚丙烯补片。开放手术也可选择用Onlay的修补方式，腹腔镜手术中IPOM也是较为常用的术式。根据患者的基础疾病情况、疝大小及手术方式等不同情况，可选择全身麻醉、连续硬膜外麻醉、蛛网膜下腔阻滞麻醉或局部麻醉等麻醉方式。连续硬膜外麻醉、蛛网膜下腔阻滞麻醉或两者联合可满足绝大多数开放手术的麻醉需求。患者心、肺等功能良好，无全身麻醉禁忌的，全身麻醉是适用范围较广的麻醉方式，无论开放手术和腔镜手术，无论疝大小均适用。腹腔镜手术一般只能采用全身麻醉手术。较小的疝缺损，特殊情况下可考虑局部麻醉或区域神经阻滞麻醉。

（一）开放手术

1. 体位和手术切口 一般患者采用平卧位，以肿物或缺损为中心，沿半月线做纵行切口，切口长度一般和缺损长径相当或略长。也可采用微小切口开放腹膜前（mini/less open sublay, MILOS）的手术方式，切口长度不超过放置补片长径的1/3。如患者为多发性半月线疝、缺损位置较难准确定位或肥胖等特殊情况，可酌情上下延长切口（图13-22）。

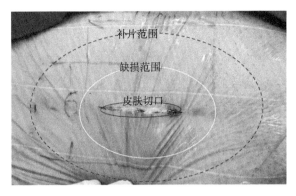

图 13-22 MILOS 手术切口

2. 手术操作步骤

（1）疝囊处理：切开皮肤和皮下组织，找到疝囊。根据半月线疝突出的不同情况，通常需切开腹外斜肌腱膜，甚至腹内斜肌腱膜和半月线筋膜方能找到疝囊。确认缺损边缘，打开疝囊，确认并回纳疝内容物，切除疝囊壁，缝合关闭腹膜。

（2）疝修补：充分游离、显露缺损边缘，确认缺损内侧为腹直肌鞘外缘，外侧为腹内斜肌和腹横肌腱膜。如行单存组织缝合修补的，则分别提起缺损内、外侧边缘的腱膜组织，用单股不可吸收缝线或缓吸收缝线缝合关闭。

如需行补片修补，则首选推荐Sublay的修补方式。在上述方法缝合关闭缺损前，向外侧分离腹膜前间隙，内侧打开腹直肌后鞘，分离腹直肌肌后间隙。缺损上、下缘分别贯通两个间隙，此处操作方法类似于腹横肌松解术（transversus abdominis release，TAR）。建立足够大空间后，一般选择标准型聚丙烯补片，根据缺损大小，选择合适大小的补片，使补片边缘和缺损边缘重叠＞3cm（图13-23）。根据患者合并疾病、合并用药、补片大小和创面渗出等情况，可选择性在补片间隙放置密闭式负压引流管。对于缺损较大者，可选择性于补片四周固定，固定方式推荐不可吸收缝线贯穿肌筋膜层的固定。如选择Onlay修补，则缝合关闭腹外斜肌腱膜后，分离腹外斜肌腱膜前的皮下间隙，并将补片放置于该间隙，补片大小、种类选择原则和Sublay相同。

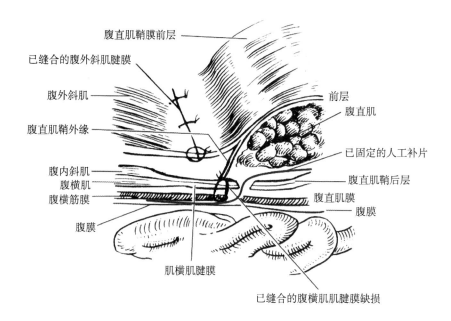

图 13-23　Sublay 补片修补

（3）重新缝合腹外斜肌腱膜，逐层缝合皮下组织及皮肤。

（二）腹腔镜手术

1. 体位和戳孔布局　一般患者采用平卧位或稍倾斜以利于术者腹腔镜操作。腹腔镜戳孔位置一般采用腹壁缺损远离部位的扇形三孔布局，中间为 1cm 观察孔，两侧为 0.5cm 操作孔，具体可根据半月线疝位置稍做调整。低位半月线疝可参照腹腔镜腹股沟疝手术戳孔布局。IPOM 术式的戳孔布局较为自由，一般无须特殊考虑腹壁解剖。腹腔镜全腹膜外 Sublay 修补术（totally endoscopic sublay，TES）的戳孔一般沿半月线疝同侧腹直肌内侧缘布局（图 13-24）。

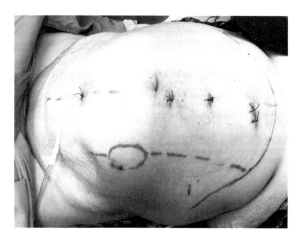

图 13-24　TES 手术戳孔布局

2. 手术操作步骤

（1）Trocar 放置和气腹建立：根据术前标记戳孔布局位置，分别置入 1cm 观察孔 Trocar 和 0.5cm 操作孔 Trocar。IPOM 手术经穿刺器置入 Trocar 进入腹腔，TES 手术置入腹直肌肌后间隙，而不进入腹腔。Trocar 放置完成后充二氧化碳气体，建立人工气腹，压力在 1.6～2.0kPa（12～15mmHg），根据患者耐受情况选择合适压力，TES 手术可适当增加气腹压力，以获得更好的空间和视野。

（2）疝修补：腹腔镜疝修补一般不常规行疝囊剥除，较小疝囊的可予以剥离后回纳入腹腔。TES 手术建立腹膜前间隙、腹直肌肌后间隙的方法和开放 Sublay 手术相似，顺序改为由腹直肌肌后间隙向半月线侧推进，越过缺损到外侧腹膜前间隙（图 13-25A），缺损上、下缘也同样贯通两侧间隙，操作方法和腹腔镜腹横肌松解术（endoscopic TAR，eTAR）相似。缺损关闭操作方法常见有两类，一类是用钩针经皮肤穿刺缺损两侧肌筋膜层，间断体外皮下打结关闭缺损；另一类是腹腔内或在肌后间隙空间用倒刺线连续缝合缺损两侧肌筋膜层，从而关闭缺损（图 13-25B）。较大的缺损或关闭时张力较大的，可两种操作方法相结合。

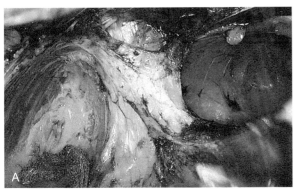
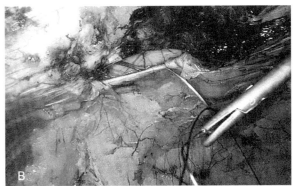

图 13-25　A.TES 手术分离半月线疝两侧 Sublay 间隙；B. 用倒刺线缝合关闭半月线疝缺损

（3）补片放置：补片大小和种类选择原则与开放手术相同。IPOM 手术需要选用单面防粘连补片，以缺损为中心放置于腹腔内，防粘连面朝向腹腔，边缘和缺损边缘重叠 > 3cm，补片固定采用贯穿悬吊加钉枪双圈固定的方式，确保补片放置平整。TES 补片放置于腹膜前、肌后间隙，可减少固定或不固定，补片间隙根据情况选择性放置密闭式负压引流管（图 13-26）。

（4）退镜、放气腹、缝合关闭各戳孔。

（三）注意要点

1. 注意判断半月线疝缺损和疝囊突出的解剖层次，术前根据 CT 影像学检查判断，术中根据手术探查明确。

2. 注意避免遗漏隐匿的多发性半月线疝，术前通过 CT 等影像学检查筛查，开放手术可通过手指进入腹腔上下触摸腹壁探查，腹腔镜手术在腔镜视野下探查。

3. 低位半月线疝可参照腹股沟直疝的开放手术或腹腔镜手术方式进行修补（图 13-27）。

4. 在半月线疝补片修补中，生物材料补片是可以考虑的选项之一，多为 Sublay 修补，需要放置密闭式负压引流管，并且保留引流管至 2 周左右。但其远期疗效目前尚无高级别循证医学的推荐依据。

5. 半月线疝的缺损一般可在较低张力下关闭，补片修补时应避免补片桥接修补。

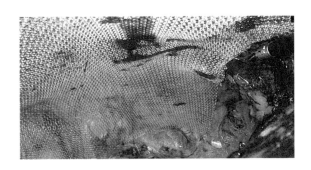

图 13-26　腹腔镜下在 Sublay 间隙放置补片

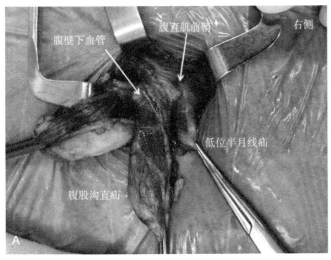
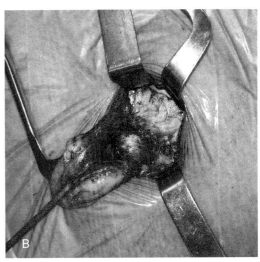

图 13-27　A. 低位半月线疝合并直疝；B. 低位半月线疝关闭腹横筋膜缺损

（黄永刚　王　平　李炳根）

主要参考文献

[1] Huttinger R, Sugumar K, Baltazar-Ford KS. Spigelian Hernia. 2020 Jun 27. In: StatPearls [Internet]. Treasure Island (FL): StatPearls Publishing, 2020 Jan-. PMID: 30855874.

[2] Webber V, Low C, Skipworth RJE, et al. Contemporary thoughts on the management of Spigelian hernia. Hernia, 2017, 21(3):355-361. doi: 10.1007/s10029-017-1579-x. Epub 2017 Jan 17. PMID: 28097450.

[3] Srivastava KN, Agarwal A. Spigelian hernia: a diagnostic dilemma and laparoscopic management. Indian J Surg, 2015, 77(Suppl 1):35-37. doi: 10.1007/s12262-014-1085-7. Epub 2014 May 6. PMID: 25972637; PMCID: PMC4425759.

[4] Afshari A, Nguyen L, Hermiz SJ, et al. Management of Bilateral Spigelian Hernias. Am Surg, 2016, 82(7):e130-132. PMID: 27457834.

[5] Li B, Qin C, Bittner R. Totally endoscopic sublay (TES) repair for midline ventral hernia: surgical technique and preliminary results. Surg Endosc, 2020, 34(4):1543-1550. doi: 10.1007/s00464-018-6568-3. Epub 2018 Oct 29. PMID: 30374792.

[6] 黄永刚, 王平, 叶静, 等. 微小切口开放腹膜前手术在腹壁疝修补中的临床应用. 中华疝和腹壁外科杂志(电子版), 2019, 13(1): 21-26.

[7] Patterson AL, Thomas B, Franklin A, et al. Transabdomi-nal preperitoneal repair of spigelian hernia. Am Surg, 2016, 82(1):E18-19. PMID: 26802845.

[8] 王平, 黄永刚, 叶静, 等. 腹横肌松解术在腹壁巨大切口疝修补中的临床应用. 中华疝和腹壁外科杂志(电子版), 2018, 12(3): 194-198.

[9] Rankin A, Kostusiak M, Sokker A. Spigelian hernia: case series and review of the literature. Visc Med, 2019, 35(2):133-136. doi: 10.1159/000494280. Epub 2018 Oct 30. PMID: 31192247; PMCID: PMC6514510.

[10] Barnes TG, McWhinnie DL. Laparoscopic spigelian hernia repair: a systematic review. Surg Laparosc Endosc Percutan Tech, 2016, 26(4):265-270. doi: 10.1097/SLE.0000000000000286. PMID: 27438174.

[11] Kelly ME, Courtney D, McDermott FD, et al. Laparoscopic spigelian hernia repair: a series of 40 patients. Surg Laparosc Endosc Percutan Tech, 2015, 25(3): e86-e89. doi: 10.1097/SLE.0000000000000112. PMID: 25383942.

[12] Zacharoulis D, Sioka E. Laparoscopic spigelian hernia repair: intraperitoneal onlay mesh-plus technique-video presentation. J Laparoendosc Adv Surg Tech A, 2018, 28(2): 201-203. doi: 10.1089/lap.2017.0009. Epub 2017 Apr 26. PMID: 28445099.

[13] Bhardwaj A, Kalhan S, Bhatia P, et al. Topic: Abdominal Wall Hernia - Spigelian hernia, anatomy, incidence, repair. Hernia, 2015, 19 Suppl 1:S344. doi: 10.1007/BF03355384. PMID: 26518838.

第四节　腹直肌分离的外科手术治疗

一、定义与解剖基础

腹直肌分离(rectus diastasis, RD)是指处于腹直肌鞘内的左、右腹直肌因腹白线延展而导致腹部膨出的病理现象,常见于产后妇女。RD 的诊断主要根据腹直肌间距(inter-rectal distance, IRD)。目前,关于正常的 IRD 定义和何时将其归为 RD 存在争议。正常 IRD 主要有 2 种分类方式(表 13-1～表 13-3),但多以 IRD 大于表 13-1定义为 RD。RD 的发病率较高,但报道不尽相同,Sperstad 等对 300 名首次妊娠孕妇进行前瞻队列研究,得出妊娠期及产后 DR 发病率分别为 33.1%(妊娠 21 周)、60.0%(产后 6 周)、45.4%(产后 6 个月)和 32.6%(产后 12 个月)。除孕产妇外,RD 常发生在有中心性肥胖的中、老年男性。此外,Köhler 报道,45% 的小脐疝和上腹部疝(< 2cm)中合并 DRA,且在 31 个月的平均随访期后实施缝合修补患者复发率高达 31.2%,明显高于未合并 DRA 的患者(8.3%)。2019 年德国疝协会和国际内镜疝协会对腹直肌分离分离宽度采用 Ranney 分类法:2cm <腹直肌间距< 3cm 为轻度分离,3cm ≤腹直肌间距≤ 5cm 中度分离,腹直肌间距> 5cm 为重度分离。但 2021 年欧洲疝协会腹直肌分离治疗指南中也指出:目前尚无理想的 RD 分类系统,也不能作为治疗策略的依据。

表 13-1　150 例未产妇白线不同部位正常宽度最大值
（mm）

位置	宽度
剑突	15
脐上 3cm	22
脐下 2cm	16

表 13-2　肌筋膜畸形的定量分类

畸形分类	临床表现	外科矫正
A（74%）	妊娠继发 RD	腹直肌前鞘中线折叠
B（16%）	RD、肌筋膜脐下和外侧松弛	腹直肌前鞘中线折叠、腹外斜肌筋膜折叠
C（8%）	先天性腹直肌横向插入肋缘	从腹直肌后鞘游离腹直肌，推动并使之附着于前鞘
D（2%）	DRA 合并肥胖	腹直肌前鞘折叠、腹外斜肌旋转

注：括号内为患者比例

表 13-3　尸体研究中不同部位白线正常宽度最大值（mm）

位置	< 45 岁	> 45 岁
脐与剑突连线中点	10	15
脐环	27	27
脐与耻骨联合连线中点	9	14

DRA 的典型表现为腹部膨出，也因此曾被归为腹壁疝，但 RD 有完整的中线肌筋膜且无真正的疝囊。RD 的临床症状除典型的腹部膨出外，还可导致肌肉功能失衡相关的腹壁功能减退（如姿势、躯干稳定性、呼吸、胎儿分娩、躯干弯曲、旋转和侧弯）、慢性腰背痛（因错误的姿势和腹部肌肉无力引起的生物力学原因）、腹疝、盆腔疼痛、大便失禁等。但这些症状目前也尚有争议。

二、手术方式

目前 RD 的治疗方式包括非手术治疗和手术治疗，文献报道质量有限、提供证据级别较弱。2021 年欧洲疝协会治疗指南中亦指出，非手术治疗中物理治疗似乎对 RD 治疗有效，但尚无具体的训练或治疗方案推荐。关于 RD 外科手术治疗的适应证及选择何种术式手术也尚未达成统一认识。

（一）RD 外科治疗的手术指征

到目前为止，学界对于 RD 是否行手术治疗仍存在很大争议。Emanuelsson 等认为 IRD > 3cm 即可考虑行腹壁修补，而 Brauman 等认为手术与否主要由膨出程度来评估而非分离本身。笔者结合自身经验及相关文献报道认为符合下列情况可行手术治疗：① RD 合并脐和（或）上腹部疝。②非手术治疗效果差，如经正规的康复训练后无效果或远未达到预期效果。③伴有 RD 相关症状，如有明显的腹部膨隆、肌肉功能失衡相关的腹壁功能减退、慢性腰背痛、盆腔疼痛等明显不适且排除其他疾病所致可考虑手术纠正 RD。④严重影响美观。由于腹部膨出影响腹壁形态，对于腹部形态有很高要求的患者可考虑。其中前三点可认为 RD 手术治疗绝对手术指征，而最后一点可作为其相对手术指征。

（二）手术方式的选择

RD 的手术方式因对其本质认识的深入而逐步完善。总体有以下几类：腹壁成形术、白线折叠术、改良疝修补术。

1. 腹壁成形术（abdominoplasty）　大多数轻到重度女性 RD 患者的前腹壁皮肤和脂肪变得延展和疏松，腹壁成形术可在那些对腹部轮廓有更高要求的患者实施。简单来说，腹壁成形术即是切除多余皮肤和脂肪组织，使得腹壁形态更为美观，但其并没有从本质上解决 RD。根据腹壁切口的形态，腹壁成形术常见有 3 种术式：低横切口（low transverse excision）、垂直切口（vertical excision）和包括水平切口与垂直切口的鸢尾式切口（a fleur-de-lis pattern incorporating a vertical and horizontal skin excision pattern）。同样，因为腹壁成形术属于整形手术，仅可改善腹壁形态，不能解决 RD，故即使是早期，对于 RD 的手术治疗也多采用腹壁成形术 + 白线折叠术。Pechter 等采用精确的体表标记对 35 例女性患者行腹壁成形术进行 RD 修复或脐重置。这一方案使得术中更为准确地确定需切除的皮肤和组织，切口定位更加合理，减少缺血性并发症发生的风险。

2. 白线折叠术（plication of the linea alba）　白线折叠术是目前外科治疗 RD 应用最早、最广泛的技术，顾名思义，白线折叠术即是用可吸收缝线或不可吸收缝线将薄弱、松弛的腹白线折叠收紧而使两侧的腹直肌间距缩小。虽然白线折叠术应用时间较长且应用很广泛，但其疗效不佳。2001年，van Uchelen JH报道，对40名采用可吸收缝线标准白线折叠术的RD患者进行32～109个月（平均64个月）的随访，发现40%的患者仍有RD或出现复发。预后不良的概率如此之高，促进了学者对白线的折叠术进一步改良和发展。这些改良措施主要体现在缝线材料、缝合技术和放置补片上。在缝线材料上，报道中最常见的可吸收单丝和复丝缝线分别是聚乳酸羟基乙酸缝线（polyglactin 910）和聚二恶烷酮缝线（polydioxanone，PDO）；最常见的不可吸收缝线是聚酰胺缝线（polyamide）、聚丙烯缝线（polypropylene）和聚酯纤维缝线（polyester）。此外，倒刺线也时有报道，如可吸收单丝单向PDO（the absorbable unidirectional barbed PDO monofilament）。Gama等对比2-0单丝尼龙缝线与倒刺线连续缝合行腹直肌前鞘折叠发现倒刺线有30%（3/10）的复发率，因此，倒刺线的使用可靠性尚有待进一步验证。相比可吸收缝线进行折叠术后复发率的不确定性，不可吸收缝线的主要缺点为：不可吸收缝线引起的炎症反应与窦道形成和腹部正中切口的慢性疼痛相关，这可能导致术后产生明显的可触及的结节。究竟可吸收缝线和不可吸收缝线孰优孰劣尚需更多对照研究来验证，同样需要材料学的进展以开发出更加完美的缝线。缝合技术主要有水平缝合、垂直缝合、连续缝合、间断缝合、三角褥式缝合（the triangular mattress suture）和Venetian blinds技术等。Ishida等对比水平缝合和垂直缝合发现垂直缝合中撕裂筋膜所需的力明显较高。因此，对于RD患者采用垂直缝合可在不撕裂筋膜的情况下折叠更大腹直肌间距（inter-rectus distance，IRD）。Gama等比较白线折叠术中使用单层连续缝合和双层间断缝合，结果均无复发，但前者所需时间明显缩短（14′22″ vs. 35′22″）。Elkhatib等使用尼龙线连续缝合，Mestak等使用可吸收缝线环形连锁缝合行白线折叠术均未发现RD复发。Veríssimo P等比较三角褥式缝合与连续缝合，显示前者能更为显著地缩短腱膜长度，纠正RD疗效更佳。此外，Venetian blinds技术作为一种腔镜下的折叠技术，可以减少术后血清肿的发生风险。补片的应用，

与目前腹壁疝修补的理念一致，增强了腹壁强度，可以降低RD复发率，因而被学者、专家所接受认可。

3. 改良疝修补术（modified hernia repair techniques） 因白线折叠术自身仍存在诸多难以避免的问题，部分学者尝试其他的方式来纠正RD。改良疝修补技术是以腹壁疝修补的理念来纠正RD的外科治疗方法，常用的有改良Chevrel技术、改良Rives-Stoppa修补术、白线折叠联合Sublay方法、白线折叠联合IPOM方法，以及近年来的内镜辅助或完全内镜下的白线重建和腹膜外补片修补方法（MILOS、EMILOS、ELAR、eTEP、REPA等）、机器人辅助的白线重建和腹膜外补片修补术。上述方法也均是中线部位腹壁疝的常用修补术式。

（1）改良Chevrel技术：首先切除薄弱的白线，然后自剑突下至脐部在左、右腹直肌内侧1/3切开腹直肌前鞘，将左、右内侧切开的腹直肌前鞘翻转缝合形成新的白线。在一项研究中，对40名有症状的脐和（或）上腹部疝合并RD的患者实施ELAR plus术（endoscopic assisted linea alba reconstruction plus mesh augmentation，本质为改良Chevrel技术），30 d随访中，无疝或DRA复发，有2例脐部伤口愈合延迟和1例血清肿，另外3例运动时间歇性疼痛，其中2例需服镇痛药控制。这一术式又被描述为腹直肌肌筋膜松解术（rectus abdominis myofascial release），可减轻白线折叠术和其他白线重建术由于高张力而引起的严重的术后疼痛。

（2）改良Rives-Stoppa技术：即切除薄弱的白线，腹直肌后鞘重叠缝合，然后缝合关闭腹直肌前鞘。近来，Carrara等对Rives-Stoppa技术进行了改良，对14例白线疝合并RD患者在腔镜下使用线型切割闭合器重建腹直肌前、后鞘并置腹直肌后补片加强修补，在平均6个月的随访后，无复发，亦无严重或轻微并发症出现。

（3）白线折叠联合Sublay术：即切开薄弱白线的两侧腹直肌前鞘，分离解剖两侧腹直肌后间隙，将腹直肌后鞘折叠缝合，置20cm×30cm的大网孔补片于腹直肌与腹直肌后鞘之间，置引流管后缝合关闭腹直肌前鞘。

（4）白线折叠联合IPOM：即采取经腹腹腔镜下进行薄弱的腹白线连续缝合折叠，然后置入

防粘连补片并腹腔内固定。

（5）MILOS（mini- or less-open sublay operation）：这种手术操作方式是由 Wolfgang Reinpold 等于 2013 年最早报道，2019 年报道完成 615 例腹壁疝，并与腹腔镜下 IPOM 术式、开放 Sublay 术式进行配对比较分析，MILOS 修补术在术后 1 年的手术并发症、全身并发症、复发和慢性疼痛等方面均显著低于腹腔镜下 IPOM 和开腹切口疝修补术；MILOS 术后感染率与腹腔镜下 IPOM 术后感染率相同。MILOS 的理念是将网片放置在肌肉后位置而无须打开腹腔，也不需要进行大的皮肤切口。

手术步骤：麻醉满意后，患者取平卧位。首先在腹壁疝缺损中心正上方做皮肤切口 2～12cm（2～5cm 称为 mini，6～12cm 称为 less），直视下显露疝囊，如腹腔有粘连，利用小切口行腹腔镜下或小切口直视下的粘连松解术；沿疝囊解剖显露疝环，将疝环处腹直肌后鞘与腹膜解剖分离，将显露的腹直肌后鞘在腹直肌内侧缘 1cm 处左、右两侧切开，缝合切开的疝囊及腹膜层；助手使用拉钩上提腹直肌，在内镜指引下纵向向上或向下切开腹直肌后鞘，解剖至四周分离范围超过缺损范围 5cm，连续缝合切开的两侧腹直肌后鞘内侧部分重建白线，在腹直肌与重建的腹直肌后鞘之间置入能覆盖缺损范围周围 5cm 的聚丙烯补片，补片一般不需要固定；补片与腹直肌之间放置引流管。如果缺损范围大，小切口不能充分显露术野时，关闭疝囊（腹膜）后使用内镜联合气腹技术进行解剖游离和放置补片，且妥善固定。缝合切口，重建脐部。

（6）EMILOS（endoscopic mini/less open sublay technique）：Reinhard Bittner 等首先报道这种技术，手术适应证为伴有腹直肌分离的中线部位脐疝、上腹疝或切口疝；25 例患者接受了 EMILOS 手术，平均皮肤切口 5.2 cm，平均手术时间 157min，平均住院时间为 3.2 d。随访 1 年余，手术效果满意，除 1 例出现浅表伤口感染外，所有手术均未发生术中或术后并发症，术后急、慢性疼痛减轻。

手术步骤：麻醉满意后，患者取平卧两腿分开位，术者在患者两腿之间，扶镜手在一侧。在疝囊上方做 3～6cm 的皮肤切口，解剖疝囊、显露疝环及显露腹直肌后鞘步骤同 MILOS；通过脐部腹直肌后鞘表面向下达耻骨联合区域，使用球囊扩张方法或镜推法建立耻骨膀胱前操作空间（如腹股沟疝的 TEP 手术方法），然后在耻骨上区耻骨膀胱前间隙置入 10mm 或 12mm Trocar 观察孔，将腹膜前间隙 CO_2 压力维持在 1.87kPa（14mmHg）；在直视下，在锁骨内侧中线两侧和脐部上方 3～5cm 处各引入一个 5mm 的操作孔 Trocar 后，开始腔镜下的解剖（反向 TEP）。在腹直肌和腹直肌后鞘之间进行分离，自弓状线向上至肋缘和剑突，切开腹直肌后鞘内侧缘，同时小心地保留筋膜外侧穿孔的血管和神经；肋缘后面的空间及胸骨（脂肪三角）后面的空间很容易被解剖和打开，但需保持腹白线完整性。选择 20cm×30cm 或 20cm×40cm 大小的中等重量的大网孔补片，在补片边缘置固定引线以利于补片置入肌后间隙平整，通过 12mm Trocar 置入并铺平补片，置入两个引流管于腹直肌后方和补片前方间隙，通过 5mm Trocar 引出。

（7）ELAR（endoscopic-assisted linea alba reconstruction）：Ferdinand Köckerling 等报道采用此方法对 140 例患者进行治疗的随访 1 年的结果：手术时间平均 116min；使用补片平均长 18.7cm、宽 9.1cm，住院时间平均 4.5 d。其中 2 例术后继发出血需再次手术（1.4%），其中一例是肝硬化和门静脉高压患者，另一例是接受血小板聚集抑制药治疗的患者；随访 1 年（随访率 21%）无血清肿、切口并发症或复发，有 2 例患者出现慢性疼痛。

手术步骤：左侧绕脐切口并沿中线向上 2～3cm，逐层分离至脐疝疝囊，打开疝囊，回纳或切除疝内容物，并将脐从腹壁筋膜上分离出来。然后置入内镜设备和建立气腹，进一步解剖皮下组织和双侧腹直肌前鞘的间隙至剑突，将伴有上腹壁中线处疝的内容物游离和还纳；沿两侧腹直肌前鞘从内侧缘切开，自脐下区至剑突，使用不可吸收缝线将左、右腹直肌前鞘切开的内侧端和松弛的白线折叠进行连续缝合以重建新的白线，然后根据缺损大小将合适的中等重量的大网孔补片缝合到切开的两侧腹前直肌前鞘固定；腹直肌前鞘和皮下间隙放置引流管。

（8）eTEP: Igor Belyansky 等报道 5 个中心对 79 例原发或复发的切口疝患者采用 eTEP 技术进行修复，其中 1 例中转为 IPOM，1 例中转为开放

Sublay；平均手术时间为 218.9min，平均出血量 52.6ml，平均住院为 1.8 d。术后 1 个月 2 例出现血清肿和切口并发症，术后随访 6 个月患者无异物感，1 年随访 1 例伴 TAR 手术的复发。这种方法提供了一种腹膜外缝合缺损、大范围的补片覆盖，短期随访安全可行。手术方法和原理基本同 EMILOS，但对于观察孔和操作孔的选择更自由，适用于中线或侧腹壁的疝；对于切开的后鞘和腹壁缺损连续缝合，补片采用生物蛋白胶或固定器或全层悬吊固定。

（9）REPA（preaponeurotic endoscopic repair）：Derlin Marcio Juárez Muas 报道采用此方法对 50 例腹直肌分离患者进行手术，其中腹直肌分离＜ 5cm 者占 55.5%、5.1 ～ 8cm 者占 29.6%、＞ 8.1cm 者占 14.9%；术后血清肿发生率为 12%。住院时间为 1 ～ 2d（平均为 1.3 天），根据 AVS（Visual Analogue Scalelscore，视觉模拟量表）疼痛评分为 3 分。16.5 d 后患者恢复正常活动。在 18 个月的临床和超声对照中，74% 的患者没有观察到并发症或复发。

手术步骤：全身麻醉和气管插管，患者取平卧位，双腿分开，手术医师站在患者两腿之间，扶镜手在左或右侧。在耻骨上正中切开皮肤及皮下组织，置 10mm Trocar 作为观察孔，气腹压力在 1.6kPa（12mmHg）左右，创建腱膜前间隙；直视下在两侧腹直肌外侧缘皮下间隙穿刺放置 2 个 5mm 操作 Trocar，沿皮下和腹直肌前鞘间隙自下而上进行分离，上腹部最高分离可达双侧肋缘以上 3cm，外侧可游离至腋前线；游离过程中脐部被游离重建；游离完毕从剑突至脐下 5cm 采用 1 号倒刺线连续折叠腹直肌前鞘，如腹直肌分离＞ 7cm 难以腔镜下直接关闭，则需行 CST 技术确保无张力状态下缝合白线；置入 22cm×15cm 的轻质或重型聚丙烯网进行 Onlay 加强修补并妥善固定，放置皮下引流管。

改良疝修补术在 RD 的应用多见于 IRD 较大或合并上腹部疝、脐疝或白线疝的患者。2019 年国际内镜疝协会的腹壁疝指南中也指出：MILOS 及 EMILOS 技术结合腹膜外放置大补片能有效地修补腹壁疝和腹直肌分离，复发率低、较少并发症和疼痛轻（2B 类证据）；ELAR 加腹膜外放置补片可用于治疗腹壁疝合并腹直肌分离患者，复发率低、并发症少和疼痛轻（4 类证据）。

（三）关于补片的使用

1. 补片放置与否　补片放置已成为疝病治疗的基础，其目的是加强缺损的腹壁；而对于 RD 患者来说，补片的放置是为了加强折叠或重建的腹白线，维持腹壁解剖和功能的完整性。相比于补片置入得深入人心，RD 治疗仅在腹壁成形术和少量白线折叠术中不放置补片。其支持者主要基于以下因素主张不放置补片：首先，腹壁成形术本身即为改善腹部轮廓而非纠正 RD，故而不需要置入补片以加强腹壁；其次，白线折叠术已有不少研究检验其治疗效果，虽是否放置补片仍有争议，但对于 IRD 较小、无明显症状病例可以达到纠正 RD 的效果，且长期随访复发少；最后，因异物置入引起的浆液肿、感染等补片相关并发症是外科医师不得不考虑的因素，且补片置入会导致医疗费用显著升高。Siddiky 报道 1 例在腔镜下行白线折叠的 RD 患者，术后 8 周随访无复发。但极少的样本量和短暂的随访时间使其可信度受到质疑，是否可作为常规开展仍有疑问。在另一项纳入 88 例 RD 患者，采用内镜白线折叠术（16 例加做脂肪抽吸术），术后 3 周、3 个月、6 个月及 66 个月定期随访，平均 38 个月，无一例复发。Gama 等报道 30 例实施腹壁折叠术的 RD 女性患者在 6 个月后出现 3 例复发。但 3 例复发患者白线折叠均使用倒刺线连续缝合，而另外两组均使用 2-0 单丝尼龙线缝合，故而复发是否与未放置补片相关尚不能确定。相反，大量各种术式＋补片放置纠正 RD 的研究均取得令人满意的结果。虽然尚无随机对照研究来验证纠正 RD 时放置补片的必要性，但众多研究成果及目前对于疝修补术的理论研究和认知，补片放置是必要且尤为重要的。

2019 年国际内镜疝协会的腹壁疝指南中也指出：补片加强修补术被推荐治疗腹壁疝并发腹直肌分离（B 级推荐）；腹腔镜和机器人补片技术用于腹壁疝合并腹直肌分离治疗近期效果好，但需要长期结果、成本和临床效益进行持续评估（C 级推荐）。

2. 补片位置　补片可以肌筋膜前（Onlay）、筋膜前肌后（Sublay）或腹腔内（Underlay、intraperitoneal onlay mesh 或 IPOM）等方式置入腹壁的不同位置来加强腹壁强度。虽然，相比于 Onlay 修补，Sublay 和 IPOM 修补可使腹腔内压力均匀分布于补片上，更加符合疝修补的帕斯卡原理，但在 RD 外科治疗中，放置补片最常见的位置是 Sublay，Onlay 和 IPOM 相对较少。

Onlay 补片加强多应用于开放手术或腔镜腹壁折叠术。其优点是手术操作简单易行，不需要对腹直肌后鞘过多分离。大多数的 Onlay 补片加强直接置入腹直肌前鞘上方，少数将补片固定于缺损部位的桥接修补（如改良 Rives-Stoppa 修补时置于切开翻转的内侧腹直肌前鞘）。Köckerling 等应用改良 Rives-Stoppa 修补治疗脐疝／上腹部疝合并 RD，使用中等重量大网孔聚丙烯补片代替切开翻转的腹直肌前鞘，短期随访无复发。2018 年，一项纳入 48 例腹疝合并 RD 患者的研究，采用内镜下白线重建，术者根据疝或 RD 缺损的大小决定是否放置腹直肌前鞘前的补片，平均随访 8 个月，结果 3 例未放置补片，出现 13 例血清肿、1 例复发、1 例皮下组织纤维化和 1 例切口感染，但作者未提及复发病例是否放置补片。另一项研究也显示在短期随访（5 个月）无复发。虽然 Onlay 修补技术相对简单，且在有限的报道中其复发率仍极低，但可能因其在切口疝及造口旁疝等的修补中复发率高于 Sublay 和 Underlay 修补技术，故而临床应用较少。

Sublay 修补技术指补片放置于腹直肌后鞘间隙，也有学者把腹直肌后鞘与腹膜前间隙补片修补也归入其中。相较于腹壁疝越来越多地应用 Underlay 修补技术，RD 的外科治疗中仍以 Sublay 修补技术占多数。Sublay 修补技术有开放手术和内镜手术两种方式。Cheesborugh 等报道腹壁成形术 +Sublay 补片修补术治疗 32 例腹疝和严重 RD 患者，平均随访 471 d（60 ～ 2292 d），无疝或 RD 复发。开放手术创伤大，术后血清肿、切口感染等潜在并发症发生率增加，且巨大手术切口本身增加切口疝的发生率。因此，对于不需要切除多余皮肤及脂肪的中、小 RD，采用小切口或腔镜手术无疑使患者获益更多。Privett 等自疝缺损前方切开 1 ～ 2cm 的小切口，钝锐结合分离出腹膜前间隙，置自粘连补片治疗 173 例中线疝和 RD（58 例中线疝合并 RD），共有 2 例复发。这种小切口的开放手术虽然创伤较小，但腹膜前间隙的分离较为困难，且因手术视野较差，可能存在腹膜破损而未察觉。这给后期补片与腹腔内组织粘连引发严重并发症留下了隐患。Carrara 等报道内镜下行白线重建并置腹直肌后补片加强修补治疗 14 例中线疝合并 RD 患者，随访 6 个月，无疝复发。

与 Underlay 修补技术在原发性腹疝、切口疝与造口旁疝应用日趋增多不同的是，其在 RD 的应用寥寥无几。这可能与在腔镜下进行白线重建不确切有关。2009 年，Palanivelu 等介绍全腔镜下采用 Venetian Blinds 技术重建白线并置腹膜下补片加强腹壁治疗 18 例 RD 患者，术后 1 个月、3 个月、12 个月和 48 个月进行随访，无一例复发。

RD 外科治疗的补片材料目前无专门的研究，一般使用腹壁疝修补的补片材料直接或裁剪后放置于各个平面，常用的有聚酯补片（PE）、聚丙烯补片（PP）、聚四氟乙烯／膨化聚四氟乙烯补片（PTFE/ePTFE）、复合补片及生物补片等。

（四）关于开放或腔镜技术的选择

疝修补腔镜手术发展得日益成熟得益于补片材料学的发展和其自身所具备的优点，即①避免了切口自身形成切口疝的潜在因素；②减少了因腹壁巨大创伤所致血清肿、出血及感染等并发症。但在 RD 的外科治疗中，特别是腹壁膨隆显著且渴望改善腹壁形态的患者，因行腹壁成形术时需切除多余的皮肤和脂膜，多选择开放手术。另外，由于 RD 本身无腹壁缺损，而是白线薄弱向两侧延伸所致，腹腔内行白线折叠术并不确切，微创手术多采取腹直肌前鞘前方平面进行。近年来，有学者倾向于对 IRD 较小、腹部膨隆不太明显的患者实施腹壁层次内的腔镜下手术治疗。

（五）不足与努力方向

RD 手术治疗的国内外研究总体处于探索阶段。目前国内外均无指南以供参考，故而 RD 手术治疗面临诸多问题。首先是认知不足：RD 是产后的普遍现象，造成其不被认为是一种疾病，而认为其是产后常见的生理现象；这种错误的认知造成出现 RD 后不会选择就医治疗。其次是没有系统的诊疗方案：其表现有：①非手术治疗方案不统一，康复训练的方式、时间没有系统规定，且疗效不确切。②手术治疗指征不健全。没有完善、健全的手术指征就不能对需要行手术治疗的患者进行很好地筛选，为术后恢复不佳的病例留下隐患。③处理并发症缺乏经验。RD 手术治疗本身有许多并发症，如复发、浆液肿、血肿、切口感染、皮肤坏死、慢性疼痛等。这些并发症发生以后的处理对患者和手术者来说同样重要。

（吴立胜）

主要参考文献

[1] Beer GM, Schuster A, Seifert B, et al. The normal width of the linea alba in unlliparous women. Clin Anat, 2009, 22(6):706-711.

[2] Sperstad JB, Tennfjord MK, Hilde G, et al. Diastasis recti abdominis during pregnancy and 12 months after childbirth: prevalence, risk factors and report of lumbopelvic pain. Br J Sports Med, 2016, 50(17):1092-1096.

[3] Köckerling F, Botsinis MD, Rohde C, et al. Endoscopic-assisted linea alba reconstruction plus mesh augmentation for treatment of umbilical and/or epigastric hernias and rectus abdominis diastasis- early results. Front Surg, 2016, 3(27):1-6.

[4] Köhler G, Luketina RR, Emmanuel K, et al. Sutered repair of primary small umbilical and epigastric hernias: concomitant rectus diastasis is a significant risk factor for recurrence. World J Surg, 2015, 39(1):121-126.

[5] Wolfgang Reinpold, Ferdinand Köckerling, Reinhard Bittne, et al.Classification of rectus diastasis-a proposal by the german hernia society(DHG) and the international endohernia society(IEHS). Front Surg, 2019, 28(6):1.

[6] Lee DG, Lee LJ, McLauqhlin L. Stability, continence and breathing: the role of fascia following pregnancy and delivery. J Bodyw Mov Ther, 2008, 12(4):333-348.

[7] Keshwani N, Mathur S, McLean L. Relationship between interrectus distance and symptom severity in women with diastasis recti abdominis in the early postpartum period. Phys Ther, 2018, 93(3):182-190.

[8] Emanuelsson P, Gunnarsson U, Dahlstrand U, et al. Operation of abdominal rectus diastasis (ARD) reduces pain and improves abdominal wall muscle strength: A randomized, prospective trial comparing retromuscular mesh repair to double-row, self-retaining sutures. Surgery, 2016, 160(5):1367-1375.

[9] Cheesborough JE, Dumanian GA. Simultaneous prosthetic mesh abdominal wall reconstruction with abdominoplasty for ventral hernia and severe rectus diastasis repairs. Plast Reconstr Surg, 2015, 135(1):268-276.

[10] Pechter EA. Instant identification of redundant tissue in abdominoplasty with a marking grid. Aesthet Surg J, 2010, 30(4):571-578.

[11] van Uchelen JH, Kon M, Werker PM. The long-term durability of plication of the anterior rectus sheath assessed by ultrasonography. Plast Reconstr Surg, 2001, 107(6):1578-1584.

[12] Gama LJM, Barbosa MVJ, Czapkowski A, et al. Single-layer plication for repair of diastasis recti: the most rapid and efficient technique. Aesthet Surg, 2017, 37(6):698-705.

[13] Chalya PL, Massinde AN, Kihunrwa A, et al. Abdominal fascia closure following elective midline laparotomy: a surgical experience at a tertiary care hospital in Tanzania. BMC Res Notes, 2015, 8:281.

[14] Ishida LH, Gemperli R, Longo MV, et al. Analysis of the strength of the abdominal fascia in different sutures used in abdominoplasties. Aesthetic Plast Surg, 2011, 35(4):435-438.

[15] Elkhatib H, Buddhavarapu SR, Henna H, et al. Abdominal musculoaponeuretic system: magnetic resonance imaging evaluation before and after vertical plication of rectus muscle diastasis in conjunction with lipoabdominoplasty. Plast Reconstr Surg, 2011, 128(6):733e-740e.

[16] Mestak O, Kullac R, Mestak J, et al. Evaluation of the long-term stability of sheath plication using absorbable sutures in 51 patients with diastasis of the recti muscles: an ultrasonographic study. Plast Reconstr Surg, 2012, 130(5):714e-719e.

[17] Veríssimo P, Nahas FX, Barbosa MV, et al. Is it possible to repair diastasis recti and shorten the aponeurosis at the same time? Aesthetic Plast Surg, 2014, 38(2):379-386.

[18] Palanivelu C, Rangarajan M, Jategaonkar PA, et al. Laparoscopic repair of diatasis recti using the 'Venetian blinds' technique of plication with prosthetic reinforce-ment: a retrospective study. Hernia, 2009, 13(3): 187-192.

[19] Carrara A, Lauro E, Fabris, et al. Endo-laparoscopic reconstruction of the abdominal wall midline with linear stapler, the THT technique. Early results of the first case series.Ann Med Surg(Lond), 2018, 38:1-7.

[20] Reinpold W, Schröder M, Berger C, et al.Mini- or less-open sublay operation (MILOS): a new minimally invasivetechnique for the extraperitoneal mesh repair of incisional hernias. Ann Surg, 2019, 269(4):748-755.

[21] Schwarz J, Reinpold W, Bittner R. Endoscopic mini/less open sublay technique(EMILOS)-a new technique for ventral hernia repair. Langenbecks Arch Surg, 2017, 402: 173-178.

[22] Ferdinand K, Marinos DB, Christine R, et al. Endoscopic-assisted linea alba reconstruction:New technique for treatment of symptomatic umbilical, trocar, and/or epigastric hernias with concomitant rectus abdominis diastasis.Eur Surg, 2017, 49:71-75.

[23] Igor Belyansky, Jorge Daes, Victor Gheorghe Radu, et al.A novel approach using the enhanced-view totally extraperitoneal (eTEP) technique for laparoscopic retromuscular hernia repair.Surg Endosc, 2018, 32:1525-1532.

[24] Derlin MJM. Preaponeurotic endoscopic repair (REPA) of diastasis recti associated or not to midline hernias. Surg Endosc , 2019, 33:1777-1782.

[25] Bittner R, Bain K, Bansal VK, et al. Update of guidelines for laparoscopic treatment of ventral and incisional abdominal wall hernias [International Endohernia Society (IEHS)]: Part B. Surg Endosc, 2019, 33:3511-3549.

[26] Siddiky AH, Kapadia CR. Laparoscopic plication of the linea alba as a repair for diastasis recti- a mesh free approch. J Surg Case Rep, 2010(5):3.

[27] Chang CJ. Assessment of videoendoscopy-assisted abdominoplasty for diastasis recti patients. Biomed J, 2013, 36(5):252-256.

[28] Köckerling F, Botsinis MD, Rohde C, et al. Endoscopic-assisted linea alba reconstruction: New technique for treatment of symptomatic umbilical, trocar, and/or epigastric hernias with concomitant rectus abdominis diastasis. Eur Surg, 2017, 49(2):71-75.

[29] Barchi LC, Franciss MY, Ziberstein B. Subcutaneous videosurgery for abdominal wall defects: a prospective observational study. J Laparoendosc Adv Surg Tech A, 2018, 5:1-8.

[30] Capitano S. Laparoscopic transabdominal preperitoneal approach for umbilical hernia with rectus diastasis. Asian J Endosc Surg, 2017, 10(3):334-335.

[31] Thabet AA, Alshehri MA. Efficacy of deep core stability exercise program in postpartum women with diastasis recti adominis:a randomized controlled trial . J Musculoskelet Neuronal Interact, 2019, 19(1):62-68.

[32] Claus CMP, Malcher F, Cavazzola LT, et al. Subcutaneous onlay laparoscopic approach (SCOLA) for ventral hernia and rectus abdominis diastasis repair: technical description and initial results. Arg Bras Cir Dig, 2018, 31(4):e1399.

[33] Köhler G, Fischer I, Kaltenböck R, et al. Minimal invasive linea alba reconstruction for the treatment of umbilical and epigastric hernias with coexisting rectus abdominis diastasis. J Laparoendosc Adv Surg Tech A, 2018, 28(10):1223-1228.

[34] Privett BJ, Ghusn M. Proposed technique for open repair of a small umbilical and rectus divarication with self-gripping mesh. Hernia, 2016, 20(4):527-530.

[35] Wiessner R, Vorwerk T, Tolla-Jensen C, et al. Continuous laparoscopic closure of the linea alba with barbed sutures combined with laparoscopic implantation (IPOM plus repair) as a new technique for treatment of abdominal hernias. Front Surg, 2017, 4:62.

[36] Klein F, Ospina C, Rudolph B, et al. Formation of a chronic pain syndrome due to mesh shrinkage after laparoscopic intraperitoneal onlay mesh (IPOM). Surg Laparosc Endosc Percutan Tech, 2012, 22(5):e288-e290.

第 14 章
造口旁疝修补手术

第一节　全腹腔镜下结肠造口旁疝补片修补术

造口旁疝是指患者接受造口手术后，由于各种因素导致腹腔内组织或器官在腹壁造口周围的人造通道中突出所形成的肿物，是各种造口手术最常见的术后并发症之一。根据原造口类型不同，主要分为结肠造口旁疝和回肠造口旁疝，其中结肠造口旁疝发生率较高，为 5% ～ 81%。

全腹腔镜下造口旁疝补片修补术式主要包括 Keyhole 法、Sugarbaker 法及 Sandwich 法三大类。该类修补术式以补片桥接的方式覆盖造口旁缺损，操作比较简便，创伤较小。相较传统的缝合修补手术，手术效果更好、恢复更快；相较于开放式补片修补手术，伤口感染及补片感染率更低。

一、适应证

1. 永久性结肠造口术后的患者，出现造口旁肿物逐渐增大并伴有腹胀、腹痛等症状。

2. 人工肛门袋密封性受影响，导致周围皮肤破溃、护理困难。

3. 疝内容物回纳困难，有肠管嵌顿风险。

4. 患者因疝囊较大影响外观或正常生活。

二、禁忌证

1. 术前检查评估或术中探查有肿瘤复发依据的患者。

2. 术前检查发现心肺功能、出凝血功能等一般情况无法耐受全身麻醉及手术的患者。

3. 术前检查发现合并有感染且控制不佳的患者（尿路感染、肺部感染，造口周围皮肤感染等情况）。

三、手术步骤

1. 探查腹腔，分离粘连。探查腹腔、肝、网膜、盆底、原手术区域有无肿瘤复发，腹腔粘连情况，原切口下方是否合并隐匿性切口疝。如为网膜粘连，运用超声刀分离粘连，以免渗血影响术野；如为肠管粘连，建议腔镜剪锐性分离粘连，以免肠管隐匿性热损伤。

2. 腹腔镜下回纳疝内容物、游离造口肠管。用腔镜无损伤钳回纳疝内容物后，同时分离造口旁疝内粘连，尽可能游离造口肠管直至皮下，注意勿损伤造口肠管及其系膜血管。

3. 测量疝环大小。完整显露造口旁疝，测量疝环缺损大小。并将疝环周围 5cm 的腹壁区域完全游离至可以放置钉合补片的条件，腔镜下测量疝环缺损大小。

4. 选择置入补片，调整补片与造口肠管位置。由 10mm 穿刺孔置入尺寸合适的防粘连修补材料。如采用 Keyhole 方式修补，置入中央带洞的 Keyhole 专用补片；如采用 Sugarbaker 方式修补，则置入常用的防粘连疝修补补片即可。

5. 腹腔镜下固定补片。根据剩余造口肠管及系膜长度决定采用哪种方式修补，系膜较短者采用 Keyhole 方式固定补片（图 14-1），系膜较长者采用 Sugarbaker 方式固定补片（图 14-2）。Sandwich 方式固定补片类似于 Keyhole+Sugarbaker，主要分为 3 部分：第一部分，为了保证能放置补片修补原切口下方的薄弱区域，需要游离膀胱前间隙显露双侧耻骨梳韧带，并游离肝圆韧带下缘的一部分；第二部分，先采用 1 张 15cm×15cm 的防粘连补片，裁剪并预留中央孔洞 1 ~ 1.5cm 可以容纳造口肠管通过，并围绕造口肠管，补片剪开的部分需两边互相重叠后固定于腹壁（图 14-3）；第三部分，采用 Sugarbaker 技术于腹部正中处向造口区覆盖另一张 30cm×20cm 防粘连补片，并予以钉合固定，使内、外两层补片夹合一段造口肠管至一个恰当的松紧度及角度（图 14-4 和图 14-5）。

6. 留置负压引流。根据手术创面决定是否留置负压引流管，引流管放置位置为造口旁疝修补区域，经过盆底，转由下腹部 5mm 穿刺孔引出，并缝合固定。

7. 最后贴上造口袋，并围上造口专用腹带（图 14-6）。

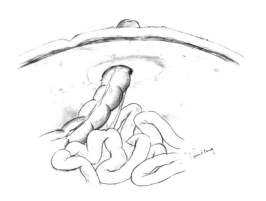

图 14-1 采用 Keyhole 方式固定补片

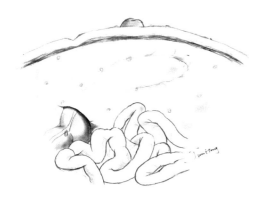

图 14-2 采用 Sugarbaker 方式固定补片

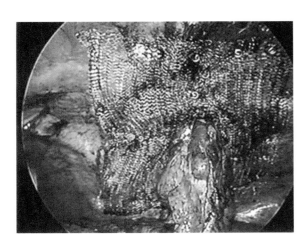

图 14-3 采用 Sandwich 方式固定的第 1 张补片，类似 Keyhole 方式

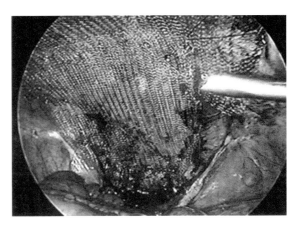

图 14-4 采用 Sandwich 方式固定的第 2 张补片，补片下方至膀胱前间隙，并固定于耻骨梳韧带

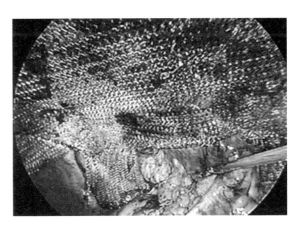

图 14-5 采用 Sandwich 方式固定的第 2 张补片，补片外侧覆盖一段 5 ~ 10cm 的造口肠管，类似 Sugarbaker 方式

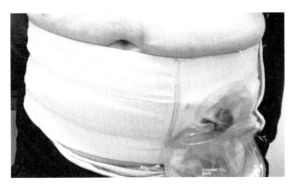

图 14-6 造口专用腹带

四、评价

全腹腔镜下结肠造口旁疝补片修补手术过程中，分离粘连、回纳疝内容物、游离造口肠管及系膜，以及钉合补片等步骤都需要在腹腔镜下完成，手术技术要求较高，所以必须要注意分辨解剖结构，仔细耐心操作，必要时应中转开放手术，保证手术安全地完成。

1. 无菌手术操作　术中分离粘连时避免损伤粘连肠管、游离造口肠管时勿损伤造口肠管及其系膜，全腹腔镜下钉合固定补片时需注意造口肠管走行，切忌损伤，留置负压引流管以便术后密切观察腹腔引流液性质。

2. 术后处理　①术后 6h 可少量进水，术后第 1 天可视情况进流质饮食，待排气后再进食半流质饮食，另可予以乳果糖等通便药物辅助治疗；②术后密切观察造口色泽，评估造口血供情况，如留置负压引流管，需密切观察引流液的颜色和性质；③加强镇痛治疗；④建议患者术后注意床上翻身、抬腿等活动，并鼓励其早期下床活动，预防深静脉血栓形成，预防肺部感染。

3. 并发症及处理

（1）术中并发症：遇到术野粘连非常严重、解剖结构分辨不清时或分离粘连疑似有粘连小肠、造口肠管损伤时，应及时中转开放手术。

（2）术后并发症：①粘连肠管隐匿性损伤，多系分离粘连时发生，尽量避免使用超声刀等热损伤手术器械分离肠管粘连。往往还会导致补片感染，严重时甚至需要去除补片。所以，术中操作必须非常仔细耐心。②出血，往往与粘连创面分离过多相关，所以一般选择超声刀分离网膜组织粘连。③肠梗阻，分为小肠粘连性梗阻和造口肠管梗阻，前者通过胃肠减压非手术治疗大多能缓解，后者需要放置肛管通气、通便治疗。④浆液肿。全腹腔镜下造口旁疝补片修补术，因很难做到较完整地去除疝囊壁，所以发生浆液肿的概率较高，积液较少时可以通过观察治疗，积液量较多时，则建议在超声定位下进行穿刺，以免误伤肠管及污染补片。

（姚琪远　何　凯）

第二节　腹腔镜回肠代膀胱造口旁疝 Sugarbaker 修补术

回肠代膀胱造口术又称 Bricker 手术，是泌尿外科针对膀胱癌及各类难治性膀胱炎的一种常用手术治疗方法。因为该手术需要截取一段回肠以替代膀胱，并在腹壁造口，所以术后 5% ～ 65% 的患者可能会出现回肠造口旁疝，而且需要再次手术修补。

一、适应证

1. 回肠代膀胱术后出现造口旁肿物逐渐增大并伴有腹胀、腹痛等症状。

2. 人工肛门袋密封性受影响，导致周围皮肤破溃、护理困难。

3. 造口旁疝内容物回纳困难、有肠管嵌顿风险。

4. 疝囊较大，影响患者外观及正常生活。

二、禁忌证

1. 术前检查评估或术中探查有肿瘤复发依据

的患者。

2. 术前检查发现心肺功能、出凝血功能等一般情况无法耐受全身麻醉及手术的患者。

3. 术前检查发现合并有感染且控制不佳的患者（尿路感染，肺部感染，造口周围皮肤感染等情况）。

三、手术步骤

1. 探查腹腔，分离粘连。探查腹腔，肝、网膜、盆底、原手术区域有无肿瘤复发，腹腔粘连情况，原切口下方是否合并隐匿性切口疝（图 14-7）。如为网膜粘连，运用超声刀分离粘连，以免渗血影响术野；如为肠管粘连，建议应用腔镜剪锐性分离粘连，以免肠管隐匿性热损伤（图 14-8）。

2. 回纳疝内容物。用腔镜无损伤抓钳回纳疝内容物（图 14-9），一般为小肠和网膜，动作应轻柔，以免损伤小肠和网膜。另外，需要注意疝内容物有时会与疝囊壁有粘连。

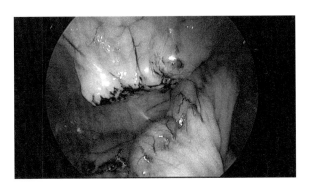

图 14-7　探查腹腔及造口区域

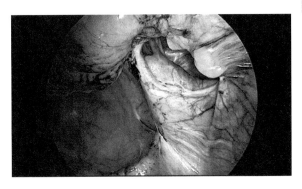

图 14-10　显露疝环

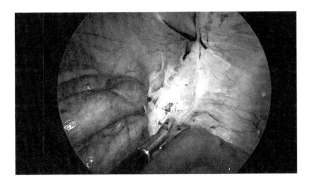

图 14-8　锐性分离粘连肠管

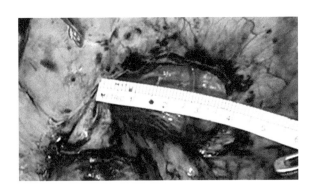

图 14-11　测量疝环缺损大小

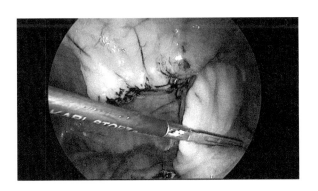

图 14-9　回纳疝内容物

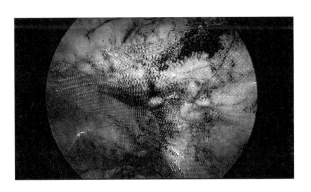

图 14-12　Sugarbaker 方式固定补片

3. 测量疝环大小。完全回纳疝内容物后，显露疝环（图 14-10），并将疝环周围 5cm 的腹壁区域完全游离至可以放置钉合补片的条件，腔镜下测量疝环缺损大小（图 14-11）。

4. 缝合疝环。辨识清造口肠管走行，腹腔镜下选择不可吸收缝线对疝环进行缝合。

5. 置入补片，钉合固定。选择尺寸适合的防粘连补片（需要覆盖超过疝环缺损周围 3～5cm），从无菌区域的腹腔镜穿刺孔置入腹腔内，注意防粘连面朝向腹腔脏器，补片覆盖缺损方式同 Sugarbaker 法修补，并采用螺钉在造口肠管旁及补片周边，每间隔 1cm 钉合补片一处（图 14-12）。

6. 留置负压引流管。根据手术创面决定是否留置负压引流管，引流管放置位置为造口旁疝修补区域，经过盆底，转由下腹部 5mm 穿刺孔引出，并缝合固定。

7. 更换 5mm 镜头，经 5mm 穿刺孔进入腹腔。直视下，采用缝线对原 1cm 穿刺孔进行腹壁全层 8 字法缝合，于皮下打结，余 5mm 穿刺套管依次在直视下退管。各穿刺孔表皮予以黏合胶对合。最后贴上造口袋，并围上造口专用腹带。

四、评价

分离粘连时，需辨认回肠造口肠管及其系膜

解剖结构。回肠代膀胱造口肠管一般走行于腹膜外，所以从腹腔内手术，需仔细辨认其走行及其系膜血管位置，避免分离粘连或钉合补片时损伤，必要时可以由助手站在造口区域牵拉预留置的导尿管，帮助术者辨认解剖位置。

此外钉合补片，采用 Sugarbaker 方式固定补片，钉合时注意避免损伤造口肠管及其系膜血管，避免损伤髂血管，避免钉合于同侧腹股沟区的疼痛三角区域。

1. 术后处理　①术后 6h 可少量进水。术后第 1 天可视情况进流食。②术后密切观察造口色泽，评估造口血供情况。如留置负压引流管，需密切观察引流液的颜色和性状。③加强镇痛治疗。④建议患者注意术后床上翻身、抬腿等活动，并鼓励其早期下床活动，预防深静脉血栓形成，预防肺部感染。

2. 并发症及处理

（1）术中并发症：术野粘连严重，分辨不清时应及时中转开腹手术，如损伤造口肠管及其系膜血管，损伤处应妥善修补，并请泌尿外科医师会诊检查原输尿管回肠吻合口是否通畅。

（2）术后并发症：①粘连肠管隐匿性损伤，发生率为 0 ～ 9.1%，多系分离粘连时发生，建议使用腔镜剪进行锐性分离，尽量不要使用超声刀分离肠管粘连。②出血，往往与粘连创面分离过多相关，所以一般选择超声刀分离网膜组织粘连。③肠梗阻，发生率约为 6.3%，因回肠代膀胱造口肠管排出的是尿液，所以出现梗阻的概率较低。④补片感染，往往继发于肠管隐匿性损伤，需要再次手术治疗，尽可能避免选择含有 e-PTFE 材质的防粘连补片，因为这类材料的孔径一般在 10μm 以下，巨噬细胞等免疫宿主细胞无法进入其中清除感染灶，所以会引起症状反复的顽固性感染。

（姚琪远　何　凯）

第三节　腹腔镜结肠造口旁疝 Lap-re-Do 修补术

造口旁疝是指患者接受造口手术后，由于各种因素导致腹腔内组织或器官在腹壁造口周围的人造通道中突出所形成的肿物，是各种造口手术最常见的术后并发症之一。根据原造口类型不同，主要分为结肠造口旁疝和回肠造口旁疝，其中结肠造口旁疝发生率较高，为 5% ～ 81%。

临床报道的全腹腔镜下造口旁疝补片修补术式主要包括 Keyhole 法、Sugarbaker 法及 Sandwich 法。该类修补术式以补片桥接的方式覆盖造口旁缺损，但是对疝环缺损、皮下疝囊，以及冗长的造口肠管均未做相应处理，术后结肠排便蠕动强，容易复入疝囊，引起复发。笔者所在团队自 2009 年起在腹腔镜造口旁疝补片修补术的基础上，针对疝环缺损、皮下疝囊及冗长的造口肠管术中分别做相应处理，并于原位重建造口，定义这一技术为"Lap-re-Do"，取得了较好的手术疗效，现将该手术具体步骤罗列如下，供大家分享经验。

一、适应证

1. 永久性结肠造口术后的患者，并出现造口旁肿物逐渐增大并伴有腹胀、腹痛等症状。

2. 人工肛门袋密封性受影响，导致周围皮肤破溃、护理困难。

3. 疝内容物回纳困难，有肠管嵌顿风险。

4. 患者因疝囊较大影响外观或正常生活。

二、禁忌证

1. 术前检查评估或术中探查有肿瘤复发依据的患者。

2. 术前检查发现心肺功能、出凝血功能等一般情况无法耐受全身麻醉及手术的患者。

3. 术前检查发现合并有感染且控制不佳的患者（尿路感染、肺部感染，造口周围皮肤感染等情况）。

三、手术步骤

1. 探查腹腔，分离粘连。探查腹腔，肝、网膜、盆底、原手术区域有无肿瘤复发，腹腔粘连情况，原切口下方是否合并隐匿性切口疝。如为网膜粘连，运用超声刀分离粘连，以免渗血影响术野（图 14-13）；如为肠管粘连，建议应用腔镜剪锐性分离粘连，以免肠管隐匿性热损伤（图 14-14）。

2. 腹腔镜下回纳疝内容物、游离造口肠管、测量疝环大小。用腔镜无损伤钳回纳疝内容物后，超声刀分离造口旁疝内粘连（图 14-15），并尽可能游离造口肠管直至皮下（图 14-16），注意勿损伤造口肠管及其系膜血管。完整显露造口旁疝（图 14-17），并测量疝环缺损大小（图 14-18）。

3. 开放入路封闭造口肠管，切除皮下疝囊。取造口原位环形切口，注意切开前先造口区域再次消毒（图 14-19）。切开后拖出造口肠管并使用无菌手套对其进行封闭（图 14-20），用丝线结扎处理。显露皮下疝囊空间，尽可能切除皮下疝囊组织，注意创面止血。

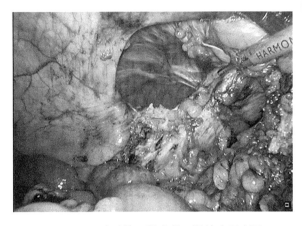

图 14-16　腹腔镜下游离造口肠管直至皮下

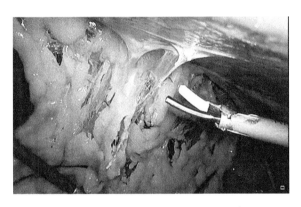

图 14-13　腹腔镜下应用超声刀分离网膜粘连

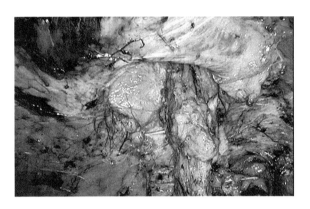

图 14-17　腹腔镜下显露造口旁疝疝环

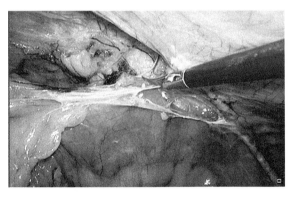

图 14-14　腹腔镜下应用剪刀分离肠管粘连

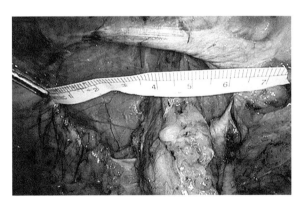

图 14-18　腹腔镜下测量疝环缺损大小

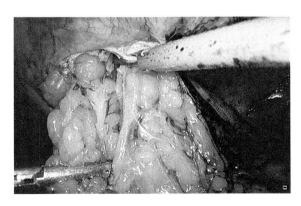

图 14-15　腹腔镜下应用超声刀分离造口旁疝内粘连

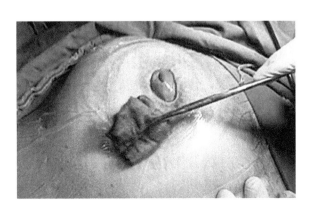

图 14-19　造口开放手术前造口区域再次消毒

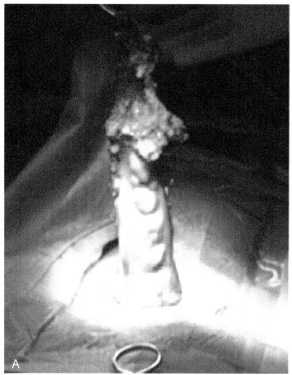
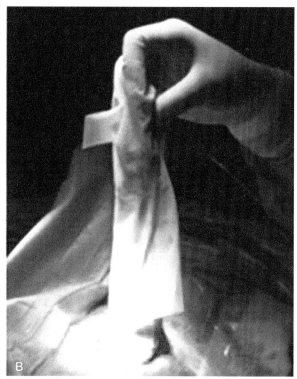

图 14-20　使用无菌手套对造口肠管进行封闭

4. 选择置入补片，调整补片与造口肠管位置。如采用 Lap-re-Do Keyhole 方式修补，套入 Dynamesh-IPST 补片（图 14-21），注意 PVDF 面须朝向腹腔；确定切除造口肠管长度后，调整补片袖套与造口肠管位置并采用不可吸收缝线进行缝合固定（图 14-22）；之后再将补片完整置入腹腔。如采用 Sugarbaker 方式修补，则由 10mm 穿刺孔置入尺寸合适的防粘连修补材料。采用不可吸收的疝修补线，在疝环坚韧腹壁组织处每间隔 1cm 处缝合 1 针，缩小原造口旁缺损疝环至仅能容造口肠管通过（图 14-23）。

5. 腹腔镜下固定补片。根据剩余造口肠管及系膜长度决定采用哪种方式修补，系膜较短者采用 Lap-re-Do Keyhole 方式固定补片（图 14-24），系膜较长者采用 Lap-re-Do Sugarbaker 方式固定补片（图 14-25）。

6. 留置负压引流。根据手术创面决定是否留置负压引流管，引流管放置位置为造口旁疝修补区域，经过盆底，转由下腹部 5mm 穿刺孔引出，并缝合固定。

7. 开放下重建造口区域。采用可吸收缝线缝合缩小原皮下疝囊空间，视原疝囊大小及缝合满意程度决定是否放置皮下负压引流管。切除冗长

的造口肠管，并原位重建结肠造口（图 14-26）。最后贴上造口袋，并围上造口专用腹带。

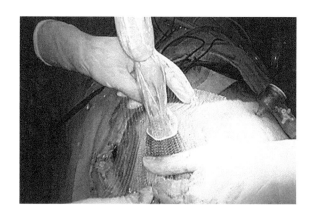

图 14-21　套入 Dynamesh-IPST 补片

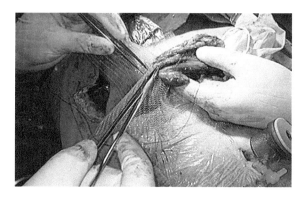

图 14-22　将补片袖套部分与造口肠管进行缝合固定

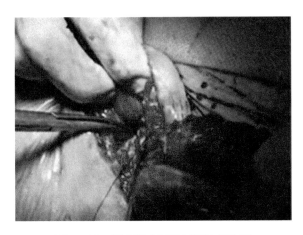

图 14-23　缝合缩小原造口旁缺损疝环

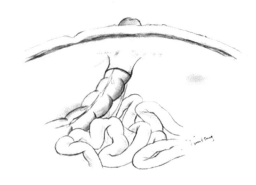

图 14-24　Lap-re-Do Keyhole 钉合补片手术效果图

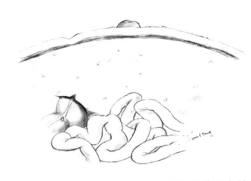

图 14-25　Lap-re-Do Sugarbaker 钉合补片手术效果图

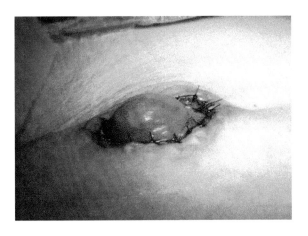

图 14-26　原位重建结肠造口

四、评价

1. 腹腔镜手术步骤　腹腔镜下分离粘连、回纳疝内容物、钉合补片等步骤都与全腹腔镜下结肠造口旁疝补片修补术类似。

2. 重建造口区域　通过切除皮下冗长的造口肠管、采用不可吸收的疝修补线缝合疝环至仅能容纳造口肠管通过、固定造口肠管、切除皮下疝囊囊壁组织、原位重建造口，从而达到恢复造口区域初始的状态，这样能有效地降低术后复发率，预防皮下浆液肿的发生，还能使患者术后的外观状态达到更好的恢复效果。

3. 无菌手术操作　因为 Lap-re-Do 手术涉及重建结肠造口，局部手术区域有细菌污染风险，而且要放置人工合成材料进行修补，所以要格外注意无菌操作及无菌理念。术中及时封闭及消毒开放的造口和造口区域、避免肠管损伤、关闭并引流皮下疝囊、选择合适的大网孔防粘连补片等，这些均能最大程度地预防造口周围区域感染的发生。

4. 术后处理　①术后 6h 可少量进水，术后第 1 天可视情况进流质饮食，待排气后再进食半流质饮食。另外，可予以乳果糖等通便药物辅助治疗。②术后密切观察造口色泽，评估造口血供情况，如留置负压引流管，需密切观察引流液的颜色和性状。③加强镇痛治疗。④建议患者注意术后床上翻身、抬腿等活动，并鼓励其早期下床活动，预防深静脉血栓形成，预防肺部感染。

5. 并发症及处理

（1）术中并发症：分离粘连疑似有粘连小肠损伤时，可以通过造口原位环形切口拖出小肠进行检查；造口肠管一旦损伤，如为全层破裂需要腔镜下缝合破损处以减少造口区域污染，如仅为浆膜层损伤，则可待后面转为开放手术时视情况决定是局部修补或是连同冗长的造口肠管一并切除。如果术野粘连非常严重，解剖结构分辨不清时应及时中转开腹手术。

（2）术后并发症：①粘连肠管隐匿性损伤，多系分离粘连时发生，尽量避免使用超声刀等热损伤手术器械分离肠管粘连。②出血，往往与粘连创面分离过多相关，所以一般选用超声刀分离网膜组织粘连。③肠梗阻，分为小肠粘连性梗阻和造口肠管梗阻，前者通过胃肠减压非手术治疗大多能缓解，后者需要放置肛管通气、通便治疗。④造口周围感染，抗生素＋加强造口护理治疗造口周围皮肤感染，严重时并发皮下疝囊积脓、补片感染，则需要再次手术切开排脓，甚至需要去除感染补片。⑤浆液肿：Lap-re-Do 手术因结合开放手术去除疝囊壁，引流皮下积液，所以发生浆液肿的概率较低，如果引流不通畅、积液量较多，建议在超声定位下进行穿刺，以避免误伤肠管及污染补片。

（3）患者术后会因腹壁疼痛长期卧床，导致下肢深静脉血栓和肺栓塞的危险性增大，应鼓励患者早期活动，同时注意疼痛管理、加强深静脉血栓预防性治疗，必要时请血管外科医师协助诊治。

（姚琪远　何　凯）

主要参考文献

[1] Turnbull GB. Ostomy statistics: the $64 000 question. Ostomy Wound Manag, 2003, 49: 22-23.

[2] Brown H, Randle J. Living with a stoma: a review of the literature. J Clin Nurs, 2005, 14: 74-81.

[3] Hansson BME, Slater NJ, et al. Surgical techniques for parastomal hernia repair: A systematic review of the literature. Ann Surg, 2012, 255: 685-695.

[4] Londono-Schimmer EE, Leong APK, Phillips RKS. Life table analysis of stomal complications following colostomy. Dis Colon Rectum, 1994, 37: 916-920.

[5] Leong APK, Londono-Schimmer EE, Phillips RKS. Life-table analysis of stomal complications following ileostomy. Br J Surg, 1994, 81: 727-729.

[6] Kouba E, Sands M, Lentz A, et al. Incidence and risk factors of stomal complications in patients undergoing cystectomy with ileal conduit urinary diversion for bladder cancer. J Urol, 2007, 178: 950-954.

[7] Hong SY, Oh SY, Lee JH, et al. Risk factors for parastomal hernia: based on radiological definition. J Korean Soc Coloproctol, 2013, 84: 43-47.

[8] Timothy FD, Bernard HB, John PS, et al. Risk factors for the development of parastomal hernia after radical cystectomy. J Urol, 2014, 191: 1708-1713.

[9] Sohn YJ, Moon SM, Shin US, et al. Incidence and risk factors of parastomal hernia. J Korean Soc Coloproctol, 2012, 28: 241-246.

[10] Kimihiko F, Takayuki S, Yasuo Nagashima, et al. Risk factors for parastomal hernia in Japanese patients with permanent colostomy. Surg Today, 2014, 44: 1465-1469.

[11] Smietanski M, Szczepkowski M, Alexandre JA, et al. European hernia society classification of parastomal hernias. Hernia, 2014, 18: 1-6.

[12] Carne PWG, Robertson GM, Frizelle FA. Parastomal hernia. Br J Surg, 2003, 90: 784-793.

[13] Garcia-Vallejo L, Concheiro P, Mena E, et al. Parastomal hernia repair: laparoscopic ventral hernia meshplasty with stoma relocation. The current state and a clinical case presentation. Hernia, 2011, 15: 85-91.

[14] 何凯, 姚琪远, 陈浩, 等. 腹腔镜造口重做造口旁疝补片修补术的手术效果及安全性评估. 外科理论与实践, 2010, 15: 616-620.

[15] 李绍杰, 黄磊, 唐健雄, 等. 单中心造口旁疝 10 年诊治经验 (附 220 例报告). 外科理论与实践, 2016, 21: 121-125.

[16] Hotouras A, Murphy J, Thaha M, et al. The persistent challenge of parastomal herniation: a review of the literature and future developments. Colorectal Disease, 2013, 15: 202-214.

[17] Porcheron J, Payan B, Balique JG. Mesh repair of paracolostomy hernia by laparoscopy. Surg Endosc, 1998, 12: 1281.

[18] Berger D, Bientzle M. Laparoscopic repair of parastomal hernias: a single surgeon's experience in 66 patients. Dis Colon Rectum, 2007, 50: 1668-1673.

[19] Wara P, Andersen LM. Long-term follow-up of laparoscopic repair of parastomal hernia using a bilayer mesh with a slit. Surg Endosc, 2011, 25: 526-530.

[20] Saber AA, Rao AJ, Rao CA, et al. Simplified laparoscopic parastomal hernia repair: the scroll technique. Am J Surg, 2008, 196: 16-18.

[21] Halabi WJ, Jafari MD, Carmichael JC, et al. Laparoscopic versus open repair of parastomal hernias: an ACS-NSQIP analysis of short-term outcomes. Surg Endosc, 2013, 27: 4067-4072.

[22] Helgstrand F, Rosenberg J, Kehlet H, et al. Risk of morbidity, mortality, and recurrence after parastoma lhernia repair: A nationwide study. Dis Colon & Rectum, 2013, 56: 1265-1272.

[23] Slater NJ, Hansson BME, Buyne OR, et al. Repair of parastomal hernias with biologic grafts: A systematic review. J Gastrointest Surg, 2011, 15: 1252-1258.

[24] Shabbir J, et al. A systematic review on the use of prophylactic mesh during primary stoma formation to prevent parastomal hernia formation. Colorectal Disease, 2011, 14: 931-936.

[25] Tam KW, Wei PL, Kuo LJ, et al. Systematic review of the use of a mesh to prevent parastomal hernia. World J Surg, 2010, 34: 2723-2729.

[67] Wijeyekoon SP, Gurusamy K, El-Gendy K, et al. Prevention of parastomal herniation with biologic/composite prosthetic mesh: a systematic review and meta-analysis of randomized controlled trials. J Am Coll Surg, 2010, 111: 637-645.

[27] Lee L, Saleem A, Landry T, et al. Cost effectiveness of mesh prophylaxis to prevent parastomal hernia in patients undergoing permanent colostomy for rectal cancer. J Am Coll Surg, 2014, 218: 82-91.

[28] Berger D. Prevention of parastomal hernias by prophylactic use of a specially designed intraperitoneal onlay mesh (Dynamesh IPST). Hernia, 2008, 12: 243-246.

[29] Brandsma HT, Hansson BME, Haan HV, et al. PREVENTion of a parastomal hernia with a prosthetic mesh in patients undergoing permanent end-colostomy; the PREVENT-trial: study protocol for a multicenter randomized controlled trial. Trials, 2012, 13: 226-232.

[30] Williams NS, Hotouras A, Bhan C, et al. A case-controlled pilot study assessing the safety and efficacy of the Stapled Mesh stomA Reinforcement Technique (SMART) in reducing the incidence of parastomal herniation. Hernia, 2015, 19: 949-954.

[31] Marinez AC, Erestam S, Haglind E, et al. Stoma-Const - the technical aspects of stoma construction: study protocol for a randomized controlled trial. Trials, 2014, 15: 254-260.

[32] Bayer I, Kyzer S, Chaimoff C. A new approach to primary strengthening of colostomy with Marlex mesh to prevent paracolostomy hernia. Surg Gynecol Obstet, 1986, 163: 579-580.

第 15 章
食管裂孔疝修补术与胃底折叠术

第一节 概 述

腹腔镜手术（laparoscopic surgery），又名微创手术（minimally invasive surgery，MIS）、截孔手术（keyhole surgery），是一种通过 0.5 ～ 1cm 微小切口进行腹部各种外科手术的现代外科技术。截孔手术用于胸腔就叫作胸腔镜（thoracoscopic surgery）。腹腔镜及胸腔镜技术为内镜技术进一步应用于临床的产品。腹腔镜技术的历史可以追溯到 100 多年前，于 1902 年 Georg Kelling 等第一次将腹腔镜技术试用于犬，随后 1910 年瑞典医师 Hans Christian Jacobaeus 首次报道腔镜技术用于肺结核患者的诊断及胸腔内粘连的治疗，1911 年发表文章描述将膀胱镜用于腹腔病变诊断的可能性。于 1950 年初 Raoul Palmer 首次发表关于腹腔镜技术用于诊断腹腔疾病的文章，于 1972 年 Clarke 首次发明、申请专利、开展并录像腹腔镜手术，发表一篇题为"腹腔镜 - 缝合及结扎的新技术"的文章。于 1975 年巴西妇产科医师 Tarasconi 首次完成了腹腔镜下输卵管切除术并在美国妇科腹腔镜检查医师协会第 3 次会议上报道。

随后的数十年来，腔镜技术越来越普遍使用并优化。但是腔镜器械的缺点限制了腔镜技术的进一步发展，直到应用计算机芯片技术的电视摄像机问世后腔镜技术迎来了飞速发展机会。随着腹腔镜技术的不断提高，经验不断积累，腹腔镜设备、手术器械的不断改进和完善，腹腔镜手术的深度及广度都有了很大的发展，就连腹部外科公认难度最大的 Whipple 手术（胰腺切除术）均有成功施行的报道，LC 不再是腹腔镜微创手术唯一的内容。腹腔镜手术以其创伤小、生理功能干扰轻、术后疼痛少、恢复快、住院时间短及美容效果好等优点得到广泛的认可并迅速在全球得到发展。

20 世纪 90 年代微创手术在 GERD 的外科治疗领域开始应用。于 1991 年 Dallemagne 等实施了第一例腹腔镜下 Nissen 胃底折叠术，随后该手术方法迅速发展。它以其创伤小、恢复快、并发症少，效果与开腹手术无差异而逐渐被广大医师及患者所接受。

腹腔镜下抗反流手术（LARS）的远期效果与开腹抗反流手术基本相同，甚至优于传统开腹手术。Peters MJ 等于 2009 年进行了一项比较传统抗反流手术与腹腔镜抗反流手术的随机对照研究（randomized clinical trials，RCT）的荟萃分析（meta-analysis）。1990—2007 年发表 12 篇 RCT 研究入选，一共 1036 例患者进行开腹或腹腔镜抗反流手术（均为开腹或腹腔镜短松 Nissen 胃底折叠术）。分别对两个手术组的手术时间、恢复正常活动时间、围术期并发症、治疗失败、再次手术率等 6 项指标进行荟萃分析研究。结果显示腹腔镜下抗反流手术（LARS）是准备选择外科治疗的 GERD 患者安全及有效的选择。腹腔镜抗反流手术以住院时间短、恢复快、恢复日常活动时间早、并发症少等近期效果优于开腹抗反流手术，远期治疗效果基本无差异。腹腔镜抗反流手术因治疗失败而再次手术率明显高于开腹抗反流手术（表 15-1）。

表 15-1　传统与腹腔镜抗反流手术并发症的比较

作者	患者（N）		并发症（N）		并发症详细情况	
	LARS	OARS	LARS	OARS	LARS（n）	OARS（n）
Laine, Salminen 等	55	55	3	7	食管穿孔 2 例 术中大出血 1 例	脾损伤致脾切除 2 例 肺炎 1 例 膈下脓肿 1 例 切口感染 3 例
Seikkinen 等	22	20	3	5	折叠处血肿 1 例 Trocar 处出血 1 例 呕吐 1 例	肝划伤 1 例 肺炎 1 例 呕吐 2 例 切口血肿 1 例
Pertillä 等	10	10	1	0	出血 1 例	
Bais 等	57	46	5	10	脾损伤致脾切除 2 例 气胸 2 例 膈下脓肿 1 例 切口疝 1 例	脾损伤致脾切除 2 例 气胸 1 例 膈下脓肿 1 例 切口疝 2 例 切口感染 4 例
Nilsson, Wenner 等	25	30	4	0	食管出血 1 例 肝损伤 1 例 气胸 2 例	
Chrysos 等	56	50	12	42	肺不张 / 肺炎 9 例 深静脉血栓 1 例 切口感染 2 例	脾损伤 3 例，未行脾切除 肺不张 20 例 肺炎 13 例 胸腔积液 6 例 深静脉血栓 3 例 切口感染 13 例 切口裂开 4 例
Luostarinen 等	13	15	1	0	胃底穿孔 1 例	
Ackroyd 等	52	47	7	12	肺不张 2 例 尿潴留 4 例 术后肠梗阻 1 例	肺不张 5 例 尿潴留 6 例 术后肠梗阻 1 例
Pranzen 等	45	48	0	2		脾损伤致脾切除 1 例 切口感染 1 例
Draaisma 等	79	69	1	0	切口疝 1 例	
Hakanson 等	99	93	2	12	肺炎 1 例 气胸 1 例	肺炎 2 例 气胸 2 例 深纵隔及腹膜感染 1 例 胃溃疡 1 例 肠梗阻 1 例 切口裂开 1 例 尿路感染 1 例 术后意识错乱 1 例

LARS. 腹腔镜下抗反流手术；OARS. 开放抗反流手术

摘自：Peters MJ, Mukhtar A, Yunus RM, et al. Meta-analysis of randomized clinical trials comparing open and laparoscopic anti-reflux surgery. Am J Gastroenterol, 2009, 104(6): 1548-1561; quiz 1547,1562.

第二节　腹腔镜手术器械及手术解剖学

一、腹腔镜手术器械

1. 全套腹腔镜设备　腹腔镜（0° 或30° ），摄像机，冷光源，气腹装置（包括气腹机、气腹针、气腹管等），穿刺套管，监视器等（图15-1）。

2. 腹腔镜专用器械配置　腹腔镜专用分离钳、剪刀、抓钳、无损伤钳、持针器、肝拉钩、Babcock 钳等（图15-2）。

3. 能源　腹腔镜专用电刀（电钩），也可以用双极电凝器等。如果有条件选用超声刀更好（图15-3）。

4. 胃镜及食管测压装置　有条件者可备胃镜及胃镜下食管测压装置，术中可用于食管测压。

二、手术解剖学

发挥抗反流作用的正常解剖结构主要是指胃食管连接部，即食管下端与胃贲门相连处长3～5cm 的一段食管，结构主要包括食管下括约肌（lower esophageal sphincter, LES）、贲门切迹（His 角）、胃悬吊纤维、Z 线、膈肌脚、膈食管膜。术者必须熟练掌握该区域的解剖结构及重要的解剖标志。

1. 术中要注意辨别的解剖标志　见图15-4。

2. 胃食管周围韧带及重要解剖结构　见图15-5。

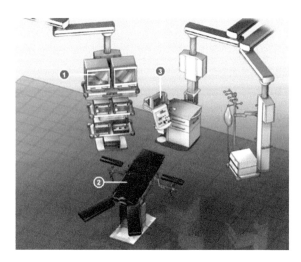

图 15-1　腹腔镜手术所需器材
①腹腔镜平台；②手术床；③麻醉平台

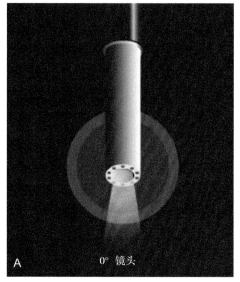

0° 镜头

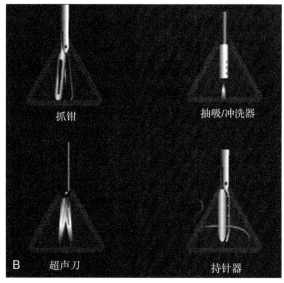

抓钳　抽吸/冲洗器

超声刀　持针器

图 15-2　腹腔镜不同的操作工具

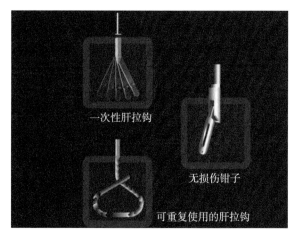

一次性肝拉钩

无损伤钳子

可重复使用的肝拉钩

图 15-3　腹腔镜不同的操作器械

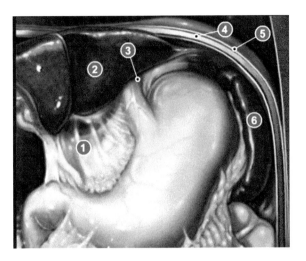

图 15-4　**手术相关区域解剖**
①小网膜；②肝左叶；③食管裂孔；④左、右膈肌脚；
⑤脾胃韧带；⑥胃短血管

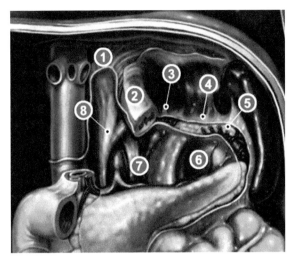

图 15-5　**后腹膜血管比邻关系示意图**
①肝附着区域；②膈食管韧带；③胃膈韧带；④脾胃韧带；
⑤胃短血管；⑥左肾；⑦Toldt 筋膜；⑧膈肌脚

第三节　麻　醉

随着微创手术技术的发展，腹腔镜手术日渐增多，趋于成熟。腹腔镜手术时麻醉所遇到的主要问题是用 CO_2 建立人工气腹和特殊体位对患者的病理生理造成的干扰，常使麻醉管理复杂化。老年患者心、肺功能储备降低，特别是部分老年患者伴有心肺疾病，增大了麻醉和手术风险。

一、麻醉方式的选择

麻醉选择以保证充分无疼痛、有效肌松，并能解除人工气腹不适，避免 CO_2 气腹致生理变化以保证患者最大安全性为原则。对腹腔镜手术麻醉，多数学者推荐气管内插管全身麻醉。主要目的在于控制呼吸能减轻手术操作对呼吸的影响，保证良好的通气和氧合，避免出现高 CO_2 血症，并能避免术中患者出现误吸造成的严重后果。在基层医院，患者的经济状况差别较大，许多患者往往要求临床医师能最大限度地降低其住院费用。硬膜外阻滞与气管内插管全身麻醉相比是一种较为经济的麻醉方法，但需控制平面在 $T_{4\sim12}$ 椎间隙，因 CO_2 对膈肌的刺激及食管牵拉，可有肩背放射性疼痛，且硬膜外阻滞可使周围血管扩张，气腹后腹内压增高、膈肌抬高，致使回心血量减少，引起呼吸增快，加之体内 CO_2 并未及时排出，影响呼吸功能。故硬膜外阻滞因安全性差、麻醉效果不理想等原因不适用于胃食管反流患者的抗反流手术治疗。

二、人工气腹对人体生理环境的影响

腹腔镜手术时一般用 CO_2、N_2O 或 O_2 来建立人工气腹。但是，O_2 的弥散性较差，易保留在腹腔，因而可产生良好的腹腔扩张及手术视野显露，但是氧气的易燃性限制了电灼器的使用，同时氧气在血液中的溶解性低，因此更易形成气栓；N_2O 的弥散性强，易引起肠管扩张，影响手术操作，虽有减轻术后疼痛的可能，但易引起弥散性缺氧。因此，目前临床上已很少用这两种气体，普遍采用 CO_2 建立人工气腹。CO_2 对人体生理功能的影响如下。

（一）人工 CO_2 气腹对呼吸功能的影响

腹腔镜下行腹部手术时，接触 CO_2 的腹膜面积大，血管丰富，CO_2 弥散力强，注入腹腔中的 CO_2 在高压下可以迅速吸收入血，使血液中 $PaCO_2$ 增加；腹内压增高影响膈肌运动，膈肌上抬，胸腔容量减少，肺顺应性降低，呼吸无效腔量增加，使 CO_2 潴留，呼气末二氧化碳分压（$P_{ET}CO_2$）进一步增加，可导致高碳酸血症，上述变化于头低位时可更显著。综上所述，人工气腹后，腹式呼吸潮气量下降，胸式呼吸潮气量在总潮气量中所占比例增加，这些均说明人工气腹可导致腹部呼吸运动受限，导致患者潮气量下降。因此，术中应严密监测呼吸功能，必须常规监测患者脉搏血氧饱和度（SpO_2），有条件的要监测呼气末二氧化碳分压。

（二）人工 CO_2 气腹对心血管系统的影响

建立人工 CO_2 气腹后，由于腹部压力增加，下腔静脉受压致回心血量减少，心排血量减少可致血压下降；气腹后膈肌上抬可致肺血管阻力增加，引起肺内分流增加，也可引起血压下降。腹膜吸收 CO_2 易引起高碳酸血症，有直接抑制心肌作用，并使血浆中儿茶酚胺含量上升 2～3 倍，引起交感神经兴奋，对血流动力学影响较大；CO_2 吸收入血可致总外周阻力增加，通气血流比值（V/Q）失调，因而可增加心肺负荷。气腹压和麻醉及术中体位的变化对血流动力学的影响，于心功能正常者尚能耐受，但对心血管功能已有损害者将有发生失代偿的可能。另外，手术期间由于呼吸性酸中毒、缺氧及反应性交感神经刺激可导致心律失常发生的可能性明显增加。因此，术中应严密监测患者心血管功能，常规监测患者脉搏血氧饱和度（SpO_2）、ECG、无创血压（NIBP）等。

（三）二氧化碳排除综合征

腹腔镜手术结束之后，需要排除 CO_2，由于术中 $PaCO_2$ 持续升高较长时间，一旦 CO_2 迅速排除，有些患者可出现末梢血管张力消失及扩张，心排血量锐减，脑血管和心脏冠状动脉血管收缩。临床上表现为血压剧降、脉搏减弱及呼吸抑制等征象，称为 CO_2 排除综合征。严重者可能出现心律失常、心搏及呼吸停止。因此，有些敏感患者应缓慢排气，并注意监测和处理。

三、术中监测及处理

1. 全身麻醉患者常规监测 心电图（ECG）、无创血压（NIBP）、脉搏、氧饱和度（SpO_2）等应作为常规监测项目。全身麻醉和气管插管患者需监测呼气末二氧化碳（$P_{ET}CO_2$）。小儿、老年、危重患者还应监测体温、中心静脉压（CVP）和尿量，必要时加用有创动脉监测（IBP）。在特殊需要时应用 Swan-Ganz 漂浮导管监测肺毛细血管楔压（PCWP）及心排血量（CO），以便全面了解心血管系统功能，指导复杂危重患者的处理。

2. 高碳酸血症的发现及处理 建立气腹后因为接触 CO_2 的腹膜面积大，血管丰富，CO_2 弥散力强，注入腹腔中的 CO_2 气体在高压下可以迅速吸收入血，使血液中 CO_2 分压增加；腹内压增高影响膈肌运动，膈肌上抬，胸腔容量减少，肺顺应性降低，呼吸无效腔量增加，使 CO_2 潴留，呼气末二氧化碳分压（$P_{ET}CO_2$）进一步增加，很容易导致高碳酸血症。故术中应严密监测呼吸功能，必须常规监测患者脉搏血氧饱和度（SpO_2），有条件的要监测呼气末 CO_2 浓度（$P_{ET}CO_2$）。一旦发现高碳酸血症，应及时调整呼吸通气量或呼吸频率，以加快体内 CO_2 的排出。因此要求人工气腹中通过气管插管全身麻醉施行过度通气。

3. 二氧化碳气栓的诊断与处理 CO_2 气栓的临床表现和体征主要与气体进入静脉系统的速度和量以及栓塞的部位有关。中枢神经系统可表现为双侧瞳孔散大、意识障碍、偏瘫甚至深度昏迷。呼吸系统可表现为呼吸困难、发绀、脉搏氧饱和度降低、$P_{ET}CO_2$ 突然降低，甚至降到零，其中 $P_{ET}CO_2$ 突然降低有时是最先出现的表现。循环系统可表现为低血压、心动过缓或心律失常或室性心动过速、心力衰竭甚至心搏骤停。心脏听诊可闻及"车轮样杂音"。如果出现上述症状应立即停止气腹，患者取头低左侧卧位，使气体离开右心室流出道。吸入高浓度氧以减少 CO_2 气栓体积，必要时放置中心静脉导管或肺动脉导管吸出气栓。体外心脏按压可将气栓挤碎，易于解除梗阻，高压氧更为有效。

4. 心律失常的发生及其处理 由于在建立 CO_2 气腹时腹膜吸收 CO_2 易引起高碳酸血症，有直接抑制心肌作用，并使血浆中儿茶酚胺含量上升 2～3 倍，引起交感神经兴奋，反射性地诱发冠状动脉痉挛、缺血、缺氧，诱发心律失常，可应用 2% 利多卡因、普罗帕酮等药物处理，使心率控制在 120 次/分以下。建立气腹时，麻醉深度一定要掌握好，初充气腹时速度不宜过快，对心肺功能差者将腹压维持在 1.6kPa（12mmHg）以下，术毕尽量排尽气体，减少对 CO_2 的再吸收。采用小潮气量和增快呼吸频率来维持术中有效通气，可明显降低气道内压力，使胸腔内压力降低，有效预防术中血压升高、心率一过性地增快，并使术中 SpO_2 保持在 96%～99%。

5. 反流性哮喘综合征的处理 GERD 可导致

或加重支气管哮喘，尽管二者之间内在的发病机制仍未完全明确。支气管哮喘患者食管 pH 测定显示其异常酸反流的发生率明显高于对照组，经抗反流药物或手术治疗后，其呼吸道症状明显改善，提示酸反流是呼吸道症状的一个重要因素，也提示在合并酸反流的哮喘患者中，胃食管反流对哮喘症状的产生起着重要的作用。胃食管反流患者中哮喘的发生率比普通人群高，哮喘的危险因素也高于非胃食管反流患者，而且麻醉及手术中多种因素均可诱发哮喘发作，导致支气管痉挛，直接威胁手术患者的生命安全。虽然近 10 年来麻醉技术水平有了很大的提高，但术中支气管痉挛的发生率并没有明显降低，因此预防和处理围术期支气管痉挛的发生对于麻醉医师来说具有重要意义。随着对胃食管反流认识的提高，胃食管反流患者日益增多，腹腔镜胃底折叠术作为重要的治疗手段，被更多的患者所接受，手术例数也在不断增多，故麻醉医师也应认识到预防胃食管反流

哮喘发作的重要性。在应对胃食管反流哮喘发作时应注意以下几点：①详细了解病情，特别是以前有无哮喘发作病史，是否用药，药物种类等；②应备好糖皮质激素和氨茶碱及肾上腺素等抢救药物，发生哮喘时应积极抢救，行正压通气；③凡是麻醉后和手术中发生哮喘的患者手术结束时均不拔除气管插管，回监护室行呼吸机辅助呼吸后再酌情拔除气管插管。手术中未发生哮喘的患者，手术结束时也应慎行拔除气管插管。

6. 麻醉药选择及术中监测 腹腔镜下人工气腹可增加心脏负荷，降低心排血量，因此应选用对循环影响轻的短效麻醉药。比如，应用咪达唑仑、芬太尼、维库溴铵复合诱导插管，间断吸入异氟烷，小剂量丙泊酚维持麻醉，患者苏醒快、无躁动，效果满意。同时应注意注气速度不宜过快（$< 1.3L/min$），控制气腹压 [$< 2.0kPa（15mmHg）$]，加强对收缩压、舒张压、心率、呼吸、SpO_2、$P_{ET}CO_2$ 等生命体征的监测。

第四节 手术方法

GERD 的腹腔镜抗反流手术方式与开腹术式基本一样，凡是通过开腹方式进行的术式均可在腹腔镜下完成。目前被认可并广泛使用的手术方法包括腹腔镜 Nissen-Rossetti 胃底折叠术（laparoscopic Nissen-Rossetti fundoplication）、腹腔镜短松 Nissen 胃底折叠术（laparoscopic short floppy Nissen fundoplication）、腹腔镜 Toupet 胃底折叠术（laparoscopic Toupet fundoplication）、腹腔镜 Dor 胃底折叠术（laparoscopic Dor fundoplication）等。其他腹腔镜下较少使用的术式包括 Hill 胃后固定术、BelseyIV 手术和 Collis 胃成形术等。术前准备、手术适应证、禁忌证等与开腹手术基本一样，在第 7 章已给予详细介绍。随着机器人技术的发展，机器人系统已开始应用于外科手术领域，在本章第五节将介绍机器人手术系统。

一、腹腔镜 Nissen-Rossetti 胃底折叠术

腹腔镜 Nissen-Rossetti 胃底折叠术基本原

理与开腹手术一样，是针对大多数患者采用的手术方式。Nissen 命名该手术方式为胃底折叠术（Gastro-plication），随后因为 Nissen 的学生 Mario Rossetti 详细介绍了该手术方式并改良，故又被命名为 Nissen-Rossetti 胃底折叠术。

（一）术前准备

术前继续应用抗酸药，预防性应用抗生素，备皮并置鼻胃管行胃肠减压，备用尿管（一般不需要导尿，如果预料手术难度大，手术时间长或术中发生意外情况致手术时间延长时可以术毕时导尿）。

（二）麻醉方式

一般采用气管内插管全身麻醉。要求腹肌完全松弛并限制膈肌过度扑动。

（三）体位

患者取垂头仰卧位（反 Trendeleburg 位），即头高足低位，床头约抬高 30°，用足架托住患者腿部。术者站在患者两腿之间，助手站在患者左侧或右侧，器械护士站在术者右侧（图 15-6）。

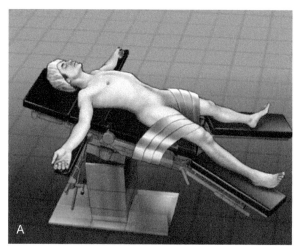
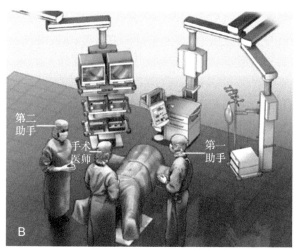

图 15-6　**患者手术体位及手术参与者位置**
A. 患者手术体位；B. 手术参与者位置

（四）手术步骤

1. Trocar 的置入并建立气腹　经正中线脐上 4～8cm 处（因患者身高而定）做横行或纵行切口，长约 10mm，用于穿刺注 CO_2 气体，建立人工气腹，腹腔内气体压力为 1.6kPa（12mmHg）。从此切口插入 10mm Trocar（需要补片修补时用 12mm Trocar），置入腹腔镜，探查插入 Trocar 处周围有无损伤，腹腔内脏器有无异常。随后在腹腔镜直接监视下分别插入其他 Trocar，即左侧锁骨中线肋缘下放置 10mm Trocar，右侧锁骨中线肋缘下放置 5mm Trocar，另于剑突下正中线偏左做一 3mm 的小切口，插入 3mm 倒 "7" 字形钝头钢丝（图 15-7）。

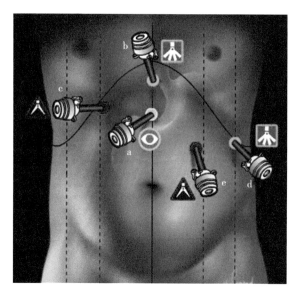

图 15-7　**Nissen-Rossetti 胃底折叠术 Trocar 穿刺部位示意图**

a. 观察孔；b. 肝拉钩；c、d. 主操作孔；e. 助操作孔

2. 手术区域显露　手术区域的显露从以下几个方面着手。①胃肠减压：抽出为内容物、气体等有利于术区显露。②摆体位：患者取垂头仰卧位时腹腔内脏器，尤其是大网膜和小肠向盆腔方向移位，显露出胃食管交接区域。③建立气腹以后腹腔内空间增大，易于显露，腹内压保持在 1.6kPa（12mmHg）左右，避免压力过低或漏气影响术区显露。④腹腔内放入小号乳胶引流管，剑突下置入的钢丝上套乳胶引流管用于吊牵肝左叶，显露胃小弯侧和食管贲门周围。

3. 食管及胃底的游离　术中用超声刀分别切开小网膜下部，离断膈食管韧带、膈胃韧带后可以看到肝尾状叶和食管裂孔。将食管下段贲门周围完全游离，显露双侧膈肌脚并在此处标志性留置一块干纱布。

胃短动脉的处理：行 Nissen 胃底折叠术时切断脾胃韧带，但不需要切断胃短动脉。Rossetti 改良后指出不分离脾胃韧带的上部，也不切断胃短动脉的上部分支，直接做折叠。该方法适宜脾门部有较多脂肪堆积不易显露的患者。在脾胃韧带的切缘下方，沿胃后壁交替使用抓钳将胃牵开，可更好地显露小网膜囊及脾胃韧带。游离腹段食管后，用直角钳尝试将胃底经食管后方拉向食管右侧，游离食管松紧度符合要求为止（图 15-8）。

4. 食管裂孔疝的修补　用纱布缠绕食管贲门后牵拉并托起以充分显露食管裂孔。如果存在食管裂孔疝，将疝内容物回纳腹腔，先修补疝；用 4 号不可吸收缝线间断缝合予以关闭，食管与其最上一针应有 1 cm 左右的空隙。如果疝比较大，简单缝合张力过高，可以用专用补片修补。食管裂孔的修补被肯定为恢复胃食管交界处抗反流机制的重要步骤（图 15-9）。

5. 胃底折叠　用无损伤钳把游离的胃底从食管后牵拉并包绕食管下端，将其拉到食管右侧，在食管前与胃大弯侧距贲门 5cm 处缝合在一起，间断缝合 3～4 针，做一个 360°、4～6cm 宽折叠，形成人工瓣膜。与周围组织缝合前也可以用 52 号探头探试一下折叠松紧度，以防折叠过紧致术后

吞咽困难，但不是必须要探试。然后，将右侧胃底与右侧膈肌脚、左侧胃底与膈胃韧带、折叠胃底与食管前壁用 2 号不可吸收无损伤缝线分别缝合几针固定（图 15-10）。

6. 放置引流管　可以选择性地放置引流管。如果术中有食管、胃、脾及周围血管损伤，不能完全排除胃食管瘘、出血、术中胃食管损伤致术区污染等情况下可以考虑放置食管裂孔处或脾窝引流管以防局部积液、积血感染；预防性放置引流管有助于早期发现出血、胃食管瘘等并发症。

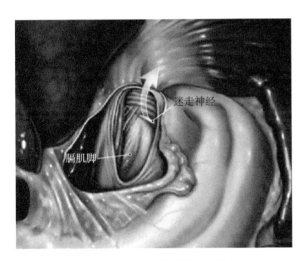

图 15-8　食管及胃底的游离

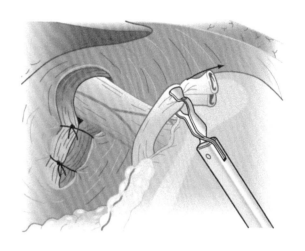

图 15-9　食管裂孔疝的修补

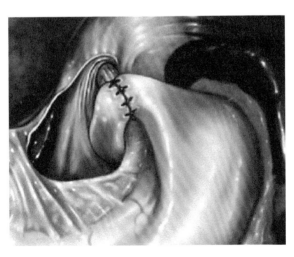

图 15-10　**Nissen-Rossetti 胃底折叠**

7. 结束手术　手术结束后再次观察确定无活动性出血后退出腹腔镜器械，拔出 Trocar 之前尽可能排净 CO_2；5mm 以上切口均应缝合，以防 Trocar 疝。手术时间较长者酌情考虑导尿。

（五）术后处理

如果手术顺利，术中无胃食管损伤，术后 2～4h 可以拔出胃管；手术当天就可以饮水；术后第 1 天可以进全流质饮食；嘱患者无论饮水或

饮食都必须细嚼慢咽，少量慢慢吞咽；一般术后第 2 天就可以出院。

二、腹腔镜短松 Nissen 胃底折叠术

1977 年，Donahue 和 Bombeck 对 Nissen-Rossetti 胃底折叠术进行改变，提出短松 Nissen 胃底折叠术（laparoscopic short floppy Nissen fundoplication），于 1986 年被 DeMeester 签订为合格的手术方式。其技术要点是用全胃底包绕食管，形成一个活瓣，来达到抗反流的目的。缝合仅 2cm 或更短，且包绕缝合较松弛，故名短松 Nissen 胃底折叠术，以后这些方法均归属为完全胃底折叠术。该手术方式的优点是较早发现胃短动脉及脾，这些结构被游离后其余手术过程中损伤脾及胃短动脉的概率会降低，即手术风险就会降低。

（一）术前准备

基本与腹腔镜 Nissen-Rossetti 胃底折叠术一样。

（二）术前准备

术前继续应用抗酸药预防性应用抗生素，备皮并置鼻胃管行胃肠减压，备用尿管（一般不需要导尿，如果预料手术难度大，手术时间长或术中发生意外情况致手术时间延长时可以术毕时导尿）。

（三）麻醉方式

一般采用气管内插管全身麻醉。要求腹肌完全松弛并限制膈肌过度扑动。

（四）体位

患者取垂头仰卧位（反 Trendeleburg 位），即头高足低位，床头约抬高 30°，用足架托住患者腿部。术者站在患者两腿之间，助手站在患者左侧或右侧，器械护士站在术者右侧（图 15-6）。

（五）手术步骤

1. Trocar 的置入并建立气腹　经正中线脐上 4～8cm 处（因患者身高而定）横行或纵行做长约 10mm 的切口，用于穿刺注入 CO_2 气体，建立人工气腹（图 15-11），腹腔内气体压力为 1.6kPa（12mmHg）。从此切口插入 10mm Trocar（需要补片修补时用 12mm Trocar），置入腹腔镜，探查插入 Trocar 处周围有无损伤，腹腔内脏器有无异常（图 15-12）。随后在腹腔镜直接监视下分别插入其他 Trocar，即左侧锁骨中线肋缘下放置 10mm Trocar，右侧锁骨中线肋缘下放置 5mm Trocar，另于剑突下正中线偏左做一 3mm 的小切口，插入 3mm 倒 "7" 字形钝头钢丝（图 15-7）。

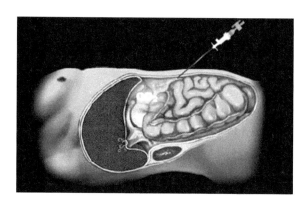

图 15-11　人工气腹的建立

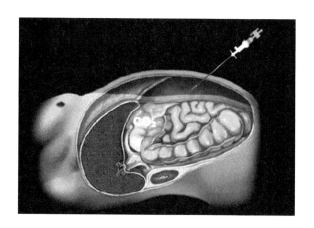

图 15-12　10mm Trocar 穿刺部位

2. 手术区域显露　手术区域的显露从以下几个方面着手。①胃肠减压：抽出物为内容物、气体等有利于术区显露。②摆体位：患者取垂头仰卧位时腹腔内脏器，尤其是大网膜和小肠向盆腔方向移位，显露出胃食管交接区域。③建立气腹以后腹腔内空间增大易于显露，腹内压保持在 1.6kPa（12mmHg）左右，避免压力过低或漏气，影响术区显露。④腹腔内放入小号乳胶引流管，剑突下置入的钢丝上套乳胶引流管用于吊牵肝左叶，显露胃小弯侧和食管贲门周围（图 15-13）。

3. 食管及胃底的游离　术中用超声刀分别切开小网膜下部，离断膈食管韧带、膈胃韧带后可以看到肝尾状叶和食管裂孔。将食管下段贲门周围完全游离，显露双侧膈肌脚并在此处标志性留置一块干纱布。

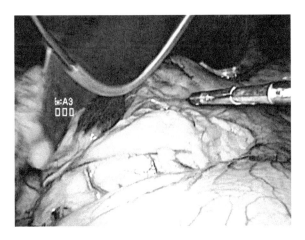

图 15-13　手术开始前腹腔探查

4. 胃短血管的处理　行 Nissen 胃底折叠术时切断脾胃韧带，但不需要切断胃短动脉。与 Nissen 胃底折叠术不同，短松 Nissen 胃底折叠术时需要切断脾胃韧带、胃短动脉，完全游离胃底。游离腹段食管后用直角钳尝试将胃底经食管后方拉向食管右侧，游离食管松紧度符合要求为止（图 15-14）。

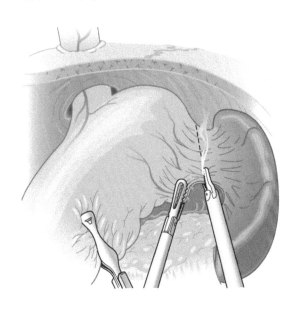

图 15-14　胃短动脉的处理

5. 食管裂孔疝的修补　用纱布缠绕食管贲门后牵拉并托起以充分显露食管裂孔（图 15-15）。如果存在食管裂孔疝，将疝内容物回纳腹腔，先修补疝；用 4 号不可吸收缝线间断缝合予以关闭，食管与其最上一针应有 1 cm 左右的空隙。如果疝比较大，简单缝合张力过高，可以用专用补片修补。食管裂孔的修补被肯定为恢复胃食管交界处抗反流机制的重要步骤（图 15-9）。

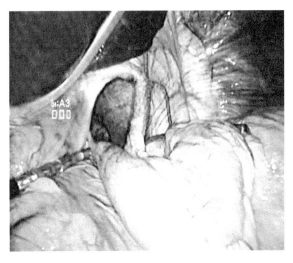

图 15-15　食管裂孔疝腹腔镜下观

6. 胃底折叠　用无损伤钳把游离的胃底从食管后牵拉并包绕食管下端，将其拉到食管右侧，在食管前与胃大弯侧距贲门 5cm 处缝合在一起，间断缝合 3～4 针，做一个 360°、4～6cm 宽的折叠，形成人工瓣膜。与周围组织缝合前也可用 52 号探头探试一下折叠松紧度，以防折叠过紧致术后吞咽困难，但不是必须要探试。然后将右侧胃底与右侧膈肌脚、左侧胃底与膈胃韧带、折叠胃底与食管前壁用 2 号不可吸收无损伤缝线分别缝合几针固定（图 15-16）。

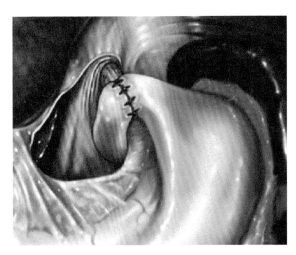

图 15-16　Nissen 胃底折叠

7. 放置引流管　可选择性地放置引流管。如果术中有食管、胃、脾及周围血管损伤，不能完全排除胃食管瘘、出血、术中胃食管损伤致术区污染等情况下可以考虑放置食管裂孔处或脾窝引流管以防局部积液、积血感染；预防性放置引流管有助于早期发现出血、胃食管瘘等并发症。

8. 结束手术　手术结束后再次观察确定无活动性出血后退出腹腔镜器械，拔出 Trocar 之前尽可能排净 CO_2；5mm 以上切口均应缝合，以防 Trocar 疝。手术时间较长者酌情可考虑导尿。

（六）术后处理

如果手术顺利，术中无胃食管损伤，术后 2 ~ 4h 可以拔出胃管；手术当天就可以饮水；术后第 1 天可以进全流质饮食；嘱患者无论饮水或饮食都必须细嚼慢咽，少量慢慢吞咽；一般术后第 2 天就可以出院。

三、Toupet 胃底折叠术和 Dor 胃底折叠术

在欧洲，Dor 和 Andre Toupet 为了减少行 Nissen 胃底折叠术后患者的一些并发症，建议部分胃底折叠术（折叠< 360°）。20 世纪 60 年代初 Toupet 介绍这种术式后遭遇批评，Toupet 胃底折叠术直到腹腔镜技术问世前未得到太大的重视。腹腔镜技术问世后 Toupet 胃底折叠术（食管后折叠）和 Dor 胃底折叠术（食管前折叠）逐渐兴起，开始应用于临床，成了使用最多的部分胃底折叠术（partial fundoplication），适用于食管蠕动较差及消化性狭窄伴吞咽困难已行内镜扩张治疗的患者。Toupet 胃底折叠术和 Dor 胃底折叠术的术前准备、麻醉方式、体位、手术步骤与完全胃底折叠术（Nissen 胃底折叠术）基本一样，故不给予详细介绍，只对其不同点进行分析。

Toupet 胃底折叠时游离食管后牵拉胃底，向后、向左包绕食管左、后、右三面，将食管左、右两侧的胃底分别与左、右两侧膈脚顶部的食管膜连同食管前壁各缝合 1 针固定（10 点及 2 点钟位置），食管右侧胃底前缘与食管前壁缝合 2 ~ 3 针，右侧胃底外缘与右膈脚缝合 1 ~ 3 针，食管左侧胃底与食管左侧前壁缝合 2 ~ 3 针，完成胃底 270° 的包绕（图 15-17）。

Dor 胃底折叠术也是一种部分胃底折叠术，与 Toupet 相反，是食管前胃底折叠术。但不需要游离食管后结构，胃底包绕食管左、前、右壁 270° 折叠术。不是胃食管反流首选的方式，主要与食管 Heller 肌切开术联合应用于贲门失弛缓症。将游离的胃底从食管前方牵向右侧与膈食管筋膜及左侧切开的食管肌层缝合固定 3 ~ 4 针，再与右侧切开的食管肌层缝合 3 ~ 4 针，覆盖食管前壁切开的黏膜膨出部，完成胃底 270° 的包绕。

在各类胃底折叠术中均可使用探条或胃镜来判断折叠的松紧程度。根据包绕的张力决定是否需要切断胃短动脉。食管裂孔也要予以关闭，如有食管裂孔疝且需要补片，要用补片修补。

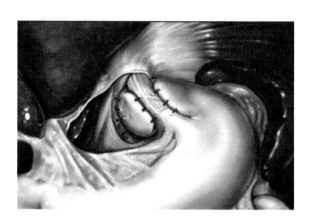

图 15-17　Toupet 胃底折叠

第五节　机器人胃底折叠术

虽然腹腔镜手术代表先进手术系统颇受各界欢迎，但是作为一个传统腹腔镜手术，传统腹腔镜胃底折叠术也有不足之处。首先，它受二维成像及器械活动度的限制，引起外科医师视力疲劳、头痛、恶心等症状。其次，缺乏触觉反馈、自然手眼协调和灵活性。最后，外科医师的任何颤动很容易通过坚硬的手术器械传递。这些局限性使精细分离及解剖操作更加困难。对克服传统腹腔镜手术的局限性的渴望驱使机器人手术系统的发展。机器人手术系统具有三维成像，手术器械的 360° 活动度等优势吸引了很多研究者及外科医师。

早在 1985 年一个名为 PUMA 560 机器人系统成功应用于 CT 指导下用细针取脑组织活检。1988 年英国伦敦皇家学院开发的机器人系统 PROBOT 成功完成了前列腺手术。在 20 世纪 80 年代末，美国国家航空航天局（National Aeronautics and Space Administration，NASA）为了实现太空远程手术而开始研发机器人手术系统，同时军方也需要有一种系统以便在战场实现远程手术。基于上述需求，

1994 年机器人手术系统制造商（Intuitive Surgical Inc，ISRG）并意图将该系统商业化。1997 年研发出 da Vinci 手术系统（da Vinci Surgical System）并在比利时成功完成了第 1 例远控胆囊切除术。同时另一家公司（Computer Motion）开始自己的机器人系统 ZEUS 并于 1998 年在美国完成第 1 例远控冠状动脉旁路移植术。美国食品药品监督管理局（U.S. Food and Drug Administration，FDA）分别于 2000 年和 2001 年批准这两种机器人手术可用于普通外科领域。

机器人手术系统与传统腹腔镜手术相比具有以下优点。

1. 该系统使用由小关节组成的器械，以便于提供更多的活动纬度，扩大器械活动范围。

2. 帮助外科医师充分利用双手，更容易完成较复杂的操作，弥补了外科医师左或右手偏。

3. 量化外科医师的每个动作，从而实现更精细的操作。

4. 消除外科医师震颤对手术操作的影响。

5. 外科医师自主控制摄像头，更有利于扩展视野。

6. 采用 3D 成像系统以提高深度知觉。

7. 提供外科医师较舒适的体位。

8. 使远程手术变成可能。

与任何一个新兴技术一样，机器人手术系统也有不足之处。其缺点如下。

1. 缺乏触觉反馈，需要只靠视觉来避免组织损伤、判断缝合效果。

2. 因为该系统最初为心脏外科手术而设计，所以缺乏普通外科所需要的手术器械。

3. 因为设备庞大，不能被广泛推广。

4. 因为设备造价昂贵，技术含量高，故手术费用贵。

5. 准备器械时间和手术时间长。

6. 改变手术器械在腹壁的位置较烦琐。

7. 需要两名外科医师同时参加，一位医师站在控制台，另一位站在手术台旁。

8. 手术团队之间通讯较困难，有时难以配合。

1997 年世界上第 1 例机器人辅助的 Nissen 胃底折叠术成功完成。随后机器人 Nissen 胃底折叠术在世界各地陆续开展起来。虽然机器人胃底折叠术有效且安全，但与传统的腹腔镜胃底折叠术相比价格昂贵、短期效果相似，所以未被广泛应用。

机器人手术系统可以完成传统腹腔镜所能完成的各种胃底折叠术。以下以机器人 Nissen 胃底折叠术为例，给予介绍。其实除了摆体位时不需要展开双下肢外，机器人 Nissen 胃底折叠术的术前准备、麻醉方式、手术步骤与传统腹腔镜手术一样。

手术方式：一般将机器人部署在患者头侧。为了满足机器人手臂对空间的要求，与传统腹腔镜手术不一样，5 个 Trocar 的位置少有变动。3 个 Trocar 用于插入机器人手臂和摄像头，一个用于肝拉钩，一个留给助手。胃食管的游离和胃底折叠与腹腔镜手术一样。但是，使用机器人手术系统需用专用的器械。

并发症：目前机器人手术还处于幼年期，对照研究很少。其并发症与腹腔镜胃底折叠术基本一样，发病率待进一步统计。目前为止所报道的并发症有出血、Trocar 损伤、肺不张、难辨梭菌结肠炎、术后不明原因的发热、皮下血肿等。发病率为 2% ~ 4%。

第六节　腹腔镜抗反流手术的并发症及其处理

腹腔镜手术以其创伤小、对生理功能干扰轻、术后疼痛少、恢复快、住院时间短及美容效果好等优点得到广泛的认可并迅速在全球得到开展。但是腹腔镜手术与任何一种治疗手段一样避免不了某些缺点及不足。抗反流手术的并发症发病率很大程度上与术者经验、技术和随访程度及期限有关，中转开腹率为 0 ~ 24%，大多数的研究中心发表的数据显示中转开腹率 < 2.4%。

笔者所在团队从术中和术后两个方面来介绍腹腔镜抗反流手术的并发症。肺炎、深静脉血栓等外科手术同有并发症未予详细介绍。

一、术中并发症

1. 穿孔（perforation）

（1）发病率：罕见，为 0 ~ 4%。如果术中未能及时发现并处理则后果严重，死亡率为 20% ~ 50%。

（2）原因：穿孔可能由以下原因引起。①探针或胃管插入时损伤食管或胃导致穿孔，约占10%。②手术器械损伤，约占40%。③食管游离过程中穿孔约占35%。④缝合中损伤占10%。

（3）处理：一期缝合破口并用折叠覆盖。如果术后发现，应及时手术治疗。

2. 出血（bleeding）

（1）发病率：罕见，较轻，一般不需要输血。

（2）原因：出血来源可能是①腹壁Trocar穿刺处。②胃短血管。③膈肌动脉，尤其是左侧膈肌脚区域的动脉。④拉钩或其他手术器械导致肝创伤。⑤脾撕裂伤。

（3）处理：①腹壁Trocar穿刺处缝合结扎。②胃短血管及膈肌动脉用双极电刀或超声刀止血。③肝出血用肝拉钩压迫止血、氩电凝器止血或用止血纱布、止血海绵等。④氩电凝器止血或用纤维蛋白胶止血。必要时行脾切除术。

3. 气胸（pneumothorax）

（1）发病率：CO_2气胸是腹腔镜手术特殊的良性并发症，其发病率为0～4%或可能更高。机器人胃底折叠术中发病率约为5%。

（2）原因：因由膈肌穿孔引起，左侧膈肌脚较右侧膈肌脚多见，常因过度游离纵隔导致。

（3）处理：①呼气末正压通气状态下修补膈肌破口。②不需要胸腔闭式引流。膈肌穿孔修补，胸腔注气停止后CO_2可快速吸收，术后胸部X线检查未见异常。

4. 气肿（subcutaneous emphysema/ pneumo-mediastinum）

（1）发病率：罕见，< 1%。

（2）原因：如果术中食管裂孔游离太深或过长，术中或术后偶尔出现纵隔气肿或皮下气肿。

（3）处理：调整通气率，不需要降低气腹压力。

5. 迷走神经损伤（vagal nerve injuries）

（1）发病率：较为罕见，对其认识不够。

（2）原因：迷走神经通常无意中被电刀电流损伤或切断。多见于以下手术步骤。①游离食管后壁时常损伤迷走神经后干。②游离膈食管膜时常损伤迷走神经前干。

（3）处理：重点在于预防，谨慎分离。

二、术后并发症

1. 吞咽困难（dysphagia）

（1）发病率：抗反流手术较常见的并发症，发病率为4%～11%。

（2）原因：①术中胃底包绕过紧或折叠过长，术中分离过多致食管下端周围组织水肿、血肿等原因引起。②食管裂孔修补可能是其重要因素。③手术患者选择不当，如嗜酸性粒细胞性食管炎、功能性胃灼热、食管感觉过敏等。④术后解剖结构异常，如继发性食管贲门失弛缓症。⑤非手术相关性病理性因素，如食管狭窄或恶性肿瘤。

（3）处理：①重点在于预防。术中食管裂孔的修补，胃底折叠不能太紧，必要时可以术中食管测压或插入探条以评估松紧度。②一般术后1～2周自行缓解。给患者进行饮食指导，要求细嚼慢咽，术后2周左右进流质饮食，随后逐渐恢复正常饮食。③如果术后第6周尚未能恢复正常饮食的患者或考虑非手术相关性原因时需要进一步查找原因。④必要时可以行食管气囊扩张术、食管肌切开术等。

2. 胃肠胀气综合征（gas bloat syndrome）　是一种患者主诉难以嗳气、胃肠道积气等症状。

（1）发病率：为2%～5%，尚缺乏具体的统计资料。

（2）原因：尚不清楚，可能与以下因素有关。①术中胃底包绕食管过紧。②术中迷走神经损伤。③术后肠易激综合征。

（3）处理：①一般具有自限性，2～4周自行缓解，不需要特殊处理。②症状较重者可以进行心理疏导，嘱患者避免碳酸类饮料、产气食物等。③口服西甲硅油等药物也可以缓解部分患者的症状。④如果症状持续存在，需要检查以排除小肠梗阻或术前未发现的其他胃肠道病变。

3. 腹泻（diarrhea）

（1）发病率：较常见的并发症，发病率为18%～33%。

（2）原因：尚未完全清楚，可能与以下因素有关。①术中迷走神经损伤致胰腺分泌不足。②术中迷走神经损伤致小肠功能障碍并细菌移位。③胃排空过快。④术后饮食习惯改变。

（3）处理：①一般具有自限性，可以用一些止泻类药物并饮食治疗，多数患者的症状可以缓解。②持续性症状需要进一步检查,以排除传染性腹泻、腹腔病变等。可以考虑影像学检查或内镜检查。

4. 症状复发(relapse)

(1)复发率:专科中心报道的复发率较低,为10%～15%。然而,其余报道显示术后2年复发率约为32%,其中约7%的患者接受再次手术。术后10～15年62%的患者需要服用PPI类药物来控制症状。

(2)原因:其原因包括①外科医师经验不足或手术量少导致手术失败。②增加腹腔内压力的诱因持续存在,如肥胖、重体力劳动或高负荷锻炼等。③不能排除术前未发现的其他病变引起持续的反流症状。

(3)处理:①重点在于预防。a. 提高手术技术;b. 谨慎衡量药物治疗与手术的利弊;c. 尽量去除增加腹腔内压力的诱因,如减肥、适当锻炼等。②服用PPI类药物。③部分患者需要再次手术治疗。

5. 切口并发症感染(wound complications)

(1)发病率:包括切口感染,发病率为0.2%～3.1%;切口疝或Trocar疝,发病率为0.1%～3%。

(2)原因:①切口出血、血肿增加切口感染。②切口缝合欠佳、不缝合或切口感染可能会增加切口疝的发生。

(3)处理:①重点在于预防。切口要彻底止血,＞5mm的切口均需要缝合,尽量缝到腹膜,推荐使用专用缝合器缝合。②如果发生切口感染应积极引流、换药治疗。③如果出现切口疝或Trocar疝则需要手术治疗。

6. 胃底折叠疝(herniation of the wrap)和(或)食管旁疝(paraesophageal hernia)

(1)发病率:因术式及术后随访期限不同而有所差异。发病率为0.8%～26%。

(2)原因:与术中折叠松弛、食管周围组织游离过多、食管裂孔未修补或修补不全、膈肌穿孔等有关。

(3)处理:①重点在于预防。术中适当游离食管,满足无张力折叠即可。②避免嵌顿,必要时手术治疗。

7. 死亡(mortality)

(1)死亡率:罕见,发生率为0.1%～0.4%。

(2)原因:较常见的原因是食管裂孔旁疝嵌顿、胃食管瘘、肠梗阻、肺栓塞等。除此之外,还与患者年龄、合并症、全身状况有关。

(3)处理:①重点在于预防,严格把握手术适应证。②术中操作要熟练,游离胃食管要谨慎,必要时放置引流管。③及时发现和处理并发症可以预防病情恶化。

第七节　腹腔镜抗反流术后指导

外科患者术后指导与术前宣传教育一样,极为重要。目前在国内对公民的健康教育极为缺乏,有些患者患病后通过网络、图书等方式获悉相关知识,但是大多数患者没有这种条件及能力去获得专业性及权威性的健康知识。虽然医师已经在术前详细介绍病情,交代术后需要注意的事项,但是患者亲自经历手术以后才开始体会并期望进一步了解病情及相关注意事项。

手术结束后将患者送到复苏室(post anesthesia care unit,PACU)进行复苏,护士严密观察并护理,在此期间不需要家属陪护及护理。但是,患者被送回普通病房后一部分护理工作由患者家属来完成,所以术后教育在提高患者术后恢复质量、减少有些不必要的并发症方面发挥很大作用。术后指导根据手术方式不同而有所不同,腹腔镜手术患者术后较开腹手术患者恢复快。开腹手术患者术后7～10d才能出院,腹腔镜术后第2～3天即可出院。腹腔镜胃底折叠术后指导一般包括患者活动、饮食、切口护理、用药指导、随访等方面。

1. 活动

(1)手术当天可以下床活动,大小便自理。虽然患者已经清醒,但是精神欠佳、身体软弱,下床活动需要有人搀扶。

(2)出院后可以步行、慢跑,从事日常家务。

(3)术后3周内避免举重物(重量不能超过10kg)或参加腹部可能被击中的训练。

(4)术后第2天可以淋浴。

(5)出院并不适症状完全消失后即可过夫妻生活。

（6）术后 48h 可以开车，但应避免口服镇痛药期间开车。

2. 饮食

（1）术后 1 周进流质饮食。

（2）进食时细嚼慢咽，分次吞咽任何液态或固态食物。

（3）可以吃奶酪、布丁或冰淇淋，但是吞咽之前必须在口内溶解成液态。

（4）术后 1 周内不要吃固态食物，以免滞留在食管人工瓣膜。

（5）1 周以后若无任何吞咽困难症状，可以过流到半流质饮食。

3. 切口护理

（1）一般出院时（术后第 2 或第 3 天）换药一次即可。

（2）术后 1 周去掉切口贴，如果发现切口红肿或流脓等感染情况，应与主管医师联系。

（3）切口处结痂应让其自然脱落。

4. 用药指导

（1）术后一般不需要继续服用抗反流相关药物，出院之前向主管医师咨询。

（2）腹腔镜术后一般不需要口服镇痛药，如果需要则选择溶液制剂。

（3）术后继续服用心血管系统、呼吸系统或内分泌系统相关药物。

5. 随访

（1）如果术后 1 周仍有吞咽困难、反流症状、腹泻、腹胀、胃胀气等，应及时与主管医师联系。

（2）术后第 1 年每 3 个月随访 1 次，从第 2 年开始可以每 6 个月随访 1 次或向主管医师咨询。

（3）随访时需要做胃镜以了解食管愈合情况，有无反流等，以便于决定是否继续服药。做上消化道造影检查以了解解剖学改变及有无裂孔疝或折叠疝等。

（4）如果条件不允许，上述检查可以在当地医院进行并向主管医师回报。

（克力木·阿不都热依木）

主要参考文献

[1] Vecchio R, Macfayden BV, Palazzo F. History of laparoscopic surgery. Panminerva Medica, 2000, 42(1):87-90.

[2] Clarke HC. Laparoscopy—new instruments for suturing and ligation. Fertility & Sterility, 1972, 23(4):274-277.

[3] 郑民华, 陆爱国, 胡伟国, 等. 腹腔镜胰十二指肠切除术治疗胆总管下段癌 (附一例报告). 外科理论与实践, 2005, 10(3):225-228.

[4] Dallemagne B, Weerts JM, Jehaes C, et al. Laparoscopic Nissen fundoplication: preliminary report. Surgical Laparoscopy & Endoscopy, 1991,1(3):138.

[5] Peters MJ, Mukhtar A, Yunus RM, et al. Meta-analysis of randomized clinical trials comparing open and laparoscopic anti-reflux surgery. American Journal of Gastroenterology, 2009,104(6):1548.

[6] Ugalde PA, Pereira ST, Araujo C. Correlative anatomy for the esophagus. Thoracic Surgery Clinics, 2011,21(2):307-317.

[7] 庄心良, 曾因明, 陈伯銮. 现代麻醉学. 北京：人民卫生出版社, 2004.

[8] 徐明清. 丙泊酚复合腰硬联合麻醉用于妇科腹腔镜手术. 中华实用诊断与治疗杂志, 2005, 19(5):363-364.

[9] Takrouri MS. Anesthesia for laparoscopic general surgery. A special review. Middle East Journal of Anesthesiology, 1999, 15(1):39.

[10] Joris,Jean.Anesthesia for Laparoscopic Surgery, Miller's Anesthesia. Philadelphia: Elsevier Churchill Livingstone, 2005:2285-2306.

[11] Joshi GP. Anesthesia for laparoscopic surgery. Canadian Journal of Anaesthesia, 2002, 49(1):R45-R49.

[12] The compere of stress reaction inhibition of total intravenous anesthesia and epidural anesthesia for laparoscopic surgery. China Practical Medicine, 2013.

[13] Epidural Anesthesia and General Anesthesia in Laparoscopic Surgery. China Modern Doctor, 2009.

[14] Tsereteli Z, Terry ML, Bowers SP, et al. Prospective randomized clinical trial comparing nitrous oxide and carbon dioxide pneumoperitoneum for laparoscopic surgery. Journal of the American College of Surgeons, 2002,195(2):173-179.

[15] Pappas TN. Prospective randomized clinical trial comparing nitrous oxide and carbon dioxide pneumoperitoneum for laparoscopic surgery—Invited commentary, Journal of the American College of Surgeons, 2002, 195(2):179.

[16] Nesek-Adam V, Mrsiä V, Smiljaniä A, et al. Pathophysiologic effects of CO_2-pneumoperitoneum in laparoscopic surgery. Acta Med Croatica, 2007, 61(2):165-170.

[17] The physiological effects of carbon dioxide pneumoperitoneum during laparoscopic surgery and lung function protection. Chinese Journal of New Clinical

Medicine, 2011.

[18] 黎介寿. 腹腔镜手术对生理功能的影响. 中国微创外科杂志, 2002, 2(1):1-3.

[19] Irwin M, Ng J. The effects of carbon dioxide pneumoperitoneum on cardiac function during laparoscopic surgery-a transoesophageal echocardiographic assessment. World Congress of Anaesthesiology, 2000.

[20] Young PE, Ja-Young K, Jun KK. Carbon Dioxide Embolism during Laparoscopic Surgery. Yonsei Medical Journal, 2012, 53(3):459.

[21] Webb TD. Monitoring for Laparoscopic Surgery. Seminars in Laparoscopic Surgery, 1994,1(4):223.

[22] Irgau I, Koyfman Y, Tikellis JI. Elective intraoperative intracranial pressure monitoring during laparoscopic cholecystectomy. Archives of Surgery, 1995, 130(9):1011.

[23] Kang SS. Clinical trial of tracheal gas insufflation to control hypercapnia occurred during laparoscopic surgery: A case report, 2004.

[24] Critchley LA, Ho AM. Surgical emphysema as a cause of severe hypercapnia during laparoscopic surgery. Anaesth Intensive Care, 2010,38(6):1094.

[25] Wadhwa RK, Mckenzie R, Wadhwa SR, et al. Gas embolism during laparoscopy. Anaesthesia & Intensive Care, 1978,48(1):74-76.

[26] Smith HJ. Carbon dioxide embolism during pneumoperitoneum for laparoscopic surgery: a case report. Aana Journal, 2011, 79(5):371.

[27] Berger T, Silva RV, Marui AS, et al. Carbon dioxide embolism during laparoscopic surgery: case report. Revista Brasileira De Anestesiologia, 2005,55(1):87-89.

[28] 刘晓飞, 曹晓阳. 腹腔镜手术麻醉的体会. 中国实用医药, 2007,2(1):72-73.

[29] Laparoscopy AD. Arrhythmias during laparoscopy. Premedication, 1989.

[30] Kabade SD, Gowri SB, Venkatesh Y. Perioperative cardiac arrhythmias: an approach. 2014, 3(37):9633-9647.

[31] Rosztóczy A, Makk L, Izbéki F, et al. Asthma and gastroesophageal reflux: clinical evaluation of esophago-bronchial reflex and proximal reflux. Digestion, 2007, 77(3-4):218.

[32] RuigóMez A, Wallander MA, Johansson S, et al. Gastroesophageal reflux disease and asthma: a longitudinal study in UK general practice. Chest, 2005, 128(1):85-93.

[33] Richter JE. Gastroesophageal reflux disease and asthma: the two are directly related. American Journal of Medicine, 2000,108 Suppl 4a(4):153S.

[34] 隋波, 苏冬梅, 马玉恒, 等. 胃食管反流患者胃底折叠手术中哮喘发作的应对措施. 解放军医学杂志, 2009, 34(4):490.

[35] 王其敏. 全身麻醉与硬膜外麻醉用于腹腔镜手术的比较. 河南外科学杂志, 2004, 10(4):12-13.

[36] Meyer C, Manzini ND, Rohr S, et al. The laparoscopic Nissen-Rossetti fundoplication: Evaluation of 87 operations, 1996.

[37] Marano S, Mattacchione S, Luongo B, et al. Laparoscopic Nissen-Rossetti fundoplication for gastroesophageal reflux disease patients after 2-year follow-up. Journal of Laparoendoscopic & Advanced Surgical Techniques Part A, 2012, 22(4):336.

[38] Longhini A, Franzini M, Kazemian AR, et al. Laparoscopic Nissen-Rossetti fundoplication: intermediate and long-term outcome. Chir Ital, 2003, 55(2):189-194.

[39] Geagea T. Laparoscopic Nissen-Rossetti fundoplication. Surgical endoscopy, 1994, 8(9):1080.

[40] Brillantino A, Schettino M, Torelli F, et al. Laparoscopic Nissen-Rossetti fundoplication is a safe and effective treatment for both Acid and bile gastroesophageal reflux in patients poorly responsive to proton pump inhibitor. Surgical Innovation, 2011,18(4):387.

[41] Bharatam KK, Raj R, Subramanian JB, et al. Laparoscopic Nissen Rossetti fundoplication: Possibility towards day care anti-reflux surgeries. Annals of Medicine & Surgery, 2015, 4(4):384-387.

[42] Ferguson JI, Palmer K, Dresner SM, et al. Early outcome after laparoscopic and open floppy Nissen fundoplication. The British journal of surgery, 2000, 87(3):362-373.

[43] Eyuboglu E, Ipek T. Laparoscopic floppy nissen fundoplication: 16 years of experience from the historical clinic of rudolph nissen. Hepatogastroenterology, 2011,58(110-111):1607.

[44] Donahue PE. Nissen fundoplication for gastroesophageal reflux: The 'floppy' Nissen fundoplication-technique and results. Diseases of the Esophagus, 1996,9(4):258-262.

[45] Dallemagne B, Weerst JM, Jehaes C, et al. Laparoscopic Nissen fundoplication: Preliminary report.Surg Laparosc Endosc, 1991, 1:13-143.

[46] Bornman PC, Cariem AK, Louw JA, et al. Laparoscopic Floppy Nissen Fundoplication, 1997, 23.

[47] Schietroma M, De Vita F, Carlei F, et al. Laparoscopic floppy Nissen fundoplication: 11-year follow-up. Surg Laparosc Endosc Percutan Tech, 2013, 23(3):281-285.

[48] Bell RC, Hanna P, Mills MR, et al. Patterns of success and failure with laparoscopic toupet fundoplication.

Surgical Endoscopy & Other Interventional Techniques, 1999,13(12):1189-1194.

[49] Bammer T, Pointner R, Hinder R. Standard technique for laparoscopic Nissen and laparoscopic toupet fundoplication. Acta Chirurgica Austriaca, 2000, 32(1):3-6.

[50] Bachmann K, Wachowiak R, Rempf C, et al. Is toupet fundoplication the procedure of choice for treating gastroesophageal reflux disease? Results of a prospective randomized experimental trial comparing three major antireflux operations in a porcine model. Surgical endoscopy, 2011,25(10):3235-3244.

[51] Su F, Zhang C, Ke L, et al. Efficacy comparison of laparoscopic Nissen, Toupet and Dor fundoplication in the treatment of hiatal hernia complicated with gastroesophageal reflux disease. Zhonghua wei chang wai ke za zhi = Chinese journal of gastrointestinal surgery, 2016, 19(9):1014.

[52] Niebisch S, Peters JH. Update on fundoplication for the treatment of GERD. Current gastroenterology reports, 2012,14(3):189-196.

[53] Garciagallont R. Laparoscopic fundoplication for GERD: are we there yet? Digestive diseases (Basel, Switzerland), 2008, 26(4):304-308.

[54] Dallemagne B, Perretta S. Twenty years of laparoscopic fundoplication for GERD. World Journal of Surgery, 2011,35(7):1428-1435.

[55] Ceccarelli G, Patriti A, Bartoli A, et al. Technology in the operating room: the robot. Springer Milan, 2013: 43-48.

[56] Harris SJ, Arambula-Cosio F, Mei Q, et al. The Probot-an active robot for prostate resection. Proceedings of the Institution of Mechanical Engineers Part H Journal of Engineering in Medicine, 1997, 211(4):317-325.

[57] Kim VB, Chapman WH, Albrecht RJ, et al. Early experience with telemanipulative robot-assisted laparoscopic cholecystectomy using da Vinci. Surgical Laparoscopy Endoscopy & Percutaneous Techniques, 2002,12(1):33.

[58] Kiaii B, Boyd WD, Rayman R, et al. Robot-assisted computer enhanced closed-chest coronary surgery: preliminary experience using a Harmonic Scalpel and ZEUS. Heart Surgery Forum, 2000,3(3):194-197.

[59] Owen B, Simorov A, Siref A, et al. How does robotic anti-reflux surgery compare with traditional open and laparoscopic techniques: a cost and outcomes analysis. Surgical endoscopy, 2014, 28(5):1686-1690.

[60] Joseph JV. Robotic and laparoscopic surgery: Cost and training. Minerva urologica e nefrologica = The Italian journal of urology and nephrology, 2009,61(2):121-128.

[61] Delaney CP, Lynch AC, Senagore AJ, et al. Comparison of robotically performed and traditional laparoscopic colorectal surgery. Diseases of the Colon & Rectum, 2003,46(12):1633-1639.

[62] Wright AS, Gould JC, Melvin WS. Computer-assisted robotic antireflux surgery. Minerva Gastroenterologica E Dietologica, 2004, 50(3):253-260.

[63] Nakadi IE, Mélot C, Closset J, et al. Evaluation of da vinci nissen fundoplication clinical results and cost minimization. World Journal of Surgery, 2006, 30(6):1050-1054.

[64] Cadière GB, Himpens J, Vertruyen M, et al. Nissen fundoplication done by remotely controlled robotic technique. Annales De Chirurgie, 1999, 53(2):137.

[65] Cadière GB, Himpens J, Bruyns J, et al. Robotic Nissen fundoplication. European Surgery, 2002,34(3):161-165.

[66] Rice TW, Gagner M. Laparoscopic antireflux surgery. Semin Thorac Cardiovasc Surg, 1997,171(9):173-187.

[67] Linn JG Jr, Smith RB. Intraoperative complications and their management. Int Ophthalmol Clin. 1973 Summer; 13(2): 149-175.

[68] Gaughan CB, Parikh AA, Daly JM. Complications of surgery of the upper gastrointestinal tract. World Scientific, 2015: 333-361.

[69] Fingerhut A, Etienne JC, Millat B, et al. Laparoscopic antireflux surgery——technique and results. Therapeutische Umschau Revue Thérapeutique, 1997, 54(9):492-499.

[70] Demeester TR, Peters JH. Errors and dangers of laparoscopic anti-reflux surgery. Der Chirurg; Zeitschrift für alle Gebiete der operativen Medizen, 1993, 64(4):230-236.

[71] Viljakka MT, Luostarinen ME, Isolauri JO. Complications of open and laparoscopic antireflux surgery: 32-year audit at a teaching hospital. Journal of the American College of Surgeons, 1997,185(5):446.

[72] Urschel JD. Complications of antireflux surgery. American Journal of Surgery, 1993, 166(1):68-70.

[73] Rantanen TK, Oksala NKJ, Oksala AK, et al. Complications in Antireflux Surgery. Archives of Surgery, 2008, 143(4): 359.

[74] Cuschieri A. Laparoscopic antireflux surgery and repair of hiatal hernia. World Journal of Surgery, 1993,17(1):40.

[75] Sandbu R, Khamis H, Gustavsson S, et al. Laparoscopic antireflux surgery in routine hospital care. Scandinavian Journal of Gastroenterology, 2002,37(2):132-137.

[76] Hogan WJ, Shaker R. Life after antireflux surgery. American Journal of Medicine, 2000,108(4):181-191.

第 16 章
罕见腹壁疝的手术治疗

第一节　后腹壁疝

后腹壁疝也称侧腹壁疝（图 16-1），属于疝和腹壁外科领域较为罕见的疾病，其发生与手术和外伤损伤关系密切。侧腹壁疝的位置位于肋弓和骨盆之间，所以如果游离范围不够，固定不够满意则往往会导致较高的复发率。侧腹壁疝的手术分为开放手术和后腹腔镜手术，本节将主要描述开放手术。

一、解剖学定义

在第 12 肋及髂嵴之间，腹腔内脏经侧腹壁或后腹壁突出称为腰疝（lumbar hernia），又称后腹壁疝。1672 年 Barbotte 首先报道本病，1728 年 Budgen 首次报道了先天性腰疝，而第 1 例腰疝修补手术是由 Ravanton 医师在 1750 年完成的。1783 年 Petit 详细描述了下腰三角的解剖界限并报道了 1 例腰疝嵌顿患者，因此下腰三角又被命名为 Petit 三角。在 1866 年之前，外科医师认为所有的腰疝均由下腰三角疝出，直到 Grynfeltt 提出了上腰三角（Grynfeltt 三角）的存在后，临床医师才逐渐对腰疝有了全面的认识。腰疝疝囊位于腰区的肌肉之间，可发生在上腰三角或下腰三角，临床较为罕见。腰部三角是腹壁的薄弱区，它由下腰三角间隙和上腰三角间隙构成（图 16-2）。下腰三角位于腰部下方，下界为髂嵴，外界为腹外斜肌后缘，内界为背阔肌的前缘。三角的底面为腹内斜肌，表面有浅筋膜。此三角因缺少足够的肌肉层次而成为腹后壁的一个薄弱区。上腰三角位于第 12 肋与竖脊肌的夹角内，在下腰三角的上前方。内界是竖脊肌外缘，上界为三角的底边，由第 12 肋和下后锯肌的下缘组成，外界为腹内斜肌后缘。

上腰三角的底面为腹横肌起始部的腱膜，其前方有肋下神经、髂腹下神经和髂腹股沟神经跨过，顶部为背阔肌。此三角的最大弱点是在第 12 肋的下方，该处只有腹横筋膜而没有背阔肌的覆盖。当发生创伤或行腰部手术后愈合不良，或疾病造成肌肉退行性变时，其肌肉和筋膜的保护作用则进一步降低，使原本存在的解剖薄弱区发生重大缺陷，在腹内压增加时可使腹腔内脏由此两间隙脱出而形成腰疝。因上腰三角较为恒定且间隙较大，故上腰三角腰疝较多见，腰疝的疝内容物多为小肠和结肠。

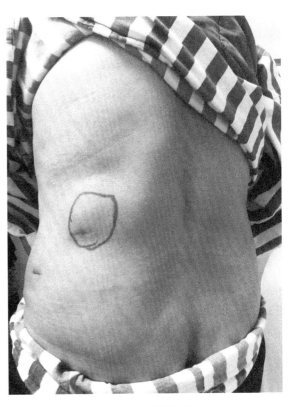

图 16-1　**后腹壁疝**

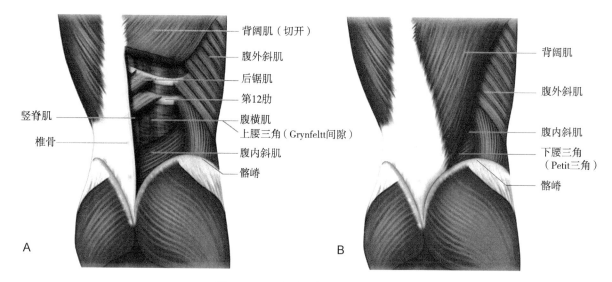

图 16-2　A.上腰三角；B.下腰三角

二、手术适应证

1. 12 岁以上的小儿，经非手术治疗疝囊无明显缩小者。

2. 有明显临床症状的大疝者。

3. 发生嵌顿的腰疝者。

三、侧腹壁疝的开放手术

1. **体位**　中等大小或大的侧腹壁疝的开放手术通常采用侧卧位横切口入路，但对于比较大的缺损或合并腹中部切口疝的患者可以采用平卧位中线切口入路，中线入路的优势在于，其便于采用腹横肌松解术，进入腹横筋膜平面修补小的侧腹壁疝或同时修补腹壁切口疝。对于取侧卧位的患者，应该在患者对侧下方放置垫子以方便术中显露。

2. **切口选择**　侧卧位的患者手术切口应位于髂前上棘上方 3cm 处，需要切除瘢痕和失活组织。解剖至疝囊后，如非必要可以不切开疝囊。沿筋膜的边缘分离疝囊较易进入腹膜前间隙这个重要平面（图 16-3）。

3. **进入腹膜前间隙**　尽量采用钝性分离的手法扩大这一间隙，对于较大的侧腹壁疝，游离范围要充分，向外侧要分离至腰大肌水平，向下要分离至 Retzius 间隙，将膀胱向下推开，显露耻骨结节（也就是最常用的 TAPP 和 TEP 水平）。在显露 Retzius 间隙的过程中必然会经过腹壁下血管和精索结构，因为开放手术的视野不如腹腔镜视野直接和清楚，所以在显露过程中更需要仔细保护

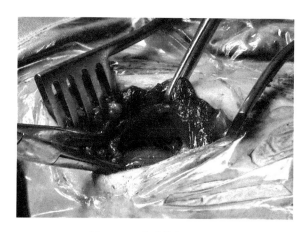

图 16-3　**腹膜前间隙层面**

上述结构。对于女性，子宫圆韧带需要切断，以免腹膜破损后缝合困难。向上方分离解剖范围一定要分离至肋缘的下极水平，腹膜可以向内侧推开离开膈肌，这样才能确保补片的上方覆盖范围。向内侧的分离范围要达到腹白线水平，但这里的腹膜菲薄，常会出现腹膜破损的情况，需要仔细辨识，及时缝合关闭破损的腹膜。对于有经验的医师可以跨过半月线达到并利用腹直肌后方间隙，但需注意，此操作仅限于有经验的疝与腹壁外科的专业医师，因为这个间隙难以辨识，所以存在损伤肌间神经导致腹壁肌肉萎缩、松弛的风险。对于较小的缺损，游离范围超过缺损边缘 5cm 即可。

4. **放置补片**　对于较小的腰疝，可以使用 UHS 疝装置来完成手术，找到疝囊后，分离腹膜前间隙，将 USH 下层补片置入该间隙后，将腰部肌肉筋膜缺损关闭后，再将上层补片与周围的筋膜做间断固定即可（图 16-4）。

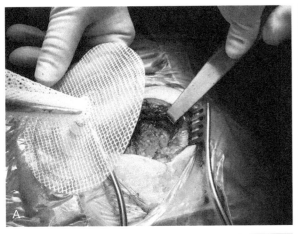

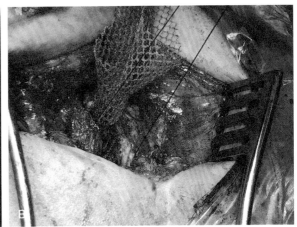

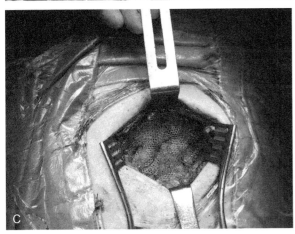

图 16-4　A. 放置补片；B. 关闭缺损；C. 固定补片

对于较大的腰疝，充分分离腹膜前间隙后，尽量选择重量型普通聚乙烯补片，由于补片的下方有完整的腹膜保护，所以不存在补片与肠管等内脏器官接触的机会，所以不必使用昂贵的复合补片。放置补片前先精确测量修补范围的横径与长径，再将补片予以修剪。对于较大的腰疝，补片尺寸较大，下方补片的固定可以采用钛钉的钉枪将补片固定于耻骨梳韧带，其他部位的固定可以使用 2-0 Prolene 缝线将补片缝合固定于腹膜 / 腹横筋膜，注意缝合时一定要浅浅地缝合于腹膜，避免损伤下方的肠管。缝合线先暂时不要打结，用钩针从皮肤对应部位将缝线穿出，将缝线拉紧后打结，并将线结置于皮下（图 16-5）。肋缘上方的补片不要经肋间隙穿线固定，避免盲穿损伤肋间神经和血管，从肋缘下方的筋膜处穿线固定即可。

5. 放置引流管　补片固定完毕后，中小型的筋膜层的缺损关闭较为容易，将内层的腹横肌和腹内斜肌关闭后再将外层的腹外斜肌和腹直肌筋膜缝合关闭。对于较大的缺损则没有必要强行缝

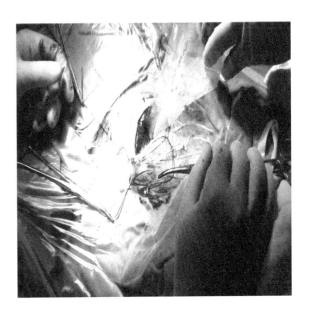

图 16-5　网片经腹壁全层吊线固定

合关闭，补片覆盖范围足够大的桥接手术也可以达到预期效果。如此大的游离范围，术后一定要放置引流管防止术后积液（图 16-6）。

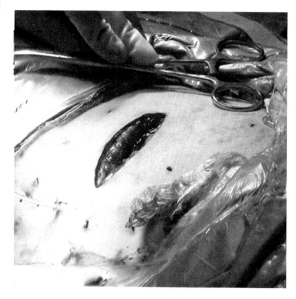

图 16-6　放置引流管

侧腹壁疝的腹腔镜手术报道得较为稀少，1996 年 Burick 等报道了首例腹腔镜经腹修补侧腹壁疝，但腹腔镜治疗侧腹壁疝对术者技术要求较高，术中需要游离结肠，甚至肾，固定补片时需注意输尿管和神经的损伤，所以不太适合初学者进行实践。近年来，一些国内外学者将后腹腔镜技术用于在腹膜外修补侧腹壁疝，其相关内容在本书的其他章节有详细的描述。

（邱轶伟）

主要参考文献

Burick AJPS.Laparoscopic repair of a traumatic lumbar hernia: a case report. J Laparoscopic Surg, 1996, 6:259-262.

第二节　盆底疝

盆底疝（pelvic floor hernia）又称盆腔疝，是临床较为少见的疝，主要是指疝囊位于骨盆盆缘以下的腹内、外疝。根据解剖部位及疝内容物，盆底疝可分为坐骨孔疝（ischiatic hernia）、闭孔疝（obturator hernia）、会阴疝（perineal hernia）、盆底腹膜疝（peritoneocele）。近年来我国盆底疝发病率呈逐年上升趋势，一是医师对本病的重视程度及诊治水平较前有所提高，临床报道病例逐年上升；二是人们生活水平和保健意识的提高及老龄人口越来越多；三是随着结直肠及妇科恶性肿瘤发病率升高，接受结直肠癌根治及子宫切除手术的患者增多，导致术后盆底薄弱，进而出现盆底疝。临床上对于盆底疝治疗尚未形成统一意见，特别是术式的选择尚有很多争论，值得注意的是，相当多的盆底疝病例会合并尿失禁、子宫脱垂、直肠前壁膨出等涉及泌尿外科、妇科、肛肠外科等专业的相关疾病，很多盆底疝手术需要上述学科辅助完成。目前可以明确的是，盆底疝与造口旁疝、食管裂孔疝并列称为滑动疝，进而成为难治性疝的一种，需要引起临床医师足够的重视。

一、解剖学及理论基础

目前关于盆底解剖结构的认识多来源于教科书和解剖学图谱，但随着对盆底解剖研究的深入，特别是近年来对于盆底力学结构的研究，关于此问题不断有新的理论提出。

1. 传统的骨盆底解剖结构理论　解剖学中，骨盆底由 3 层肌肉和筋膜组成，它们封闭骨盆出口，并承载和支持腹腔内器官的正常解剖位置。外层为会阴浅筋膜与肌肉组成，包括会阴浅横肌、球海绵体肌、坐骨海绵体肌和肛门外括约肌。这些结构均于阴道出口与肛门之间汇合，形成会阴中心腱。中层为尿生殖膈，覆盖在耻骨弓与两坐骨结节间所形成的骨盆出口前部的三角平面上，包括会阴深横肌及尿道括约肌，经由坐骨结节连线分为前、后两部分，此即为前、后会阴疝的解剖学基础。内层称为盆膈，由提肛肌、盆筋膜组成，为尿道、阴道、直肠所贯穿。

2. 骨盆底整体理论　1990 年，澳大利亚的 Petros 首先提出骨盆底整体理论的概念，认为支持盆腔器官的韧带、筋膜、肌肉是一个整体的力学系统。后盆腔的缺陷可导致前盆腔的异常，反之亦然。他还认为阴道前壁脱垂是最易复发的部位，因此将阴道前壁脱垂分为 3 种情况：①中央型缺陷，主要为膀胱宫颈筋膜的缺陷。②阴道旁缺陷，主要为盆筋膜腱弓缺陷。③宫颈环的缺陷。

3. 骨盆底解剖结构的再认识　随着盆底疾病研究的广泛开展，对盆底解剖的认识也逐渐深入。一些解剖结构被重新认识，新的解剖名词也不断提出，如盆筋膜腱弓、耻骨宫颈筋膜、膀胱颈弹性关键区等。对盆底解剖的再认识，也促进临床手术的发展。近年来有学者按垂直方向将盆底分为前盆腔、中盆腔和后盆腔。前盆腔包括阴道前壁、膀胱、尿道；中盆腔包括阴道穹隆、子宫；后盆腔包括阴道后壁、直肠。前盆腔功能障碍主要是指阴道前壁脱垂，可伴有尿道及膀胱脱垂。阴道前壁松弛可发生在阴道下段，即膀胱输尿管间嵴的远端，称前膀胱脱垂；也可发生在阴道上段，即输尿管间嵴的近端，也称后膀胱脱垂。临床上两种类型的脱垂可单发或同时存在。前膀胱脱垂与压力性尿失禁密切相关，后膀胱脱垂为真性膀胱脱垂，与压力性尿失禁无关，但重度膀胱脱垂可出现排尿困难，可以掩盖压力性尿失禁的症状，需复位脱垂组织后才能明确诊断。前盆腔主要的结缔组织结构是耻骨尿道韧带、尿道吊床和尿道外韧带。这些结构协同作用关闭尿道，这些结构中任何一处的损伤都需要修补。中盆腔结构功能障碍主要以子宫或阴道穹隆脱垂及肠脱垂、子宫直肠陷窝疝、直肠癌术后盆底腹膜疝形成为特征。阴道穹隆和子宫的主要支持结构是主骶韧带复合体及与其相连的耻骨宫颈筋膜。耻骨宫颈筋膜为一层宽阔的膜状结构，延展于膀胱颈和宫颈环或子宫切除残端瘢痕之间。后盆腔结构功能障碍主要表现为直肠脱垂和会阴体组织的缺陷。其主要的支持结构是直肠阴道筋膜、会阴体和肛门外括约肌。

二、坐骨孔疝

　　腹腔、盆腔脏器或组织经坐骨大孔、坐骨小孔脱出的，称坐骨孔疝（ischiatic hernia），亦称臀疝（gluteal hernia）或坐骨疝（sciatic hernia）。坐骨孔疝临床较为罕见，多发生在中年以后的妇女，肥胖体型者较多，尤以经产妇女为主，男性少见。疝出位置以坐骨大孔为多，坐骨小孔疝较少。

　　坐骨孔疝的内环口在阔韧带后方的卵巢窝。疝内容物可以是下腹部及盆腔中的任何脏器，以小肠最为多见。疝内容物进入疝囊后，经梨状肌上或梨状肌下，或坐骨棘下脱出盆腔，沿阻力最小的坐骨神经向下进入股部，在臀大肌的下缘或大腿的后侧出现（图16-7）。

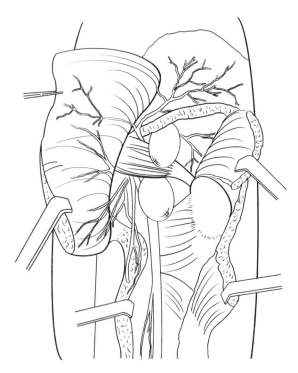

图 16-7　**坐骨孔疝的解剖基础**

　　1.临床表现　坐骨孔疝临床上主要有以下表现：①在臀沟部（即臀下皮皱褶处、臀大肌下缘）有包块（图16-8），且随体位不同而有大小变化，肿物在抬高骨盆卧位时可消失或减小，站立或蹲位加大腹压时局部有冲击感或有肿物出现。②在坐骨大、小孔区出现压痛，有时伴有臀上、臀下或坐骨神经痛，甚至有患者出现下肢麻木等神经压迫症状。③平时有轻微腹部不适，当疝内容物嵌顿时，可出现机械性肠梗阻症状。进而成为临床急症。

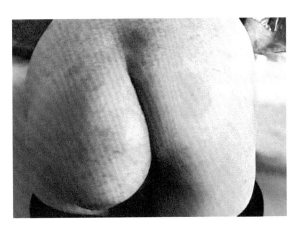

图 16-8　**坐骨孔疝的临床表现**

　　2.辅助检查　由于坐骨孔疝只有在特定体位才能有明显临床表现，故而临床上对于坐骨孔疝缺乏特异的辅助检查，但当出现疝内容物嵌顿时，包块处行 B 超、CT 等影像学检查可以发现疝内容物的肠管，立位腹部 X 线片及血常规亦可以辅助诊断。

3. 治疗　由于初发坐骨孔疝患者多无症状，故临床接诊的此类患者多因出现嵌顿、绞窄等并发症来诊，多必须急诊手术，手术基本原则是处理内容物及切除疝囊、闭合骶骨坐骨孔。目前主要有经腹入路和经臀入路两种方法。

（1）经腹入路手术—开放手术：患者取仰卧头低位，从下腹部正中或旁正中切口进腹。用生理盐水纱布垫将盆腔肠管推向头侧，寻找疝囊。疝囊内口通常在子宫阔韧带的后方，男性也在相应的位置。还纳疝内容物，翻转疝囊，然后贯穿缝扎囊颈部，切除疝囊或把多余的疝囊填塞在坐骨孔中。绞窄性疝可用手指轻柔地扩张疝环口，或避开神经、血管，小心将狭窄环口稍稍切开后，牵拉肠管复位。必要时由助手在臀部加压协助。复位后，检查肠管活力，进行相应的处理和引流。

开放入路的优点是术区器官组织显露良好，损伤臀部血管、神经的风险小，可切除疝囊及修补疝孔，对肠绞窄或存在腹腔、盆腔其他脏器病变的患者便于处理。

（2）经腹入路手术——腹腔镜：患者依然取头低足高位，考虑内容物还纳的难度也可采用头低截石位，采用脐周戳孔建立人工气腹，体型瘦小的患者也可采用脐上 3 ～ 5cm 白线戳孔，双侧操作孔建议平脐双侧腹直肌外缘行穿刺并置入穿刺器，注意直视下完成穿刺，避免损伤腹壁下血管，必要时在髂前上棘外上方还可以放置辅助穿刺孔，还纳内容物，注意分离中保护坐骨孔后方穿行的坐骨神经，可适当切开部分疝环，辅助还纳，判断内容物情况，如肠管已发生绞窄坏死，可行部分肠切除＋肠吻合术，缝合关闭坐骨孔，必要时放置防粘连疝修补材料，可放置盆腔引流管。

腹腔镜入路同样具有术区器官组织显露好的优点，损伤臀部血管、神经的风险小，对内容物处理更安全，避免漏诊，但需要注意人工气腹对高龄患者的影响，以及注意肠绞窄坏死的窗口期。

（3）经臀入路手术：此类手术仅适于可复性疝，其方法是从髂后下棘至股骨粗隆后缘的中点连线，在疝的部位做一长切口，沿肌纤维方向，撑开臀大肌，多在臀中肌与梨状肌之间找到疝囊。切开疝囊，还纳疝内容物，将疝囊高位结扎，切除多余疝囊或折叠缝合，或做修复用。

该法创伤较大，易损伤臀部的血管、神经，嵌顿性疝或绞窄性疝为手术相对禁忌。

三、闭孔疝

闭孔疝（obturator hernia）主要是小肠肠壁部分或全部嵌入闭孔管内（图 16-9），临床上也存在其他疝内容物包括膀胱、输卵管、阑尾、结肠及 Meckel 憩室等。发病多为单侧，双侧约占 6%。体形消瘦者占 80%，多为 70 ～ 80 岁的老年女性，60% 在右侧。此外，多胎妊娠、肝硬化失代偿性腹水、慢性支气管炎、习惯性便秘等后天腹内压增高的因素也可成为本病的诱因，男、女发病比例约为 1 ∶ 6。

闭孔疝的形成分为 3 个阶段：①闭孔处出现腹膜外脂肪。②出现浅的腹膜陷凹并逐渐形成疝囊。③疝囊为疝内容物所充填（图 16-10）。

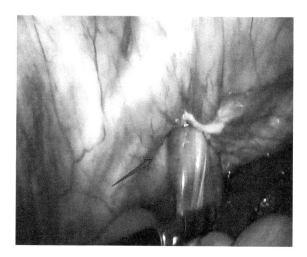

图 16-9　嵌顿性闭孔疝腹腔镜下所见

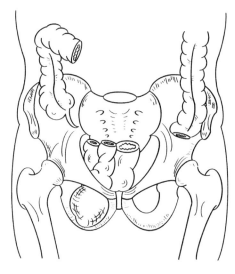

图 16-10　闭孔疝示意图

1. 诊断与鉴别诊断 由于闭孔疝多无症状，故而常因出现嵌顿才被发现，临床上相当一部分闭孔疝患者是在腹腔镜手术或探查中发现，嵌顿性闭孔疝常因不明原因肠梗阻来诊，临床误诊率较高，闭孔疝多为肠壁疝，病史中多有反复出现的不全性肠梗阻症状，若疝内容物压迫闭孔神经，可出现患侧大腿内侧、臀部、膝关节疼痛，即 Howship–Rhomberg 征（80% 阳性），由于闭孔疝位置较深，直肠指检很难触及盆腔包块，女性患者阴道指检可能有阳性发现。闭孔疝出现绞窄时体征与急性阑尾炎颇为相似，临床上非常容易混淆。如有既往右下腹手术史者，常误诊为粘连性肠梗阻。影像学也可提供一定证据：患者如为间歇性肠梗阻，间歇期疝囊造影可观察到闭孔疝疝囊，梗阻时肠道造影偶可证实肠管在闭孔内，同时盆腔 CT 有时可帮助确诊（图 16-11），不但可以观察到闭孔疝疝环，也可以观察到疝囊内容物，但疝囊较小时难以观察，需加以鉴别。

2. 治疗

（1）开放入路手术：由于闭孔管为一纤维管性结构，管壁硬度大，疝环较小，弹性差，老年患者常出现绞窄，且常因各种原因延迟就诊，故而约50% 的患者需行肠切除。由于诊断延迟，故死亡率高。因此，临床上有症状的闭孔疝均应手术治疗，特别是出现肠梗阻、肠绞窄的患者需急诊手术。

闭孔疝可供选择的手术路径有①探查切口：下腹正中或旁正中切口；②耻骨后腹膜外径路；③腹股沟韧带下，大腿根部切口（图 16-12）；④腹股沟切口。如术前确诊者可采用腹膜外入路。经腹显露盆腔后显露闭孔环，由于疝囊在神经血管束的中央，损伤闭孔动脉的风险较高，必要时可在后方中线处切开疝环解除嵌顿，如不关闭疝囊可有较高复发率（通常为10%），一般用简单缝合关闭疝环就足以达到治疗目的，若缺损较大，则可用自体筋膜组织或人工材料疝修补片修补。

（2）腹腔镜入路手术：随着腹腔镜手术，特别是经腹腹腔镜腹股沟疝修补术（TAPP）的广泛开展，相当一部分闭孔疝患者在腹股沟疝手术中被发现并得到治疗，在规范的 TAPP 手术操作中，耻骨膀胱间隙（Retzius 间隙）分离一般要求下方到达耻骨梳韧带下方 2cm 即可，如探查发现闭孔疝，则要求继续扩大分离范围，直至完全显露出闭孔周围区域（图 16-13），然后在腹膜前间隙放置足够大的疝修补材料，同时覆盖肌耻骨孔和闭孔即可。通常来说，无须固定或仅以医用胶布固定即可。

如果是嵌顿性或绞窄性闭孔疝，可以采用平诊 TAPP 的入路和探查方法，在腹腔镜监视下还纳内容物，判断内容物情况并给予相应处理，可以选择腹腔内置入补片修补的方法（IPOM）或 TAPP 方法，建议在手术后放置引流管。

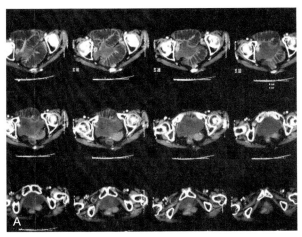
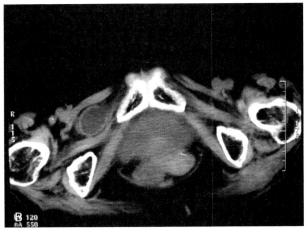

图 16-11 闭孔疝的 CT 表现

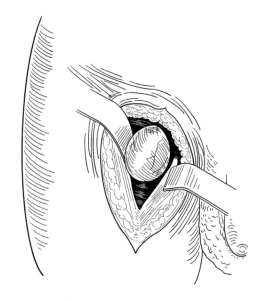

图 16-12　开放入路治疗闭孔疝示意图（腹股沟韧带下方切口）

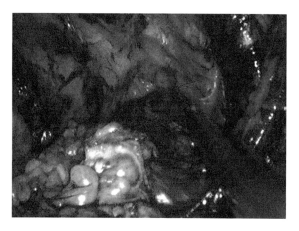

图 16-13　TAPP 显露闭孔疝

四、会阴疝

会阴疝（perineal hernia）多由于子宫切除后盆腔空间增大、内容物增多、薄弱的盆底直肠前腹膜陷凹而由前后会阴间隙疝入（图 16-14）。目前被认为是子宫切除后的医源性并发症，过去的观点认为是经阴式子宫切除术时破坏了盆底的肌肉筋膜结构，或是手术造成的神经损伤引起盆底结构松弛而形成会阴疝，但证据表明经腹子宫切除术后会阴疝发生率也很高，39% 发生于手术后 2 年内，主要是未将阴道穹隆固定于冠状韧带和子宫骶韧带、未封闭 Douglas 陷凹。

1. 诊断与鉴别诊断　会阴疝多见于 60 岁以上绝经后的老年女性（约占 60%），诊断主要依靠既往手术史、症状、双合诊或三合诊。24% 子宫切除的患者于术后 2 ～ 10 年发生直肠排空障碍型慢性便秘，可能与阴道随年龄的增长和绝经后逐渐松弛、长期用力排便有关。此病症状多与直肠有关，常伴有排便困难、阴道或直肠坠胀感、便不尽感、排便中断和按压肛周方能排出粪便等症状。体格检查时排便动作明显，同时在模拟排便时肛门和阴道之间突出一软包块，甚至有阴道后壁及双侧大阴唇隆起。排粪造影、同步盆底腹膜造影可显示盆底腹膜异常降低，患者模拟排便动作时可见盆底腹膜下降，对明确诊断有重要价值。

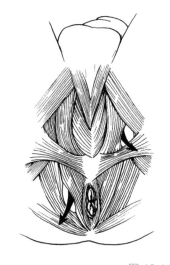

A

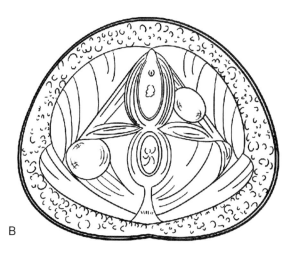

B

图 16-14　前、后会阴疝解剖示意图

2. *治疗原则*　会阴疝早期疝囊较小且临床症状不明显，可选择非手术治疗，借助药物辅助排便、盆底肌锻炼等方式可以有效防止会阴疝进一步增大。

如若疝囊增大超出阴道外口、局部有溃疡形成或便秘症状严重者应考虑手术。根据患者年龄、健康状况、性活动要求来决定手术入路，分经阴道、经腹及两者结合途径。

经阴道手术是临床上采用较多的术式，损伤较小，原则是分离并高位结扎疝囊，用子宫骶韧带、直肠阴道隔组织和两侧肛提肌边缘行单纯缝合的疝修补术。经阴道入路不能同时处理并存的直肠全层内脱垂。需要注意的是，切除阴道黏膜瓣时要考虑手术后瘢痕挛缩等原因造成阴道狭窄的可能，以防术后出现性交困难。伴有直肠前膨出的患者术前需明确诊断后并在术中予以处理，此时单纯经阴道入路手术难以处理直肠前膨出的情况，需经腹或联合手术同时予以处理。

五、盆底腹膜疝

盆底腹膜疝（peritoneocele）是指发生在直肠与阴道之间的直肠子宫陷凹（或称 Douglas 腔）的盆底疝。盆底腹膜过度松弛、阴道后壁上部筋膜支持结构的损伤，使盆底腹膜扩展至正常无腹膜的直肠前壁而形成疝囊，是其发生的直接解剖学因素。有学者建议，根据疝内容物的不同对其分类，若疝内容物为小肠称之为小肠疝（enterocele），疝内容物为乙状结肠则称之为乙状结肠疝（sigmoicele），实际上子宫甚至大网膜亦可为疝内容物。盆底腹膜疝的发生是由于长期用力排便、分娩所致盆底横纹肌的神经性损伤等因素所致的提肌板缺陷，而并非直肠子宫陷凹的加深。Bremmer 等采用排粪造影同时行盆底腹膜造影术，根据盆底腹膜的位置将盆底腹膜疝分为3种类型：阴道型盆底腹膜疝、直肠型盆底腹膜疝和间隔型盆底腹膜疝（图 16-15）。实际上阴道型盆底腹膜疝可认为是间隔型盆底腹膜疝发展、恶化的结果。在静息状态下，虽然有疝囊，但其中并无疝内容物，只是在腹内压增加或用力排便时，乙状结肠、小肠、大网膜甚至子宫等才会进入疝囊。

值得关注的是，随着直肠癌发病率的升高，接受直肠癌手术的患者，结肠近端造口后，远端切除的直肠部位空虚，形成盆底腹膜疝的概率大大增加，尤其是男性患者，骨盆缘以下无任何支撑结构，形成盆底腹膜疝后会快速进展为巨大疝，成为临床治疗的难点（图 16-16）。

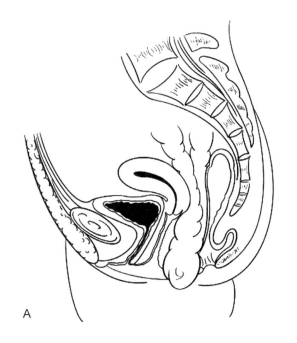

A

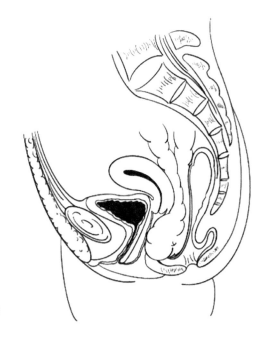

B

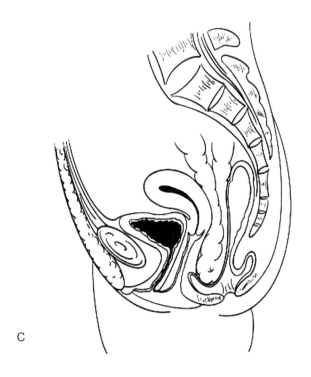

C

图 16-15　**盆底腹膜疝示意图**
A. 直肠型盆底腹膜疝；B. 阴道型盆底腹膜疝；C. 间隔型盆底腹膜疝

将直肠挤压至骶骨表面，使粪便阻于直肠、乙状结肠交界以上而不能排出。③乙状结肠系膜过长或乙状结肠冗长，当其疝入后可能使乙状结肠扭曲成角导致粪便不能通过。女性较男性多见，且多伴有会阴下降、直肠黏膜内套叠、直肠前膨出症等。

体格检查时应嘱患者做模拟排便动作，此时，行直肠阴道双合诊可发现直肠前壁有饱满感，并多可扪及疝内容物。

普通的辅助检查对盆底腹膜疝的诊断意义不大，腹部 CT 检查有一定意义，但只有疝内容物在直肠子宫陷凹内不回纳时才能有阳性表现。其主要依靠排粪造影检查，在造影前 2 ～ 3h 务必口服造影剂，以防止小肠疝的漏诊。在用力排出时含有造影剂的小肠和（或）乙状结肠疝入直肠子宫陷凹内，压迫直肠前壁至肛管上口，导致直肠内造影剂不能排出。卢任华等报道其检出率为 13.02%，Mellgren 在 2816 例排粪造影中盆底腹膜疝检出率为 19.0 %。Bremmer 等发现尽管在排粪造影前口服了造影剂，但正确诊断盆底腹膜疝仍有困难，他们对 12 例有明显排便功能障碍、排粪造影有难以解释的直肠阴道间隙增宽者，采用同时排粪造影与盆底造影检查，12 例患者均有直肠子宫陷凹的病理性增深，9 例疝内容物为小肠。张胜本等报道采用同步排粪造影盆底造影，行用力排便相、排后黏膜相检查，均可见明显的直肠子宫陷凹疝囊，疝囊内容物为小肠和（或）乙状结肠，

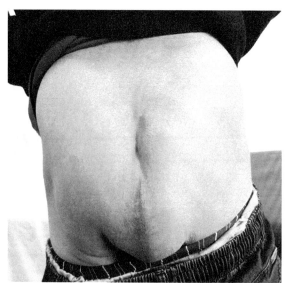

图 16-16　**直肠癌术后盆底腹膜疝**

1. 诊断与鉴别诊断　诊断主要依靠症状、双合诊或三合诊及 X 线排粪造影检查，腹盆部 CT 也有一定价值。约有 80 % 的盆底腹膜疝患者有明显的直肠排空障碍型便秘的症状，如排便困难，排便时需过度用力，有便不尽感、肛门直肠坠胀感、重复排便等症状，有的患者在排便时觉阴道、会阴部膨隆，常需按摩肛门周围或阴道后壁方能排出部分粪便。其发生机制为：①疝内容物对直肠前壁的压迫，致使直肠前壁封闭肛管上口，阻碍粪便的排出，且越用力排便，疝内容物对直肠前壁的压力越大，粪便排出越困难。②疝内容物

其下缘达到耻尾线以下。直肠型盆底腹膜疝全部伴有直肠内脱垂或完全性直肠脱垂，除有直肠子宫陷凹加深外，脱垂的直肠前壁浆膜层随直肠全层内脱垂的产生而形成疝囊，在静息状态下疝囊可能不出现，但用力排便时和排便后疝囊明显增大加深，产生排便中断。结合盆底腹膜造影在用力排便、排空后黏膜相可以清晰显示直肠壁内疝的疝囊，这是确诊的可靠方法。阴道型盆底腹膜疝盆底腹膜造影可见造影剂充盈于直肠阴道间隙，用力排便时可抵达会阴体，并疝入阴道后壁。

盆底腹膜造影检查作为有创检查具有一定价值，可以明确显示盆底腹膜疝囊的大小、形态、轮廓、位置。它是通过应用造影剂注入腹腔可直接显示盆底腹膜轮廓和识别各种疝囊，对无内容物的盆底腹膜疝是其他影像学检查方法不可取代的检查方式，但盆底腹膜造影难以分辨疝内容物性质，对于一些混合疝也难以做出明确诊断，故而可以联合应用排粪造影以协助诊断。

2. 治疗　盆底腹膜疝患者症状上主要以直肠排便功能障碍为主，故治疗上应首选非手术治疗，减轻和（或）消除慢性便秘的症状，包括饮食疗法：多进食膳食纤维、多饮水，养成良好的定时排便习惯，以及盆底肛提肌锻炼等，对于饮食疗法效果不明显的患者，必要时可辅以口服泻药，含有蒽醌类物质的刺激性泻药要慎重选择，尽量避免长期应用，否则会损害肠神经系统，导致结肠无力，并可诱发"结肠黑变病"。

对于非手术治疗收效不大的顽固症状患者，可考虑手术治疗。手术适应证为：症状较重的混合型盆底腹膜疝、直肠型盆底腹膜疝和直肠全层内脱垂有腹腔内容物进入疝囊者。手术治疗的重点是针对直肠型盆底腹膜疝的主要原因，纠正其异常的解剖部位，关闭盆底腹膜的缺损，适当抬高加深的直肠子宫陷凹（女性达子宫骶韧带下1～2cm，男性在膀胱颈水平）使其恢复其正常的位置。盆底腹膜疝因多数伴有子宫或直肠（内）脱垂-盆底脱垂（pelvic floor prolapse），手术时应同时处理，方法是行直肠子宫陷凹切除术、处理子宫或直肠（内）脱垂、缝合两侧提肌脚而关闭提肌裂隙，以经腹会阴双入路为宜。由于伴直肠全层内脱垂，应同时行直肠悬吊或固定术，可采用 Ripstein 手术，其基本方法是游离直肠后壁达尾骨，提高直肠，用网片将直肠上段固定于骶

前筋膜。亦可采用功能性直肠悬吊术，其优点为不做广泛解剖，仅剪开盆底腹膜显露骶骨岬及直肠侧壁即可，可能较少损伤盆神经，用不可吸收缝线或筋膜单侧或双侧悬吊直肠于骶骨岬。同时伴有乙状结肠冗长者，可同时行乙状结肠切除术，防止乙状结肠冗长扭曲成角影响粪便通过。对有子宫脱垂或后倾者，应将子宫于前倾位固定。国内有学者分析经腹手术治疗直肠型盆底腹膜疝 200 例（有效率 74%），其中 Ripstein 手术 103 例（有效率 74%）、Ripstin 手术＋乙状结肠切除＋膀胱子宫悬吊 26 例（有效率 89%）、Wells 手术 33 例（有效率 64%）、功能性直肠悬吊术 38 例（有效率 92%）。

针对直肠癌术后的盆底腹膜疝，目前首选腹腔镜手术，此类患者需格外留意有无合并造口旁疝的可能，如明确为造口旁疝合并盆底腹膜疝，需一次性行双疝修补手术，此类患者建议采用类似于腹腔镜 TAPP 的入路，患者采用头低足高位，如远端疝囊菲薄需切除则可以摆截石位，手术中于小骨盆平面行疝修补手术，前方游离耻骨膀胱间隙，将防粘连补片前方固定于耻骨结节，后方固定于骶岬，两侧可以使用不可吸收缝线固定于腹膜，手术后建议放置盆腔引流管（图 16-17）。

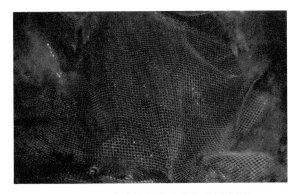

图 16-17　**腹腔镜盆底疝修补术示意图**

（申英末　杨　硕　朱熠林）

主要参考文献

[1] Petros PE. The female pelvic floorfunction, dysfunction and management according to the integral theory. Heidelberg: Springer, 2006:48-50.

[2] Cali RL，Pitsch RM，Blatchford GJ，et al. Rare pelvic floor hernias:report of a case and review of the literature .Dis Colon Rectum, 1992,35:604.

[3] Tanaka M，Kaneko Y，Leisugn K，et al. Internal

herniation through a broad ligament defect after obturator hernia repair. Surg Today, 1994,24:637.

[4] 何三光. 中国外科专家经验文集. 沈阳: 沈阳出版社, 1995: 386-387.

[5] Nichols DH, Randall CL. Vaginal surgery. Baltimore: Williams & Wilkins, 1976: 62-63.

[6] Kuhn RJP, Hollyock VE. Observations on the anatomy of the rectovaginal pouch and septum. Obstet Gynecol,1982,59:445.

[7] 卢任华, 刘崎, 章韵, 等. 排粪造影的临床应用. 中华放射学杂志,1990,24 (3) :170.

[8] Bremmer S, Mellgren A, Holmstrom B, et al. Peritoneocele :visualization with defecography and peritoneoqraphy performed simultaneously. Radiology, 1997 ,202 (2) :373.

[9] 张胜本, 张连阳. 直肠内脱垂. 中国实用外科杂志,

1993, 13(12) :715.

[10] Sentovich SM, Rievla LJ, Thorson AG, et al. Simulaneous dynamic Proctography and Peritoneography for pelvic floor disorder.Dis Colon Rectum, 1995, 38(9):912-915.

[11] 张胜本, 张连阳, 龚水根, 等. 直肠内脱垂盆底形态研究及临床意义. 中华放射学杂志, 1996, 30 （4）:253-256.

[12] 龚水根, 王毅, 陈留斌, 等. 盆腔造影结合排粪造影对盆底疝的诊断价值. 第三军医大学报, 2004, 26 （14）:1301-1304.

[13] Zacharin RF, Hmilton NT. Enterocele : long-term results of an abdominoperineal technique. Obstet Gynecol, 1980, 55: 141.

[14] 张东铭, 王玉成. 盆底与肛门病学. 贵阳: 贵州科技出版社, 2000: 317.

第三节 膈 疝

膈疝是一大类腹外疝，因其特殊的解剖位置，临床表现和治疗方式与前腹壁疝有比较大的差别。膈疝并不罕见，甚至其发病率很可能要高于包括腹股沟疝在内的前腹壁疝。但是，膈疝疝囊突出的方向是胸腔或纵隔而非体表，常缺乏典型的临床症状，患者多因膈疝造成并发症而来就诊，因而较其他腹外疝诊断更困难。另一方面，膈肌的解剖特点和生理功能与前腹壁截然不同，其与心脏、肺、食管、主动脉和下腔静脉等重要脏器关系密切，在呼吸、消化功能上发挥重要作用，因此，膈疝的手术不仅要考虑对缺损的可靠修复，更要关注膈肌功能的保留和避免损伤重要脏器导致严重并发症。因此，膈疝的手术和其他腹外疝相比有其特殊的困难。

膈疝根据病因大致可以分为创伤性膈疝和非创伤性膈疝，而非创伤性膈疝又可分为先天性膈疝和非先天性膈疝。非先天性膈疝较多见，其最常见的类型是食管裂孔疝，占所有膈疝的90%以上，其中90%以上为非先天性食管裂孔疝。本节重点讨论的是食管裂孔疝，成人先天性膈疝中较为常见的 Bochdalek 疝和 Morgagni 疝。

腹腔镜食管裂孔疝修补术

（一）腹腔镜食管裂孔疝修补手术和特点
食管裂孔疝是膈疝中最常见的类型，占90%

以上。因其位置隐匿，不易发现，其发病率尚不明确，但是根据流行病学和尸检发现，食管裂孔疝的发病率可能远远高于腹股沟疝，是发病率最高的腹外疝。

1919 年 Angelo Soresi 首次报道了食管裂孔疝的手术治疗，之后该病的主要手术方式为经胸或经腹的修补术，因该病与胃食管反流关系密切，一般在对疝的修补后都要行各种抗反流手术，其中最经典的是 1956 年 Nissen 报道的经腹完全胃底折叠术，该术式也称为 Nissen 手术，因其抗反流效果确切而被广泛接受，如今绝大多数食管裂孔疝手术都由该术式衍生发展而来。Nissen 手术虽然抗反流效果确切，但是有比较高的术后吞咽困难发生率，为降低并发症的发生率，在其基础上衍生出短松型 Nissen 手术、Rossetti-Nissen 手术、后方部分胃底折叠术（Toupet 手术）、前方180° 折叠术（Dor 手术）、前方90° 折叠术等多种术式。

1991 年腹腔镜技术开始应用于食管裂孔疝的治疗，很快因其创伤小、恢复快、效果等同甚至优于开腹手术等优势，很快取代了开腹手术成为主流手术，而且上述的各种术式均有对应的腹腔镜手术。目前在欧美国家，腹腔镜抗反流手术是最常见的住院手术之一，其效果已经得到广泛的认可。

（二）手术适应证
1. 无症状的 I 型食管裂孔疝无须手术，有以

下情况者需要手术治疗：①伴胃食管反流症状，药物等内科治疗无效；②伴有胃食管反流症状，药物治疗有效，但出现药物不良反应或患者要求手术治疗；③有胃食管反流症状合并Barrett食管。

2. Ⅱ、Ⅲ、Ⅳ型食管裂孔疝均需手术治疗。

（三）腹腔镜食管裂孔疝修补术手术技术

标准的手术方式为腹腔镜食管裂孔疝修补＋胃底折叠术，胃底折叠术方式较多，本节主要介绍目前应用最为广泛的短松型 Nissen 折叠术。

1. 采用气管插管全身麻醉，患者取仰卧位，双腿分开，术者站在患者两腿之间，第一助手站在患者左侧，第二助手（操纵镜头）站在患者右侧（图 16-18）。

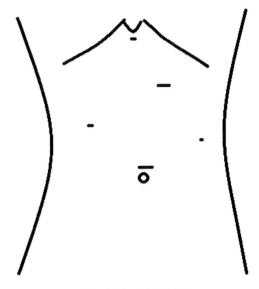

图 16-19 套管位置

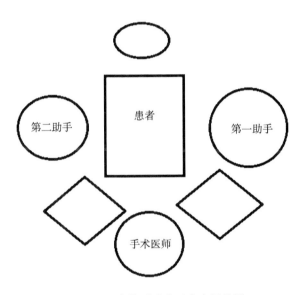

图 16-18 食管裂孔疝手术人员位置

2. 五孔法放置腹腔镜套管（图 16-19）：在患者脐部插入 1cm 套管，放置腹腔镜头，若患者身高较高，该套管位置应上移；在左侧锁骨中线肋缘下 2 指处插入 1cm 套管，为主操作孔；右侧锁骨中线肋缘下 2 指处插入 0.5cm 套管，作为辅助操作孔；剑突下插入 0.5cm 套管，放置挡左肝外叶器械；左侧腋前线肋缘下 2 指处插入 0.5cm 套管，为第一助手操作孔。

3. 用食管裂孔疝拉钩挑起左肝外侧叶，显露食管裂孔疝（图 16-20）。

4. 切开肝胃韧带，显露右侧膈肌脚。若见到迷走神经肝支，则应保留（图 16-21）。

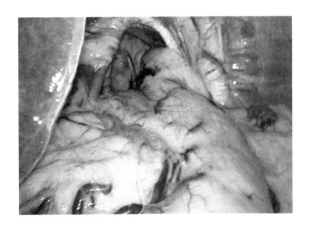

图 16-20 显露食管裂孔疝

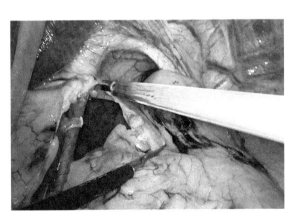

图 16-21 切开疝囊

5. 沿右侧膈肌脚切开腹膜，进入纵隔，将疝囊从右侧纵隔内游离下来，并显露食管（图 16-22）。大多数情况下，疝囊与纵隔周围组织间只有疏松的组织，较容易游离。游离食管时勿太靠近食管，防止食管和迷走神经后支损伤。

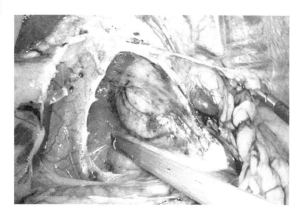

图 16-22　切除疝囊后游离食管

6. 切开脾胃韧带，离断胃短血管（图 16-23）。该步骤是否必须尚有争议，可以保证一个无张力的折叠，但有发生出血的风险，尤其是食管裂孔疝较小、胃短血管较短时。

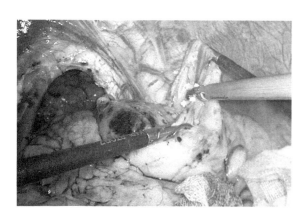

图 16-23　切开脾胃韧带

7. 沿左侧膈肌脚切开腹膜，进入纵隔，将疝囊从左侧纵隔内游离下来，在食管尾侧贯通至右侧，显露整个食管裂孔，继续游离食管（共 5 ～ 6cm），并保证至少 3cm 的腹腔段食管（图 16-24）。

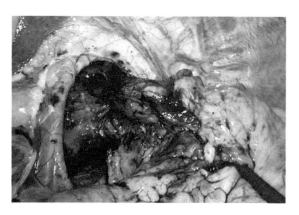

图 16-24　完成游离后的食管裂孔疝

8. 缝合食管裂孔（图 16-25），须使用不可吸收缝线或慢吸收缝线，间断、连续或 8 字间断缝合均可。重建后的食管裂孔应留下 0.5cm 左右的间隙，或者用吸引器沿食管顺利进入纵隔。

9. 是否使用补片加强修补食管裂孔仍有争议，选用的补片类型无定论。生物补片和专用的食管裂孔疝合成材料补片都是合理的选择，一般不建议使用经过裁剪的合成材料切口疝补片，因为有发生材料侵蚀食管的风险。补片应放置在食管后方，无须行全周包绕。补片可使用钉合或缝合的方法固定（图 16-26）。固定补片的危险区域有两个：①食管裂孔的尾侧，左、右膈肌脚汇合处下方，缝合或钉合过深可能损伤腹主动脉；②左侧膈肌，可能损伤左膈下静脉和心包，在食管裂孔上缘以上的部位不应进行钉合，以免发生致命的心包损伤。

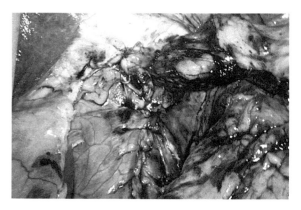

图 16-25　缝合关闭食管裂孔缺损

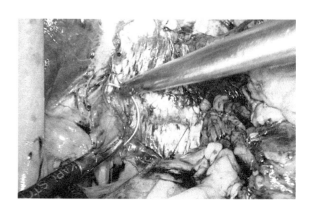

图 16-26　缝合固定补片

10. 尽管仍有争议，但是一般的共识都认为胃底折叠术是必需的，否则术后会出现胃食管反流症状。胃底折叠术术式很多，以最常用的短松型 Nissen 为例介绍（图 16-27）。将胃底在食管后方从左侧拉向右侧，将两侧胃底拉起并包绕食管行"擦皮鞋"动作，以保证折叠瓣宽度合适。为防止因折叠过紧导致术后吞咽困难，可在食管内放置 44 ～ 56F 食管导管，然而该步骤并非必需，且有发生食管穿孔的风险，务必在完成食管的游离，保证食管无卷曲的情况下放置导管。用不可吸收缝线将两侧胃底间断缝合 3 针，针距 0.5cm 左右，折叠瓣总长 1.5 ～ 2cm，其中两针应与食管前壁缝合固定，以保证折叠瓣位于腹腔端食管。将折叠瓣后壁与膈肌脚缝合 2 ～ 3 针固定，保证折叠瓣不发生旋转和移位。手术完成。

（四）评价

腹腔镜食管裂孔疝修补术相对于开放术式有着巨大的优势，成为该疾病的标准术式。尽管技术细节上仍有很多争议，但是经过多年的发展，该术式已经日趋标准化，SAGES 指南也有对手术步骤的详细描述。手术的主要变化是在胃底折叠的方式，这应根据患者的具体情况如食管动力来进行选择。

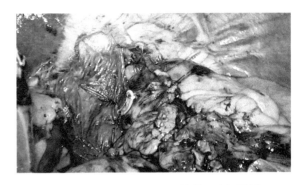

图 16-27　完成 Nissen 折叠并固定折叠瓣

（黄迪宇）

第四节　Bochdalek 疝

一、Bochdalek 疝手术和特点

Bochdalek 疝（图 16-28）又称后外侧胸腹管裂孔疝，由捷克解剖学家 Vincent Alexander Bochdalek 在 1848 年最早描述而得名，是最常见的先天性膈疝。发病原因是胚胎发育第 9 ～ 12 周时原始横膈与胸膜隔膜未能融合导致缺损，腹腔内脏器进入造成疝。该病多在婴幼儿期发病，成年人发病则临床上罕见。然而根据文献报道，在因各种胸腹部疾病接受 CT 检查的成年患者中，该病发病率高达 10.5% ～ 12.5%，发病率甚至远高于腹股沟疝，但大多数患者并无任何临床症状，实际因此疝来就诊者罕见。无症状的 Bochdalek 疝是否应手术治疗尚无定论，有些研究者认为，该疝具有较高的发生嵌顿的风险，因此任何诊断明确的 Bochdelak 疝均应接受手术治疗。Bochdalek 疝的手术方式包括开胸、胸腔镜、开腹和腹腔镜手术，因报道的病例数都较少，难以得出哪种方式具有明显的优势。本节介绍目前开展最多的腹腔镜左侧 Bochdalek 疝修补术。

二、手术适应证

仅有影像学表现而没有临床症状的 Bochdalek 疝是否需要手术治疗尚无定论。有疾病相关临床表现，特别是发生过疝嵌顿的患者，均应接受手术治疗。

三、手术步骤

1. 采用气管插管全身麻醉，患者取头高足低位，左侧抬高。术者和助手均站在患者的右侧。

2. 在患者脐部行 1 ～ 1.2cm 的小切口，穿刺建立 1.33 ～ 1.6kPa（10 ～ 12mmHg）的 CO_2 气腹。

3. 在脐部穿刺置入 10 ～ 12mm 套管，置镜探查。然后在直视下，在上腹部中线位置和左上腹部各穿刺一个 5mm 套管，置入操作器械。

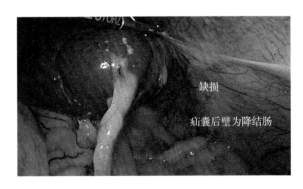

图 16-28　Bochdalek 疝

4. 滑动性疝在 Bochdalek 疝中很常见，尤其是大的左侧疝，降结肠、结肠脾曲甚至脾可能成为疝囊的后外侧壁，常与胸膜粘连，有时甚为致密，应以锐性器械如剪刀仔细分离粘连，保证勿损伤肠管。对于有完整疝囊的病例，回纳疝内容物后，一般疝囊与胸壁粘连致密，因此并不强求完整切除疝囊。

5. 回纳疝内容物后，可充分显露缺损（图 16-29A）。膈肌缺损应尽可能缝合关闭，以恢复膈肌的功能。一般用不可吸收缝线横行连续或间断缝合（图 16-29B）。在缝合结束、抽紧缝线打结之前，应嘱麻醉医师向左肺充分通气，将肺膨开以尽量排出胸腔内气体，然后将缝线抽紧打结。

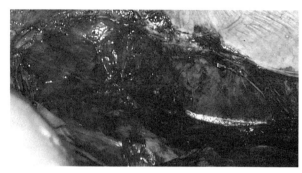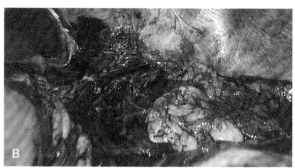

图 16-29　A. 显露整个缺损；B. 缝合关闭缺损

6. 较小的疝可以单纯缝合，但是大多数学者包括笔者都建议使用补片修补（图 16-30）。补片必须具有防粘连的特点，选取大小合适的补片，保证补片能覆盖缺损各方向至少 5cm。补片的固定方法有 3 种：钉合、胶合或缝合。用钉合固定一般采用双圈固定；缝合一般采用不可吸收单股缝

线连续缝合。用胶水固定补片时，尤其应注意胶水应喷涂于补片和膈肌之间，而不是补片朝向腹腔的那面，否则可能造成腹腔内粘连。无论钉合还是缝合，固定补片的内侧时，应特别注意勿损伤心包，在此处，缝合较钉合更为安全。对于熟练掌握腹腔镜下缝合技术的外科医师，笔者强烈推荐连续缝合固定补片，更可靠也更安全。

四、总体评价

腹腔镜 Bochdalek 疝修补术手术操作难度大，术中损伤腹腔内脏器和胸膜的可能性较大，术者应具备熟练的腹腔镜下分离、缝合、打结技术。该手术若能顺利完成，术后效果好，术后并发症少，复发率低（1.6%）。

（黄迪宇）

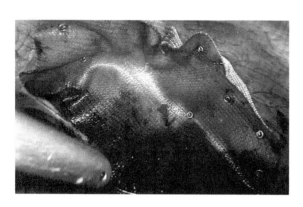

图 16-30　补片修补

第五节　Morgagni 疝

一、手术及特点

Morgagni 疝又称胸骨后疝或胸骨旁疝，最早由意大利人 Morgagni 描述而得名。胚胎时期横中

膈的胸肋裂孔（Morgagni 孔）未能完全闭合，腹腔内脏器进入则形成 Morgagni 疝。该疝比较罕见，发病率明显低于 Bochdalek 疝，可发生于任何年龄，没有明显的性别差别，但成年人较婴幼儿罕见，

且常缺乏明显和典型的临床症状。该疝在腹腔压力突然增高的情况下，有发生嵌顿的风险，因此一旦诊断明确，均应接受手术治疗。该疝的手术方式主要包括经胸（胸腔镜）和经腹（腹腔镜）途径，其中腹腔镜手术具有创伤小、对腹腔探查彻底且容易回纳内容物、修补范围大且可靠、对胸腔的干扰小等优势，是被推荐的主要术式。本节介绍腹腔镜 Morgagni 疝修补术。

二、手术步骤

1. 采用气管插管全身麻醉，患者仰卧，取头高足低位，双腿分开，术者站在患者两腿之间，助手根据操作的舒适选择站在患者的左侧或右侧。

2. 在患者脐部行 1 ～ 1.2cm 的小切口，穿刺建立 1.33 ～ 1.6kPa（10 ～ 12mmHg）CO_2 气腹。

3. 在脐部穿刺置入 10 ～ 12mm 套管，置镜探查（图 16-31）。直视下，在左、右上腹部各穿刺一个 5mm 套管，置入操作器械。

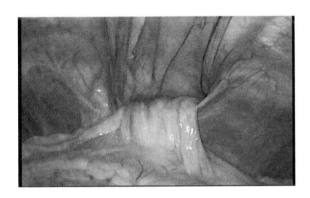

图 16-31　腹腔镜探查所见 Morgagni 疝，内容物为小肠和大网膜

4. 回纳疝内容物。因 Morgagni 疝位于前腹壁，一般不会形成 Bochdalek 疝的滑动性疝，一般的 Morgagni 疝均有完整的疝囊，疝内容物与疝囊壁之间没有广泛致密的粘连，回纳较 Bochdalek 疝要容易，若有粘连处应用剪刀等锐性器械分离。在疝囊壁内侧和前壁分离粘连时，应注意避免损伤纵隔。

5. Morgagni 疝的疝囊一般均完整，且与胸膜和纵隔的粘连疏松、易分离，因此为减少复发和术后胸腔积液的风险，应尽量完整切除疝囊（图 16-32）。但当疝囊与胸膜或纵隔有致密的粘连时，可保留部分疝囊，尤其是内侧和前壁，勉强切除可能导致纵隔和心包损伤。

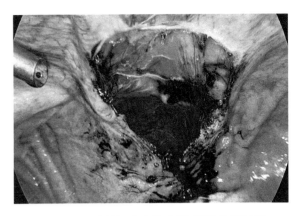

图 16-32　完整切除疝囊后所显露的腹壁缺损

6. 为减少复发的风险，应尽可能关闭缺损。关闭有两种方法：第 1 种是经腹壁全层间断悬吊缝合，该方法与腹壁疝的缺损关闭雷同，操作较简单，关闭可靠，但是反复的穿刺有发生出血和造成血肿的可能，患者术后有疼痛感。第 2 种方法是腹腔镜下连续缝合关闭缺损，同样用不可吸收单股缝线，使用该方法无皮肤切口，疼痛感较轻，发生血肿的机会少，但对腹腔镜下缝合操作的要求比较（图 16-33）。

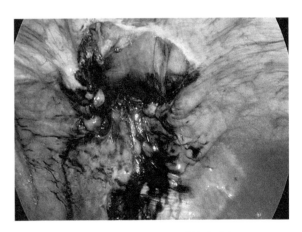

图 16-33　缺损通过连续缝合关闭

7. 为减少复发风险，大多数文献都支持放置补片进行修补，可选用与 IPOM 术相同的补片，选取大小合适的补片，保证补片能覆盖缺损各方向至少 5cm。补片的固定有两种方法，用钉合或缝合（图 16-34）。用钉合固定一般采用双圈固定，缝合一般采用不可吸收单股缝线连续缝合。无论钉合还是缝合，都应特别注意固定补片的前内侧时避免损伤心包，在此处，连续缝合较钉合有明显优势。

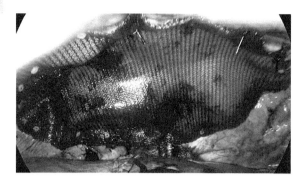

图 16-34　通过缝合和钉合固定补片

三、总体评价

和 Bochdalek 疝相比，Morgagni 疝因为有完整的疝囊，手术较为简单、安全，尤其是腹腔镜手术，值得推荐。

（黄迪宇）

主要参考文献

[1] Richter JE, Rubenstein JH. Presentation and epidemiology of gastroesophageal reflux disease. Gastroenterology, 2018, 154(2):267-276.

[2] eMeester SR. Laparoscopic hernia repair and fundoplication for gastroesophageal reflux disease. Gastrointest Endosc Clin N Am, 2020, 30(2):309-324.

[3] Oleynikov D, Jolley JM. Paraesophageal hernia. Surg Clin North Am, 2015, 95(3):555-565.

[4] Balagué C, Fdez-Ananín S, Sacoto D, et al. Paraesophageal hernia: to mesh or not to mesh? The controversy continues. J Laparoendosc Adv Surg Tech A, 2020, 30(2): 140-146.

[5] Omura N, Tsuboi K, Yano F. Minimally invasive surgery for large hiatal hernia.Ann Gastroenterol Surg, 2019, 3(5):487-495.

[6] Owen ME, Rowley GC, Tighe MJ, et al. Delayed diagnosis of infarcted small bowel due to right-sided Bochdalek hernia. Ann R Coll Surg Engl, 2007, 89:W1-W2.

[7] Temizöz O, Gençhellaç H, Yekeler E, et al. Prevalence and MDCT characteristics of asymptomatic Bochdalek hernia in adult population. Diagn Interv Radiol, 2010,16:52-55.

[8] Norman OM. Laparoscopic repair of Bochdalek diaphragmatic hernia in adults. North Am J Med Sci, 2016, 8(2):65-74.

[9] Brown SR, Horton JD, Trivette E, et al. Bochdalek hernia in the adult: demographics, presentation, and surgical management. Hernia, 2011, 15(1):23-30.

[10] Adrian P, Courtnrey D. Laparoscopic morgagni hernia repair: how I do it. J Gastrointest Surg, 2014, 18:1858-1862.

第六节　腹内疝

腹内疝（internal hernia）是指腹腔内脏器、组织通过腹腔内孔隙偏离原来的位置，形成隐匿于体内的异常凸起。腹内疝是一个与腹外疝相对的概念，腹腔的上方为膈肌，前方为腹壁，下方为盆底，后方为后腹膜。腹腔内脏器通过腹壁的孔隙移动形成体表可见的异常凸起称之为腹外疝，而向其他几个方向异常凸出所形成的体表不可见的疝即为腹内疝。根据发生原因，腹内疝可分为先天性腹内疝和后天性腹内疝两类：先天性腹内疝是指因胚胎发育过程中肠管旋转或腹膜附着异常等先天性因素所致腹膜隐窝大而深，腹膜、网膜或肠系膜存在缺损，或 Winslow 孔过大，肠管疝入而形成；后天性腹内疝则是指后天因素如手术、外伤、炎症等所致腹膜或肠系膜的异常孔隙，肠管可经此疝入。

临床常说的腹内疝不包括膈疝、食管裂孔疝、后腹壁疝、会阴盆底疝、闭孔疝、坐骨神经孔疝及肠套叠，但包含后天性腹内疝的概念。目前，Meyers 提出的腹内疝分型被广泛引用，包括十二指肠旁疝、盲肠周围疝、Winslow 孔疝、经肠系膜疝、乙状结肠周围疝、吻合口后方疝等。

腹内疝的临床表现不典型，可以表现为常年的腹部不适、胀痛或隐痛，有时与饱餐或体位改变有关，也可表现为慢性肠梗阻的症状，也有多年无症状的病例报道。当出现肠管嵌顿时表现为急性腹痛，早期可无肠梗阻典型表现，但病情进展迅速，短期内可出现绞窄症状，死亡率高，故一经确诊或疑似诊断应尽早手术治疗。

一、十二指肠旁疝

十二指肠旁疝（paraduodenal hernia，PDH），

又称肠系膜疝、先天性结肠系膜疝或腹膜后疝，是指腹腔内脏器（多为空肠）疝入十二指肠旁隐窝而形成的腹内疝，是先天性腹内疝中最常见的一种，约占53%，但只占肠梗阻的0.2%～0.9%。因胚胎期中肠旋转异常，使部分小肠或肠袢被包绕在腹膜后隐窝内所致。十二指肠旁疝可分为左侧疝（Landzert疝）和右侧疝（Waldeye疝）。左侧PDH：小肠由肠系膜下静脉处的疝囊颈口（Landzert隐窝）进入小肠系膜的左侧，开口向右；右侧PDH：小肠由肠系膜上动脉或回结肠动脉后方的疝囊颈口（Waldeye隐窝）向右进入横结肠及升结肠系膜后方而形成，开口向左；左、右侧十二指肠旁疝比例约为3∶1。

（一）应用解剖

1. 十二指肠周围的隐窝（图16-35）

（1）十二指肠上隐窝（superior duodenal fossa）。

（2）十二指肠旁隐窝（paraduodenal fossa），即Landzert隐窝。

（3）十二指肠下隐窝（inferior duodenal fossa）。

（4）肠系膜根部隐窝（mesentericoparietal fossa），即Waldeye隐窝。

2. 十二指肠旁疝的解剖及影像学表现

（1）左侧十二指肠旁疝：见图16-36。

（2）右侧十二指肠旁疝：见图16-37。

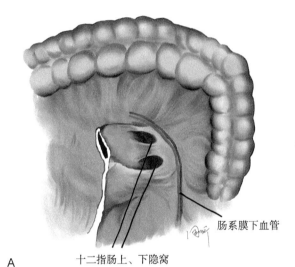

A

十二指肠上、下隐窝 肠系膜下血管

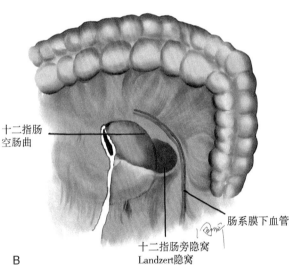

B

十二指肠空肠曲 十二指肠旁隐窝 Landzert隐窝 肠系膜下血管

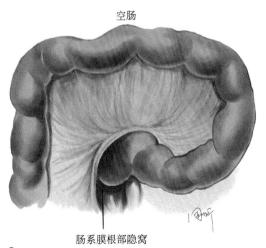

C

空肠 肠系膜根部隐窝

图 16-35 十二指肠周围隐窝

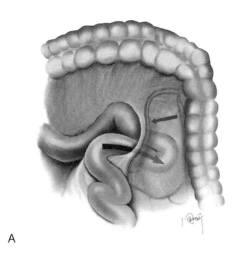

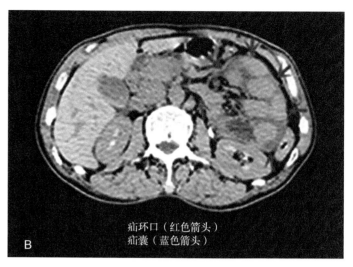

疝环口（红色箭头）
疝囊（蓝色箭头）

图 16-36　左侧十二指肠管疝

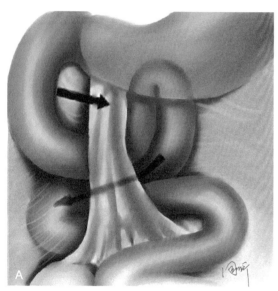

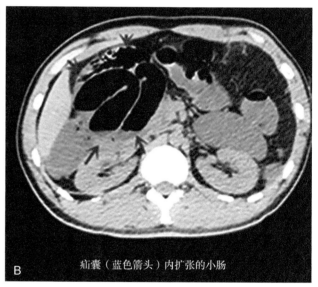

疝囊（蓝色箭头）内扩张的小肠

图 16-37　右侧十二指肠管疝

（二）手术适应证

1. 无症状的十二指肠旁疝　无症状的十二指肠旁疝多于术中发现，术中应同期处理，以免日后病情加重引起症状甚至嵌顿性坏死。

2. 以长期不完全性小肠梗阻为表现的十二指肠旁疝　一经确诊，应择期手术治疗。

3. 以急性肠梗阻为表现的十二指肠旁疝　十二指肠旁疝疝环边缘为肠系膜上下动静脉，一旦嵌顿，极易发生肠缺血坏死，故以急性肠梗阻为表现的十二指肠旁疝应急诊手术治疗。

（三）手术操作

1. 左侧十二指肠旁疝

（1）选择上腹部正中切口。

（2）尝试将嵌顿肠管轻柔复位（图 16-38）。

（3）如果疝囊颈口粘连难以复位，则于疝囊颈旁切开降结肠系膜扩大疝囊颈口复位，即 Bartlett 修补法。注意避免损伤肠系膜下动静脉、左结肠动脉及降结肠边缘动脉弓。也可打开左侧降结肠侧腹膜及左侧胃结肠韧带，协助疝复位后重新固定降结肠（图 16-39）。

（4）检查嵌顿肠管的血供，如有坏死肠管应予以切除。

（5）缝合系膜裂孔及关闭十二指肠左侧隐窝。

2. 右侧十二指肠旁疝

（1）选择上腹部正中切口。

（2）尝试将嵌顿肠管轻柔复位（图 16-40）。

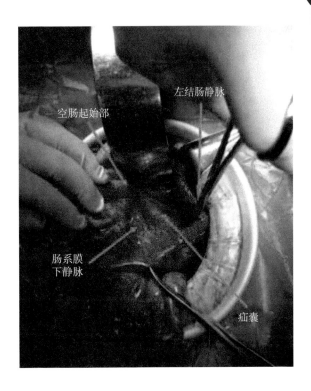

左结肠静脉

空肠起始部

肠系膜
下静脉

疝囊

图 16-38 回纳疝入肠管

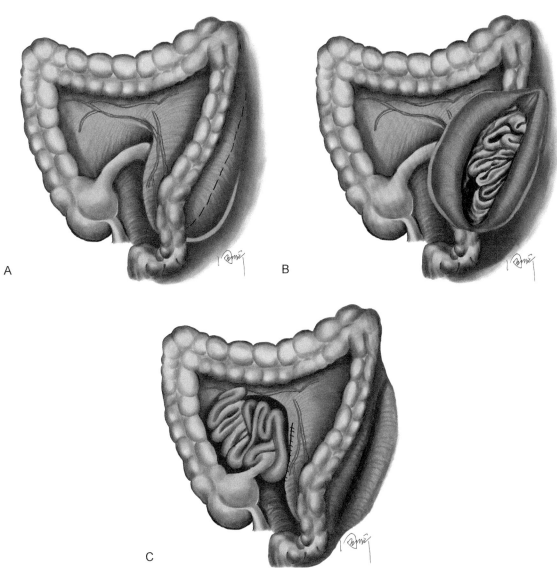

A

B

C

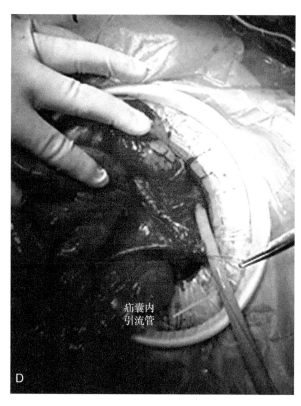

疝囊内
引流管

D

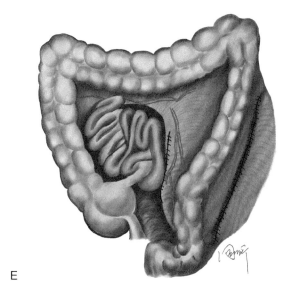

E

图 16-39 A.切开左侧降结肠侧腹膜；B.协助疝复位；
C.缝合疝环；D.缝合关闭疝环口；E.重新固定降结肠

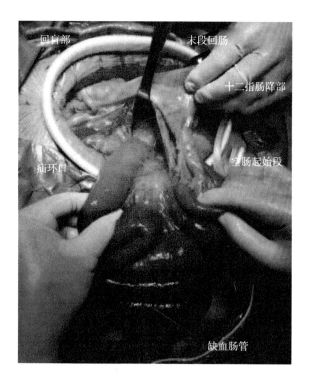

回盲部　　　　末段回肠

十二指肠降部

空肠起始段

疝环口

缺血肠管

图 16-40 回纳疝入小肠

（3）如疝囊颈口粘连难以复位，则于疝囊颈旁切开升结肠系膜扩大颈口复位，注意避免损伤肠系膜上动静脉、升结肠动脉及升结肠边缘动脉弓。也可打开升结肠侧腹膜，回纳小肠后再将升结肠与侧腹膜缝合固定（图 16-41）。

（4）检查嵌顿肠管血供，如有坏死肠管应予以切除。

（5）缝合系膜裂孔及关闭十二指肠右侧隐窝。

（四）腹腔镜手术

从 1998 年 Uematsu 等报道 1 例腹腔镜治疗十二指肠旁疝以来，陆续有腹腔镜治疗十二指肠旁疝的个案病例。腹腔镜技术在减少术后并发症和缩短术后恢复时间上体现明显优势，但在复发率方面并无明显优势，目前推荐无绞窄和穿孔的十二指肠旁疝可腹腔镜治疗。

（五）补片修补

有文献报道应用补片修补治疗缺损较大

的十二指肠旁疝，包括聚丙烯补片和生物补片（图 16-42），但缺乏大样本数据，临床疗效有待观察。

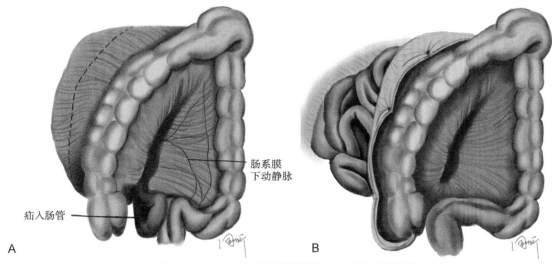

图 16-41　A. 打开升结肠侧腹膜；B. 协助小肠复位

肠系膜下动静脉

疝入肠管

A　　　　B

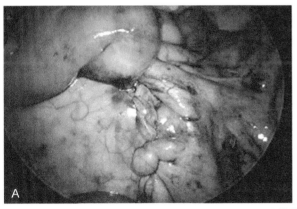
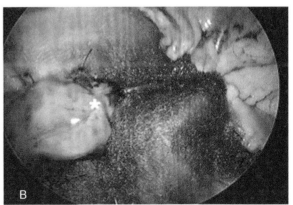

图 16-42　生物补片修补十二指肠旁疝

A　　　　B

二、盲肠周围疝

盲肠周围疝（pericecal hernia）是指小肠进入回盲部周围隐窝内所形成的疝，约占先天性腹内疝的 13%。

（一）应用解剖

1. 回盲部的隐窝　见图 16-43。

（1）回盲上隐窝。

（2）回盲下隐窝。

（3）盲肠后隐窝。

2. 盲肠周围疝的解剖及影像学表现　见图 16-44。

（二）手术适应证

盲肠周围疝易发生绞窄，一旦明确诊断应尽早手术治疗。对于可疑的盲肠周围疝，也应早期探查手术以防肠绞窄坏死。

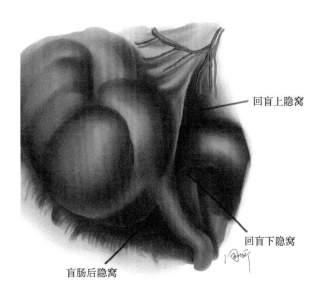

回盲上隐窝

回盲下隐窝

盲肠后隐窝

图 16-43　回盲部隐窝

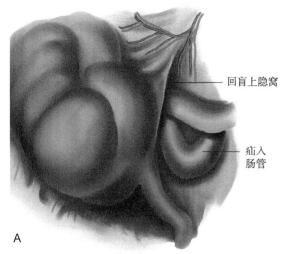

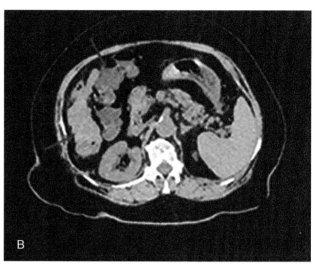

图 16-44　A. 盲肠周围疝的解剖；B. 盲肠周围疝的影像学表现。疝入升结肠外侧的小肠（红色箭头）；被疝入小肠推向腹内侧的升结肠（蓝色箭头）

（三）手术操作

1. 切口选择下腹部正中切口或右下腹部探查切口。

2. 尝试回纳疝入的小肠（图 16-45A）。

3. 如无法回纳，则可扩大疝环口后再回纳小肠（图 16-45B）。

4. 也可打开盲肠、升结肠侧腹膜，切开疝囊后回纳小肠，重新固定升结肠（图 16-45C）。

5. 如小肠缺血坏死，则应切除坏死肠管行吻合术。如结肠坏死，则需行坏死结肠切除、远端封闭近端造口术。

6. 缝合关闭疝环口（图 16-46）。

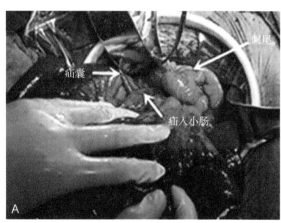

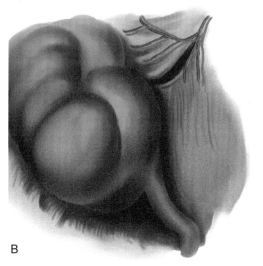

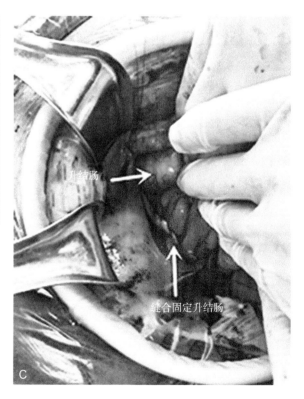

图 16-45　A. 回纳小肠；B. 扩大疝囊回纳小肠；C. 固定升结肠

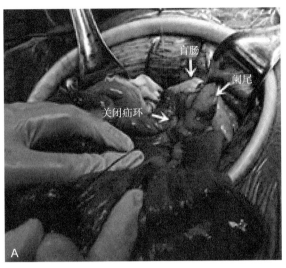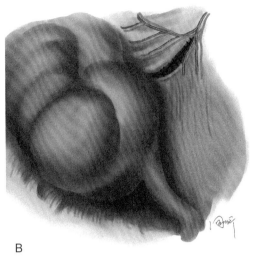

盲肠

阑尾

关闭疝环

A

B

图 16-46　缝合关闭疝环

三、吻合口后疝

吻合口后疝即发生于吻合口如胃肠吻合口、胆肠吻合口、肠肠吻合口等后方的疝，多见于吻合口后间隙未关闭或针距过宽，小肠疝入而成。其中，胃空肠 Billroth Ⅱ式吻合占大多数。随着近年来腹腔镜技术的广泛应用和减重代谢手术的开展，吻合口后疝发病率有增高趋势。

（一）应用解剖

1. 胃空肠 Billroth Ⅱ式吻合解剖　见图 16-47。

（1）吻合口上后间隙。

（2）吻合口下后间隙。

2. 胃／胆管－空肠 Roux-en-Y 吻合解剖　见图 16-48。

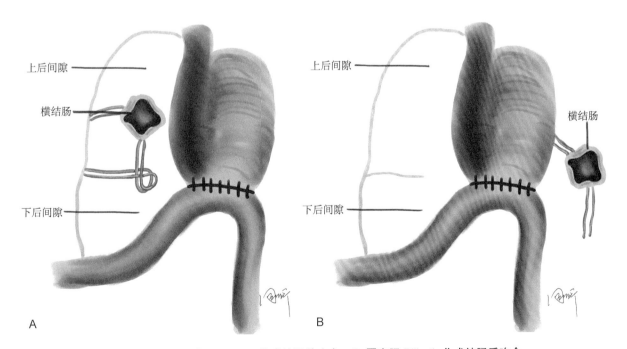

上后间隙

横结肠

下后间隙

A

上后间隙

横结肠

下后间隙

B

图 16-47　A. 胃空肠 Billroth Ⅱ式结肠前吻合；B. 胃空肠 Billroth Ⅱ式结肠后吻合

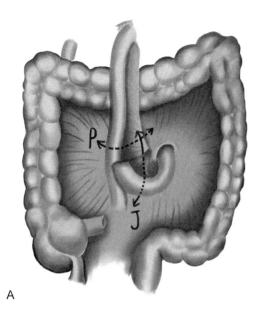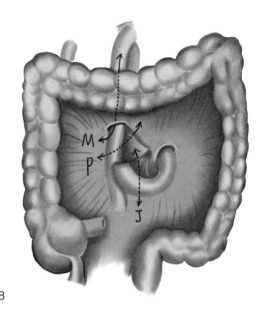

图 16-48　A. 结肠前。P.Petersen 间隙；J. 空肠后间隙。B. 结肠后。M. 肠系膜裂孔；P. Petersen 间隙；J. 空肠后间隙

（二）手术适应证

吻合口后疝不能自行复位，一经诊断应尽快手术治疗。

（三）手术操作

1. 切口选择为上腹部正中切口。

2. 还纳肠袢。

3. 仔细检查肠管，如有坏死肠管需切除，同时需注意避免切除过多小肠，以免造成短肠综合征。

4. 改行 Roux-en-Y 吻合。

5. 关闭系膜裂孔。

（周　昕）

主要参考文献

[1] 童仕伦，王琦 . 腹内疝的诊断与治疗 . 腹部外科，2009, 3:141-142.

[2] Meyers MA.Meyers' dynamic radiology of the abdomen: normal and pathologic anatomy. 6th ed. New York: Dordrecht Heidelberg London，Springer, 2011: 382-383.

[3] Schizas D, Apostolou K, Krivan S, et al. Paraduodenal hernias: a systematic review of the literature. Hernia, 2019,23(6):1187-1197.doi:10.1007/s10029-019-01947-3.

[4] Bartlett MK, Wang C, Williams WH. The surgical management of paraduodenal hernia．Ann Surg，1968，168(2) : 249-254.

[5] Uematsu T，Kitamura H，Iwase M，et al．Laparoscopic repair of a paraduodenal hernia. Surg Endosc，1998，12(1) : 50-52.

[6] Palanivelu C, Rangarajan M, Jategaonkar PA, et al. Laparoscopic management of paraduodenal hernias: mesh and mesh-less repairs. A report of four cases. Hernia, 2008, 12: 649-653.

[7] Kwan B, Theodore JE, Wong J. Laparoscopic paraduodenal hernia repair with bioabsorbable mesh: a case of a novel technique for a rare cause of bowel obstruction. Int J Surg Case Rep, 2020, 70:1-4.

[8] 徐正荣，郭文俊 .Roux-en-Y 吻合术后肠系膜性腹内疝的临床研究进展 . 中华胃肠外科杂志, 2017, 20(3):352-356.

第一节 腹壁侵袭性纤维瘤治疗进展

侵袭性纤维瘤（aggressive fibromatosis, AF）亦称硬型纤维瘤或韧带样纤维瘤，是一种间叶来源的少见肿瘤。早期报道发病率为 $3/10^{-6}$，近年报道为 $5/10^{-6} \sim 6/10^{-6}$。AF 在病理特征上表现为良性，肿瘤不发生远处转移，但局部呈现侵袭性生长。AF 可发生于全身肌筋膜组织，根据生长的位置，AF 分为腹壁型、腹腔内型及腹外型，其中以腹壁型最常见。由于 AF 生长的位置与其生物学行为相关，故影响到治疗方法的选择和预后。在所有 AF 中，腹壁型 AF 预后最好，随后为腹内型 AF, 而腹外型 AF 预后最差。

一、手术治疗

（一）是否作为首选方法

21 世纪前，腹壁 AF 手术切除是标准治疗方法。然而，20 世纪 90 年代，国外研究者通过临床观察发现，部分腹外型 AF 和腹内型 AF 患者采用非手术治疗，仅内科治疗或观察（watchful waiting）也可取得满意效果。故自 2000 年之后，不断有学者提出手术不应作为腹内型 AF 和腹外型 AF 治疗的首选方法。故在 2011 NCCN 软组织肿瘤治疗指南中，推荐将观察作为 AF 的一个选择。但是在指南制定讨论中有些专家不赞同将所有可切除的 AF 都首选为观察对象，他们认为直到肿瘤进展才进行手术有可能失去切除，尤其是根治性切除的机会。对于腹壁型 AF，只是近年才有学者提出上述观点。在近期形成的欧洲 AF 治疗共识中工作组推荐，初次发现腹壁型 AF 后可首先观察，一旦观察中发现肿瘤增长或有症状时应进行手术治疗或抗激素治疗，如果抗激素治疗无效也应转为手术治疗。从文献报道的结果来看，与腹腔内型 AF 及腹外型 AF 不同，腹壁型 AF 根治性手术切除（R0 切缘）远期效果非常满意。Bertani 等报道根治性手术切除腹壁型 AF 24 例，术后中位随访 55 个月，无一例复发。报道者认为腹壁型 AF 切除时术中冷冻病理检查加缺损网片修补是一种既不损伤腹壁功能并可治愈腹壁型 AF 的方法。Wilkinson 等报道 50 例腹壁型 AF 手术切除患者，中位随访 6 年，复发率为 4.0%，其中 13 例患者手术后顺利妊娠、分娩。报道者认为与腹内型 AF 和腹壁外型 AF 不同，腹壁型 AF 确切的治疗方法应是根治性手术切除。故推荐有症状和进展的腹壁型 AF，特别是 > 7cm 的 AF 应首选手术治疗。Netto 等报道手术切除腹壁型 AF 27 例，手术后病理检查切缘阳性 3 例。手术后平均随访 80 个月，发现 3 例复发，其中 2 例为切缘阳性者。报道者认为，对于腹壁型 AF 行 R0 根治性切除可以获得良好的长期治疗效果。我们近期报道了 24 例巨大（肿瘤最小径均 > 15cm）腹壁型 AF 手术切除的远期效果。22 例中位随访 63 个月，无一例腹壁肿瘤复发。笔者认为与其他部位的 AF 相比，位于前腹壁的 AF 获得根治性切除的概率更大。肿瘤切除后，特别是巨大肿瘤切除后所造成的腹壁肌筋膜缺损可采用合成补片或生物补片修补。这一修补方法为肿瘤的 R0 切除提供了技术保障，也可能是腹壁型 AF 手术远期效果优于腹内型 AF 和腹外型 AF 的重要原因之一。依据文献报道，目前大部分专家的观点是对于初发较小、无症状的腹壁型 AF 可以考虑观察，一旦出现症状或肿瘤进展或初次发现肿瘤最大径 > 7cm 都应及时采取治疗措施。与腹内型和腹外型 AF 不同，腹壁型 AF 根治性手术切除效果佳，大多数患者是可以治愈的。

（二）切缘状况对术后复发的影响

有关 AF 手术切缘状况对术后复发的影响目前仍是个有争议的课题。一些回顾资料分析表明切缘阴性（R0 切除）者和阳性者（R1/R2 切除）相比，二者术后复发率无显著差别。另有资料表明单因素分析时切缘状态可作为预后因素，但多因素分析时切缘状态即失去预后意义。虽然目前 AF 切缘状态对预后的重要性仍没有结论，但多数研究报道表明 AF 阴性切缘的根治性切除可明显降低手术后局部复发率。Harati 等对 90 例腹壁外型 AF 手术资料分析结果表明，R0 切除的 50 例患者术后 5 年无复发率为 68.8%，40 例 R1/R2 切除者为34.1%。经单因素和多因素分析都表明两组间复发率有非常显著的差别。报道者强调初次 R0 切除非常重要，明显优于复发病例的 R0 切除。复发后的手术切缘状况不影响手术后复发率。Justin 等报道92 例腹外型 AF 手术病例，R0 切除 40 例，R1/R2切除 52 例。平均随访 10 年，单因素分析两组复发率无显著差别。但在多因素分析中，将切缘阳性和距肿瘤 < 1mm 切缘阴性病例合为一组与切缘 ≥ 1mm 阴性组相比较时，前组的复发率明显高于后组。距肿瘤 < 1mm 切缘阴性病例手术后复发危险明显增加。报道者认为，从严格意义上来说这类病例不应归为切缘阴性。Bertani 等对 62 例 AF手术患者资料分析后发现，中位随访 5 年，R0 和R1 切除者手术后复发率分别是 7.1% 和 46.4%，两组复发率有显著性意义。四肢和其他部位相比，术后复发率分别是 33.3% 和 9.9%，两组差异显著。在多因素分析中，仅发现 R0 和 R1 切除对四肢 AF手术后复发率无显著影响。由于大多数文献中有关 AF 切缘状况与复发关系的报道没有将腹壁和腹内及腹外部位分开分析，故得出的结果难以代表各部位 AF 切缘状况对复发率预后的真实意义。文献报道的资料显示，腹壁型 AF 切缘状况对术后复发率是一个非常有意义的影响因素。如 Netto 等报道手术切除腹壁型 AF 27 例，手术后病理检查切缘阳性 3 例。手术后平均随访 80 个月，发现 3 例复发，其中 2 例为切缘阳性者。多因素分析发现阳性切缘是独立的复发预后因素。报道者认为，对于腹壁型 AF 行 R0 根治性切除可获得良好的长期治疗效果。Bertani 等报道根治性手术切除腹壁AF 24 例，术后中位随访 55 个月，无一例复发。

报道者认为腹壁型 AF 切除时术中冷冻病理检查加缺损网片修补是一种可治愈腹壁型 AF 的理想方法。由于大多数文献中有关 AF 切缘状况与复发关系的报道没有将腹壁和腹内及腹外部位分别分析，故得出的结果难以代表各部位 AF 切缘状况对复发率预后影响的确切意义。因此，从 AF 发生的部位来探讨切缘状态对术后局部复发的影响可能是一个更精准的分析方法。

二、药物治疗

由于手术治疗不再作为所有腹壁型 AF 的首选治疗方法，药物治疗已成为一种选择。治疗 AF 的药物主要有 4 类：①抗雌激素药物；②非甾体抗炎药；③化学治疗药物；④靶向治疗药物。因为化学治疗药物毒性大，大多数患者难于接受，故这一治疗方法极少在腹壁型 AF 治疗中应用。靶向治疗药物也有一定的毒性，故也较少应用。

（一）抗雌激素和非甾体抗炎药

由于这两类药物不良反应小，同时二者单独或联合用药的治疗效果不逊于化学治疗和靶向治疗，故在欧洲 AF 工作组制定的共识中推荐为腹壁型 AF 药物治疗的第一线药。Fiore 等应用大剂量 toremifene 180mg/d 治疗 AF 44 例，其中腹壁型AF 18 例。中位随访时间 110 个月，治疗有效反应率（肿瘤缩小或无进展）为 86%。中位治疗反应时间为 4 个月。腹壁型 AF 和其他部位 AF 治疗效果无显著差别。Quast 等分别应用大剂量 tamoxifen120mg/d，toremifene 120mg/d，raloxifene 240mg/d，联合 sulindac 300mg/d 治疗 AF 134 例，其中腹壁AF 33 例，平均随访 7.12 年，治疗有效反应率为85.1%。腹壁型 AF 与其他部位 AF 治疗效果无显著差别。3 种抗雌激素药物之间的治疗效果也无显著性差别。Bocale 等在回顾性分析 168 例 AF 患者（其中腹壁型 AF 37 例）应用抗雌激素药物或联合非甾体抗炎药治疗资料后发现，各部位 AF 之间治疗反应率无差别，各类抗雌激素药物之间疗效也无差别。联合非甾体抗炎药未改善治疗效果。由于尚未发现有关非甾体抗炎药物单独治疗腹壁型 AF 效果的报道，故从以上有限的资料分析来确定是单独使用还是联合用药治疗腹壁型 AF 效果更好有待进一步探讨。

抗雌激素药物及非甾体抗炎药不良反应较

小，即使在加大剂量使用的情况下也未见严重不良反应发生。一般的不良反应为眩晕、心悸、乏力、停经或痛经、阴道少量出血、卵巢囊肿、凝血功能及肝功能异常。上述症状可通过调整药物的剂量或停止使用而恢复正常。Quast 等报道使用 raloxifene 可明显减少抗雌激素药物引起的卵巢囊肿。

（二）靶向药物治疗

用于 AF 治疗的靶向药物有 imatinib、sorafenib、sunifinib、panazona。其中 imatinib 是最早用于 AF 治疗的靶向药物，随后相继有 sorafenib、sunifinib、panazona 应用的报道。鉴于靶向药物的治疗效果及不良反应，该类药物目前只作为二线或三线 AF 治疗药物使用。有关靶向药物治疗 AF 的资料多来自腹内型 AF 和腹外型 AF 的治疗报道，而治疗腹壁型 AF 仅见 2 篇报道。Dufresne 等应用 imatinib 400mg/d 治疗 7 例腹壁型 AF 患者 1 年，中位随访 34 个月，2 年肿瘤无进展率为 55%。Szucsabg 等应用 pazopanip 400mg/d 治疗腹壁型 AF 患者 2 例，治疗 12 个月，1 例肿瘤停止生长，1 例明显减小，笔者认为 pazopanib 似乎优于抗雌激素药物和非甾体抗炎药，是一个有前景的治疗 AF 药物。法国肉瘤治疗小组正在应用此药进行治疗 AF 的随机 II 期临床试验，以了解 pazopanib 治疗效果和不良反应耐受上是否优于化学治疗药物。靶向药物治疗 AF 的不良反应为白细胞减少、消化道症状、肌肉疼痛、疲劳、高血压和肝功能异常。这些不良反应一般容易控制，通过调整剂量和对症及支持治疗可以解决。

三、放射治疗

（一）常规放射治疗

放射治疗在软组织肉瘤的治疗作用已经得到肯定，但在 AF 的治疗作用上，尤其是术后辅助放射治疗作用上是有争议的。有些学者报道术后放射治疗可明显减少局部复发率，但也有报道，术后辅助放射治疗并不能显著改善局部复发率。还有学者研究发现辅助放射治疗可能只是延迟肿瘤复发时间，但对最终的复发率无影响。根据文献资料显示，不论是单独放射治疗还是手术后辅助放射治疗，多是应用于腹外型 AF 的治疗，较少应用于腹壁型 AF 和腹内型 AF 的治疗。其主要原因

为腹部型 AF 多与腹腔脏器，特别是胃肠道接近，如果放射治疗中控制不当容易导致胃肠穿孔及其他严重并发症。为此，在欧洲 AF 工作组制定的 2015 年治疗共识中推荐：对于进展的腹壁型 AF，可选择不良反应小的抗激素治疗，但更加确定的治疗方法是手术切除。高度共识放射治疗对于腹壁型 AF 是不起作用的，故在腹壁型 AF 治疗方法中没有列入放射治疗。虽然在 2017 年更新版共识中腹壁型 AF 放射治疗又被作为三线治疗列入，但工作组特别做了以下说明：由于放射治疗时接近腹腔敏感器官，对腹壁型 AF 放射治疗本身虽不是禁忌证，但应当作是一种有挑战性的治疗，只有在极小心情况下应用调强放射治疗和在影像引导下进行。因此，目前文献中很少见到有关腹壁型 AF 放射治疗的资料，其原因可能有 3 个方面：一是腹壁型 AF 多能达到根治性切除，手术后无须辅助放射治疗；二是腹壁型 AF 放射治疗易引起严重并发症；三是腹壁型 AF 多发生在年轻人，由于 AF 的自然生存期长，放射治疗有可能引起后期继发性癌的发生，导致医师和患者都不愿意采用放射治疗。

（二）碳离子和质子放射治疗

Nagata 曾报道应用碳离子棒放射治疗技术治疗 1 例腹壁型 AF，获得满意效果。其 2 个月内分 25 次将 50Gy 放射性碳离子棒置入瘤体。治疗开始后 2 个月内，肿瘤由直径 7.3cm 长大到 12cm，但是随后逐渐缩小，治疗后 5 个月时肿瘤直径为 7.8cm，1 年时肿瘤液化缩小至直径 4.3cm，3 年后，肿瘤最大径为 3.3cm。与常规的放射治疗不同，碳离子棒放射治疗能精准照射靶病灶，减少对腹腔内脏器的影响。Nagata 认为碳离子棒放射治疗是一种治疗腹壁型 AF 的新方法。但是仅有 1 例治疗经验，尚难肯定其确切的治疗效果。Kil 等曾报道应用质子放射方法治疗 1 例右侧腹壁型 AF 术后复发患者，获得满意效果。由于病灶与肝和右肾接近，常规和调强放射治疗对肝、肾功能影响较大。而质子治疗可将放射剂量充足传递至病变部位，但可避免对病灶周围正常组织产生明显影响，还可减少全身毒性反应。因此，该患者在治疗结束后不仅肿瘤完全消失，而且无局部及全身不良反应。治疗后随访 24 个月，肿瘤无临床及放射学复发征象。

四、高强度聚焦超声治疗

高强度聚焦超声（high-intensity focused ultrasound, HIFU）治疗是将超声波束聚焦于靶组织，产生热消融病灶而不损害周围健康组织的治疗技术。与普通热疗不同，HIFU 是将靶区（焦域）组织温度提升至 56℃以上，持续 1 至数秒，使肿瘤组织瞬间凝固性坏死。自 20 世纪 90 年代 HIFU 用于治疗肿瘤以来，已有大量文献报道 HIFU 治疗各类肿瘤的结果。但 HIFU 治疗 AF 开始时间较晚且例数少。检索国内外资料仅有 6 篇文献报道，共 66 例。治疗的对象主要是腹外型 AF 和腹内型 AF 患者，仅有 2 例腹壁型 AF 患者。各学者报道的结果显示，HIFU 治疗 AF 的效果比较理想，手术后 1～3 年控制肿瘤进展率达 60%～90%。HIFU 治疗的常见并发症为皮肤损伤，但多不严重，且可自愈。由于 HIFU 治疗 AF 病例少，特别是腹壁型 AF 治疗经验更少，故在此领域工作还有待进一步探讨，尤其是远期效果需要观察和评价。

五、冷冻消融和射频消融治疗

近 20 年的临床实践表明，经皮冷冻消融是治疗肾、肝、肺和前列腺原发癌及骨转移癌的有效方法。与手术相比，冷冻消融创伤小、麻醉时间短，这一方法已作为治疗肾癌及前列腺癌的首选方法。Kujak 等于 2010 年首先报道经皮冷冻消融治疗 AF 的结果，随后相继有学者报道了该技术治疗 AF 的资料。上述报道的结果均表明经皮冷冻消融 AF 的效果是令人满意的。但是治疗的病例大多数是腹部外型 AF，腹壁型 AF 仅有 2 例。Havez 等在 2014 年报道 1 例腹壁型 AF 经冷冻消融治疗后 11 个月瘤体减小 45%，无任何并发症。Schmitz 等在 2016 年报道 1 例腹壁型 AF 经冷冻消融治疗后 5.7 个月，瘤体完全消失，也无并发症发生。鉴于经皮冷冻消融治疗 AF 具有确切的效果，在欧洲 AF 工作组制定的 2017 年治疗共识中将冷冻消融作为一种 AF 治疗方法列入。由于冷冻消融时在针头周围形成冰球易被 CT 或超声监视到，通常应用上述检查手段引导进行消融治疗以达到更精确的治疗效果。

射频消融治疗 AF 首先由 Ilaslan 等在 2010 年报道，2012 年 Borrow 等报道了 1 例腹壁型 AF

治疗结果。该患者腹壁有两处 AF，一个 14cm×22cm，另一个 4cm×2cm。经过射频消融后 3 个月，50% 的肿瘤坏死，4 个月时再次消融，6 个月时，小的病灶完全消失，大的病灶明显减小。与冷冻消融相比，射频消融的并发症多且严重，常见为皮肤蜂窝织炎及皮肤溃疡，故近年未见有学者报道使用该技术治疗 AF。

六、小结

对于初发较小、无症状的腹壁型 AF 可考虑观察，一旦出现症状及肿瘤进展或初次发现肿瘤最大径 > 7cm 的腹壁型 AF 都应采取治疗措施。虽然目前治疗腹壁型 AF 有多种方法，但就其治疗效果及不良反应而言，根治性手术切除仍是治疗腹壁型 AF 最理想的方法。大多数术者认为保证首次手术切缘阴性（R0）是防止腹壁型 AF 术后复发的一个非常重要的措施。

（李基业）

主要参考文献

[1] Penel N, Coindre JM, Bonvalot S, et al. Management of desmoid tumors: a nationwide survey of labelled reference center networks. Eur J Cancer, 2016, 58(1):90-96.

[2] Van Broekhoven DLM, Grunhagen DJ, Den Barkker MA, et al. Time trends in the incidence and treatment of extra-abdominal and abdominal aggressive fibromatosis: A population-based study. Ann Surg Oncol, 2015, 22(7):2817-2823.

[3] Grignol VP, Pollock R, Howard JH. Management of desmoids. Surg Clin N Am, 2016, 96(6):1015-1031.

[4] Keith MS. Biology and treatment of aggressive fibromatosis or desmoid tumor. Mayo Clin Pro, 2017, 92(6):947-964.

[5] Kasper B, Baumgarten C, Garcia J, et al. An update on the management of sporadic desmoid-type fibromatosis: a european consensus initiative between sarcoma patients euroNet(SPAEN) and european organization for research and treatment of cancer(EORTC)/soft tissue and bone sarcoma group(STBSG). Ann Oncol, 2017, 28(21):2399-2408.

[6] Wilkinson MJ, Chan KE, Hayes AJ, et al. Surgical outcomes following resection for sporadic abdominal

wall fibromatosis. Am Surg Oncol, 2014, 21(7):2144-2149.

[7] Couto Netto SD, Teixeira F, Menegozzo CAM, et al. Sporadic abdominal wall desmoid type fibromatosis: treatment paradigm after thirty two years. BMC Surgery, 2018, 18(1):37-43.

[8] 费阳，李基业. 腹壁巨大硬纤维瘤切除加腹壁重建方法及远期效果. 中华外科杂志，2018，56（1）：52-55.

[9] Howard JH, Pollock T. Intra-abdominal and abdominal wall desmoid fibromatosis. Oncol Ther, 2016, 4(1):57-72.

[10] Harati K, Jaenisch A, Behr B, et al. Effect of surgical margins on prognosis in aggressive fibromatosis: A single-institutional analysis of 90 patients. Oncol Letters, 2017, 14(23): 5129-5134.

[11] Cates JMM, Stricker TP. Surgical resection margins in desmoid-type fibromatosis. A critical reassessment. Am J Surg Pathol, 2014, 38(10): 1707-1714.

[12] Fiore M, Colombo C, Radaelli S, et al. Hormonal management with toremifene in sporadic desmoid-type fibromatosis. Eur J Cancer, 2015, 51(9): 2800-2807.

[13] Quast DR, Schneider R, Burdzik E, et al. Long-term outcome of sporadic and FAP-associateddesmoid tumors treated with high-dose selective estrogen receptor modulators and sulindac: A single-center long-term observational study in 134 patients. Familial Cancer, 2016, 15(1):31-40.

[14] Szucsa Z, Messioua C, Wongb HH, et al. Pazopanib, a promising option for the treatment of aggressive fibromatosis. Anti-Cancer Drugs, 2017, 28(3):421-426.

[15] Shin SH, Raeko K, Cho SK, et al.Surgical out come of desmoid tumors: Adjuvant radiotherapy delayed the recurrence, but did not affect long-term outcomes. J Surg Oncol, 2013, 108(1): 28-33.

[16] Kasper B, Baumgarten C, Bonvalot S, et al. Management of sporadic desmoid-type fibromatosis: a european consensus approach based on patients' and professionals' expertise——a sarcoma patients euro net and european organisation for research and treatment of cancer/soft tissue and bone sarcoma group initiative. Eur J Can, 2015, 51(1): 127- 136.

[17] nagata T, Demizu Y, Okumura T, et al. Carbon ion radiotherapy for desmoid tumor of the abdominal wall: a case report. World J Surg Oncol, 2016, 14(3):245-248.

[18] Shi Y, Huang YQ，Zhou M, et al. High-intensity focused ultrasound treatment for intra-abdominal desmoid tumors: a report of four cases. J Med Ultrasonics, 2016, 43(3): 279-284.

[19] Avedian RS, Bitton R, Gold G, et al. Is MR-guided high-intensity focused ultrasound a feasible treatment modality for desmoid tumors? Clin Orthop Relat Res, 2016, 474(4): 697-704.

[20] Zhao WP, Han HY, Zhang J, et al. Early experience: high-intensity focused ultrasound treatment for intra-abdominal aggressive fibromatosis of failure in surgery. Br J Radiol, 2016, 89(1062): 2015-1026.

[21] Ghanouni P, Dobrotwir A, Bazzocchi A, et al. Magnetic resonance-guided focused ultrasound treatment of extra-abdominal desmoid tumors: a retrospective multicenter study. Eur Radiol, 2017, 27(2): 732-740.

[22] Havez M, Lippa N, AI-Ammari S. Percutaneous image-guided cryoablation in inoperable extra-abdominal desmoid tumors: A study of tolerability and efficacy. Cardiovasc Interv Radiol, 2014, 37(11):1500-1506.

[23] Borrow E, Newton K, Rajashanker, et al. Successful radiofreqency ablation of an anterior abdominal wall desmoid in familial adenomatous polyposis. Colorectal Dis, 2012, 15(2):e160-163.

第二节 腹壁肿瘤外科治疗

原发于腹壁的肿瘤有 10 余种，但最常见的肿瘤为侵袭性纤维瘤，约占 47%。隆突性皮肤纤维肉瘤（dermatofibrosarcoma protuberans，DFSP）具第 2 位，约占 14%。其余为腹壁肌筋膜发生的肉瘤，其中又以恶性纤维组织细胞瘤（malignant fibrous histiocytoma，MFH）最常见，约占腹壁肿瘤的 8%。其次为纤维肉瘤，约占 6%。

各种腹壁肿瘤的外科治疗原则基本是一致的，尽可能达到根治性切除。由于根治性切除肿瘤后不可避免地导致腹壁组织缺损，特别是大的

缺损，就涉及腹壁缺损的重建问题。因此腹壁外科治疗不仅是切除肿瘤，还涉及缺损的修复重建。鉴于腹壁肿瘤外科治疗原则基本相似，以及 AF 和 DFSP 为腹壁常见的两种肿瘤，故本节仅就这两种肿瘤的切除和重建技术进行描述。

一、腹壁侵袭性纤维瘤的切除和缺损的重建

（一）手术适应证

腹壁初发和孤立的 AF 为最佳手术适应证。对

伴腹腔或腹部外型 AF 的病例不宜首选手术治疗。对腹壁复发，特别是腹壁多处复发病例选择再手术要非常慎重，因为此类患者，即使肿瘤做到了根治性切除，手术后复发率也较高。同时还会引发腹内型 AF。

（二）围术期准备

1. 术前常规检查　包括血常规、尿常规、肝功能、肾功能、电解质、凝血功能、心肺功能等。术前腹部增强磁共振检查有助于评估肿瘤大小和与周围组织的关系。术前穿刺病理检查明确诊断。

2. 术前准备　肿瘤位于下腹部者应备皮。术前禁食 12h。肿瘤大者术前应做肠道准备及留置胃管。如准备使用合成非吸收补片重建肌筋膜缺损者，术前可预防性应用广谱抗生素。

（三）手术操作

1. 麻醉选择　全身麻醉或硬膜外麻醉。

2. 肿瘤切除　根据肿瘤大小及位置，选择纵行或横行切口。切开皮肤及皮下组织，围绕肿瘤充分游肌筋膜前皮下组织 5cm 左右（图 17-1）。切除肿瘤及其边缘正常肌筋膜组织至少 3cm（图 17-2）。无法达到上述切缘标准时，术中行切缘冷冻病理检查以确定有无肿瘤残留。如皮下组织及皮肤未受肿瘤累及，可保留皮肤，否则切除皮肤。切除肿瘤的所有腹膜面。若肿瘤累及剑突可切除剑突；累及肋弓、未侵及肋间肌者，可用电刀将肿瘤自肋弓搔刮切净，否则切除受累肋骨及肋间肌。肿瘤累及耻骨时采用同样方法（图 17-3 和图 17-4）。

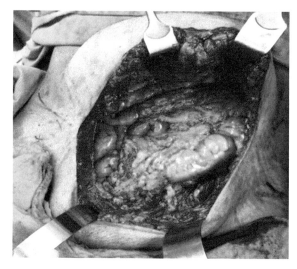

图 17-2　切除肿瘤及其边缘正常肌筋膜组织至少 3cm

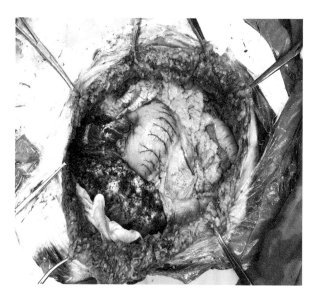

图 17-3　肿瘤累及剑突可切除剑突，累及肋弓、未侵及肋间肌者，可用电刀将肿瘤自肋弓搔刮切净

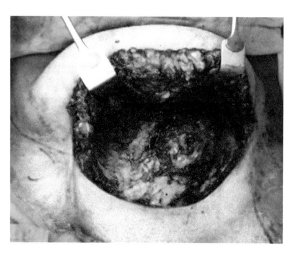

图 17-1　围绕肿瘤游离肌筋膜前皮下组织 5cm 左右

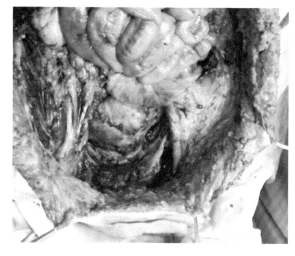

图 17-4　肿瘤累及耻骨时，用电刀将肿瘤自耻骨搔刮切净

3.肌筋膜缺损重建 由于AF较少侵犯皮肤，故肿瘤切除后多为肌筋膜缺损。缺损重建的方法有以下几种。

（1）缺损直接拉对缝合：在AF切除后，由于缺损较大，很少能在无张力下直接拉对缝合，如在张力下，特别是高张力下缝合，手术后疝发生率很高。故多采用拉对缝合加补片加强方式修复缺损（图17-5）。

（2）组织结构分离加补片加强法重建：对于缺损较大、肌肉筋膜不能直接拉对缝合者，可应用组织结构分离加补片加强方法重建缺损。组织结构分离可采用前分离和后分离。补片可以 Underlay、Sublay 和 Onlay3 种方式放置（图17-6A～G）。

（3）带蒂肌筋膜皮瓣重建：在少数巨大并侵犯皮肤 AF 病例，肿瘤切除后会导致腹壁全层巨大缺损，此种病例需要自体移植带蒂肌筋膜皮瓣重建缺损。腹壁缺损重建最常用的皮瓣为前外侧带蒂股肌筋膜皮瓣（图17-7A～D）。

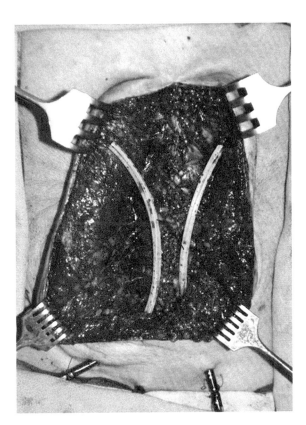

图 17-5 用 Underlay 方式放置补片后拉对缝合缺损

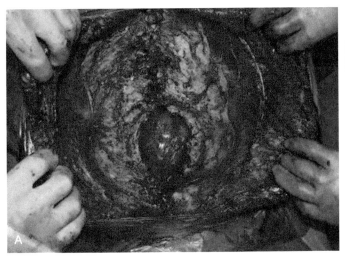
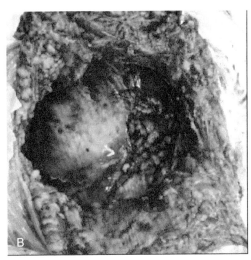

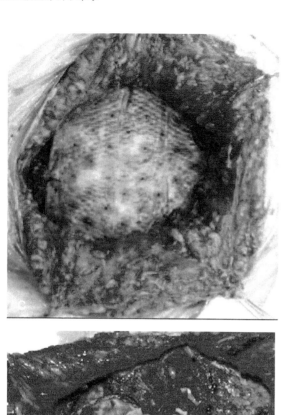

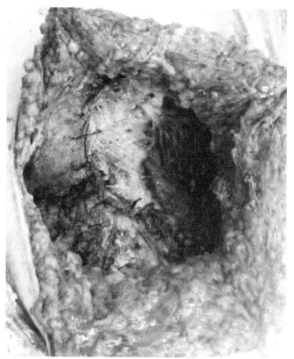

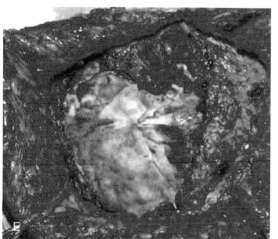

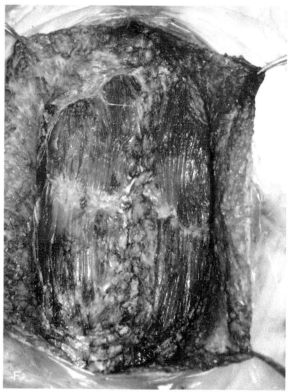

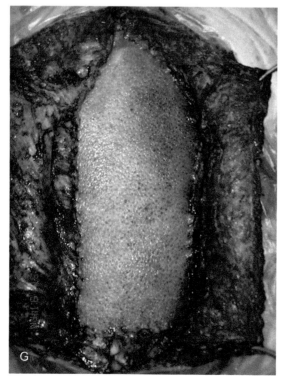

图 17-6　A. 用 Underlay 方式放置生物补片，将双侧腹直肌组织结构分离、关闭肌筋膜缺损；B. 将肿瘤切除后，关闭腹膜；C. 在腹膜前放置补片（Sublay 法）；D. 应用组织结构分离方式在补片前关闭缺损的肌筋膜；E. 腹壁型 AF 切除后所致肌筋膜缺损；F. 双侧腹直肌组织结构分离加腹直肌前鞘翻转关闭缺损；G. 生物补片行 Onlay 法加强修补。用 2-0 Prolene 线将补片边缘连续缝合在肌筋膜上

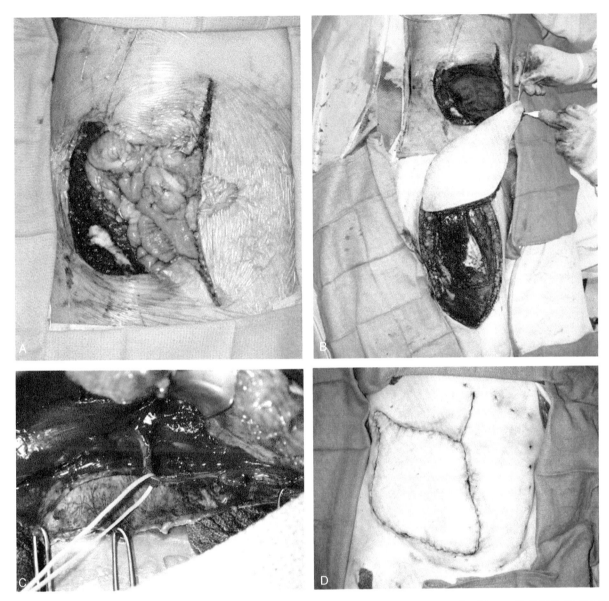

图 17-7　A. 肿瘤切除后，腹壁右侧全层巨大缺损；B. 充分解剖游离带蒂前外侧股肌筋膜皮瓣；C. 将旋股外侧动脉降支解剖游离到起始部，获得既充分游离又具有良好血供的皮瓣；D. 皮瓣重建腹壁全层缺损后

（4）合成补片修补腹壁肌筋膜缺损：少数特别巨大 AF 切除后，腹壁肌肉筋膜缺损无法用组织分离或肌筋膜皮瓣重建来达到功能性腹壁修补，仅能用合成补片修补缺损肌筋膜。根据笔者的长期临床观察，此种修补虽然不是带肌筋膜的功能性腹壁缺损重建，但是患者术后的日常生活未受到明显影响（图 17-8A ～ D）。

修补方法：采用桥接式修补方法，补片与缺损边缘肌筋膜组织重叠 5cm 以上。当缺损上缘为剑突和肋弓时，将修补材料上缘置入剑突和肋弓后 5cm 以上的膈下，用 3-0 可吸收缝线间隔 3cm 间断缝合，将修补材料边缘固定于膈肌及胸骨后的筋膜，然后用 2-0 Prolene 缝线于肋缘和剑突

下边缘再与修补材料行第 2 圈连续缝合固定，针距 < 1cm。当缺损的下缘为耻骨时，需将修补材料下缘置于耻骨后 5 ～ 7cm，用 2-0 Prolene 缝线间断缝合，将其固定于耻骨后方的筋膜或骨膜上，甚至骨组织上。补片两侧也需超过肌筋膜切缘至少 5cm，在髂窝部分将补片先覆盖于髂血管及髂腰肌上，以 3-0 可吸收缝线间断缝合固定，针距为 3cm。然后将补片再转向侧前方，形成与原始腹壁相一致的拱形。第 2 圈缺损边缘的固定仍采用 2-0 Prolene 缝线连续缝合固定。缺损的最下方固定要穿过耻骨表面的筋膜或骨膜，甚至骨组织，针距 < 1cm。补片前放置 2 根软质硅胶引流管。手术后每日引流量 < 10ml 时拔除引流管。术后束扎腹带 3 个月。

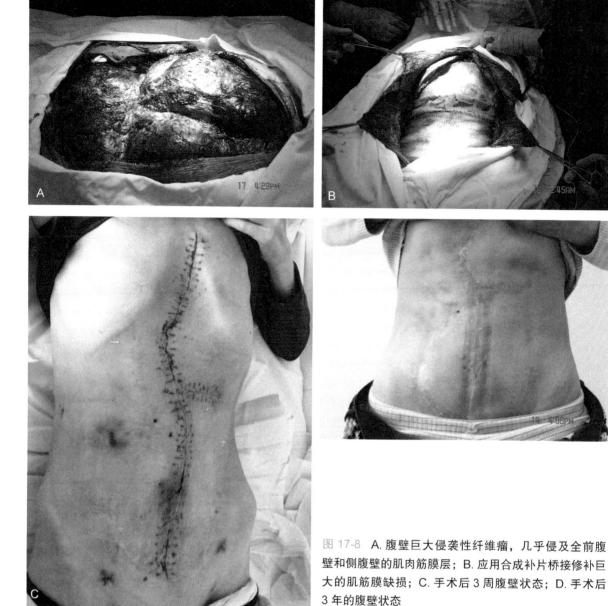

图 17-8　A. 腹壁巨大侵袭性纤维瘤，几乎侵及全前腹壁和侧腹壁的肌肉筋膜层；B. 应用合成补片桥接修补巨大的肌筋膜缺损；C. 手术后 3 周腹壁状态；D. 手术后 3 年的腹壁状态

4. 注意要点

（1）肿瘤切除：由于 AF 手术后复发与肿瘤切缘阳性有明显关系，故应尽可能达到肿瘤切缘阴性。如果术中不能用肉眼确定时，应将切缘组织做冷冻病理检查来确定。特别巨大 AF 多难以整块切除，可行分块切除。由于分块切除出血较多，故手术前要多备血。当髂静脉因肿瘤侵及切除后，缺损静脉的重建最好采用自体大隐静脉移植物，因为应用合成的人工血管移植物修复缺损血管，后期基本全部形成血栓使其失去血液回流功能。更为棘手的是不少的合成材料血管后期因发生感染而需要取出。

（2）肿瘤切除后腹壁缺损重建：应根据缺损的大小采取适合的重建方法，并尽可能采用恢复腹壁功能的肌筋膜重建方法。重建中最好行补片加强修补。采用何种补片为好，根据 VHWG 分级推荐，在 1 级病例，合成补片或生物补片均可使用。2 级病例推荐采用生物补片。3 级和 4 级病例强力推荐采用生物补片。补片不论放置在腹壁哪个层面，都应将补片完全展平。生物补片要略带张力展平，以便补片与周围组织接触，利于组织血管长入到达重塑生物补片。不推荐用生物补片行桥接缺损修补，因为手术后腹壁膨出或疝发生率很高。另外，在补片前放置引流管充分引流对于防止浆液肿和补片感染至关重要。

（3）术后处理：如果手术创面大并时间长和有污染情况存在时，术后应用广谱抗生素 3～4d。要确保引流管通畅，每天的引流量 ≤ 10ml 时拔除引流管为好。术后束扎腹带 3 个月。

二、腹壁隆突性皮肤纤维肉瘤的切除和缺损的重建

隆突性皮肤纤维肉瘤（dermatofibrosarcoma protuberans，DFSP）是一种起源于真皮层的低至中度恶性的间质源性肿瘤。多发生于真皮，偶见于深部软组织。肿瘤细胞来源于真皮层内具有多种分化能力的原始间叶细胞。总体发病率为每年（0.8～4.2）/100 万，约占所有肉瘤的 1%。由于其临床表现复杂，误诊率高，常被当作一般良性肿瘤切除，造成术后复发率较高。

（一）手术适应证

手术切除为首选治疗方式。扩大切除手术，已被大多数学者认为可以明显降低术后复发率的最佳方法。采用沿肿瘤病灶边缘外 3.0cm 作为手术切除范围，且术中快速病理切片监测切缘及基底有无肿瘤细胞残留，术后可获得比较满意的治疗效果，临床治愈率达到 90%。因此，如果无病灶远处转移或重要脏器功能不全难以承受手术者，都应选择根治性切除治疗。

（二）围术期准备

基本同侵袭性纤维瘤手术治疗。

（三）手术操作

1. 麻醉选择　全身麻醉或硬膜外麻醉。

2. 手术方法

（1）未侵及肌筋膜 DFSP 手术方法：遵循完全切除肿瘤和无瘤手术原则，切除病灶后标记切缘，术中送快速病理切片检测切缘及基底组织有无肿瘤细胞残留，根据病理结果指导是否需要继续切除及切除方位，直至切缘阴性。肿瘤切除后形成的缺损，可经创缘潜行分离后直接缝合，也可用游离皮片移植修复（图 17-9），还可采用上腹部深动脉穿支螺旋桨皮瓣转移修复缺损。

螺旋桨皮瓣制作和修补缺损方法：肿瘤切除后以缺损缘作为瓣缘，在放大镜下同侧解剖分离皮瓣所需范围。一旦看到上腹深动脉穿支，切开已游离皮瓣的其余皮肤及皮下组织，将皮瓣从外侧抬向内侧。自肌筋膜和周围结缔组织游离穿支，以达到皮瓣需要的旋转度。皮瓣游离完成后，将其旋转至缺损处覆盖缺损。而取皮瓣点缺损可拉对缝合（图 17-10A～E）。

（2）侵及肌肉筋膜 DFFP 手术方法：皮肤及皮下组织切除同未侵及肌筋膜者，同时要将受累肌筋膜进行扩切，并术中冷冻病理检测肌筋膜切缘，确定阴性后行全腹壁缺损重建。重建方法可用组织结构分离法（图 17-11）或带蒂前外侧股肌筋膜皮瓣（图 17-7A～D）。

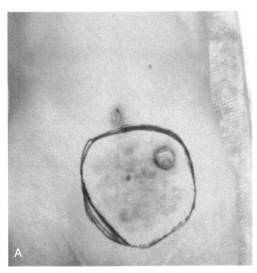
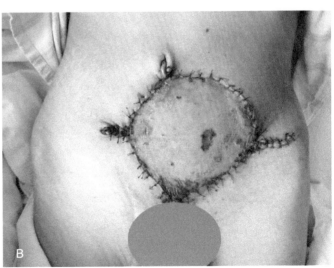

图 17-9　A. 左下腹壁 DFSP；B. 切除皮肤及皮下组织后用游离皮片移植修补缺损

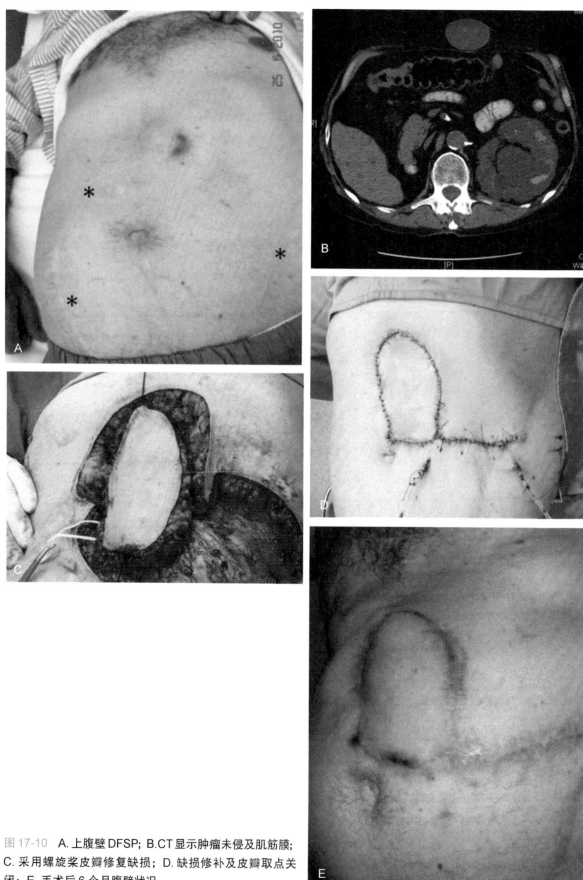

图 17-10　A.上腹壁 DFSP；B.CT 显示肿瘤未侵及肌筋膜；C.采用螺旋桨皮瓣修复缺损；D.缺损修补及皮瓣取点关闭；E.手术后 6 个月腹壁状况

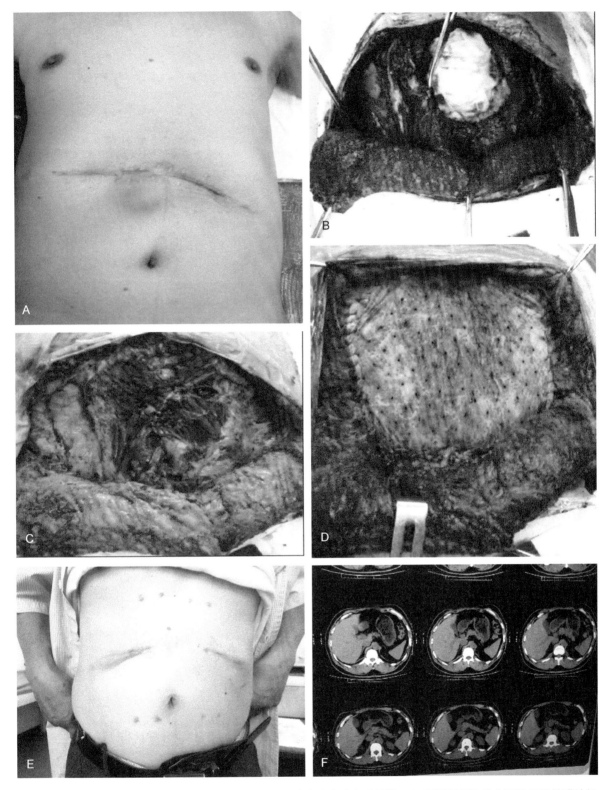

图 17-11　A. 上腹壁复发 DFSP 并侵及肌筋膜；B. 切除肿瘤后腹壁全层缺损；C. 双侧组织结构分离关闭肌筋膜缺损；D. 用 Onlay 方式放置补片加强修补缺损；E. 手术后 3 年腹壁状况；F. 手术后 3 年 CT 检查显示手术区无肿瘤复发征象

3. 注意要点

（1）对腹壁皮肤肿瘤的诊断要慎重，以免将腹壁 DFSP 误诊为一般良性肿瘤切除，导致术后复发。

（2）由于 DFSP 属于低度恶性肉瘤，规范性扩切后 90% 的病例可以治愈，因此手术中一定要精细操作，切够范围，并术中行冷冻病理检查，确保切缘及基底部肿瘤阴性。

（3）对复发病例手术治疗更应做到精准。术前腹壁 CT 或 MRI 检查以评估肿瘤侵及的范围，术前制订好手术方案，尽可能达到根治性切除以获得治愈效果。

（李基业）

主要参考文献

[1] Mericli AF, Baumann DP, Butler CE. Reconstruction of the abdominal wall after oncologic resection: defect classification and management strategies. Plast Reconstr Surg, 2018, 142: 187s-196s.

[2] Lannon DA, Ross GL, Addison PD, et al. Versatility of the proximally pedicled anterolateral thigh flap and its use in complex abdominal and pevic reconstruction. Plast Reconstr Surg,2011, 127(2): 677-688.

[3] Kimata Y, Uchiyama Y, Sekido M, et al. Anterolateral thigh flap for abdominal wall reconstruction. Plast Reconstr Surg,1999,103(4): 1191-1197.

[4] Shestak KC, Edington HJD, Johnson RR. The separation of anatomic components technique for the reconstuction of massive abdominal wall defects: anatomy,surgical technique, applications and limitations revisited. Plast Reconstr Surg,2000,105(2): 731-738.

[5] Woo JK, Pyon JK, Lim SY,et al.Deep superior epigastric artery perforator propeller flap for abdominal wall reconstruction: a case report. J Plast Reconstr Aesthet Surg, 2010,63(7): 1223-1226.

[6] 费阳，李基业，田文．根治性手术治疗腹壁巨大硬纤维瘤的安全性和可行性．中华胃肠外科杂志，2018(7)：755-760.